TRAITÉ D'ANATOMIE
MÉDICO-CHIRURGICALE

PAR

PAUL POIRIER

Professeur agrégé à la Faculté de Médecine
Chef des travaux anatomiques
Chirurgien des hôpitaux

PREMIER FASCICULE

TÊTE

CRANE — ENCÉPHALE — OREILLE

Avec 151 figures en noir et en couleurs
PAR ÉDOUARD CUYER

PARIS

Vᵛᵉ BABÉ ET Cⁱᵉ, LIBRAIRES-ÉDITEURS

23, PLACE DE L'ÉCOLE-DE-MÉDECINE, 23

1892

TRAITÉ D'ANATOMIE
MÉDICO-CHIRURGICALE

38

49

PRINCIPAUX TRAVAUX DU MÊME AUTEUR

Topographie Crânio-Encéphalique, trépanation. 1 vol. in-8, avec 15 figures intercalées dans le texte. . . . . 3 fr.

Quinze Leçons d'anatomie pratique, recueillies par FRITEAU et JUVARA, 1 vol. in-18 jésus. avec 62 fig. . . . . 3 fr.

Le tubercule du sein, chez la femme et chez l'homme. — Archives générales de médecine, janvier 1882.

Les tumeurs du sein chez l'homme. — Thèse de doctorat, 1883.

Traumatismes cérébraux. — Leçons du professeur DUPLAY; Progrès médical, 1883.

Contribution à l'anatomie du genou, avec figures. — Progrès médical, 1886.

Bourses séreuses du genou, avec figures. — Archives générales de médecine, 1886.

Bourses séreuses de la région poplitée; — Pathogénie des kystes poplités, avec figures. — Archives générales de médecine, 1886.

Vaisseaux lymphatiques du larynx. — Ganglion pré-laryngé, avec figures. — Progrès médical, 1887.

Du développement des membres, avec figures. — Thèse d'agrégation, 1886. ASSELIN et HOUZEAU.

Notes anatomiques sur l'aisselle. — Progrès médical, 1888.

L'entorse du coude par abduction forcée, avec figures. — Progrès médical, 1888.

Quadriceps crural, avec figures. — Progrès médical, 1888.

Le doigt à ressort; physiologie pathologique; théorie articulaire, avec figures. — Archives générales de médecine, août et septembre 1889.

Lymphatiques des organes génitaux de la femme, avec figures. — Progrès médical, 1889, nos 47, 48, 49, 51.

Du rôle des lymphatiques dans les inflammations de l'utérus, des annexes et du péritoine pelvien. — Progrès médical, 1890.

La clavicule, ses articulations; bourses séreuses des ligaments trapézoïde et conoïde, avec figures. — Journal de l'Anatomie, 1890.

Pathogénie des kystes poplités, avec figures. — Congrès médical international. Berlin, 1890. Progrès médical, 1890.

Anatomie de l'épididyme et pathogénie des kystes de l'épididyme, avec figures. — Congrès médical international. Berlin, 1890. Revue de chirurgie, 1890.

Anévrysmes artério-veineux du sinus carotidien. — Archives générales de médecine, 1890.

Luxation acromio-claviculaire, traitement par la suture osseuse. — Archives générales de médecine, 1890.

25182. — Paris. Imprimerie LAHURE, rue de Fleurus, 9.

TRAITÉ D'ANATOMIE
MÉDICO-CHIRURGICALE

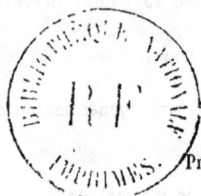

PAR

PAUL POIRIER

Professeur agrégé à la Faculté de Médecine
Chef des travaux anatomiques
Chirurgien des hôpitaux

PREMIER FASCICULE

TÊTE

CRANE — ENCÉPHALE — OREILLE

Avec 151 figures en noir et en couleurs
PAR ÉDOUARD CUYER

PARIS

Vve BABÉ ET Cie, LIBRAIRES-ÉDITEURS
23, PLACE DE L'ÉCOLE-DE-MÉDECINE, 23

1892

AVERTISSEMENT

Je ferai une préface à cet ouvrage lorsqu'il sera devenu, comme le promet son titre, un traité d'*anatomie médico-chirurgicale*. — *L'anatomie médico-chirurgicale* ! cela existe. Sans aller jusqu'à dire avec Malgaigne : « ce n'est nullement un paradoxe d'affirmer que les anatomistes de profession ne possèdent que très imparfaitement l'anatomie », on peut affirmer qu'il y a, à côté de l'anatomie descriptive pure, une autre anatomie, complément indispensable de la première, l'anatomie *vivante, appliquée, topographique, médico-chirurgicale*, comme on voudra l'appeler.

Pour le présent, je veux seulement faire connaître au lecteur, le plan sur lequel l'ouvrage est conçu et le but qu'il cherche à atteindre.

Nous ne manquons point de livres du même genre : la littérature médicale française est particulièrement riche en traités d'anatomie appliquée : nous avons Malgaigne, Paulet, Richet, Tillaux... ; les littératures étrangères comptent de nombreux travaux : Luschka, Hyrtl, Merkel... ; œuvres françaises et étrangères sont toutes *œuvres de maître*.

Il m'a paru cependant que les ouvrages les plus récents ne répondaient plus parfaitement aux besoins agrandis de la pratique tant médicale que chirurgicale. Tel chapitre longuement traité n'a plus de raison d'être ; tel autre, à peine ébauché par nos maîtres, est devenu d'importance primordiale. Pour ne citer qu'un exemple emprunté aux sujets traités dans ce volume, n'est-il pas vrai de dire que le chapitre consacré à l'étude des centres nerveux doit tenir une grande place, dans un ouvrage qui voudrait servir de guide au médecin et au chirurgien, à la recherche d'un diagnostic ou d'une voie opératoire.

A un autre point de vue, les changements apportés dans nos méthodes d'exploration et d'opération par les conquêtes récentes de la science, les traitements médicaux modifiés par la conception plus nette des processus morbides, les hardiesses autorisées d'une chirurgie que rien ne peut arrêter, exigent une exposition autre, une compréhension plus large de l'anatomie médico-chirurgicale.

Il entre dans mon esprit de ne point faire seulement l'anatomie des régions aux différents âges de la vie, mais aussi celle des tissus, avec leurs affinités et leurs réactions morbides diverses, souvent réglées par la provenance embryonnaire.

Je m'appliquerai encore à donner une description étendue de l'aspect des régions, à montrer comment une exploration attentive peut soupçonner, sentir et retrouver sous la peau l'anatomie des couches profondes et déterminer des repères infaillibles. J'essaierai, en un mot, de montrer le corps humain tel que le médecin le rencontre au lit du malade, tel qu'il apparaît sous le couteau du chirurgien, à la table d'opération.

Les dessins devront être nombreux, car l'anatomie s'apprend surtout par les yeux ; ayant à ma disposition un matériel anatomique suffisant, j'ai cherché à montrer les aspects divers des régions et la succession de leurs couches. J'ai prié M. Cuyer, l'artiste qui a bien voulu me prêter le concours de son talent, de ne jamais sacrifier l'exactitude à la beauté : ensemble, nous nous sommes efforcés de donner de toutes les parties une représentation aussi exacte que possible, telle qu'elle pût remplacer la pièce anatomique. — Il n'est pas bon de montrer les choses autrement qu'elles sont dans la réalité.

                                        Paul POIRIER.

Mai 1892.

ANATOMIE MÉDICO-CHIRURGICALE

DE LA TÊTE

PREMIÈRE PARTIE

La tête comprend le crâne et la face.

A l'ovoïde crânien, qui contient le cerveau, le cervelet et partie de la moelle allongée, s'attache le massif facial, creusé de cavités pour les organes des sens. Ainsi composée, et comprenant encore les parties molles qui revêtent son squelette, la tête forme la région la plus importante et la plus complexe du corps.

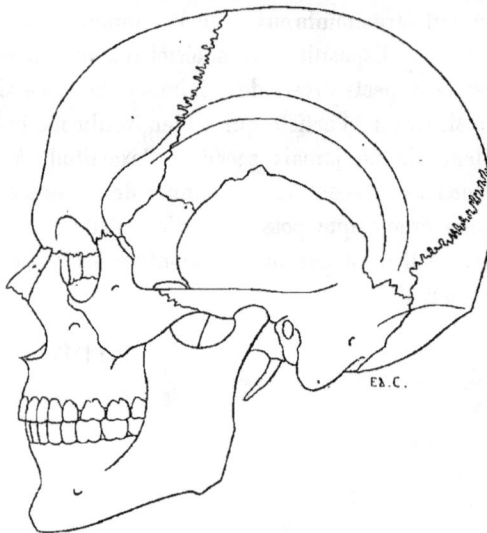

Fig. 1.

La multiplicité, la diversité et l'importance des organes qu'elle contient, les particularités relatives au développement de ces parties, la fréquence et la variété presque infinie des affections qui peuvent atteindre leurs différents éléments, les opérations multiples et délicates qu'elles nécessitent, font de la tête une région dont l'étude longue et difficile présente le plus haut intérêt.

La *tête* se continue en bas avec le *cou*, qu'elle déborde de tous côtés, et surtout en avant : un plan rasant le bord libre du maxillaire inférieur et le pourtour du trou occipital, sépare ces deux grandes régions. C'est par cette *base de la tête* que les organes contenus dans la région céphalique se mettent en communication avec le tronc. C'est aussi par cette face inférieure que la tête s'articule avec la colonne vertébrale ; cette articulation est plus rapprochée de l'occiput que du menton, de telle sorte que le centre de gravité est placé en avant de l'axe de rotation. C'est pourquoi la tête abandonnée à elle-même tend à s'infléchir, c'est-à-dire à se porter en bas et en avant, comme il arrive lorsque le sommeil nous prend dans la situation assise : la tête tombe, et le menton se rapproche du thorax. Si nous maintenons ordinairement la tête redressée, c'est-à-dire face en avant, dans la position du regard horizontal, c'est grâce à l'intervention incessante des forces musculaires de la nuque, et non par l'équilibre naturel, comme le disent encore quelques auteurs.

Forme. — Dimensions. — La tête représente un ovoïde irrégulier, dont la grosse extrémité, dirigée en arrière et en haut, correspond à ce qu'on nomme l'occiput, et dont le sommet répond au menton. Il faut ajouter que la moitié antérieure ou faciale de cet ovoïde, aplatie sur les côtés et d'avant en arrière, prend la forme d'une pyramide quadrangulaire. Le grand axe de l'ovoïde constitue le diamètre occipito-mentonnier, le plus long de tous les diamètres de la tête, chez l'adulte comme sur l'enfant.

Les variétés morphologiques individuelles sont très nombreuses; elles relèvent de deux facteurs principaux : les différences dans la forme du squelette, et l'état des parties molles. Il est difficile de dire dans quelles proportions s'exerce l'influence de ces deux facteurs. On peut cependant, je crois, avancer : que pour la portion crânienne, c'est le squelette qui possède l'influence principale, tandis que le rôle des parties molles est prédominant en ce qui concerne la forme extérieure de la portion faciale. Le développement de la chevelure, de la graisse et des muscles, joue un rôle important dans les différences individuelles.

La *hauteur* de la tête, mesurée avec l'équerre céphalométrique du vertex au menton, est en moyenne de 22 centimètres, chez l'homme (Collignon, mesures prises sur 280 Français) ; elle forme un peu plus du huitième de la hauteur totale du corps.

Le *volume* de la tête est moindre chez la femme que chez l'homme (Parchappe). Le poids moyen est de 4 kilogrammes chez l'homme, de 3 kil. 6 chez la femme (Merkel). Les principaux diamètres de la tête entière d'homme sont :

Diamètre ant.-post. max. 190 mill. — D. transversal max. 156 mill. — D. bizygomatique max. 140 mill. — D. mento-occipital max. 250 mill. — Circonférence horizontale max. 560 mill.

Les différences individuelles relatives à la hauteur, au volume, au poids de la tête sont très grandes.

Un point des plus remarquables dans l'anatomie de la tête, *c'est la fréquence et l'importance des asymétries, tant pour le crâne que pour la face.*

Différences sexuelles. — La tête humaine présente, comme les autres parties du corps en général, des différences sexuelles secondaires extra-squelettiques, se rattachant à la finesse de la peau et des poils, à l'abondance du tissu cellulaire sous-cutané et au moindre développement musculaire chez les femmes.

A ces différences s'ajoutent d'autres caractères sexuels appartenant au squelette, et dont la plupart se traduisent dans les formes extérieures. Tous sont explicables par l'infériorité considérable de la femme sous le rapport du développement quantitatif osseux et musculaire, infériorité qui coïncide, corrélativement, avec une supériorité manifeste du développement relatif de l'encéphale (Manouvrier).

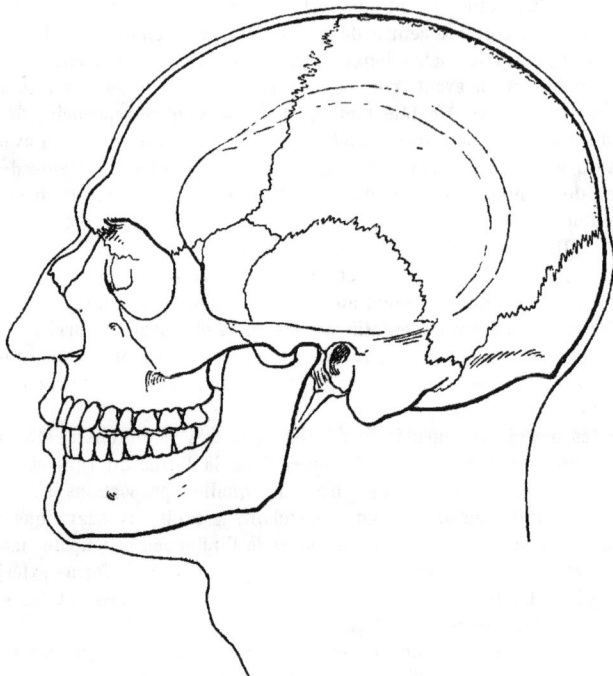

Fig. 2. — Profil de tête; type masculin.

Le crâne féminin diffère ordinairement du crâne masculin par un volume et un poids moindres, par une épaisseur plus faible de ses parois, par la surface plus lisse et la moindre saillie de toutes les crêtes, aspérités ou apophyses servant aux insertions musculaires : protubérance et crêtes occipitales, crêtes sus-mastoïdiennes et temporales, apophyses mastoïdes, styloïdes, zygomatiques, orbitaires, etc. Les condyles de l'occipital sont aussi plus minces. En outre, la glabelle et les bosses sourcilières sont plus ou moins complètement effacées. Les rebords orbitaires sont plus délicats : le rebord supérieur est peu développé, parfois tranchant, il fait défaut du côté interne. Ces derniers caractères se rattachent au moindre développement en hauteur de la portion inférieure et antérieure, ou faciale, de l'os frontal (P. Broca). Les sinus frontaux sont nuls ou petits. Le front s'élève plus verticalement, et change de direction plus brusquement. La région du vertex est aplatie. Les bosses frontales et pariétales sont plus saillantes. Les crêtes temporales montent moins haut. Les contours et la surface de la région faciale sont aussi plus arrondis et

plus lisses. Les fosses canines sont moins profondes. Les deux maxillaires, ainsi
que les dents, sont moins volumineux. L'ensemble de la face est d'ailleurs plus petit
relativement au crâne, où la voûte est plus développée que la base. Ces derniers
caractères du crâne, contribuent à donner à la tête féminine une supériorité mor-

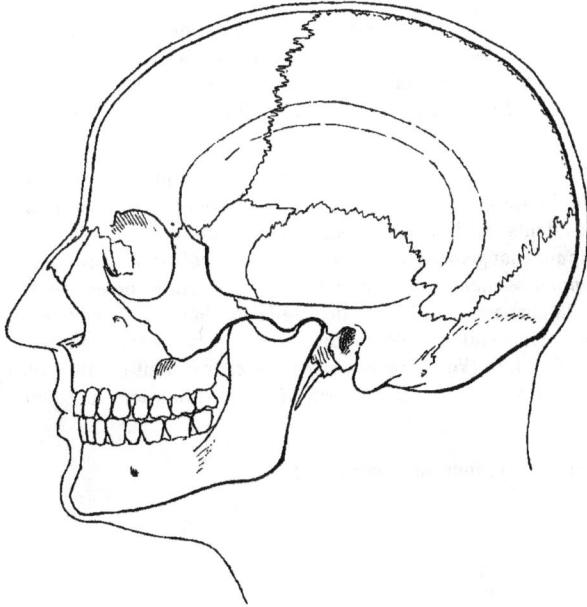

Fig. 5. — Profil de tête ; type féminin.

phologique incontestable, démontrée par l'étude de l'évolution crânienne dans l'espèce et dans les races humaines (Manouvrier). — Il faut ajouter que les caractères
énumérés ci-dessus ne se rencontrent pas tous, nécessairement, sur chaque tête
féminine. Beaucoup de crânes masculins présentent des caractères féminins en plus
ou moins grand nombre et plus ou moins accentués; par contre, on trouve sur
beaucoup de femmes des caractères céphaliques plus ou moins masculins. ·

En général la tête de la femme se rapproche plus de celle de l'enfant que de celle
de l'homme. D'où l'opinion que la femme est incomplètement développée au point
de vue cérébral. Manouvrier a réfuté cette erreur en montrant l'égalité des deux
sexes sous le rapport du développement absolu de la région antérieure du cerveau.

La *tête du nouveau-ne* n'est pas une simple réduction de celle de l'adulte. Elle
forme à peu près le quart, ou un peu plus de la longueur totale du corps (Malgaigne), et peut être considérée, au point de vue obstétrical, comme la partie la plus
volumineuse du corps, car ses diamètres sont les moins réductibles. La partie crânienne est beaucoup plus développée que la partie faciale, dont le développement
est plus tardif.

Ses principaux diamètres sont évalués : — L'occipito-mentonnier à 13 centimètres ; — l'occipito-frontal à 11 centimètres et demi ; — le transverse maximum postérieur ou bipariétal, qui va d'une bosse pariétale à l'autre à 9 centimètres et demi ; — le transverse minimum antérieur ou bitemporal à 8 centimètres ; — le vertical maximum à 9 centimètres et demi ; — la circonférence à 34 centimètres.

Budin a fait remarquer que le diamètre occipito-mentonnier n'est pas à proprement parler le plus grand diamètre antéro-postérieur de la tête du fœtus à terme : le diamètre maximum va du menton vers le milieu de la suture sagittale et mesure 15 centimètres et demi ; Budin l'appelle sus-occipito-mentonnier.

Dans la vieillesse, la tête subit d'importantes modifications par suite de l'atrophie du cerveau, de la raréfaction fréquente du tissu spongieux des os du crâne, de la disparition des dents et de leurs alvéoles. La première de ces altérations séniles ne produit aucun changement extérieur. Les deux autres se révèlent extérieurement par un aplatissement de l'exocrâne sur divers points, notamment à la région pariétale, par le changement de direction de la mâchoire inférieure et son rapprochement de la région nasale ; la pointe du nez se rapproche du menton.

On trouvera plus loin (Voy. *développement du crâne*) tout ce qui a trait au squelette ostéo-fibreux de la tête du nouveau-né et à l'évolution du squelette dans la vieillesse.

J'étudierai successivement le *crâne* et la *face*.

CRANE

Le crâne présente la forme d'un ovoïde à grosse extrémité postérieure : sa face supérieure, libre, constitue la *voûte ;* sa face inférieure, ou *base*, donne attache à la face dans sa moitié antérieure et s'articule avec la colonne vertébrale dans sa partie postérieure.

La *voûte* et la *base* seront successivement étudiées. Contrairement à l'usage qui est de ne point s'occuper de la base « tout à fait inaccessible à l'œil comme à la main du chirurgien », disent tous les auteurs (et cela était vrai, lorsqu'ils l'écrivaient), je m'attacherai à donner une description précise et pratique de cette partie du crâne, qui présente, au point de vue chirurgical, le plus haut intérêt. — J'étudierai ensuite la boîte osseuse dans son ensemble, en insistant, comme il convient, sur le mécanisme de sa résistance et sur ses fractures.

Enfin, après la description du *contenant*, je donnerai une description succincte du *contenu*, l'encéphale ; je terminerai par les rapports topographiques et le développement.

VOUTE DU CRANE

La voûte crânienne est limitée par une ligne circonférentielle qui, passant en avant par le fond du sillon naso-frontal, en arrière par la protubérance occipitale externe,

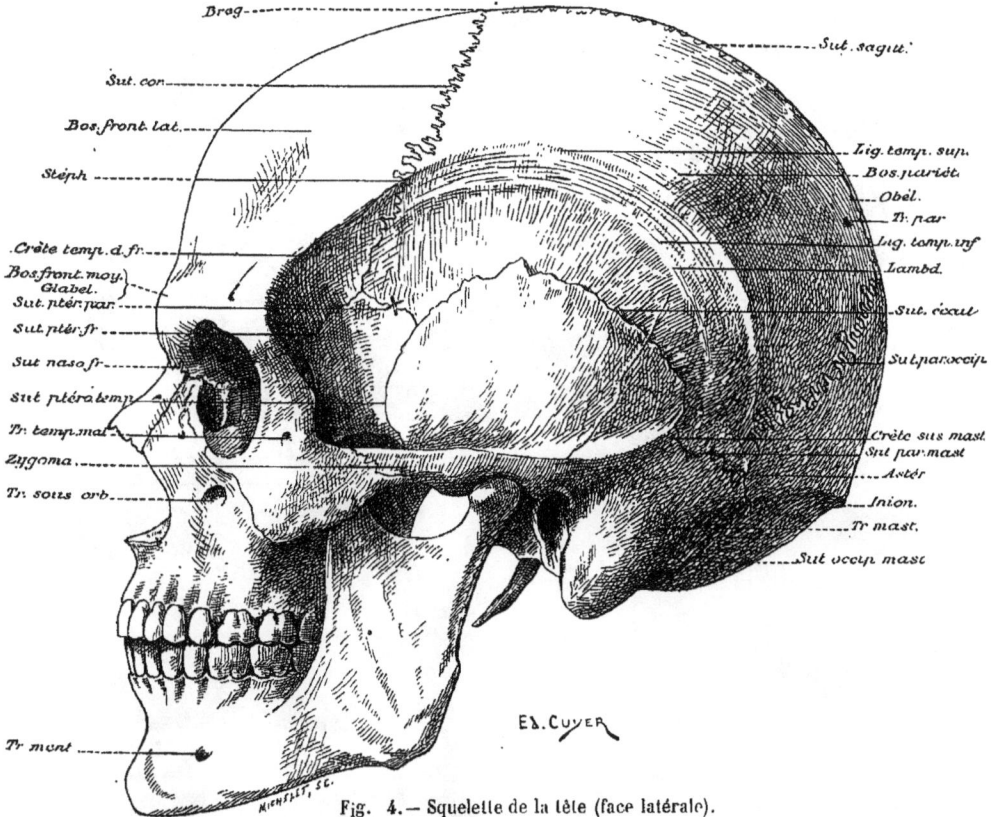

Fig. 4. — Squelette de la tête (face latérale).

Sut. sagitt., suture sagittale ou bipariétale. — *Sut. écail.*, suture écailleuse, squameuse ou temporo-pariétale. — *Sut. par. occip.*, suture pariéto-occipitale. — *Sut. par. mast.*, suture pariéto-mastoïdienne. — *Sut. occip. mast.*, suture occipito-mastoïdienne. — *Sut. cor.*, suture coronale ou fronto-pariétale. — *Sut. ptéro-par.*, suture ptéro-pariétale. — La croix (×) figurée au milieu de cette suture marque le ptérion, région d'union de la grande aile du sphénoïde ou ptère avec les os voisins. — *Sut. ptéro-fr.*, suture ptéro-frontale. — *Sut. naso-fr.*, suture naso-frontale. — *Breg.*, bregma. — *Stéph.*, stéphanion. — *Obél.*, obélion. — *Lambd.*, lambda. — *Astér.*, astérion. — *Inion.* ou protubérance occipitale externe. — *Zygoma*, apophyse zygomatique, temporo-malaire. — *Bos. fr. moy.*, bosse frontale moyenne ou glabelle. — *Bos. front. lat.*, bosse frontale latérale. — *Bos. pariét.*, bosse pariétale. — *Lign. temp. sup. et inf.*, lignes courbes temporales supérieure et inférieure. La première se continue en avant avec la crête temporale de l'os frontal (*crête temp. d. fr.*). — *Crête sus-mast.*, crête temporale sus-mastoïdienne. — *Tr. temp. mal.*, trou temporo-malaire. — *Tr. sous-orb.*, trou sous-orbitaire. — *Tr.*, trou pariétal. — *Tr. mast.*, trou mastoïdien.

suit sur les côtés les arcades et apophyses orbitaires, l'arc zygomatique et sa racine postérieure au-dessus du conduit auditif, enfin la ligne courbe supérieure de l'occipital.

La plupart des auteurs (Malgaigne, Tillaux, etc.) font passer cette ligne au-dessous du conduit auditif, par le sommet de l'apophyse mastoïde; ils sont par suite amenés à faire rentrer la région mastoïdienne dans les subdivisions de la voûte du crâne. Je ne saurais adopter cette division : l'apophyse mastoïde appartient plus à la base qu'à la voûte du crâne, et le conduit auditif est creusé tout entier dans l'épaisseur de la base.

L'ensemble des parties molles et dures qui composent la voûte crânienne est constitué par la superposition d'un certain nombre de couches, exactement parallèles.

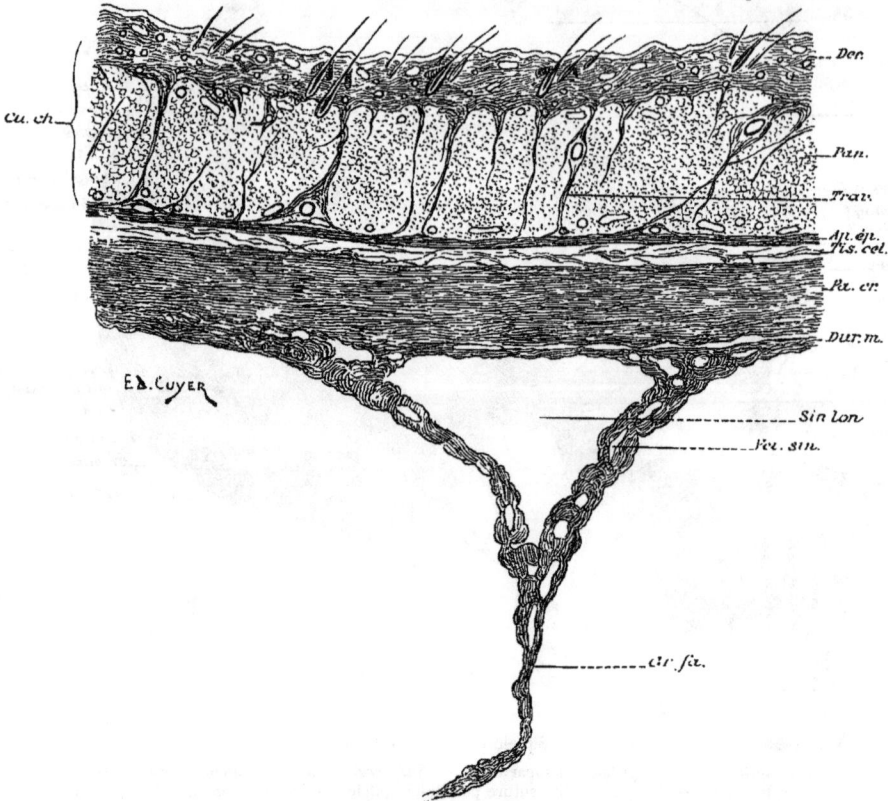

Fig. 5. — Coupe de la région épicrânienne (nouveau-né).

Der., derme. — *Pan.*, pannicule adipeux sous-dermique. — *Ap. ép.*, aponévrose épicrânienne. — Ces trois parties réunies forment *Cu. ch.*, *le cuir chevelu.* — *Pa. cr.*, paroi crânienne formée par le tissu fibreux du crâne primordial. — *Dur. m.*, dure-mère. — *Sin. lon.*, coupe du sinus longitudinal. — *Vei. sin.*, veines sinusiennes. — *Gr. fa.*, grande faux. — *Trav.*, travées fibreuses cloisonnant les alvéoles du pannicule.—Cette figure a été dessinée sur une coupe histologique préparée par M. Pilliet.

En quelque point qu'un instrument perfore la voûte crânienne, il traversera toujours ces couches qui se superposent dans l'ordre suivant : 1° la peau ; — 2° le pannicule graisseux sous-dermique ; — 3° l'appareil musculo aponévrotique du cuir chevelu ; — 4° une couche de tissu cellulaire lâche ; — 5° le périoste ; — 6° l'os. — Au-dessous trois membranes (dure-mère, arachnoïde, pie-mère) se superposent encore, enveloppant les centres nerveux.

Blandin et Richet ont surtout fait ressortir le mode de structure lamelleux, si caractéristique, de cette grande région : il se reflète et imprime un caractère spécial aux phénomènes pathologiques (plaies, épanchements, processus inflammatoires) dont la région est le théâtre. — Il faut toutefois remarquer, avec Merkel, que la suc-

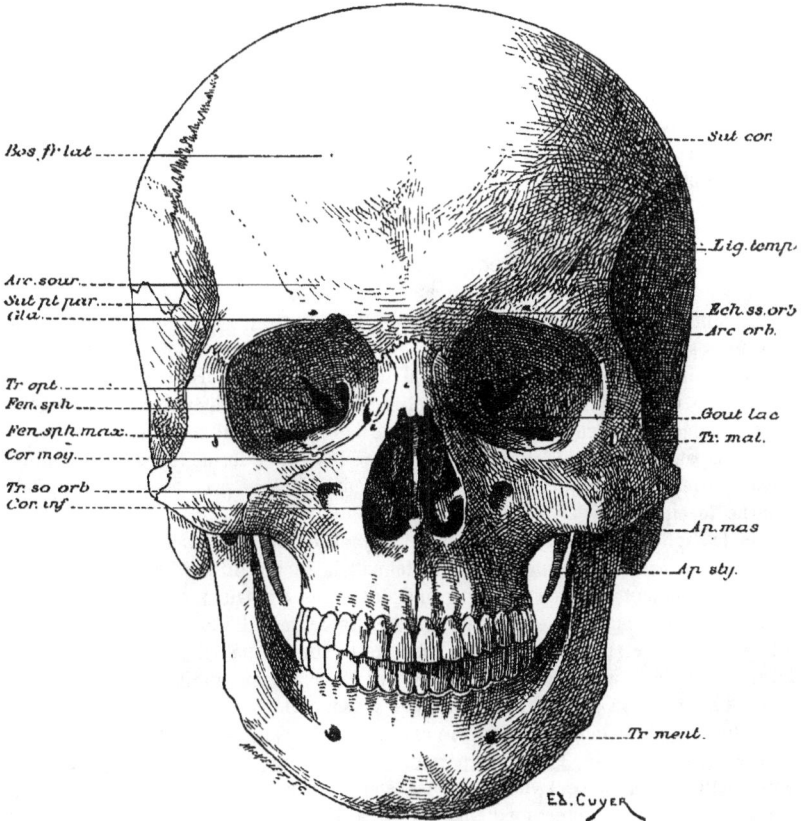

Fig. 6. — Squelette de la tête (vue de face).

Bos. fr. lat., bosses frontales latérales. — *Arc. sour.*, arcades sourcilières. — *Sut. pt. par.*, suture ptéro-pariétale. — *Gla.* glabelle ou bosse frontale moyenne. — *Tr. opt.*, trou optique. — *Fen. sph.*, fente sphénoïdale. — *Fen. sph. max.*, fente sphéno-maxillaire. — *Cor. moy.*, cornet moyen. — *Tr. so. orb.*, trou sous-orbitaire. — *Cor. inf.*, cornet inférieur. — *Sut. cor.*, suture coronale ou fronto-pariétale. — *Lig. temp.*, ligne courbe temporale de l'os frontal. — *Éch. ss. orb.*, échancrure sus-orbitaire. — *Arc. orb.*, arcade orbitaire. — *Gout. lacr.*, gouttière lacrymo-nasale. — *Tr. mal.*, trou temporo-malaire. — *Ap. mas.*, apophyse mastoïde. — *Ap. sty.*, apophyse styloïde. — *Tr. ment.*, trou mentonnier.

cession régulière des couches est troublée en deux points par l'introduction de formations appartenant aux appareils faciaux : les sinus frontaux, dépendances des fosses nasales, dédoublent la couche osseuse en avant; tandis que, sur les côtés, les muscles temporaux viennent ajouter une couche de plus aux couches communes à toute la région.

Division. — Sur la voûte du crâne, le muscle temporal, dont l'insertion s'imprime sur l'os en deux lignes à peu près parallèles (les lignes courbes temporales), limite de chaque côté le contour d'une région distincte qui doit être décrite à part, la *région temporale*. Aussi, la coutume générale est de diviser la voûte du crâne en trois régions : la *région occipito-frontale*, impaire et symétrique, s'étendant du front à l'occiput et de l'une à l'autre ligne temporale supérieure; — et les *régions temporales*, symétriquement placées de chaque côté de la précédente.

Cette division n'est justifiée qu'en ce qui concerne les parties profondes, car les couches superficielles, composant le cuir chevelu, organe principal de la région, si je puis m'exprimer ainsi, s'étendent uniformément sur la plus grande partie de la voûte, recouvrant également la région fronto-occipitale et la temporale. Je les décrirai à part sous le nom de *région épicrânienne*.

RÉGION ÉPICRANIENNE

Anatomie des formes extérieures. — Exploration. — La forme générale de la voûte est celle d'une ca'otte ovoïdale plus ou moins régulière, présentant en certains points des éminences ou *bosses*, d'un développement fort inégal chez les différents sujets. Son profil, qui représente plus d'une demi-circonférence chez l'homme, peut être décomposé en trois plans : un antérieur vertical qui constitue le front; un moyen, à peu près horizontal, dont la partie la plus élevée forme le vertex (sinciput); un postérieur obliquement descendant qui aboutit à la protubérance occipitale externe (occiput).

Sur la ligne médiane, en procédant d'avant en arrière, on rencontre la *bosse nasale* ou *glabelle*, surmontant immédiatement la racine du nez; son relief est dû au développement plus ou moins grand des sinus frontaux; aussi manque-t-elle presque complètement chez l'enfant et chez la femme. Parfois, chez l'enfant une saillie linéaire verticale marque le lieu de la suture métopique (Jarjavay). Plus loin, et toujours sur la ligne médiane, un léger ressaut indique quelquefois le point d'intersection des sutures coronale et sagittale (bregma). Puis la surface reste lisse, tout le long de la suture sagittale, jusqu'au lieu de bifurcation de la suture lambdoïde; là, l'angle supérieur de l'occipital forme souvent un relief appréciable par le palper, visible sur les têtes chauves. Enfin, le doigt explorateur, suivant toujours la ligne médiane, arrive à la protubérance occipitale externe (inion), de saillie très variable. — Sur les parties latérales on voit, au-dessus des trous sus-orbitaires et des sourcils, les *arcades sourcilières*, qui répondent aux sinus frontaux; plus haut, les deux *bosses frontales* séparées des arcades sourcilières par une dépression peu accentuée, le *sillon frontal*; enfin, plus en arrière, les *bosses pariétales*. Sur les côtés, on relève la ligne courbe temporale, toujours tangible dans sa partie antérieure, et limitant un aplatissement qui répond aux régions temporales : là, la tête, capitonnée par le muscle temporal, paraît moins dure, et l'on peut prendre connaissance, par la vue et le toucher, des contractions du muscle pendant les mouvements de la mâchoire inférieure.

Le relief de ces différents points est des plus variables, suivant les individus. En général, les bosses frontales et pariétales sont plus apparentes chez l'enfant et chez la femme, tandis que la glabelle et les inégalités répondant aux intersections des sutures se rencontrent plus fréquemment chez l'homme.

Richet dit avoir quelquefois constaté, sur la ligne médiane, une saillie antéro-postérieure répondant à la suture sagittale, et Merkel dit que l'on peut souvent sentir le relief des sutures sur les têtes entières. Cela n'est que très exceptionnellement vrai. Sur quelques têtes chauves on peut voir ces sutures; encore le fait est-il rare ; quelquefois aussi la suture sagittale est indiquée par une très légère dépression antéro-postérieure. Mais la vérité est qu'on ne la voit point d'ordinaire ; et c'est avec cela qu'il faut compter. — Je reviendrai sur ce sujet, en étudiant les points de repère de la topographie crânio-cérébrale.

D'ailleurs, les différences individuelles sont très marquées : elles forment le vaste champ sur lequel s'exerçait jadis la brillante imagination des phrénologues. Aujourd'hui c'est dans le but d'un repérage exact pour la détermination des parties profondes, que nous faisons ces explorations. À cet égard, il importe de signaler l'*extrême fréquence des asymétries*, parfois très prononcées.

Inspection. — Les cheveux occupent les trois quarts postérieurs de la région ; la partie antérieure ou frontale en est dépourvue. En arrière, ils dépassent la région crânienne, s'avançant plus ou moins sur la nuque pour finir, peu à peu, par une pointe médiane. En avant, ils cessent brusquement, suivant une ligne et à une hauteur variables, qui déterminent la hauteur et la forme du front. D'habitude les cheveux cessent vers la partie supérieure des bosses frontales : mais leur ligne de terminaison est de forme variable ; parfois horizontale ou légèrement concave, elle descend d'ordinaire davantage sur la partie médiane et se relève sur les côtés en deux demi-lunes. Latéralement, les cheveux se prolongent sur les tempes, descendant souvent jusqu'au niveau du tragus, tandis que plus en arrière ils cessent brusquement, suivant une courbe à concavité inférieure, qui embrasse les régions auriculaire et mastoïdienne.

La peau de la région frontale, lisse à l'état de repos du muscle frontal, se soulève en plis perpendiculaires aux fibres de ce muscle lorsque celui-ci se contracte ; dans l'enfance et la jeunesse ces plis disparaissent, lorsque cesse la contraction musculaire ; avec l'âge, ils deviennent permanents et constituent les rides frontales dont l'apparition peut être précoce, chez les individus qui font un usage fréquent de leur muscle frontal. — Les mêmes phénomènes se passent dans le tiers postérieur de la région, au niveau du muscle occipital ; à l'état normal, ils sont masqués par la chevelure ; mais chez les chauves, la chute des cheveux et l'amincissement consécutif du cuir chevelu permettent de voir les plis tégumentaires qui résultent de la contraction du muscle occipital. Au niveau de la ligne courbe supérieure de l'occipital, l'adhérence du cuir chevelu creuse un gros sillon transversal, qui sépare le crâne du bourrelet adipeux du cou, chez les sujets très gras.

Superposition des plans. — On trouve (fig. 5), en procédant de la peau vers les parties profondes : 1° la peau ; — 2° le pannicule graisseux sous-dermique ; — 3° l'appareil musculo-aponévrotique ; — 4° un tissu celluleux très lâche (grande séreuse épicrânienne) ; — 5° la voûte osseuse du crâne revêtue de son périoste.

Les trois premières couches, intimement unies, ne composent en réalité qu'un seul et même organe, le *cuir chevelu*. L'union de ces trois parties est intime : elles forment un tout anatomique et physiologique et, l'on peut ajouter, chirurgical. La couche superficielle produit le cheveu, auquel la couche moyenne apporte les éléments de nutrition ; tandis que la couche profonde préside aux mouvements de locomotion. Les mêmes troncs vasculaires et nerveux se ramifient dans les trois couches de l'organe protecteur, nourrisseur et locomoteur du cheveu.

Je décrirai brièvement chacune de ces couches, puis je les réunirai dans une étude d'ensemble sous le titre : *cuir chevelu.*

1° *Peau.* — La peau de la région épicrânienne présente une épaisseur qui va en augmentant d'avant en arrière : cette épaisseur est en moyenne de 2 mm. et demi, dans lesquels l'épiderme entre pour 0,1 ou 0,2 de millimètre environ. De la face profonde du derme, d'aspect aréolaire, naissent de nombreux prolongements unissant la peau à l'aponévrose épicrânienne.

2° *Pannicule adipeux sous-dermique.* — Il est formé par des pelotons graisseux inclus dans les aréoles que circonscrivent les cloisons fibreuses qui établissent de si

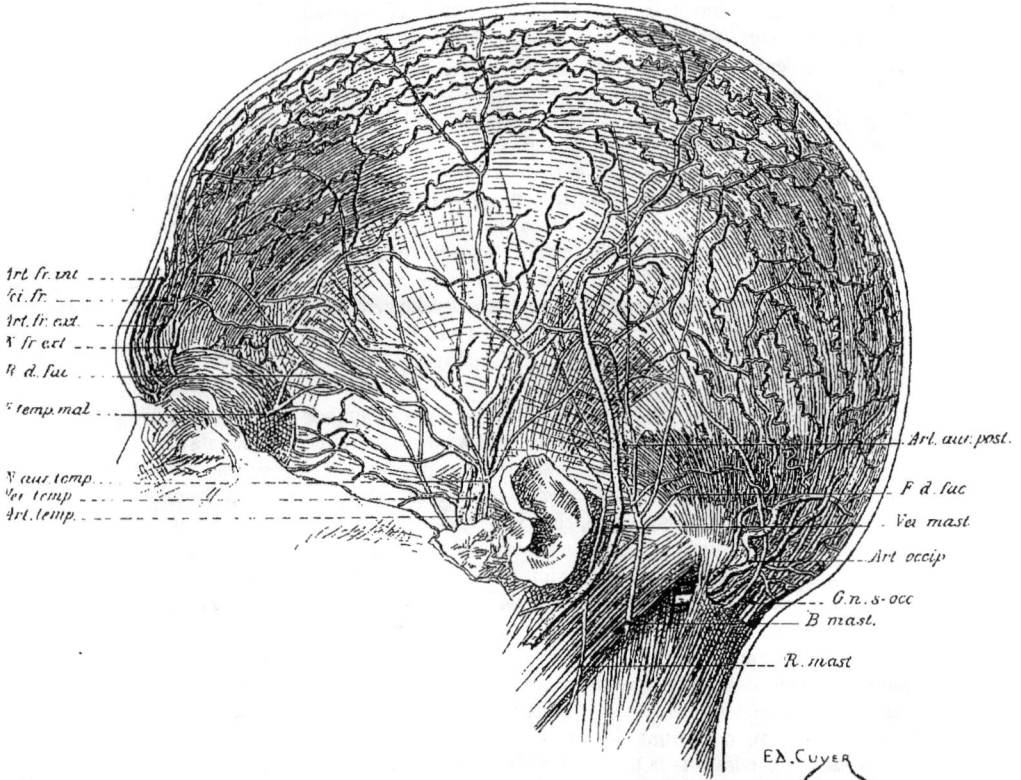

Fig. 7 — Région épicrânienne.

intimes connexions entre le derme et l'aponévrose épicrânienne. L'épaisseur très variable de ce pannicule va de 2 millimètres et demi à 5 millimètres. Les bulbes pileux plongent dans l'épaisseur des masses graisseuses. On trouve encore, dans les alvéoles, de nombreuses glandes sudoripares.

5° *Couche musculo-aponévrotique : appareil tenseur et moteur du cuir chevelu.* — Cette couche est formée par une sorte de calotte (*galea aponeurotica capitis*), aponévrotique dans sa partie centrale, musculaire à sa périphérie, et que l'on compare en raison de cette constitution, depuis Cruveilhier, au centre aponévrotique du diaphragme ; la partie centrale est décrite sous le nom d'aponévrose épicrânienne. Ainsi constituée, elle prend l'attache à la partie postérieure du squelette de la région, et par ailleurs va se fixer au tégument dont elle forme l'appareil moteur. Dans le sens antéro-postérieur, cette couche s'étend de la ligne courbe supérieure de l'occipital, où s'insère le muscle de ce nom, à la peau de la région sourcilière, où s'insère le muscle frontal : entre les corps charnus de ces deux muscles, l'aponévrose épicrânienne est formée de fibres resplendissantes, tendineuses (on les voit surtout en étudiant la membrane par sa face profonde), qui font suite aux fibres charnues des deux muscles dont elle forme le tendon. C'est surtout en arrière, au niveau de l'occipital que l'on saisit bien cette continuité directe des fibres aponévrotiques et des fibres musculaires, formant un véritable muscle digastrique. Mais ce n'est là qu'une partie, principale il est vrai, de l'aponévrose épicrânienne.

L'aponévrose descend latéralement, sur les régions temporales, jusqu'aux régions malaires ; mais là, sa structure se modifie : elle perd son aspect nacré, s'amincit peu à peu et devient presque celluleuse, pour se terminer par des lamelles que l'on peut suivre jusque dans la région malaire, où elles se perdent dans le tissu cellulo-graisseux de la joue (v. fig. 9). Les muscles auriculaires recouvrent cette aponévrose sur ses parties latérales, étant placés sur un plan plus superficiel que le frontal et l'occipital. Les fibres celluleuses transversales qui font suite aux fibres musculaires de ces petits muscles s'ajoutent aux fibres antéro-postérieures, fronto-occipitales. En avant, l'aponévrose envoie un prolongement anguleux entre les muscles frontaux ; en arrière, elle descend entre les muscles occipitaux pour s'insérer à la protubérance occipitale externe et à la moitié interne de la ligne courbe supérieure de l'occipital. L'épaisseur de l'aponévrose épicrânienne décroît de la région occipitale vers la région frontale : en moyenne elle ne dépasse guère 1 millimètre.

Telle est la vue d'ensemble du casque aponévrotico-musculaire qui forme la couche profonde du cuir chevelu. La face superficielle de cette couche est, comme nous l'avons déjà vu, entièrement réunie au derme par les grosses travées fibreuses qui forment les aréoles du pannicule adipeux. Aussi rien n'est moins facile que la dissection de cette face superficielle ; il y faut procéder à petits coups, et s'aider du grattage avec la pointe du scalpel ; alors elle apparaît, aréolaire et sillonnée par les gros vaisseaux du cuir chevelu. Sa face profonde est lisse, comme séreuse ; reliée seulement au périoste par un tissu celluleux lâche, condensé par les frottements en une mince lamelle au contact de l'aponévrose et de ses muscles.

Il faut maintenant préciser les insertions et quelques points de détail. L'unique insertion osseuse du casque musculo-aponévrotique est celle qu'il prend à la ligne courbe supérieure de l'occipital, par l'intermédiaire des fibres des muscles occipitaux, ou directement par la large bande aponévrotique qui s'avance entre les deux muscles, pour aller se fixer à la protubérance occipitale externe. Le muscle occipital, moitié moins haut que le frontal, est séparé de son homologue par un intervalle qui dépasse 8 centimètres : j'ai mesuré cette distance sur dix sujets. Là est le point *toujours fixe* du cuir chevelu. Dans les autres points de la périphérie les insertions se font aux téguments que l'appareil est chargé de mouvoir : en avant, l'aponévrose s'insère à la face profonde de la peau, au niveau de la racine du nez et du sourcil ; — latéralement, dans les régions malaires et zygomatiques, elle s'amincit peu à peu et devient celluleuse pour se perdre dans le tissu sous-cutané.

Cette description du casque musculo-aponévrotique répond à peu près à la description classique de nos auteurs français. Elle diffère en certains points des descriptions données par quelques auteurs étrangers ; je veux m'expliquer à cet égard. — Hyrtl termine l'aponévrose au niveau de la ligne courbe temporale ; il l'envisage comme formée uniquement par des fibres aponévrotiques curvilignes allant de l'occipital au temporal ; or, il est facile de voir que l'aponévrose est beaucoup plus étendue et forme une calotte complète à la voûte crânienne. Il suffit d'ailleurs de quelques dissections attentives du muscle occipital pour se convaincre que l'aponévrose est beaucoup plus étendue ; en effet, l'occipital s'attache aux trois quarts externes de la ligne courbe supérieure de l'occipital ; si ses fibres internes montent presque verticalement sur la voûte du crâne, ses fibres externes se dirigent obliquement, quelques-unes même horizontalement, vers la fosse temporale (v. fig. 7). Or, tout le bord supérieur de ce muscle se continue avec l'aponévrose épicrânienne ; les fibres aponévrotiques qui naissent de sa partie interne sont brillantes et d'aspect tendineux, tandis que celles qui naissent du tiers externe sont moins développées, et ne donnent naissance qu'à une lamelle fibreuse, qui recouvre la région temporale. Mais la continuité et l'identité du plan formé par toutes ces fibres est manifeste : il suffit pour s'en convaincre de l'étudier par sa face profonde. Chemin faisant, on s'assurera que l'aponévrose épicrânienne adhère légèrement à la ligne temporale. J'ai déjà dit que les muscles moteurs du pavillon de l'oreille semblent placés sur un plan superficiel à l'aponévrose épicrânienne sur laquelle ils s'insèrent ; Sappey les dit contenus dans un dédoublement de cette aponévrose. Et ce fait est bien en rapport avec ce que nous savons de la musculature cutanée, primitivement formée de deux couches.

Je ne puis davantage partager l'opinion de Merkel, au dire duquel l'aponévrose se dédouble aux points de sa continuité avec les muscles frontal et occipital pour envelopper ces muscles dans un dédoublement. On chercherait en vain une trace de ce dédoublement sur la face superficielle de ces muscles, de laquelle se détachent de nombreuses trabécules qui vont à la face profonde de la peau ; il est vrai que, sur leur face profonde, on trouve un feuillet celluleux, disséquable. Mais ce feuillet celluleux n'appartient point à l'aponévrose. Il appartient au tissu conjonctif lâche interposé à l'os revêtu de son périoste et au cuir chevelu. Merkel donne lui-même quelques lignes plus loin la preuve que ce feuillet n'appartient point à l'aponévrose : il dit en effet « que le feuillet profond résultant de ce dédoublement va s'insérer au périoste du bord supérieur de l'orbite ». Paulet dit aussi que l'aponévrose épicrânienne s'insère en avant à l'arcade sourcilière et en arrière à la ligne courbe supérieure de l'occipital. N'est-il pas évident que, si ce feuillet appartenait à l'aponévrose, le cuir chevelu serait absolument immobilisé, puisque cette même aponévrose s'insère en arrière sur la ligne courbe de l'occipital. C'est la lamelle celluleuse, condensée à la face profonde du frontal, qui vient contracter des adhérences en ce point, et qui limite l'expansion vers l'œil, des épanchements qui se font dans la grande cavité séreuse épicrânienne, comme je le dirai plus loin.

Je lis dans un traité tout récent que l'aponévrose s'insère non seulement en arrière, sur la ligne courbe occipitale, mais encore sur les côtés *à la base de l'apophyse mastoïde ; à l'arcade zygomatique et à l'os jugal*. Et je me demande ce que pourrait être la mobilité du cuir chevelu si l'aponévrose était ainsi fixée par presque toute sa périphérie. — Le muscle frontal est beaucoup plus étendu qu'on ne le dit d'ordinaire. Il dépasse de plusieurs centimètres les bosses frontales ; Gegenbaur fait insérer ce muscle *au frontal, le long du bord orbitaire supérieur et au niveau de la racine du nez* ; l'assertion a certainement échappé à la plume d'un anatomiste si justement apprécié.

Cuir chevelu.

J'ai déjà dit pourquoi il fallait comprendre sous la dénomination de cuir chevelu, non pas seulement, comme on le fait d'ordinaire, le derme de la région épicrânienne, mais encore le pannicule graisseux sous-dermique et l'aponévrose qui supporte celui-ci.

Le cuir chevelu bien développé, normal, mesure en épaisseur de 4 à 6 millimètres, suivant le plus ou moins grand développement du pannicule adipeux. Cette épaisseur va en augmentant progressivement des régions frontale et temporale à la région occipitale, où elle atteint son maximum.

En jetant les yeux sur la coupe (fig. 8) on se rendra facilement compte des différents détails de structure du cuir chevelu, et de la superposition de ses éléments. On peut voir que le pannicule adipeux est la plus épaisse des trois couches. Le derme, hérissé de papilles nombreuses, mais petites, mesure environ 2 millimètres, sur lesquels 10 centièmes environ sont formés par l'épiderme. L'épiderme du cuir chevelu en bon état doit être lisse, onctueux; lorsqu'il devient sec et desquame, il est déjà malade (pityriasis). C'est dans le pannicule, et même dans sa partie profonde, que plongent les bulbes pileux, qui arrivent presque au contact de la couche aponévrotique. Notre coupe représente le cuir chevelu d'un homme de 50 ans à chevelure abondante. — Dans le derme sont contenues les glandes sébacées annexées aux follicules pileux et les fibres musculaires, qui ne méritent plus guère dans

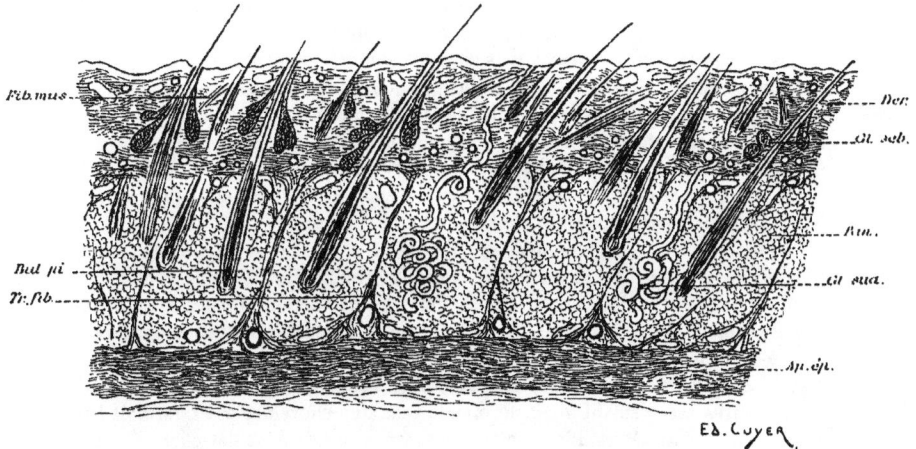

Fig. 8. — Coupe du cuir chevelu (adulte).

Der., derme. — *Pan.*, pannicule graisseux. — *Ap. ép.*, aponévrose épicrânienne. — *Gl. séb.*, glande sébacée. — *Fib. mus.*, fibres musculaires lisses. — *Bul. pi.*, bulbe pileux s'avançant dans l'épaisseur du pannicule presque au contact de l'aponévrose. — *Tr. fib.*, travées fibreuses cloisonnant les alvéoles du pannicule et contenant parfois de gros vaisseaux. (D'après une coupe histologique faite par M. Juvara.)

l'économie humaine, le titre d'*arrectores pilorum*, dont elles sont restées dignes chez quelques espèces animales. Le nombre des glandes sébacées est considérable ; leur volume énorme ne surprend pas, si l'on réfléchit à la longueur et au volume des poils à lubréfier ; Sappey a bien montré leurs différentes variétés. Les loupes du cuir chevelu, dont le point de départ est dans l'obstruction de l'orifice de ces glandes, suivie de la dilatation du follicule, siègent dans l'épaisseur de la peau et sont mobiles avec elles. — Les *glandes sudoripares* sont situées plus profondément, sous le derme, dans les alvéoles que remplit le pannicule adipeux.

Les *cheveux*, dont les variétés de forme, de longueur et de coloration sont pour ainsi dire infinies, sont obliquement implantés dans le cuir chevelu. Il faut remarquer leur mode d'implantation : réunis en petits groupes de 3 ou 4, ils rayonnent autour d'un centre ou *tourbillon*, que l'on rencontre le plus ordinairement dans la région de l'obélion où il forme l'épi. L'existence de ce tourbillon est facile à constater sur les têtes à cheveux coupés ras ; son centre correspond rarement à la ligne médiane : d'ordinaire il est dévié, et plus souvent à droite qu'à gauche ; quelquefois on observe deux centres de rayonnement ou tourbillons, disposés symétriquement de chaque côté de la ligne médiane et séparés par un intervalle de 1 à 4 centimètres ; jamais jen'ai vu cet intervalle atteindre 12 centim., et répondre aux bosses pariétales, comme le dit Hyrtl.

L'implantation des cheveux, perpendiculaire à la peau vers le centre du tourbillon, devient d'autant plus oblique que l'on s'éloigne davantage de ce centre : vers les régions temporales, l'obliquité est très marquée ; elle l'est encore, mais en sens inverse vers la région de la nuque, où l'on trouve une sorte de haie, résultant de la rencontre de cheveux appartenant à deux centres différents. — Je ne saurais dire à quoi répondent, et sous quelle influence se produisent ces dispositions en tourbillons que l'on rencontre en d'autres points du corps, où le système pileux est bien développé, à l'aisselle, au dos, sur la poitrine, etc., etc.

Les bulbes des cheveux sont situés dans le pannicule adipeux, et d'autant plus profondément que le cheveu est plus développé. Sur notre coupe ils arrivent presque au contact de l'aponévrose épicrânienne, tandis que sur la coupe (fig. 5) représentant un cuir chevelu de nouveau-né, ils sont beaucoup plus rapprochés du derme. On peut encore remarquer, sur ces coupes, la réunion des cheveux en petits groupes de 3 ou 4 que j'ai déjà signalée. Plus les cheveux sont forts et développés, plus leur bulbe s'enfonce dans l'épaisseur de la couche graisseuse.

Le cuir chevelu du nouveau-né est mince et souple, il se plisse facilement ; le plus ordinairement il est recouvert de cheveux primitifs fins, pointus et peu colorés, dont le bulbe occupe la couche superficielle du pannicule adipeux. Quelquefois le développement du système pileux est retardé et l'enfant vient au monde *chauve*, c'est-à-dire qu'il n'existe pas de différence appréciable entre la peau de la région crânienne et celles des autres régions du corps, recouvertes d'un fin duvet (lanugo). Dans d'autres cas, l'enfant vient au monde avec une chevelure assez forte et longue de plusieurs centimètres. D'ordinaire les cheveux primitifs se détachent et tombent peu à peu : ils sont alors remplacés par les cheveux définitifs dont la couleur est généralement beaucoup plus foncée. Les cheveux de l'enfant sont généralement fins, mais ils grossissent, en même temps que le cuir chevelu se développe, jusque vers l'âge de 18 ans. — En même temps qu'ils se développent en volume et en longueur, augmentent-ils de nombre? Pour Kölliker et Sappey, la réponse est négative.

La papille dermique et son revêtement épidermique, qui produisent le cheveu, s'enfoncent d'autant plus que le poil se développe davantage; un phénomène inverse se passe lorsque le poil s'atrophie normalement et tombe. Aussi voit-on, lorsqu'on étudie le cuir chevelu des vieillards, que le derme, diminué d'épaisseur, enferme les follicules pileux en voie d'atrophie, ayant quitté le pannicule adipeux, leur siège habituel. Cette atrophie du derme est inégale : en certains points la peau est devenue d'une minceur extrême, tandis qu'en d'autres elle a conservé son épaisseur normale : les glandes sébacées sont également très réduites de volume ; du côté des vaisseaux, il existe des lésions plus ou moins avancées de sclérose. Lorsque le cheveu tombe, la glande sébacée disparaît, le pannicule adipeux s'amincit ; la peau du crâne devient sèche et écailleuse. Le cheveu est décoloré, bien que l'on retrouve encore quelques traces de pigment dans les cellules du bulbe. Cette décoloration du cheveu, normale dans la vieillesse, peut survenir de très bonne heure. Il est difficile alors de lui assigner des causes précises : elle est héréditaire.

Il ne faut point confondre la *calvitie sénile*, normale pour ainsi dire, avec la calvitie des adultes. Celle-ci survient parfois de très bonne heure ; quelquefois elle débute avant 20 ans ; un grand nombre d'hommes de 30 ans ont déjà une calvitie prononcée alors que le reste du corps a conservé tous les attributs de la jeunesse. Chez la femme, la calvitie survient plus tardivement. Il faut remarquer que, dans cette calvitie des adultes, les glandes sébacées, les glandes sudoripares et le pannicule adipeux ne subissent pas l'atrophie qui frappe le bulbe pileux, contrairement à ce que l'on observe dans la calvitie sénile. Aussi, n'est-il pas rare de voir des loupes compliquer cette calvitie des jeunes : leur apparition est d'ailleurs favorisée par la desquamation épidermique qui se fait autour du cheveu malade à l'embouchure des glandes. Lubréfié, lustré par l'humeur sébacée de ces glandes, le crâne des jeunes chauves est gras, lisse, luisant; à la longue, l'épiderme perd de son épaisseur et le crâne prend une couleur rose comme le reste de la peau. Tout autre est l'aspect du crâne chez les vieux chauves.

La calvitie des adultes et celle des vieillards se ressemblent seulement par la limitation aux mêmes points du crâne : c'est au niveau de l'occiput que les cheveux se raréfient dès l'abord, produisant une véritable tonsure; peu à peu la raréfaction s'avance vers la région frontale; enfin, il ne reste plus qu'une couronne de cheveux. Très rarement, la calvitie devient totale.

Quelle peut être la cause de cette localisation constante de la calvitie? Est-elle due, comme on le dit, à ce fait que l'irrigation sanguine se fait moins bien en ces points qui sont les plus éloignés des gros troncs artériels? Pincus (*Virch. Arch. B.* 44), en l'attribuant à la sclérose du cuir chevelu dans les points où il est en rapport avec l'aponévrose fronto-occipitale, montre qu'il ne connaît point l'étendue de cette aponévrose. Remy (*Journ. de l'Anat. et d. l. phy.* T. XVI, p. 112) pense que les cheveux du sommet de la tête tombent les premiers parce qu'ils « sont le plus tourmentés, tiraillés, déviés dans tous les sens ».

A mon avis la cause principale de la calvitie et de sa localisation doit être cherchée dans les conditions anormales de nutrition qui sont faites au cheveu par l'habitude de porter une coiffure. Rien de plus nuisible et de plus absurde, au point de vue physiologique, que ces boîtes rigides qui, sous le nom de chapeaux, enferment dans une chambre chaude et humide toute la partie supérieure de notre cuir chevelu. — Les peuples primitifs ont plus de cheveux et moins de migraines.

A côté de ces calvities vraies, permanentes, il faut citer les calvities temporaires ou alopécies, qui surviennent au cours ou au déclin de certaines affections générales. Des affections, portant sur les couches superficielles du cuir chevelu, comme l'érysipèle, occasionnent fréquemment la perte momentanée des cheveux. Le fait s'explique aisément si l'on se rappelle que la *papille chevelue*, qui a formé le bulbe pileux, appartenait au début au corps papillaire du derme, et reçoit ses vaisseaux du réseau sous-papillaire (Sappey).

La vascularisation du cuir chevelu est particulièrement intéressante à étudier au point de vue pratique. Les principales branches vasculaires cheminent dans le pannicule adipeux.

Artères. — Les artères de la région épicrânienne peuvent être divisées en antérieures, latérales et postérieures : les antérieures ou *frontales* viennent de la carotide interne par l'ophthalmique; les latérales, *temporales* et *auriculaires*, et les postérieures ou *occipitales*, appartiennent à la carotide externe.

Toutes ces artères abordent la région épicrânienne par la périphérie; elles se divisent en très nombreux rameaux qui s'anastomosent entre eux et avec les rameaux des artères voisines, couvrant toute la région d'un réseau artériel d'une grande richesse : sur la ligne médiane, les artères d'un côté s'anastomosent encore avec celles de l'autre côté. Cette richesse artérielle a ses avantages et ses inconvénients : l'extrême vitalité des lambeaux, si étroit que soit leur pédicule, compte parmi les avantages; l'abondance des hémorrhagies qui, en raison des anastomoses, se font par les deux bouts du vaisseau coupé, et la fréquence des tumeurs d'origine vasculaire, comptent au nombre des inconvénients.

Les artères frontales sont au nombre de deux de chaque côté (fig. 7) :

La *frontale externe ou sus-orbitaire*, branche collatérale de l'ophthalmique, sort de l'orbite par l'échancrure sus-orbitaire, se réfléchit et se divise immédiatement en deux branches dont l'une, profonde, sous-musculaire, s'épuise dans le péricrâne,

le tissu osseux et la partie inférieure du muscle frontal : tandis que l'autre, superficielle, d'ordinaire plus considérable, traverse l'orbiculaire et monte entre la peau
et le muscle frontal pour s'élever jusqu'au sommet de la tête, en distribuant des
branches aux téguments, dans lesquels elle s'anastomose avec les nombreux rameaux
de la temporale superficielle.

La *frontale interne*, branche de bifurcation de l'ophthalmique, généralement moins
importante que la sus-orbitaire, chemine aussi entre la peau et les muscles, montant
parallèlement à l'artère précédente ; elle est parfois logée, à son origine, dans un
sillon osseux très superficiel (Krause) ; ses rameaux musculaires, cutanés et périostiques, s'anastomosent entre eux et avec ceux du côté opposé sur la ligne médiane.

Les deux frontales sortent de l'orbite avec les nerfs homonymes ; il est assez
malaisé de séparer la frontale externe du nerf de même nom, au niveau de l'échancrure sus-orbitaire ; on peut cependant l'éviter dans la section ou la résection du
nerf, si l'on va chercher le nerf, comme je le recommanderai plus loin, sous le
plafond de l'orbite. Ceux qui pratiquent encore la section sous-cutanée du nerf
frontal externe coupent infailliblement l'artère sus-orbitaire ; Tillaux dit qu'il ne
faut point s'en préoccuper. Mais, en pratiquant la résection du nerf, opération préférable au point de vue du résultat, on peut éviter l'artère. — On ne lie point les
frontales, car la compression sur le plan osseux sous-jacent suffit d'ordinaire pour
arrêter leur hémorrhagie, quand les bouts saignants n'ont pu être saisis dans la plaie :
que si, par suite du développement anormal du vaisseau, on était obligé de le
lier, le mieux serait d'aller le chercher à sa sortie de l'orbite, dans l'orbite même,
comme le nerf frontal, par une incision parallèle et sous-jacente au sourcil.

Topographiquement, les deux frontales internes répondent aux côtés de la racine
du nez et sont situées à environ 12 ou 15 millimètres de la ligne médiane ; les frontales externes, qui sortent par l'échancrure sus-orbitaire, sont, comme celle-ci,
à 25 ou 30 millimètres de la ligne médiane. Lors de la taille du lambeau frontal,
dans la rhinoplastie par la méthode indienne, il ne faut point se préoccuper outre
mesure de placer les deux artères frontales dans la base du lambeau, tant sont
grosses et nombreuses les anastomoses des artères avec les branches de l'angulaire
et de la nasale ; et puis, ne sait-on pas que les lambeaux se sphacèlent beaucoup
moins... depuis l'antiseptie ; ces considérations ont bien perdu de leur valeur.

Artère temporale superficielle. — L'artère temporale superficielle se dégage de la
parotide au niveau du col du condyle du maxillaire inférieur, et monte ensuite
verticalement, entre le tragus et le condyle, jusqu'à l'arcade zygomatique, au-dessus
de laquelle elle se divise en branche *antérieure* ou *frontale*, et *branche postérieure
ou pariétale*. Elle est d'abord profonde, et ne devient sous-cutanée qu'au niveau de
l'arc zygomatique ; au-dessous de l'arc, les battements de l'artère sont assez difficiles
à percevoir avec le doigt ; au-dessus, ils sont visibles. Dans son trajet ascendant, l'artère est accolée à la veine, qui est généralement placée à sa partie postérieure
et un peu en dehors : le nerf auriculo-temporal, très ténu, est en arrière des vaisseaux, plus près du tragus. Mais, la séparation des éléments de ce faisceau vasculo-
nerveux est fort délicate, car ils sont unis par un tissu conjonctif assez dense :
j'ai vu assez souvent l'artère temporale passer au travers des faisceaux du ligament
antérieur du pavillon de l'oreille.

La ligature de la temporale n'est point aussi facile qu'on le pourrait supposer :
on la manque fort bien par une incision verticale parallèle à son trajet. Il est bien
préférable, comme le conseille Marc. Duval, d'incliner un peu en avant la partie supé-

rieure de l'incision de façon à croiser légèrement le trajet du vaisseau. On ne devra point chercher l'artère dans la partie inférieure de l'incision, mais sur l'arcade zygomatique et au-dessus; la dénudation demande beaucoup de soin.

Des branches de bifurcation, l'antérieure ou *frontale* s'infléchit en avant et en haut; elle gagne la région du front aux éléments de laquelle elle se distribue, anastomosant ses branches terminales avec les rameaux des artères frontales; — la postérieure ou *pariétale* monte et se subdivise en s'anastomosant avec les artères auriculaire, occipitale, temporale et avec les mêmes artères du côté opposé.

Le relief fait par la temporale sous les téguments de la tempe est très souvent appréciable : sur les sujets maigres, on voit très nettement les flexuosités et les battements de l'artère; après le repas, la saillie est fort augmentée. Remarquons que le volume de cette saillie est en rapport avec l'épaisseur des couches superficielles : sur les sujets très maigres,⏋on voit un cordon artériel; sur les gens d'embonpoint médiocre, l'artère paraît plus grosse parce qu'elle soulève des téguments plus épais; chez les très gras, le relief artériel est masqué par la graisse.

La thérapeutique ancienne utilisait la situation superficielle de la branche antérieure de la temporale, pour pratiquer l'artériotomie. On ne voit plus guère que des artériotomies accidentelles, qu'une ligature ou une pince hémostatique à demeure arrêtent facilement. — Les plaies de la temporale ont été parfois le point de départ d'anévrysmes vrais, ou d'anévrysmes artério-veineux, lorsque la veine avait été lésée en même temps que l'artère.

Artère auriculaire postérieure. — Je ne fais que signaler ici cette artériole qui, née de la carotide externe, souvent par un tronc commun avec l'occipitale, contourne l'insertion du pavillon de l'oreille sur la région mastoïdienne, et distribue ses rameaux terminaux au muscle auriculaire postérieur et à la portion voisine du cuir chevelu, en s'anastomosant avec la branche postérieure de la temporale en avant, et l'occipitale en arrière. Nous la retrouverons en traitant de la région mastoïdienne.

Artère occipitale. — Elle constitue un des plus gros, sinon le plus gros des troncs artériels destinés au cuir chevelu : son volume égale et quelquefois surpasse celui de la temporale. Kœnig raconte qu'un blessé, observé par lui, faillit mourir d'une hémorrhagie par l'artère occipitale; heureusement, une syncope déterminée par l'anémie fit l'hémostase provisoire. Née de la carotide externe, immédiatement au-dessous de la parotide, l'artère occipitale se porte obliquement en haut et en arrière, placée profondément sous le muscle splénius, entre l'apophyse mastoïde et l'atlas (Cruveilhier); au delà du splénius, dont elle longe l'insertion occipitale, l'artère se réfléchit de bas en haut, et vient émerger, soit dans l'interstice des muscles sterno-cléido-mastoïdien et trapèze, soit en perforant la mince languette aponévrotique de ce dernier, comme le représente notre figure. Devenue artère du cuir chevelu, l'occipitale chemine, très flexueuse, sur le muscle de même nom et ne tarde pas à se diviser en branches terminales, qui couvrent de leurs ramifications la région occipitale, et s'anastomosent avec les temporales, l'auriculaire et l'occipitale du côté opposé. Un ramuscule pénètre par le trou pariétal et se perd dans les parois du sinus longitudinal.

Il est aisé de sentir les battements de l'occipitale à 2 travers de doigt en dehors et de chaque côté de la protubérance occipitale externe. — Je ne puis accepter le procédé ordinairement enseigné pour la ligature de cette artère (Voir Farabeuf, *Précis de manuel opératoire*, p. 84); ce procédé, dérivé de celui de Manec, est compliqué et difficile; j'ai souvent manqué l'artère et je ne compte plus le nombre

des recherches infructueuses auxquelles j'ai assisté dans nos exercices d'amphithéâtre
— Je conseille le procédé suivant, beaucoup plus simple. Sur la ligne occipitale
supérieure, faites une incision de 5 à 6 centimètres, à partir de l'inion, comprenant
la peau et la couche épaisse et dense.qui la double : au milieu et au fond de cette
plaie cutanée, vous apercevez l'artère et ses veines en leur point d'émergence; que
si l'on veut lier l'artère plus près de son origine, il est alors facile de la suivre en
soulevant et incisant le splénius. Marc. Duval conseille de procéder avec attention à
l'isolement et à la dénudation de l'artère, afin de ne point blesser les veines volumineuses qui l'accompagnent.— On pourrait encore la trouver par une incision verticale
coupant en son milieu la ligne qui va de l'inion au sommet de l'apophyse mastoïde.

Avec l'âge, les artères du cuir chevelu deviennent de plus en plus sinueuses : aussi
peut-on voir une plaie rectiligne couper deux ou trois fois la même artère.

Les auteurs répètent que les troncs artériels et leurs branches montent en courbes
méridiennes de la périphérie du cuir chevelu vers le sommet de la tête; et ils en concluent
que les incisions doivent être menées parallèlement aux troncs artériels, afin d'épargner
ceux-ci. Cela n'est vrai que pour les gros troncs; les branches qui s'en détachent, se dirigent, au contraire, parallèlement à l'axe antéro-postérieur de la tête. J'ai fait représenter
cette disposition des artères et de leurs branches (Voy. fig. 7), après qu'elle m'eut été
révélée par la dissection d'un grand nombre de têtes, sur lesquelles l'injection complète
des artères du cuir chevelu avait pu être réussie. Il faut remarquer, sur cette planche,
que les artères restent flexueuses jusque dans leurs plus petites branches. — Pour ce qui
est de la règle posée d'inciser le cuir chevelu parallèlement aux troncs artériels afin de
les ménager, je pense qu'elle est aussi mal formulée que possible; car, en incisant parallèlement à ces troncs si flexueux, on court grand risque de les diviser sur plusieurs
points. Mieux vaut dire : éloignez autant que possible vos incisions du trajet connu des
gros troncs artériels et donnez-leur la direction commandée par le but à remplir.

Le réseau artériel est situé, comme le montrent les coupes (fig. 5 et 7), au-dessus de l'aponévrose épicrânienne; de ce réseau partent de nombreuses branches qui pénètrent le
derme par sa face profonde et vont aux poils et aux glandes; d'autres branches, très grêles
pour la plupart, se détachent de la face profonde du réseau et sont destinées à l'aponévrose
et aux parties sous-jacentes.

Les anastomoses, si nombreuses, que les artères d'un côté échangent avec celles de l'autre
côté, expliquent ce fait, en apparence paradoxal, qu'une ligature de la carotide externe ou
même d'une carotide primitive n'arrête point définitivement une hémorrhagie du cuir
chevelu. — Dans les cas de tumeurs vasculaires, fréquentes en cette région, le volume des
vaisseaux est considérablement augmenté et il paraît préférable de recourir à des ligatures
multiples sur tout le pourtour de la tumeur, qu'à la ligature unique d'un gros tronc.

Il est aisé de comprendre, étant donnés le nombre et l'importance des vaisseaux du cuir
chevelu, que les plaies du crâne soient, en général, suivies d'un épanchement sanguin
notable. De même, lorsque nous incisons un cuir chevelu, au premier temps d'une trépanation, les jets artériels sont nombreux. On garnit alors les lèvres de la plaie de pinces
hémostatiques, et pour peu que l'opération dure quelque temps, l'hémostase a été faite par
la pression des pinces; la suture achève ce que la pression a commencé. Quelquefois cependant il faut lier, et comme les artérioles ne se laissent point piucer dans le tissu sous-
dermique dense, on lie le point qui saigne, en passant un fil avec l'aiguille courbe,
ou sur le ténaculum.

La discussion dure encore de savoir si les artères du cuir chevelu se rétractent ou non
après section. — Jarjavay, Merkel disent oui, Tillaux dit non. Et ce dernier auteur allègue
que le vaisseau adhérent par sa périphérie aux tissus ne se peut rétracter. J'ai observé sur
des coupes dans mon laboratoire, à l'hôpital, dans mes opérations : les artères et artérioles du cuir chevelu se rétractent, elles n'adhèrent point aux tissus voisins.

Une telle adhérence ne saurait exister : toute artère est et doit être libre dans la
gaine séreuse que les alternatives de dilatation et de contraction du vaisseau ont créée
autour de lui. Cherchez votre temporale : le matin, au lever, vous ne la verrez guère;
observez-la après le repas, elle est fort apparente, son volume a doublé. Chaque artère du
cuir chevelu est ainsi entourée d'une gaine séreuse, et elle occupe un petit canal dans le

dense tissu sous-dermique ; après section, l'artère se rétracte dans ce canal qui reste béant et le sang s'échappe librement ; la rétraction de l'artère est seulement limitée par les collatérales qui s'en détachent. Le même phénomène se présente lorsque nous coupons des tissus lardacés autour d'une vieille ostéite : là encore il ne faut point chercher à pincer l'artère rétractée dans le tissu sclérosé ; comme au cuir chevelu, il faut prendre en masse une forte épaisseur de tissu.

On doit suturer les plaies du cuir chevelu. On pouvait autrefois discuter sur ce point, à l'époque lointaine où les plaies s'enflammaient. Aujourd'hui on n'accuse plus la suture, mais la main ou l'instrument qui l'a faite. Il faut suturer les plaies, même les plaies contuses du cuir chevelu, car elles se réunissent fort bien par première intention. La suture achève l'hémostase ; la guérison se fait plus rapidement et la cicatrice, plus petite, est plus rarement adhérente. Cette dernière considération n'est point à négliger, car on a signalé des accidents épileptiformes qui ont cédé au détachement et à la régularisation de cicatrices vicieuses du cuir chevelu. Avant de suturer, il faut raser, pour mieux voir, mieux désinfecter, et débrider largement si besoin est.

Le cuir chevelu s'écrase et se coupe facilement. On répète qu'il est impossible de juger, d'après l'aspect d'une plaie, si celle-ci a été faite par un instrument tranchant ou par un corps contondant. Oui, pour qui ne regarde que superficiellement ; mais à y regarder de près, on verra toujours que les lèvres d'une plaie contuse, si elle est rectiligne, sont légèrement irrégulières, comme frangées et ne ressemblent point aux bords nets d'un cuir chevelu tranché.

Veines de la région épicrânienne et du cuir chevelu.

— Les veines de la région sont moins nombreuses que les artères ; les gros troncs artériels et veineux occupent le même plan ; il m'a semblé que les ramuscules veineux étaient en général plus superficiels que les artériels. Les parois de ces veines sont d'une minceur extrême et je n'ai jamais vu les gouttières qu'elles se creuseraient, au dire de Tillaux, sur l'aponévrose épicrânienne. — Quoi qu'on en ait dit, ces veines possèdent des valvules, insuffisantes pour la plupart, il est vrai ; en poussant par le gros tronc veineux qui descend sur l'apophyse mastoïde, on injecte assez facilement toutes les veines de la région.

Parmi les *veines frontales*, il faut signaler une veine principale, la *frontale*, ou *préparate*, impaire et médiane ; quelquefois double, elle descend verticalement vers la racine du nez, où elle s'anastomose largement avec les veines ophthalmiques, par l'intermédiaire d'une arcade veineuse qui occupe la racine du nez et des veines angulaires. Cette veine est volumineuse et très superficielle ; elle se gonfle pendant l'effort et dans la colère (*vena iracundiæ*), comme on disait au temps où sa saignée était en honneur. La frontale se déverse dans l'ophthalmique et dans la faciale, les injections le prouvent et le fait est intéressant au point de vue pathologique. Les autres veines frontales, plus ou moins en rapport avec les artères, sont de peu d'importance.

Les veines de la partie moyenne du cuir chevelu se dirigent vers la région temporale pour former la *veine temporale superficielle*, ordinairement placée en arrière de l'artère homonyme.

Plus en arrière, vers la région mastoïdienne, on rencontre d'ordinaire un tronc veineux, très volumineux, la *veine mastoïdienne*, qui descend vers la jugulaire externe, après avoir communiqué avec les sinus crâniens par l'intermédiaire du gros tronc veineux qui occupe le trou mastoïdien.

Les *veines occipitales* sont distribuées dans le tiers postérieur de la région ; leurs troncs se rapprochent du tronc artériel. Elles communiquent avec le sinus longitudinal supérieur, par un tronc veineux assez gros, l'*émissaire de Santorini*. J'ai souvent constaté que les injections poussées par le sinus longitudinal ne passaient point dans les veines du cuir chevelu : ayant cherché la cause de ce phénomène qui ne laissa pas de me surprendre au premier abord, j'ai constaté que l'émissaire était fermée par deux valvules à concavité dirigée vers le sinus, et placées à 1 ou 2 centimètres de lui; on injecte 1 ou 2 centimètres de la veine, puis on est arrêté. J'en dois conclure que, dans ces cas, l'émissaire ne mérite point son nom; le volume de cette veine est d'ailleurs très variable : elle est parfois fort petite, et sa fonction ne mérite point la célébrité que le parrainage de Santorini lui a faite. D'après mes recherches, elle constituerait, au contraire, une voie d'*émission* du cuir chevelu *vers le sinus*.

Lymphatiques.—Les lymphatiques du cuir chevelu sont extrêmement nombreux; des troncs, en très grand nombre, naissent principalement du plexus sous-papillaire. Leur injection par le tube à mercure est plus facile qu'en tout autre point du tégument.

Quelques troncs *antérieurs*, nés de la partie moyenne du front, descendent avec la veine faciale, et se rendent aux ganglions sous-maxillaires; d'autres, *latéraux*, beaucoup plus nombreux (j'en ai compté jusqu'à huit ou dix), descendent sur la moitié antérieure de la tempe, et, passant au-devant du pavillon de l'oreille, se rendent dans les ganglions parotidiens; quelques-uns passent en arrière du pavillon de l'oreille et se terminent dans les ganglions sus-mastoïdiens. Enfin, les *postérieurs* se rendent dans les ganglions sous-occipitaux, placés sur la ligne d'insertion du trapèze et du sterno-cléido-mastoïdien. C'est à l'occasion de quelque ulcération du cuir chevelu, masquée par la chevelure, que ces derniers ganglions s'engorgent dans la première période de la [syphilis. Ce sont eux aussi qui s'enflamment dans le phlegmon de la nuque, qui paraît être bien réellement, suivant l'opinion de Chassaignac, un adéno-phlegmon.

En raison de la multiplicité des vaisseaux sanguins et lymphatiques, et de la communication de ces vaisseaux avec ceux des régions voisines, surtout du crâne et de l'encéphale, les lésions du cuir chevelu sont considérées, à importance égale, comme plus graves qu'en d'autres points du corps. Cette opinion est justifiée par l'étude anatomique. J'ai la conviction que les lymphatiques, dont on ne parle guère, jouent un rôle important dans ces propagations. Ils sont plus nombreux que les vaisseaux sanguins, et leurs communications avec les lymphatiques des régions voisines et sous-jacentes sont certainement multipliées. On n'en parle guère, parce que pour les voir il faut les injecter : et qui injecte des vaisseaux lymphatiques, aujourd'hui!

Nerfs. — Les troncs nerveux du cuir chevelu, *sensitifs* pour la plupart, suivent une direction analogue à celle des artères, au moins en ce qui concerne leurs troncs principaux. Comme ils sont assez fréquemment le siège de névralgies rebelles, contre lesquelles on a employé, quelquefois avec succès, l'élongation, la section ou la résection, j'étudierai avec soin leur situation et leurs rapports. — Les filets *moteurs* sont fournis par le facial.

Les *nerfs frontaux* sont au nombre de deux : le *frontal externe* et le *frontal interne*, branches de bifurcation du nerf frontal, premier rameau de l'ophthalmique. En traitant des nerfs de l'orbite, je parlerai du rameau trochléaire qui n'appartient point à la région frontale. Ils sortent de l'orbite par les mêmes points que les artères homonymes, et reposent comme les vaisseaux immédiatement sur le périoste. L'externe est en général plus considérable que l'interne. Leurs rameaux principaux, *ascendants*, se distribuent dans la région frontale; les plus volumineux cheminent d'abord au-dessous du muscle frontal qu'ils perforent plus ou moins haut pour se porter à la peau et au cuir chevelu. Quelques filets, *descendants*, se distribuent dans la paupière.

Les nerfs frontaux reposent immédiatement sur le périoste, et sont intimement unis aux artères et veines frontales. Le frontal externe sort de l'orbite par l'échancrure ou le trou sus-orbitaire. L'échancrure, que le doigt reconnaît facilement, est un point de repère excellent; malheureusement elle est quelquefois transformée en trou. Il importe donc de préciser. J'ai examiné 50 têtes sèches, soit 100 émergences du nerf frontal externe : 19 fois, soit 1 fois sur 5, l'échancrure était transformée en trou. — Comme l'on répète que l'échancrure ou le trou d'émergence est à 25 ou 30 millimètres de la ligne médiane, j'ai mesuré cette distance, pour vérifier : 76 fois, le trou ou l'échancrure étaient à moins de 25 millimètres de la ligne médiane, et 10 fois seulement au-dessus de 25. Il faut donc rectifier et dire : le nerf frontal externe émerge par l'échancrure ou le trou sus-orbitaire, situés à 20 ou 30 millimètres de la ligne médiane. — Le frontal interne émerge à quelques millimètres en dedans, entre l'échancrure et la poulie du grand oblique, que la pulpe du doigt reconnaît si facilement.

Pour trouver, inciser ou réséquer les nerfs frontaux, il faut donc conseiller une incision portant sur les deux tiers internes du rebord de l'orbite; cette incision, parallèle et sous-jacente au sourcil, comprendra la peau, le muscle orbiculaire et le septum orbitale ; la section de ce dernier ouvrira la loge orbitaire et permettra de chercher et de prendre sur le plafond de l'orbite les nerfs faciles à séparer des vaisseaux en ce point. J'ai déjà dit pourquoi il fallait rejeter la méthode sous-cutanée, insuffisante et dangereuse.

Un rameau nerveux venu du maxillaire supérieur, filet *temporo-malaire*, émerge d'un canal osseux au voisinage de la suture qui unit les apophyses orbitaires externes du frontal et du malaire, et donne quelques filets sensitifs à la peau de la tempe. Merkel conseille de le chercher sur le périoste de la fosse temporale, au niveau de la suture.

Le nerf *auriculo-temporal* ou *temporal superficiel*, branche du maxillaire inférieur, contourne le col du condyle maxillaire et monte, au-devant du tragus, en arrière des vaisseaux temporaux ; il donne ses branches terminales, sensitives, à la peau de la région temporale.

Un rameau mastoïdien de la branche auriculaire du plexus cervical distribue ses filets terminaux au cuir chevelu, vers la partie supérieure de la région mastoïdienne.

La *branche mastoïdienne du plexus cervical* se distribue au cuir chevelu qui revêt la partie postérieure de la région pariétale ; cette branche peut être double.

Enfin, le *grand nerf occipital* (branche postérieure du deuxième nerf cervical), vient innerver tout le tiers postérieur du cuir chevelu. Ce gros tronc nerveux émerge de la profondeur, soit par l'interstice qui livre passage à l'artère occipitale, soit plus fréquemment, par un orifice particulier percé dans l'insertion du tendon occipital du trapèze, et plus rapproché de la ligne médiane que le précédent. C'est cette dernière disposition que j'ai fait représenter, après que de nombreuses dissections m'eurent démontré qu'elle était la plus fréquente. Très souvent, le nerf s'est déjà divisé avant d'atteindre la couche sous-cutanée : la majeure partie de ses faisceaux émergent par l'orifice trapézien, d'autres accompagnent l'artère (Voir fig. 7).

On considère la section ou résection de ce nerf comme une opération difficile, d'aucuns disent impossible. Je ne suis point de cet avis, au contraire : sur une ligne allant de la protubérance occipitale externe au sommet de l'apophyse mastoïde, faites une incision de 5 à 6 centimètres, à partir de l'inion ; après avoir traversé la couche du tissu sous-cutané, très épaisse et très dense, vous trouverez facilement soit le tronc, soit l'une des branches du grand nerf occipital ; et dans ce dernier cas la branche vous conduira aisément vers le tronc. L'opération est facile, je l'ai répétée un grand nombre de fois ; il importe seulement de disséquer avec soin la lèvre inférieure de l'incision, pour ménager l'artère et les veines occipitales.

Filets moteurs. — Ils viennent du facial : la branche terminale supérieure (*temporo-faciale*) donne des rameaux frontaux qui se portent obliquement en haut et en avant vers le muscle frontal; le rameau *auriculaire postérieur* donne des filets ascendants qui vont aux muscles moteurs du pavillon, et un filet qui, par un trajet récurrent, va se diviser en plusieurs filaments dans le muscle occipital.

Tissu celluleux sous-aponévrotique
(*Séreuse épicrânienne.*)

Au-dessous de la couche musculo-aponévrotique, formée par l'aponévrose épicrânienne et ses muscles, on trouve un tissu celluleux remarquablement lâche qui permet le glissement du cuir chevelu sur les os recouverts de leur périoste. Ce tissu celluleux, complètement dépourvu de graisse, et n'ayant guère d'autres vaisseaux que ceux qui le traversent pour se rendre sous les parties profondes, forme une sorte d'organe séreux; en certains points, notamment au niveau des bosses pariétales et frontales, ses aréoles s'agrandissent et prennent l'aspect de véritables bourses séreuses. Les frottements d'une coiffure trop lourde, l'habitude de porter des fardeaux sur la tête, peuvent donner naissance à de véritables bourses séreuses dans ce tissu. C'est dans ses mailles celluleuses que se répandent les liquides ou les gaz lors des traumatismes, des œdèmes ou de l'emphysème de la tête.

C'est ce tissu qui permet le décollement facile du cuir chevelu, sous une simple traction, dans les autopsies. Cette séreuse épicrânienne a été fort bien décrite par Chassaignac (*Traité de la suppuration*, t. II, p. 75), qui nous a donné aussi un bon tableau clinique de son inflammation suppurée, dans le phlegmon diffus de la tête. L'inflammation envahit rapidement toute l'étendue de la séreuse, décollant et soulevant tout le cuir chevelu, *vaste poche remplie de pus*. Le cuir chevelu ainsi décollé ne se sphacèle pas, ayant emporté avec lui, dans son déplacement, les vaisseaux nourriciers contenus dans son épaisseur.

Lorsque des liquides ou des gaz viennent à s'épancher dans le tissu celluleux sous-aponévrotique, le décollement s'étend avec une grande facilité, soulevant le cuir chevelu, d'abord dans les environs de la plaie, puis dans toute son étendue : en arrière le décollement est limité, à la ligne courbe supérieure de l'occipital, au niveau des insertions de l'aponévrose épicrânienne; sur les côtés il descend sur les régions temporales; en avant il ne dépasse pas les régions orbitaires, si ce n'est au milieu, sur la racine du nez. Les auteurs s'accordent à reconnaître que ce décollement est arrêté, ou du moins subit un temps d'arrêt, au niveau des lignes temporales, par le fait d'adhérence aux couches profondes; aucun ne parle d'une sorte d'indépendance entre les deux côtés de cette grande séreuse épicrânienne. Or, je me suis assuré, en injectant bien souvent de l'eau ou de l'air dans ce tissu celluleux sous-aponévrotique, que la trame si lâche de ce tissu s'épaississait un peu tout le long de la ligne médiane antéro-postérieure; toujours, en ce point, le décollement provoqué par mes injections subissait un temps d'arrêt très marqué : sans nul doute, cette sorte de condensation sur la ligne sagittale est un vestige de la soudure qui s'est opérée là où les lames crâniennes sont venues se rejoindre, pour fermer la cavité encéphalique.

Les contusions des téguments du crâne sont accidents très fréquents : en raison de l'existence d'un plan osseux sous-jacent, qui permet une sorte de broiement des tissus au point frappé, les contusions du crâne sont ordinairement suivies de l'apparition rapide d'une tumeur formée par du sang extravasé, la *bosse sanguine*. Celle-ci peut siéger : *a)* dans l'épaisseur du cuir chevelu, *b)* sous l'aponévrose épicrânienne, *c)* sous le périoste. La bosse sanguine superficielle, la plus fréquente, siège dans le pannicule graisseux sous-dermique, là où sont les troncs vasculaires du cuir chevelu; la bosse sanguine sous-aponévrotique, plus rare, au dire de tous les auteurs, distend les mailles du tissu cellulaire sous-aponévrotique; enfin, on observerait très rarement des bosses sanguines sous-périostiques. — Cette localisation des épanchements sanguins du cuir chevelu en trois variétés, répondant aux trois étages, est classique, mais trop absolue.

D'abord, il n'est pas exact de dire que la bosse sanguine siège exclusivement dans le cuir chevelu. La bosse sanguine du nouveau-né infiltre toutes les couches de la région, y compris le périoste et l'os. Et puis, il est des régions où cette classification n'a plus de raison d'être : la région frontale par exemple, où les bosses sanguines sont si fréquentes et où l'aponévrose épicrânienne est remplacée par le muscle frontal. En ce point, c'est dans le tissu cellulaire sous-musculaire et dans l'épaisseur du muscle que le sang est épanché. Si l'épanchement avait son siège dans la couche sous-dermique, la pression avec une pièce de monnaie, si communément pratiquée par les mères, n'amènerait pas aussi facilement qu'elle le fait la disparition de la bosse. Dans le reste du cuir chevelu, la densité extrême de cette couche sous-dermique se prête mal à l'accumulation si rapide d'une poche sanguine. J'ai expérimenté, injectant avec une fine aiguille tubulée dans l'épaisseur du cuir chevelu : il faut une pression considérable pour déterminer l'apparition d'une bosse. Il n'en est pas de même dans la couche celluleuse sous-aponévrotique. Je pense donc que les bosses sanguines occupent cette dernière couche plus souvent qu'on ne le dit. — La bosse sanguine sous-périostée a été niée : elle existe ; pendant un remplacement à l'hôpital des Enfants, j'ai eu l'occasion d'en ouvrir deux qui s'étaient enflammées ; je trouvai l'os à nu.

Que de vérités banales sont des erreurs ! A-t-on déjà expérimenté sur les contusions des parties molles qui recouvrent la voûte crânienne ? Je l'ai fait, sur des cadavres il est vrai, et voici ce que j'ai vu. Frappant plus ou moins violemment la tête avec une canne ou un manche à balai (armes ordinaires), j'ai constaté les faits suivants : 1° un coup net de force moyenne laisse la peau intacte, mais déchire et écarte les éléments du pannicule graisseux sous-dermique ; 2° en frappant un peu plus fort, l'aponévrose épicrânienne est rompue, en même temps que le tissu sous-dermique ; la peau reste encore intacte ; 5° un coup assez violent pour produire une solution de continuité de la peau s'accompagne toujours d'une rupture de l'aponévrose épicrânienne. Et toujours les lésions profondes sont beaucoup plus étendues que les lésions superficielles ; la plaie aponévrotique a une étendue double ou triple de la peau. J'ai été surpris de ces résultats : j'imaginais l'aponévrose épicrânienne plus résistante. J'ai repris les mêmes expériences pendant qu'un courant de liquide, poussé par l'aorte, sous pression ordinaire, circulait dans les vaisseaux : les résultats ont été identiques : de plus l'épanchement (bosse sanguine) siégeait en majeure partie dans le tissu lâche (séreux) sous-aponévrotique. On sentait au centre la dépression, et à la périphérie l'induration que tous les auteurs décrivent autour des bosses sanguines, et dont les causes sont si diversement appréciées : cette dépression résulte de l'écartement des éléments sous · dermiques, elle a la largeur de l'instrument percutant ; et c'est le rejet de ces éléments à la périphérie, qui produit le bourrelet constaté. Je veux bien ajouter que le bourrelet périphérique pourra augmenter par suite des modifications du sang, comme il arrive à la périphérie des hématomes ; mais la dépression centrale existe aussitôt après le coup, et je ne suis pas surpris qu'elle ait pu faire croire à un enfoncement des os du crâne.

Il faut conclure de ces faits : débridez largement les plaies contuses du crâne, car les lésions profondes sont plus étendues que les superficielles ; suturez et ayez soin de prendre dans votre suture l'*aponévrose épicrânienne qui toujours est déchirée.*

RÉGION FRONTALE

Je ne reviens pas sur la configuration extérieure de cette région dont les limites, l'aspect extérieur et la texture ont été déjà décrits en traitant de la région épicrânienne en général (Voir page 9).

On répète banalement que le front de l'homme est plus large et plus haut que celui de la femme : plus haut, peut-être ; plus large, non. Manouvrier a récemment réfuté cette erreur en démontrant, avec preuves à l'appui, que la largeur de la cavité frontale et la capacité du frontal sont à peu près égales dans les deux sexes. Ce qui tendrait à faire croire que le front de la femme est relativement plus développé, puisque, dans l'ensemble, le crâne de la femme est plus petit que celui de l'homme. Sœmmering avait dit : « à taille égale, l'amplitude du crâne paraît plus grande chez la femme, même à première vue. » — Il faut tenir compte, dans cette appréciation de la largeur du front, de l'épaisseur des muscles temporaux et de la graisse, si abondante parfois sous l'aponévrose temporale. D'après Manouvrier, l'appoint fourni par les muscles temporaux à la largeur du front est considérable : c'est ainsi que le front très large d'un gros mangeur peut être en réalité très étroit.

La superposition des couches, les vaisseaux sanguins et lymphatiques nous sont également connus.

1° Peau ; — 2° Pannicule graisseux sous-cutané ; — 3° Muscles frontaux, réunis en bas sur la ligne médiane, séparés en haut par le prolongement angulaire de l'aponévrose épicrânienne et s'étendant sur toute la région ; — 4° Couche celluleuse lâche qui continue en avant l'espace sous-épicrânien (séreuse épicrânienne) ; — 5° Périoste et os, dédoublés en bas par les sinus frontaux ; — 6° Partie antérieure des lobes frontaux du cerveau recouverts de leurs méninges, et séparés par le sinus longitudinal supérieur.

Les couches de la région frontale reproduisent, on le voit, la succession des couches de la région épicrânienne. Cependant, la disparition des cheveux et l'interposition du muscle frontal modifient l'aspect et la texture : le pannicule graisseux sous-cutané perd peu à peu la structure dense et aréolaire que nous lui avons décrite au cuir chevelu pour prendre les caractères qu'il gardera sur toute la face.

Je ne veux pas revenir sur ces différents points. Par contre, les sinus frontaux, bien que dépendances de l'appareil olfactif, doivent être traités ici, puisqu'ils appartiennent à la région.

SINUS FRONTAUX

Au niveau de la bosse nasale du frontal (glabelle), immédiatement au-dessus de la racine du nez, les deux lames du frontal s'écartent pour loger les sinus frontaux.

Les cavités désignées sous ce nom sont en général au nombre de deux, séparées par une cloison médiane, souvent incomplète, qui peut être déviée à droite ou à gauche. Anormalement on a observé trois ou quatre cloisons ; mais c'est bien à tort que Roser décrit sur la plupart des sujets trois sinus frontaux. Il est ordinaire de rencontrer sur les parois des sinus des crêtes, ou des demi-cellules osseuses, dont le mode de développement de ces cavités explique la présence.

Les *dimensions* des sinus frontaux sont très variables. On peut dire, d'une façon générale, qu'ils sont d'autant plus développés que le sujet est plus âgé. Les dimensions varient aussi suivant le sexe : elles sont plus grandes chez l'homme que chez la femme. Je les ai mesurées sur 30 cadavres (18 hommes et 12 femmes). Chez l'homme les sinus frontaux mesurent en moyenne 3 centimètres dans toutes leurs dimensions. Chez la femme, ils n'ont guère plus de 12 à 15 millimètres. Chez l'homme, les sinus frontaux s'étendent à 3 centimètres au-dessus de la racine du nez, tandis que chez la femme ils atteignent rarement 2 centimètres. Latéralement, ils ont la même étendue. Le front de la femme monte droit parce qu'elle n'a pas de sinus frontal. C'est sur ces dimensions que le chirurgien doit se guider pour la trépanation de ces cavités. Parfois les sinus s'étendent beaucoup plus loin ; on les a vus se prolonger en haut jusqu'aux bosses frontales et même jusque dans les pariétaux (Ruysch), et en dehors jusqu'aux apophyses orbitaires externes du frontal. Je les ai souvent vus dédoubler la moitié antérieure de la voûte orbitaire, et, comme en ce point la paroi osseuse est très mince, il suffisait d'un léger coup d'ongle pour ouvrir le sinus, soit par l'orbite, soit par la base du crâne ; le fait est fort intéressant à noter au point de vue de la pathologie chirurgicale des cavités orbitaires et frontales.

A côté de ces cas où les sinus présentent un développement exagéré, il faut en noter d'autres, plus rares, dans lesquels les sinus manquent complètement. Sur les 50 cadavres qui ont servi de base à cette étude, les sinus ont manqué deux fois. Bouyer (Thèse, Paris, 1859) a noté leur absence dans la proportion de 4 à 5 pour 100.

La *capacité* moyenne des deux sinus réunis varie de 3 à 5 centimètres cubes. Ils

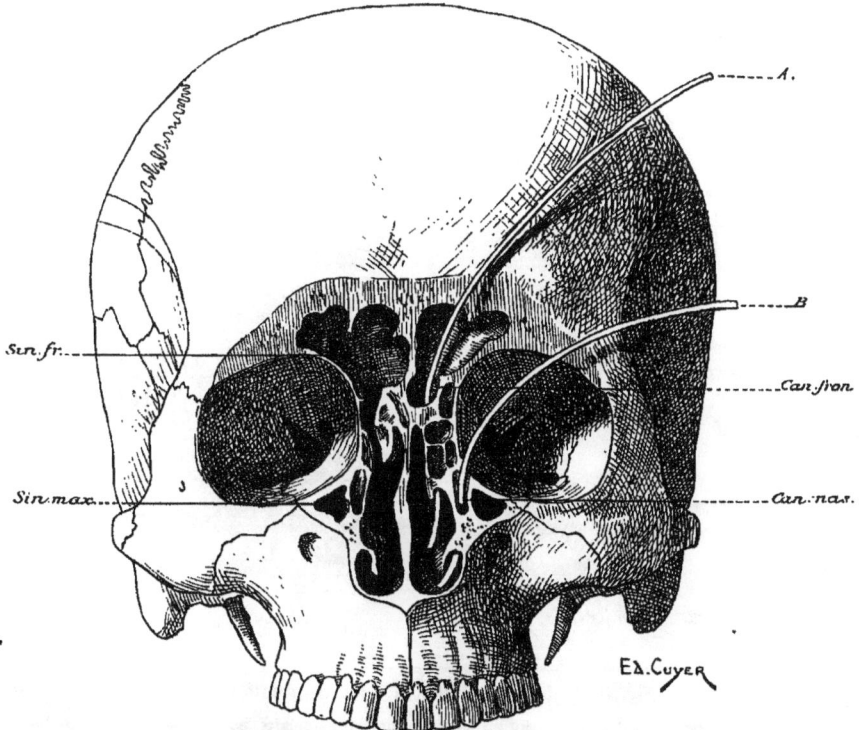

Fig. 9. — Coupe frontale des sinus frontaux.

A droite, le canal est ouvert dans toute son étendue; à gauche, la coupe a passé un peu en avant, ouvrant des cellules ethmoïdales antérieures. — Une sonde A passe dans le canal fronto-nasal; — une autre sonde B passe dans le canal lacrymo-nasal, très obliquement coupé; la coupe a ouvert de chaque côté l'angle antérieur du sinus maxillaire, *sin. max.*

sont donc suffisamment grands pour loger et retenir des corps étrangers de volume notable. Des corps étranger divers y ont été observés : des balles peuvent y pénétrer et y séjourner un temps parfois très long : le plus souvent, lorsque les projectiles n'ont point été extraits, ils ne tardent pas à se frayer, par inflammation, une voie qui les conduit dans les fosses nasales, et de là au dehors ou dans la bouche; l'on comprend qu'ils puissent être déglutis pendant le sommeil. Gosselin a extrait une balle de revolver qui était restée pendant 14 ans dans la cavité du sinus: Hyrtl raconte avoir sorti de l'anus d'un garde mobile une balle qui était descendue du sinus frontal dans les fosses nasales, puis dans le pharynx. Des corps étrangers intéressants sont les vers et les insectes, introduits à l'état de larves, par une forte inspiration. .

La *forme* des sinus frontaux est assez irrégulière : on peut, au point de vue chirurgical, leur considérer trois parois, en rapport avec trois régions différentes : une paroi antérieure ou frontale, une paroi postéro-supérieure ou crânienne, et une paroi postéro-inférieure ou orbitaire.

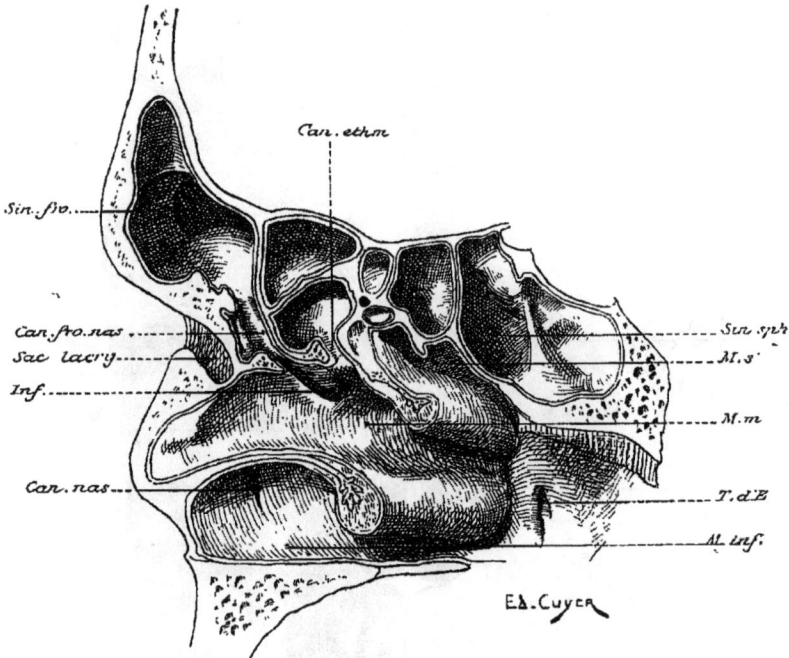

Fig. 10. — Le sinus frontal et son canal fronto-nasal.

La coupe légèrement oblique de haut en bas et de dedans en dehors, pour couper le canal fronto-nasal dans toute son étendue, montre : *Sin. fro.*, la cavité du sinus frontal, dans laquelle on peut voir deux cloisons incomplètes; vestiges d'anciennes cellules ou bulles ethmoïdales. — *Can. fr. nas.*, le canal fronto-nasal. — *Sac. lacr.*, la paroi interne du sac lacrymal. — *Inf.*, la gouttière de l'infundibulum qui conduit à l'orifice du sinus maxillaire supérieur. — *Can. nas.*, l'orifice inférieur du canal nasal. — *Can. eth.*, un canal ethmoïdal conduisant dans les cellules antérieures de l'ethmoïde. — *Sin. sph.*, le sinus sphénoïdal. — *M. s.*, *M. m.*, *M. inf.*, les trois méats. — *T. d'E.*, l'orifice pharyngien de la trompe d'Eustache.

La paroi antérieure, qui contient une couche de diploé, est notablement plus épaisse que les deux autres formées d'une mince lame de tissu compact. Il faut donc s'attendre, lors d'une trépanation des sinus, à traverser une épaisseur notable d'os dont le diploé saignera assez abondamment. J'ai extrait, sur un malade de l'Hôtel-Dieu, une balle logée dans la paroi antérieure du sinus frontal droit. J'avais pu faire le diagnostic du siège par ce fait que le malade avait une hémorrhagie nasale assez abondante du même côté. — La paroi crânienne est fort mince en général. Il n'est point très rare d'observer sa perforation à la suite des abcès développés dans un sinus; on comprend la gravité d'une telle complication. Bellingham a vu et touché les pulsations du cerveau au fond d'un sinus détruit par la suppuration. — La paroi orbitaire est la plus mince.

Chaque sinus frontal va s'ouvrir en bas, dans l'infundibulum de l'ethmoïde, par un canal creusé dans les cellules antérieures de cet os. On peut donner à ce canal le nom de *canal frontal ou fronto-nasal*, réservant le nom d'infundibulum à la partie évasée par laquelle il s'ouvre dans le méat moyen. — L'étude de ce canal, de son trajet, de sa forme, est des plus intéressantes. Je me suis attaché à mettre ces détails en lumière dans mon cours de l'hiver 1889-1890. Depuis, j'ai complété mes recherches par d'autres, faites en commun avec M. Guillemain, aide d'anatomie de notre Faculté. — La longueur du canal, mesurée sur 50 sujets, est en moyenne de 15 millimètres, chez les hommes, de 10 millimètres chez les femmes. Sa forme est cylindrique, mais légèrement aplatie dans le sens transversal; parfois cet aplatissement transversal est tel que le calibre du conduit est de beaucoup diminué. Le diamètre du canal varie de 2 à 3 millimètres; des bougies à urèthre répondant aux n°^{os} 6, 7, 8, 10, de la filière Charrière peuvent être utilisées pour son cathétérisme. Rarement le calibre est plus grand; deux fois nous avons trouvé un canal très aplati dans le sens transversal, nous ne pûmes y faire passer qu'une bougie filiforme. Dans un cas, nous avons trouvé deux canaux frontaux dans l'ethmoïde droit d'un homme de 50 ans : il y avait de ce côté deux sinus frontaux : l'un grand, pourvu d'un canal qui mesurait 1 centimètre de long et 2 millimètres de diamètre; l'autre petit, placé en dedans et au-dessous du premier, allant aussi s'ouvrir dans le méat moyen par un deuxième canal, long de 1 centimètre, large de 5 millimètres; ces deux canaux étaient accolés l'un à l'autre, comme les deux canons d'un fusil, et séparés par une mince cloison osseuse à direction antéro-postérieure.

Les rapports et la direction du canal frontal sont représentés dans les figures 9 et 10 : creusé dans les cellules antérieures de l'ethmoïde, il se dirige de haut en bas, de dehors en dedans et d'avant en arrière; en rapport en dedans avec les cornets supérieur et moyen, en dehors avec la cavité orbitaire; il est croisé très obliquement par le canal nasal, placé plus en dehors, sur un plan antérieur; sur la figure 9, ce canal fronto-nasal est vu de face; l'étude comparative de ces deux figures est instructive.

L'orifice supérieur, répondant au sinus, est placé de chaque côté et à peu de distance de la cloison médiane; l'orifice inférieur s'ouvre par l'infundibulum dans le méat moyen, où une gouttière, gouttière infundibulaire, prolonge l'infundibulum jusqu'à l'ouverture nasale du sinus maxillaire; il résulte de cette disposition que les liquides versés dans le sinus frontal pénètrent en grande partie dans le sinus maxillaire : l'expérience est facile et intéressante à répéter.

La communication du sinus avec les fosses nasales explique l'emphysème plus ou moins étendu qui peut apparaître sur la région frontale et la face, à la suite des fractures du sinus. Après destruction de la paroi du sinus on a vu l'air s'épancher entre le périoste et les os, formant un emphysème profond, le *pneumatocèle*. Richet signale un autre fait intéressant et qui relève de la même cause : il a vu que le liquide qui remplissait le sinus était animé de mouvements correspondant aux inspirations et aux expirations. — Lorsqu'une tumeur se développe dans le sinus, ou lorsque le liquide s'accumule dans la cavité par obstruction du canal excréteur, la paroi crânienne, mince, peut céder (Jarjavay). Cependant, sur 65 cas rassemblés par Guillemain (*Arch. d'ophthalm.*, 1891), 30 fois l'abcès s'ouvrit dans l'orbite, 11 fois au front, 5 fois seulement dans la cavité crânienne et 5 fois dans le sinus du côté opposé. L'ouverture dans le crâne est donc relativement rare ; tandis que l'ouverture dans l'orbite est la terminaison ordinaire, la paroi orbitaire étant la plus mince et la plus déclive. C'est donc par cette paroi que la trépanation doit être faite et l'orifice de drainage établi ; et non au niveau d'une ligne horizontale passant exactement par la partie la plus élevée de l'arcade orbitaire, comme le recommandent les ignorants de l'anatomie. Une incision dans le grand angle de l'œil, immédiatement au-dessous de la tête du sourcil, conduit sur la paroi orbitaire, qui se laisse perforer avec facilité ; le professeur Panas a posé les indications et fixé le manuel opératoire de cette opération, qui est d'exécution facile. Cette trépanation, qui doit être large, hâtera la guérison des accidents aigus et permettra les manœuvres nécessaires pour rétablir la perméabilité du canal excréteur. — Il faut savoir que les fistules consécutives à l'empyème du sinus frontal sont interminables, avec des alternatives d'amélioration et d'exacerbation.

La cavité des sinus frontaux est tapissée par une membrane *muqueuse*, mince, lisse, rosée, peu adhérente aux os, et dans laquelle on peut reconnaître deux couches, l'une muqueuse, l'autre périostique. Il résulte des recherches d'Inzani (*Lyon médical*, 1872) qu'on peut y distinguer, histologiquement, trois couches : *a*) une couche fibro-périostique ; *b*) une de tissu conjonctif ; *c*) une dermo-épithéliale. Les glandes à mucus qu'elle contient sont pour la plupart simples, et un peu moins nombreuses que dans le sinus maxillaire ; on y trouve deux réseaux de vaisseaux, un profond dans la couche fibreuse, l'autre superficiel dans la couche dermique.

Ayant étudié un très grand nombre de sinus frontaux (plus de cent), j'ai assez souvent rencontré de petites tumeurs liquides, kystiques, transparentes, en tout semblables à ces petits kystes que Giraldès a décrits dans le sinus maxillaire, et comme ceux-ci, sans doute, d'origine glandulaire. Dans un cas, le kyste était de la grosseur d'une noisette et rempli d'une pâte fluide et jaunâtre. — On signale quelques cas de polypes des sinus frontaux ; des ostéomes, des kystes hydatiques, etc....

Les *nerfs* sont nombreux dans cette muqueuse : on trouve, sous l'épithélium un réseau de fibres nerveuses pâles, anastomosées en réseau et présentant sur leur trajet des renflements en boutons desquels se détachent les filets terminaux (Inzani). Ils viennent d'un filet ethmoïdal du nasal, dont le trajet sera décrit avec l'étage antérieur de la base. — La muqueuse des sinus présente une vive sensibilité, qui peut être mise en jeu soit par le contact direct (expériences de Deschamps sur les chiens et sur un homme), soit par la pression que détermine l'accumulation d'un liquide quelconque dans la cavité des sinus. On sait d'ailleurs quelles douleurs pongitives accompagnent les inflammations du sinus. A côté de ces phénomènes de sensibilité générale, l'anatomie nous conduit à admettre que ces sinus sont le siège d'une sensibilité spéciale, en rapport sans doute avec l'olfaction, puisqu'elle nous révèle la présence d'appareils nerveux, semblables à ceux que l'on constate dans la pituitaire.

Ces constatations anatomiques ne permettent pas d'admettre la théorie défendue par Tillaux et quelques auteurs, d'après lesquels les sinus auraient été « creusés par la nature dans le squelette de la face pour alléger le poids de celle-ci, et fournir aux muscles une plus large surface d'insertion ». D'ailleurs l'étude du développement prouve à l'évidence que ces sinus sont des dépendances des fosses nasales.

Les *lymphatiques* de la muqueuse des sinus n'ont point été vus ; les auteurs les passent sous silence ou nient leur présence. J'ai été assez heureux pour les injecter deux fois, au cours d'injections pratiquées avec le fin tube à mercure, dans la muqueuse nasale : le réseau qu'ils forment est à larges mailles. Les faits pathologiques et les lois de l'anatomie générale nous obligent à penser qu'ils communiquent avec les lymphatiques des parois osseuses, des méninges et même du cerveau sous-jacent.

C'est par ces voies lymphatiques, certaines bien qu'inconnues, que les affections inflammatoires du sinus peuvent se propager aux méninges et au lobe frontal. Bousquet a observé un abcès du lobe frontal, développé au cours de l'évolution d'un abcès du sinus, sans communication apparente. J'ai observé et relaté (Topog. cr. enc.) un cas du même genre, avec autopsie.

. *Développement.* — Les sinus frontaux apparaissent dans le cours ou vers la fin de la deuxième année ; leur présence est alors assez difficile à constater, car ils sont représentés par un bourgeonnement des cellules ethmoïdales dans la partie inférieure du frontal ; vers la septième année, ils ont acquis le volume d'un pois ; leur développement s'achève de quinze à vingt ans, et contribue à donner à la face son caractère définitif. — Les sinus frontaux résultent donc d'un envahissement du frontal par les cellules ethmoïdales antérieures. Inzani, Steiner, Sappey les ont vus apparaître dans la partie nasale du frontal, sous la forme d'une cellule qui monte peu à peu dans l'épaisseur de l'os. J'ai vérifié ces faits sur un grand nombre d'enfants, d'âges divers. — Steiner (*Arch. f. clin. Chir.*, B. 13, S. 144) a montré que, dans un certain nombre de cas, les sinus se présentaient sous la forme de cellules ou globules osseux soufflés entre les deux lames du frontal, et qu'ils étaient pourvus d'une paroi propre, indépendante des lames du frontal, et représentant la paroi même des bulles ethmoïdales. Ces faits intéressants confirment l'opinion généralement admise sur le mode de développement et l'usage de ces cavités, annexes des fosses nasales.

RÉGION TEMPORALE

La région temporale, située de chaque côté sur les parties latérales du crâne, est nettement circonscrite, sur le squelette, par la ligne temporale supérieure et l'arc zygomatique, dont la racine postérieure passe au-dessus du conduit auditif externe.

Sur le vivant, ses limites sont nettement marquées en avant, par l'apophyse orbitaire externe et le commencement de la ligne courbe temporale (crête temporale du frontal), en bas par l'arc zygomatique : elles sont beaucoup moins faciles à fixer, en haut et en arrière, car la ligne courbe temporale disparaît sous les parties molles qui la recouvrent. Recourir, comme le conseille Malgaigne, à des contractions énergiques du temporal pour fixer les limites de la région est un expédient assez pauvre, car le muscle n'est bien senti que là où il a une certaine épaisseur, et qui devient tout à fait inutile au moment d'une opération : disons qu'elle finit à deux travers de doigt en arrière du conduit auditif externe, et que sa courbe demi-circulaire s'élève à quatre gros travers de doigt au-dessus de l'arc zygomatique.

La *forme* et l'*étendue* de cette région varient suivant les sujets, les âges et les races ; sur le même individu elles varient suivant l'état de la nutrition. Sensiblement plane chez l'homme adulte, elle est plutôt convexe chez la femme et l'enfant, plus gras en général ; l'amaigrissement peut la rendre concave à tous les âges ; elle devient une fosse profonde chez certains vieillards édentés, car, à la fonte de la graisse s'est jointe l'atrophie du muscle temporal ; la saillie de l'apophyse zygomatique et la profondeur de la fosse temporale donnent alors à la face un aspect squelettique.

Les contractions du muscle orbiculaire des paupières froncent la peau en un pinceau de plis radiés dont le centre est à l'angle externe de l'œil ; avec l'âge, ces plis deviennent permanents (patte d'oie).

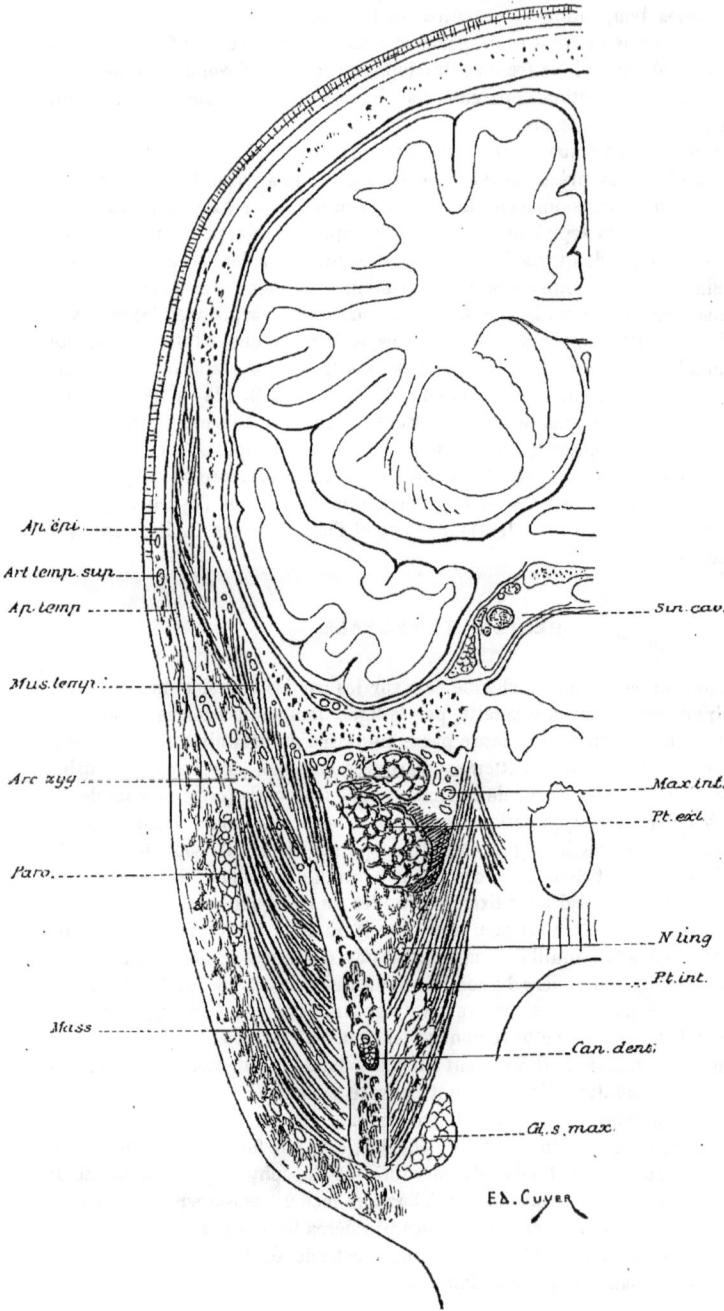

Ap. épi. ----

Art. temp. sup. ----

Ap. temp. ----

Mus. temp. ----

Arc. zyg. ----

Paro. ----

Mass ----

Sin. cav. ----

Max. int. ----

Pt. ext. ----

N. ling. ----

Pt. int. ----

Can. dent. ----

Gl. s. max. ----

ED. CUYER

Fig. 11. — Coupe frontale de la région temporale.

Ap. épi., l'aponévrose épicranienne. — Ap. temp., l'aponévrose temporale, ses dédoublements, son insertion à l'arcade zygomatique, arc. zyg. — Can. dent., coupe du maxillaire inférieure montrant le canal dentaire avec le nerf, l'artère et les deux veinules qui l'accompagnent. — Sin. cav., coupe du sinus caverneux avec la carotide et les nerfs inclus dans sa paroi externe. — Art. temp. sup., l'artère temporale superficielle. — Max. int., l'artère maxillaire interne.

Suivant l'ordre de superposition, nous devons étudier :

1º *Peau.* — La *peau* de la région temporale est glabre, mince et fine dans le tiers antérieur de la région, où l'on voit les orifices de nombreuses glandes sébacées ; dans les deux tiers postérieurs, elle prend les caractères du cuir chevelu. En avan, du conduit auditif, les cheveux se continuent peu à peu avec la barbe, chez l'homme.

2º *Pannicule graisseux sous-cutané.* — Le *pannicule graisseux sous-cutané* garde aussi, dans les deux tiers postérieurs de la région, tous les caractères que nous lui avons décrits au cuir chevelu ; vers le tiers antérieur, il se transforme peu à peu : les aréoles deviennent plus grandes, moins serrées, la graisse commence à s'étaler en couche mince.

3º *Fascia superficialis.* — Le *fascia superficialis*, uni à l'aponévrose épicrânienne, au niveau du cuir chevelu, tend à reprendre ses caractères de couche lamelleuse lâche dans le tiers antérieur de la région.

4º *Aponévrose épicrânienne.* — L'*aponévrose épicrânienne*, qui recouvre toute la région temporale, s'amincit également vers le tiers antérieur. Certains auteurs la terminent, les uns au-dessous, les autres au-dessus de l'arc zygomatique ; tous ont raison : en effet, les dissections montrent que l'aponévrose s'amincit peu à peu ; les travées fibreuses si solides qui l'unissaient au derme disparaissent insensiblement et sont remplacées par des tractus celluleux, qui se perdent dans le tissu sous cutané. Richet et Paulet la font insérer au bord supérieur de l'arc zygomatique ; Merkel dit qu'elle se divise en deux feuillets, dont l'externe disparaît plus ou moins loin dans le tissu cellulaire sous-cutané, tandis que l'interne s'unit à l'aponévrose temporale. Je n'ai pu observer ni l'insertion à l'arc zygomatique ni la division en deux feuillets ; j'ai toujours vu l'aponévrose épicrânienne se transformer, s'amincir et disparaître dans le tissu cellulaire sous-cutané, tantôt au niveau de l'arc zygomatique. tantôt plus bas, vers la partie supérieure de la joue.

Sur la face externe de l'aponévrose épicrânienne on trouve, rayonnant autour de l'insertion du pavillon, les muscles auriculaires antérieur, postérieur et supérieur ; ce dernier est le plus développé.

Le développement de ces muscles est des plus variables ; parfois ils échappent à la dissection la plus minutieuse. Sappey a signalé l'existence d'un muscle temporal superficiel composé de fibres lisses, pâles, que l'on ne peut apercevoir à l'œil nu chez le plus grand nombre des sujets.

5º *Aponévrose temporale.* — L'aponévrose temporale, resplendissante et nacrée, forme le plan fibreux principal de la région, dont elle reproduit la forme ; elle s'insère à la ligne courbe temporale supérieure et à l'interstice qui sépare les deux lignes courbes ; dans tout cet interstice, large de plus d'un centimètre, elle se confond intimement avec le périoste. De cette large insertion supérieure, l'aponévrose descend vers l'arcade zygomatique, au bord supérieur de laquelle elle vient s'attacher par un feuillet *épais et unique*. Très résistante, l'aponévrose temporale bride et contient les épanchements ou les tumeurs ayant pris naissance dans la profondeur de la région.

Richet et Merkel admettent que le périoste se dédouble au niveau de la ligne courbe temporale pour envelopper le muscle. La raison donnée par Richet est que si l'on décolle le périoste de la voûte avec le manche du scalpel, en descendant vers la fosse temporale, on peut le poursuivre au-devant du muscle temporal. Or, cela ne prouve pas autre chose que l'adhérence si large et si intime du périoste avec l'aponévrose au niveau de la surface d'os comprise entre les deux lignes temporales. De ce fait qu'une aponévrose s'insère sur une

large surface en se confondant avec le périoste, conclure que cette aponévrose n'est autre
que le périoste me paraît fâcheux, en ce sens que l'on peut dire la même chose de bien des
aponévroses, et que cela tend à introduire une notion erronée dans l'esprit.

L'insertion inférieure de l'aponévrose temporale est aussi décrite de façons diverses. La
grande majorité des anatomistes s'accordent à dire avec Paulet que cette aponévrose se
divise, dans son quart inférieur, en deux feuillets, qui viennent se fixer au bord supérieur de l'arcade zygomatique, l'un à la lèvre externe, l'autre à la lèvre interne de ce
bord. Pour justifier cette description, ceux qui y joignent une figure représentent une
coupe d'apophyse zygomatique avec une face supérieure pourvue de deux bords. Il n'y a
qu'à jeter un coup d'œil ou à passer le doigt sur le bord *tranchant* de l'apophyse zygomatique pour être convaincu que ce bord n'est pas une face et qu'il est mal conformé pour
recevoir l'insertion de deux feuillets aponévrotiques. Cependant il est incontestable que
l'aponévrose temporale se dédouble, une fois, quelquefois deux, le long de son trajet, et
qu'entre ces feuillets de dédoublement on trouve une grande quantité de graisse ; mais
ces feuillets se réunissent de nouveau (Merkel l'a bien vu), pour venir se fixer par un feuillet épais et unique au bord supérieur de l'arc zygomatique (voyez fig. 11). Ces particularités
de l'aponévrose temporale sont, à mon avis, en rapport avec le retrait et l'atrophie du
muscle temporal dont je parlerai plus loin.

6° *Muscle temporal.* — Le temporal est un muscle triangulaire, qui occupe
toute l'étendue de la fosse temporale ; ses fibres s'insèrent à la paroi osseuse et
à la moitié supérieure de l'aponévrose temporale. De cette large insertion aux deux
parois de la loge ostéo-aponévrotique les fibres convergent vers un tendon large et
fort, qui va s'insérer solidement *sur les bords, la pointe et la face interne de l'apophyse coronoïde* ; sa coupe est donc celle d'un muscle penniforme.

Cette sorte d'engainement de l'apophyse par un tendon très résistant, fait du détachement
de ce tendon un des temps délicats de l'extirpation du maxillaire inférieur ; il faut, ou
contourner l'apophyse avec des ciseaux courbes, ou, comme le faisait Chassaignac, couper
l'apophyse d'un coup de cisaille et la laisser remonter avec le tendon ; cette dernière
manœuvre est préférable à la section avec le ciseau, presque toujours incomplète, et donnant lieu, par suite, à l'arrachement de quelques fibres musculaires. — J'ai dit que les fibres
musculaires convergeaient de tous les points de la fosse temporale vers le tendon ; les postérieures, horizontales, se réfléchissent à angle droit sur la gouttière osseuse que leur offre
la racine transverse de l'apophyse zygomatique : on rencontre toujours en ce point, entre l'os
et la gouttière osseuse, un tissu celluleux très lâche et quelquefois une véritable séreuse.

Le muscle temporal n'occupe point toute l'épaisseur de la fosse temporale : dans
la moitié inférieure de la région, il est séparé de l'aponévrose par une couche
graisseuse, plus ou moins épaisse, dans laquelle on trouve les nombreuses veines
dont je parlerai plus loin. Cette couche graisseuse, fluide, se continue et se meut
avec la masse graisseuse de la face : sa disparition, dans l'amaigrissement prononcé,
creuse la fosse temporale.

7° *Paroi osseuse.* — La paroi osseuse est constituée, dans les deux tiers postérieurs, par l'écaille du temporal et une portion du pariétal que réunit la suture
écailleuse, et, dans le tiers antérieur, par le frontal et la grande aile du sphénoïde.
Cette paroi est fort mince ; avec l'âge elle s'amincit encore et parfois se perfore.
Le périoste qui la tapisse est mince et adhérent. Sur la face externe de l'os, on
peut voir, au-dessus du conduit auditif, le sillon de l'artère temporale moyenne ; sur
la face interne sont les sillons profonds, quelquefois convertis en canaux complets, de l'artère méningée moyenne, qui, en anatomie topographique appartient
à la région temporale.

Loge temporale. — Une loge temporale est ainsi limitée par l'os en dedans, par
la solide aponévrose temporale en dehors ; cette loge est largement ouverte en bas,
où elle donne passage au tendon du muscle, et à une épaisse couche graisseuse

qui se continue avec la masse graisseuse de la face. C'est par cette voie que les épanchements sanguins et purulents, et même les tumeurs, fuseront vers la face et quelquefois dans la région ptérygo-maxillaire. Par contre, on ne verra jamais les abcès ou les hématomes profonds de la région dépasser en haut les limites de la région temporale, à cause de la continuité de l'aponévrose avec le périoste, dans toute l'étendue des lignes temporales.

La profondeur maxima de la fosse temporale est en avant, derrière les apophyses orbitaires : en ce point, une distance de 3 centimètres sépare l'aponévrose de la paroi osseuse formée par la grande aile du sphénoïde ; puis, l'épaisseur va diminuant jusqu'à la périphérie de la région. — Le muscle temporal est très peu développé chez le nouveau-né, son insertion dépasse à peine la suture écailleuse.

Le sinus sphéno-pariétal de Breschet appartient aussi à la région temporale ; il sera toujours ouvert dans les fractures de la région et dans la trépanation à ce niveau (Voir la description de ce sinus).

Enfin, au-dessous des méninges on trouve la scissure de Sylvius, qui répond à peu près à la suture écailleuse ; au-dessus d'elle, la troisième frontale et la deuxième pariétale ; au-dessous, les trois circonvolutions externes du lobe temporosphénoïdal, et la pointe de ce lobe.

Signalons encore un point intéressant : dans son quart antérieur, formé par l'apophyse orbitaire du frontal et la grande aile du sphénoïde, cette paroi osseuse répond à la cavité orbitaire ; d'où il suit qu'un instrument, enfoncé un peu obliquement d'arrière en avant dans la région temporale, pourra pénétrer dans la cavité orbitaire, et réciproquement.

Vaisseaux sanguins et lymphatiques. — Les vaisseaux de la région temporale doivent être divisés en trois groupes : un groupe *sous-cutané* comprenant l'artère temporale superficielle, déjà décrite, et ses branches ; — un groupe *sous-aponévrotique*, formé en majeure partie par les artères musculaires, venues de la maxillaire interne ; et un *groupe sous-osseux*, dépendance de la méningée moyenne.

Le groupe sous-cutané comprend l'*artère temporale superficielle*, dont j'ai déjà décrit le tronc et les branches. Je dois ajouter que l'*artère temporale superficielle* donne un rameau (rameau orbitaire) qui s'engage entre les *deux feuillets de l'aponévrose temporale, pour gagner le muscle orbiculaire des paupières*, et s'anastomoser avec les palpébrales ; ce rameau, très variable comme volume, n'existe pas chez tous les sujets ; — et une *branche moyenne*, périostique, qui naît un peu au-dessus de l'arcade zygomatique, traverse l'aponévrose temporale, immédiatement au-dessus de cette arcade, et le tiers postérieur du muscle temporal (*temporalis media, seu profundior de Haller*), pour se rendre à l'os, sur lequel elle se creuse un sillon, toujours visible sur la face externe du temporal.

Le groupe sous-aponévrotique comprend les *temporales profondes*. — Au nombre de deux, elles naissent de la maxillaire interne, la postérieure près du col du condyle, l'antérieure plus près de la tubérosité ; elles donnent des rameaux aux muscles et au périoste ; elles s'anastomosent entre elles et avec la temporale moyenne ; de plus, l'antérieure donne de petits rameaux qui gagnent l'orbite par la fente orbitaire externe, et un ramuscule qui traverse l'os malaire dans un canal osseux avec un rameau nerveux : *subcutanea malæ* de J. Weber.

Enfin, le *groupe sous-osseux* est formé par le tronc et les branches de l'artère et des veines méningées moyennes.

Artère méningée moyenne. — Après son entrée dans la cavité crânienne par le trou petit rond, l'artère méningée moyenne se porte presque horizontalement en avant et en dehors, traversant ainsi l'étage moyen de la base du crâne, où son trajet est facile à suivre, grâce au sillon qu'elle creuse dans le temporal et la grande aile du sphénoïde. C'est généralement vers la partie moyenne de cette fosse que l'artère se bifurque en branches, antérieure et postérieure.

La branche antérieure gagne l'extrémité externe de la petite aile du sphénoïde, puis le sillon ou le canal que lui offre l'angle du pariétal; vers ce point, elle émet un rameau postérieur important. La situation de l'artère en ce point est importante à préciser : tantôt elle entre en contact avec la suture fronto-pariétale, plus souvent elle s'en éloigne de 5, 10 et jusqu'à 13 millimètres; en moyenne elle est à 5 millimètres en arrière de la suture coronale (Marchant).

En raison même de la variabilité de cette situation, il est nécessaire de préciser les moyens d'atteindre à coup sûr l'artère. Jacobson conseille d'appliquer la couronne de trépan à environ 5 centimètres en arrière et 12 millimètres au-dessus de l'apophyse orbitaire externe. Vogt la cherche à l'intersection de deux lignes : une horizontale, située à deux travers de doigt au-dessus de l'arcade zygomatique, et une autre verticale, passant à un travers de pouce en arrière de la branche montante du malaire. J'ai essayé plusieurs fois chacun des deux procédés : les deux sont bons.

Voici comment je conseille de procéder, demandant toujours ma base d'opération à un point fixe. *Sur l'apophyse zygomatique, à égale distance du bord postérieur de l'apophyse montante du malaire et du conduit auditif, élevez une perpendiculaire, et trépanez sur cette perpendiculaire, à 5 centimètres au-dessus de l'apophyse zygomatique.* — J'ai fait trente fois la recherche, et toujours j'ai trouvé l'artère, le plus souvent au centre de l'orifice pratiqué. — Il faut se rappeler qu'à ce niveau l'artère est parfois contenue dans un canal du pariétal : la rondelle osseuse devra donc être détachée avec précaution. Autant que possible les deux bouts de l'artère seront liés, car le bout périphérique, uni à la branche postérieure par de nombreuses et larges anastomoses, saigne également.

Veines. — « Les veines sont peu volumineuses et ne méritent aucune mention spéciale. » Je ne saurais être de cet avis, à peu près unanime. D'abord, chaque artère, sauf la temporale superficielle, est accompagnée de deux branches ; de plus, la région possède en propre deux troncs veineux indépendants : un gros tronc veineux qui occupe un dédoublement de l'aponévrose temporale, et le sinus sphéno-pariétal ou sinus de Breschet. — (Voir le travail de Gurwitch, *in Archiv. f. Opht.*, 1882, et la *Thèse de Festal, sur les veines de l'orbite*, Paris, 1887).

Les veines superficielles nous sont connues. Les veines profondes, ou sous-aponévrotiques, sont distribuées en deux plans sur chaque face du muscle temporal; un plan superficiel, dans la graisse qui sépare le muscle de l'aponévrose, formé par des veines grosses et nombreuses, que réunissent de fréquentes anastomoses ; — un autre, profond, appliqué à la paroi osseuse. Ces deux réseaux reçoivent les veines qui sortent du muscle en très grand nombre. — Le plan superficiel s'anastomose avec les veines péri-orbitaires ; le plan profond s'anastomose avec les veines de l'orbite par des veinules qui traversent la fente sphéno-maxillaire.

Ces deux réseaux se réunissent en un tronc, qui perfore l'aponévrose devant l'oreille, et va rejoindre la veine temporale superficielle, pour former avec elle la veine faciale postérieure. Le plus souvent, ce tronc occupe l'interstice qui sépare les feuillets de dédoublement de l'aponévrose temporale; il est du calibre d'une grosse plume d'oie, et sa saillie se dessine fort bien sous les téguments, pendant l'effort.

Nous remarquerons plus d'une fois la multiplicité des canaux veineux autour des muscles dont la fonction est incessante : langue, muscles de la mastication, muscles de l'œil. On a attribué aux plexus veineux de ces muscles un rôle mécanique, dans lequel ils faciliteraient les mouvements « en se laissant déprimer, ou refouler, et reprenant alternativement leur place et leur volume, suivant le besoin (Festal) ». Leur présence doit être expliquée tout autrement, suivant moi; la multiplicité des canaux veineux est en rapport avec la nécessité d'un drainage rapide du sang veineux, dans des muscles dont la fonction est pour ainsi dire constante, et qui, en raison même de ce drainage parfait des déchets de combustion, sentent moins la fatigue.

La multiplicité et l'importance des vaisseaux répandus dans les diverses couches de la région, où ils s'étagent sur trois plans, depuis la peau jusqu'à la dure-mère, si vasculaire en ce point, font comprendre le danger des blessures et les difficultés de l'intervention chirurgicale; l'instrument court grand risque de blesser au moins un des plans artériels, et il peut les blesser tous les trois; en fait, dans les plaies contuses de la région, la méningée moyenne est souvent atteinte. — La région temporale est le siège ordinaire de ces épanchements sanguins intra-crâniens dont mon collègue G. Marchant a fait l'intéressante étude dans sa thèse. J'ai dû trépaner plusieurs fois à ce niveau pour évacuer des épanchements sanguins qui donnaient lieu à des symptômes alarmants de compression; depuis la peau jusqu'à la dure-mère en passant par l'os, chaque couche saigne abondamment. Les blessures de la tempe méritent donc leur mauvaise réputation.

Lymphatiques. — Les vaisseaux lymphatiques se rendent aux ganglions parotidiens, superficiels et profonds.

Nerfs. — Dans la couche superficielle on trouve l'*auriculo-temporal.*

Le muscle temporal est innervé, comme les autres muscles masticateurs, par des rameaux venus de la branche motrice du trijumeau. — Ces *nerfs temporaux profonds* sont au nombre de trois : — le *temporal profond antérieur* naît d'un rameau commun avec le buccal ; — le *temporal profond moyen* (postérieur de Henle) forme une branche autonome ; — le *temporal profond postérieur*, inconstant pour quelques auteurs, naît d'un rameau commun avec le massétérin.

Voûte. — 1° *Exocrâne.* — La *forme* du crâne est celle d'un ovoïde à grosse extrémité postérieure : si l'ovoïde s'allonge, le crâne est dit *dolichocéphale* ; s'il reste court, le crâne devient *brachycéphale* ; les figures représentent ces types principaux ; dans la forme intermédiaire ou moyenne le crâne est dit *mésaticéphale.*

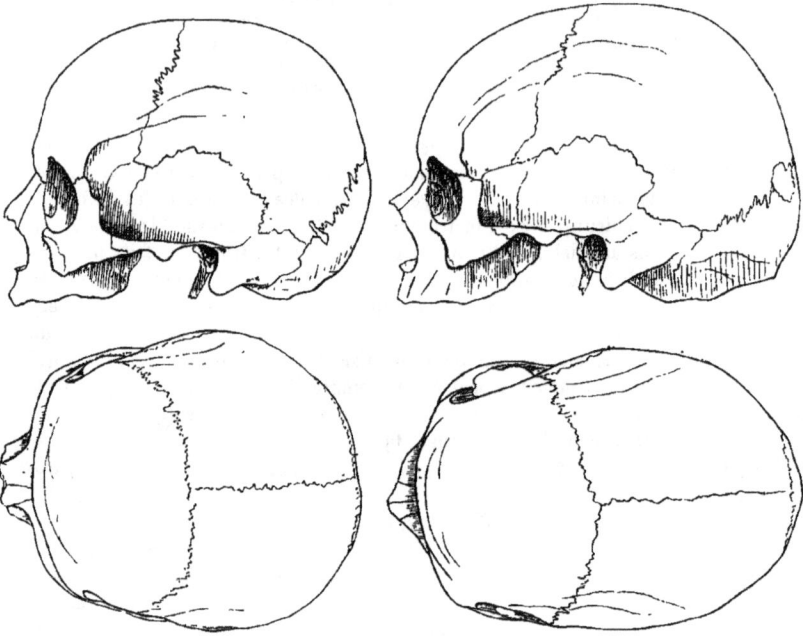

Fig. 12. — Crâne brachycéphale.   Fig. 13. — Crâne dolichocéphale.

Dans la déformation toulousaine, le crâne s'aplatit de haut en bas, surtout dans son tiers moyen, et le front devient fuyant.

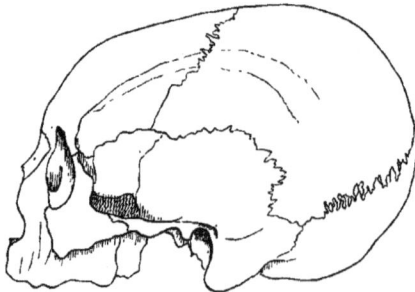

Fig. 14.

Deux bosses et une fosse latérales sont à remarquer : la *bosse frontale*, dont la saillie, très variable, est plus marquée, en général, sur la femme et l'enfant, où elle décompose souvent le profil frontal en deux plans. La bosse frontale de l'homme est, en général, située plus haut, et plus écartée de sa congénère; sa saillie, moins prononcée, laisse la courbe frontale presque régulière. La *bosse pariétale* est située vers le centre de l'os de même nom : plus vague et moins bien limitée que la bosse frontale, elle est, comme celle-ci, plus marquée chez l'enfant.

Sur les côtés, l'ovoïde crânien s'aplatit : c'est la *fosse temporale*, d'autant plus profonde que l'on descend davantage vers la base du crâne. La fosse temporale s'étend sur quatre os : le frontal, le pariétal, le sphénoïde et le temporal. Limitée en avant par le bord postérieur tranchant de l'os malaire et de l'apophyse orbitaire du frontal, la fosse temporale s'étend en haut et en arrière sur la face latérale du crâne. Son contour, nettement marqué en avant par la *crête temporale* du frontal, est circonscrit en haut et en arrière, par la *ligne temporale supérieure du pariétal*. Cette ligne, qui continue la crête temporale du frontal, croise la suture fronto-pariétale, décrit, à une hauteur très variable, une courbe à concavité inférieure sur la face externe du pariétal, puis redescend, pour se terminer un peu en avant du point de jonction des sutures occipito-pariétale et temporo-pariétale. — La ligne temporale supérieure est d'abord fort nette, facile à sentir à travers les parties molles; plus loin, sa saillie s'efface, et ce n'est guère que par un changement d'aspect à la surface de l'os qu'on peut suivre sa courbe sur le crâne sec. Le point où la ligne temporale supérieure croise la suture fronto-pariétale porte le nom de *stéphanion* (στεφάνη, couronne).

Au-dessous de la ligne courbe temporale supérieure, on peut remarquer une seconde ligne qui, commençant au niveau du stéphanion, décrit une courbe concentrique à la précédente, mais de rayon plus court : c'est la *ligne courbe temporale inférieure*, qui va rejoindre en arrière la crête sus-mastoïdienne (racine postérieure de l'apophyse zygomatique). Si l'on regarde avec attention, sur un grand nombre de crânes, ces deux lignes, on verra le plus souvent, dans leur intervalle, une série de lignes parallèles, plus ou moins complètes. Je ne saurais mieux comparer l'aspect présenté par la surface du pariétal à ce niveau qu'à celui d'une grève sur laquelle les vagues ont laissé leurs empreintes parallèles, lors du retrait de la mer.

Hyrtl (J. Hyrtl, *Denkschriften des Kaiserl. Acad.* Wien, t. XXXII, 1873) a consacré à l'étude de la *double ligne courbe du temporal* des crânes humains un long mémoire, dans lequel il constate que la ligne courbe temporale supérieure peut manquer quelquefois, mais que l'absence de la ligne courbe temporale inférieure est beaucoup plus fréquente. J'ai cherché en vain dans les différents auteurs une explication de la présence de ces deux lignes. Ayant remarqué : — *a.* que ces deux lignes sont séparées par une série de lignes concentriques; — *b.* que sur certains animaux (singes), la ligne temporale supérieure empiète de plus en plus sur le pariétal, jusqu'à gagner la crête sagittale; — *c.* que dans certaines races inférieures (Tasmaniens, Néo-Hébridais, etc.) les deux lignes temporales supérieures tendent manifestement à se rapprocher de la ligne médiane, au point de constituer un caractère simien (Broca), j'ai émis l'hypothèse suivante : Les lignes courbes temporales, et les stries intermédiaires marquent les étapes successives de retrait du muscle temporal, dans l'évolution de l'espèce humaine. Ce fait, bien mis en évidence par les dissections, que la ligne courbe supérieure ne donne insertion qu'à une aponévrose, et que le muscle temporal ne dépasse jamais la ligne courbe temporale inférieure, ne me paraît pas de nature à infirmer l'hypothèse, surtout si l'on y ajoute cette remarque : qu'entre les deux lignes courbes l'aponévrose temporale et le périoste sont entièrement fusionnés.

2° *Endocrâne.* La face interne de la voûte crânienne ne reproduit pas la configuration de l'exocrâne ; elle se modèle sur la face convexe des hémisphères : elle présente des éminences mamillaires et des impressions digitales, qui répondent aux circonvolutions du cerveau. Elle est très simplement constituée : on y trouve, sur la ligne médiane, la crête coronale, et la gouttière du sinus longitudinal supérieur, avec les dépressions des granulations méningiennes, d'autant plus profondes que le crâne est plus agé. La gouttière du sinus n'est pas toujours médiane, quelquefois on

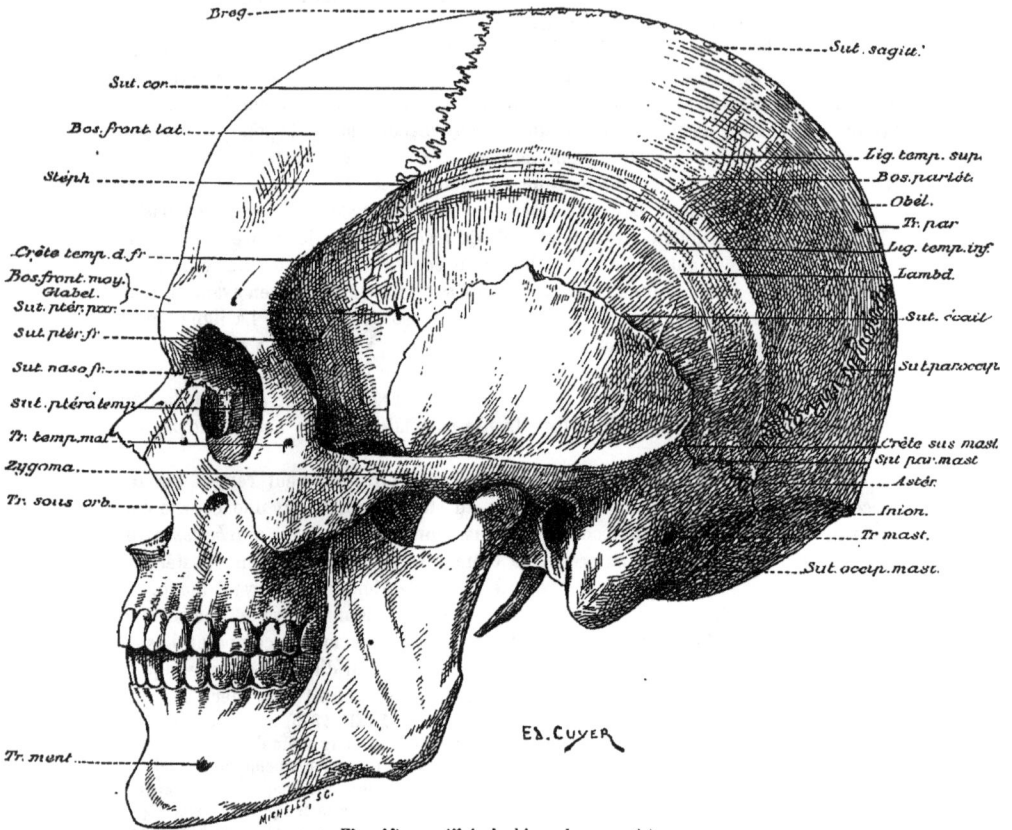

Fig. 15. — (Voir la légende page 6.)

la trouve un peu à côté de la ligne sagittale, et de préférence, suivant Horsley, sur le pariétal droit.

De chaque côté, répondant aux bosses frontale et pariétale de la face externe, se rencontrent les fosses de même nom, et plus en arrière, les fosses occipitales supérieures, qui répondent aux lobes occipitaux.

Sutures et os wormiens. — La suture *fronto-pariétale* ou *coronale*, qui unit le frontal au bord antérieur des pariétaux, forme sur la voûte du crâne, une courbe à peu près transversale, légèrement concave en avant ; ses deux moitiés sont sensiblement symétriques. Le point d'intersection de la suture fronto-pariétale avec la suture sagittale porte le nom de *brégma*. Partie de ce point, la suture fronto-pariétale descend obliquement en bas, en dehors et en avant, sur la face externe du crâne, croise la ligne temporale au niveau du stéphanion, puis descend dans la fosse temporale. Elle se termine au niveau du point où la grande aile du sphénoïde (*ptère*) vient s'articuler avec le frontal en avant, le pariétal en haut, le temporal en arrière. La réunion de ces quatre os donne lieu à la formation de plusieurs sutures : la suture *ptéro-frontale*, entre le bord antérieur de la grande aile et le bord postérieur du frontal ; la suture *ptéro-pariétale*, qui unit le bord supérieur de la grande aile à l'angle antéro-inférieur du temporal ; enfin, la suture *ptéro-temporale*, entre le bord postérieur de la grande aile et le bord antérieur de l'écaille du temporal.

La longueur de la suture ptéro-temporale varie de 1 à 20 millimètres ; le plus souvent elle est de 12 à 15 millimètres. L'ensemble des sutures qui unissent la grande aile aux os voisins porte le nom de *ptérion* (πτερόν, aile) ; d'ordinaire, le ptérion reproduit la forme d'un H, dont la suture ptéro-pariétale forme la branche transversale. Mais il peut arriver que la grande aile et le pariétal ne se touchent pas ; dans ce cas, le temporal vient entrer en contact avec le frontal, et, suivant que ce contact s'établit par un point ou sur une ligne, on a un ptérion en forme de K ou de ⨯ couché (ce dernier est dit, en anthropologie, *ptérion retourné*).

La suture *pariéto-temporale* (suture *squameuse* ou écailleuse) résulte de l'union du bord inférieur du pariétal avec l'écaille du temporal ; elle parcourt la fosse temporale d'avant en arrière, suivant une courbe à concavité inférieure, et finit à la suture pariéto-mastoïdienne.

La *suture pariéto-mastoïdienne*, à peu près horizontale, n'a guère que 1 ou 2 centimètres de long ; elle s'unit, en arrière, à la *suture lambdoïde* (pariéto-occipitale), et à la *suture occipito-mastoïdienne*. La rencontre de ces trois sutures forme une sorte d'étoile à trois branches, dont le point central porte le nom d'*astérion*.

La *suture sagittale*, qui unit le bord interne des deux pariétaux, s'étend du *bregma* au sommet du V que forment, en se réunissant, les deux sutures pariéto-occipitales. Elle est fortement dentelée, excepté en arrière, au niveau des trous pariétaux ; là, les dentelures sont moins accentuées, parfois même la suture est représentée par une simple ligne sur une longueur de 1 à 2 centimètres ; Broca a donné à ce point le nom d'*obélion* (οϐελός, trait).

Les *sutures pariéto-occipitales*, qui unissent les bords postérieurs des pariétaux aux bords de l'occipital, descendent en divergeant sur les côtés du crâne. Comme leurs branches divergentes reproduisent la forme de la lettre grecque Λ, on a donné à l'ensemble des deux sutures pariéto-occipitales le nom de *suture lambdoïde*, et le point de rencontre de la suture sagittale avec le sommet de l'angle lambdoïdien a reçu le nom de *lambda* : ce point, très important pour la cranio-topographie, est ordinairement marqué par une légère dépression que l'on peut sentir même à travers les parties molles, et qui est due au relief de l'angle supérieur de l'occipital.

Vues par la face externe, les sutures de la voûte crânienne n'ont pas tout à fait le même aspect que lorsqu'on les considère par la face encéphalique. Sur la convexité les sutures coronale, sagittales et lambdoïde sont fortement dentelées ; il existe entre les os voisins taillés en biseau, tantôt aux dépens de la face externe, tantôt aux dépens de la face interne, une pénétration, un engrènement très intime, de sorte que les traumatismes fracturent les os plutôt que de disjoindre les sutures. Les dentelures sont toutefois peu marquées en quelques points : ainsi à la terminaison temporale de la suture coronale, à l'entre-croisement de celle-ci avec la suture bi-pariétale, enfin dans la région de l'obélion dont j'ai parlé plus haut. Lorsqu'on étudie le crâne par sa face concave (endocrâne), on constate que les dentelures sont beaucoup moins marquées.

C'est surtout le long des sutures de la voûte qu'on rencontre les os wormiens. Parfois, ils sont très petits et très nombreux ; on a pu en compter jusqu'à une cinquantaine dans la suture lambdoïde. Leur lieu d'élection répond aux anciennes fontanelles. On a décrit des os wormiens bregmatique, lambdatique, astérique, ptérique ; ils sont plus rares à la glabelle (*os glabellaire*), à l'obélion. L'os épactal ou interpariétal, de forme triangulaire, occupant la bifurcation du lambda, est parfois très grand. Il faut être averti de la présence possible de ces osselets pour ne point s'égarer dans une trépanation, ou mal interpréter les lésions constatées à une autopsie. Il est bon d'avoir présente à l'esprit l'histoire, rapportée par Saucerotte et devenue classique, de cet ecclésiastique qui avait fait une chute sur le crâne, et que deux consultants voulaient trépaner, lorsque Nouvelle s'y opposa, alléguant qu'il y avait là un os wormien. Le blessé guérit sans trépan, et, par reconnaissance, légua, six ans plus tard, son crâne à Nouvelle ; il s'agissait bien d'un os wormien.

Épaisseur. — L'épaisseur de la voûte va en augmentant du frontal vers l'occipital jusqu'à la ligne courbe supérieure de cet os ; en moyenne, elle est de 5 millimètres ; elle diminue quand on descend vers les régions temporales, où elle se réduit à 2 ou 3 millimètres. Au niveau de la protubérance occipitale, elle est de 10 millimètres à l'ordinaire, et quelquefois de 15. L'épaisseur de la paroi osseuse diminue, légèrement, dans les points correspondants aux sinus et aux sillons vasculaires.

Entre les deux tables s'étend une couche de diploé, d'autant plus abondante, en général, que la paroi crânienne est plus épaisse. Cette couche n'est point également répandue entre les deux lames osseuses : en effet, la surface externe du crâne est lisse et unie ; au contraire, la face interne, appliquée à l'encéphale, présente des saillies et des dépressions, très grossièrement moulées sur les organes contenus ; le diploé, disposé en îlots, comble l'interstice des deux tables.

Il serait intéressant de savoir, au début d'une trépanation, si le crâne est mince ou épais ; on ne peut avoir à cet égard que des soupçons. Dans sa thèse de doctorat, *sur le développement quantitatif comparé de l'encéphale et de diverses parties du squelette* (1882), M. Manouvrier a démontré qu'il existe une corrélation générale entre l'épaisseur du crâne et le développement relatif de l'encéphale et du squelette. D'où il suit que l'on peut soupçonner sur le vivant la minceur de la paroi crânienne si le sujet a des os minces, surtout si le cerveau est en même temps volumineux. Le crâne sera d'autant plus épais, au contraire, que l'ensemble du squelette sera plus massif, surtout quand le cerveau sera d'un volume médiocre.

Base du crâne. — La voûte est régulière, la base est inégale, composée de parties amincies et de parties épaisses, percée de trous nombreux pour le passage de nerfs et de vaisseaux. Un coup d'œil permet d'y distinguer 3 étages ou mieux 3 fosses, d'autant plus profondes qu'elles sont plus postérieures ; son plan est incliné de haut en bas et d'avant en arrière.

L'étage supérieur est en rapport avec la portion orbitaire du lobe frontal. Limité en avant par la partie verticale du frontal, en arrière par le bord postérieur des petites ailes du sphénoïde, il comprend 3 parties : une médiane, la *fosse ethmoïdale* ; deux latérales, les *bosses orbitaires*.

La fosse médiane *ou ethmoïdale*, est formée par la *lame criblée*, sur laquelle l'apophyse crista-galli sépare les 2 *gouttières criblées*, qui reçoivent les nerfs olfactifs ; elle répond

sur l'exocrâne à la racine du nez. Les sutures qui réunissent cette lame au frontal
sur les côtés, au sphénoïde en arrière, sont peu apparentes, souvent même effacées.

Henle et Quain signalent sur les côtés de la fosse ethmoïdale un petit sillon osseux, *sulcus
ethmoïdalis*, indiqué par Sappey et déjà signalé par Albinus (Liber de Sceleto, Leyde, 1762,
p. 168), destiné au passage du filet ethmoïdal du rameau nasal. Tout récemment Trolard
(*Journal de l'anat. et de la phys.*, juillet 1890) et Stieda (*Anatomisch. Anzeig.* 1891) ont repris

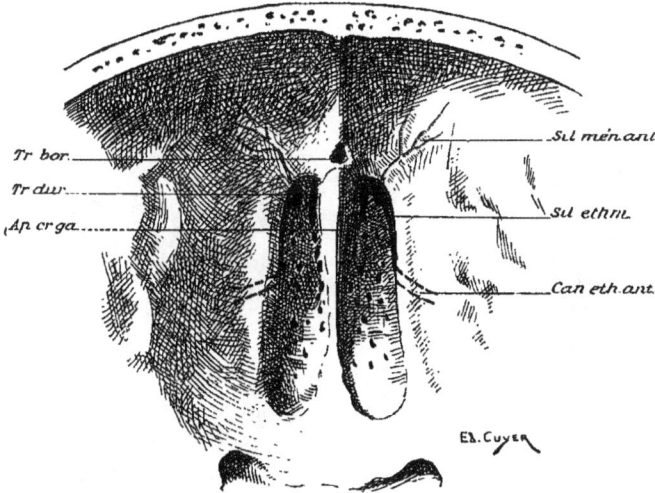

Fig. 16. — Sillon ethmoïdal.

Sil. ethm., sillon ethmoïdal. — *Tr. bor.*, trou borgne. — *Sil. mén. ant.*, sillon de l'artère méningée
antérieure. — *Can. eth ant.*, canal ethmoïdal antérieur, représenté en pointillé ; il commence dans
l'orbite au trou ethmoïdal antérieur. — *Tr. dur.*, trou méningé. — *Ap. cr. ga.*, apophyse crista-
galli.

l'étude de ce sillon. Le point étant nouveau, j'ai fait exécuter un petit croquis de ce sillon,
après l'avoir étudié sur un grand nombre de crânes. — Les deux trous les plus antérieurs de la
lame criblée sont de forme différente : l'interne s'allonge en forme de boutonnière et reçoit
un prolongement de la dure-mère ; l'externe, plus arrondi, donne passage au filet ethmoïdal
du rameau nasal. En effet, en regardant avec attention, on voit partir de ce trou un petit
sillon osseux qui vient s'aboucher dans le canal ethmoïdal antérieur. Les dimensions, la
forme et la direction de ce sillon sont représentées exactement sur la figure. Je conseille
de contrôler ce dessin par l'étude de plusieurs pièces naturelles : je dois prévenir que parfois le sillon se dérobe plus ou moins sous le bord interne du frontal, et que l'apophyse
crista-galli très développée peut rendre sa recherche difficile ; il faut alors regarder obliquement, ou introduire une très petite sonde molle par le trou ethmoïdal antérieur. L'artère
ethmoïdale antérieure accompagne le nerf ; je l'ai trouvée à sa partie interne.

Les parties latérales de l'étage supérieur sont formées par les *bosses orbitaires*.
Convexes dans tous les sens, celles-ci sont constituées par la portion orbitaire du
frontal et la face supérieure des petites ailes du sphénoïde, que réunit la suture
fronto-sphénoïdale ; ces *bosses orbitaires* présentent des crêtes accusées qui répondent aux incisures de la face inférieure du lobe frontal. La crête curviligne des
petites ailes, qui sépare les bosses frontales des fosses moyennes, est creusée, en
dehors, par la partie terminale du sinus de Breschet.

L'*étage moyen* offre à sa partie médiane la *fosse centrale de la base du crâne* ou *selle turcique*, qui loge le corps pituitaire. Cette fosse est creusée dans le corps du sphénoïde; son fond est formé par une lamelle osseuse extrêmement mince, qui

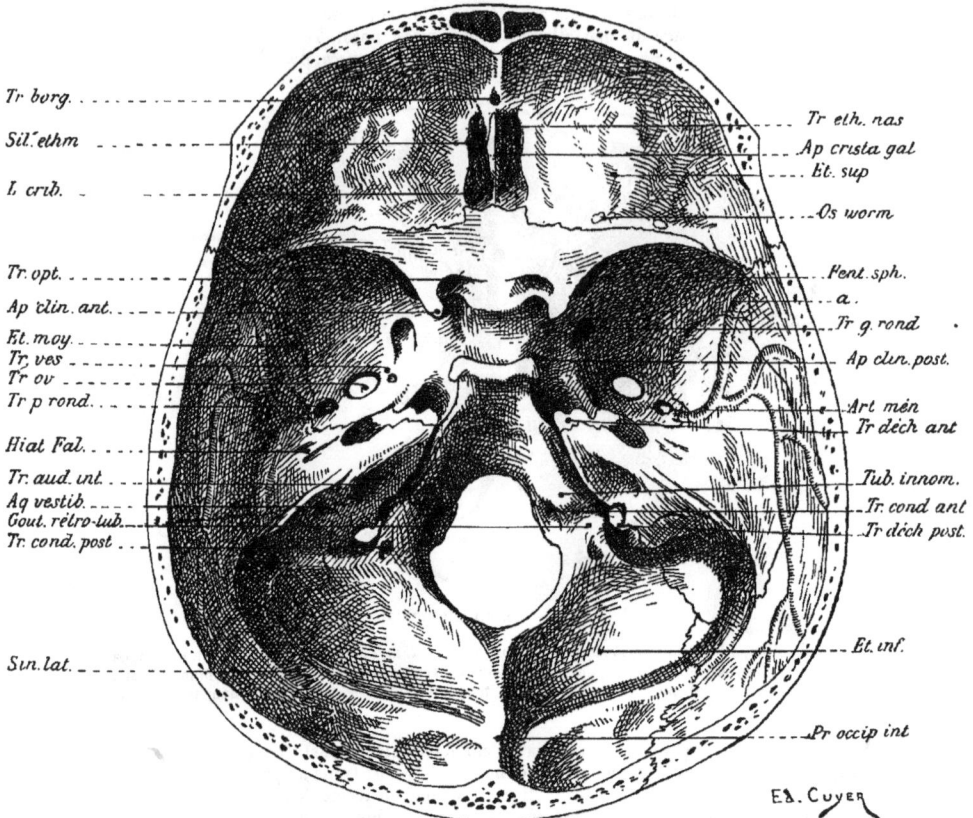

Fig. 17. — Base du crâne.

Et., sup., étage antéro-supérieur. — *Tr. borg.*, trou borgne. — *Ap. crista-gal*, apophyse cristagalli de l'ethmoïde. — *Sil. ethm.*, sillon ethmoïdal. — *L. crib.*, lame criblée. — *Os worm.*, os wormiens. — *Ap. clin. ant.*, apophyse clinoïde antérieure. — *Tr. eth. nas.*, indique les deux trous ethmoïdo-nasaux. — *Ét. moy.*, étage moyen. — *Tr. opt.*, trou optique. — *Tr. gr. rond*, trou grand rond ou maxillaire supérieur. — *Tr. ov.*, trou ovale ou maxillaire inférieur. — *Tr. p. rond.*, trou petit trou rond ou sphéno-spineux. — *Tr. vés.*, trou de Vésale, inconstant : il n'existait sur ce sujet que du côté gauche. — *Ap. clin. post.*, apophyses clinoïdes postérieures. — *Art. mén.*, sillons de l'artère méningée moyenne; sur le crâne qui a servi à ce dessin, la branche antérieure (en *a*) du sillon est plus large que d'habitude, parce qu'il contenait, outre le rameau antérieur de l'artère, la terminaison du sinus sphéno-pariétal. — *Fent. sph.*, fente sphénoïdale. — *Tr. déch. ant.*, trou déchiré antérieur. — *Hiat. Fal.*, hiatus de Fallope; les sillons des nerfs grands et petits pétreux superficiels. — *Et. inf.*, étage inférieur. — *Pr. occip. int.*, protubérance occipitale interne. — *Sin. lat.*, partie horizontale de la gouttière du sinus veineux latéral. — *Tr. déch. post.*, trou déchiré postérieur. — *Tr. cond. ant.*, entrée du canal du nerf grand hypoglosse. — *Tr. cond. post.*, trou condylien postérieur. — *Tr. aud. int.*, trou auditif interne. — *Aq. vestib.*, orifice externe de l'aqueduc du vestibule, en arrière est une fossette qui répond au sac endolymphatique. — *Tub. innom.*, c'est le tubercule occipital; en arrière de lui est une gouttière transversale. — *Goutt. rétrotub.*, livrant passage aux 9e et 10e paires crâniennes.

sépare le corps pituitaire du sinus sphénoïdal. Elle a pour limite antérieure la
gouttière optique, qui conduit aux trous optiques, pour limites postérieures le dos
de la selle turcique formé par la lame quadrilatère du sphénoïde et les apophyses
clinoïdes postérieures. — Sur les côtés de la selle turcique, on rencontre une
saillie, dite *apophyse clinoïde moyenne*. Cette apophyse qui répond à la soudure
des deux sphénoïdes, s'élève dans certains cas au point de se fusionner avec les
apophyses clinoïdes antérieures et postérieures. De la fusion des apophyses clinoïdes
antérieure et moyenne résulte la formation d'un trou carotico-clinoïdien (Henle),
séparé en avant du trou optique par la racine inférieure de la petite aile du sphénoïde. — Sur les côtes, la fosse centrale de la base se continue, par le plan incliné
des gouttières caverneuses, avec *les fosses latérales moyennes*. En regardant bien, on
voit souvent sur ces gouttières le large sillon creusé par la carotide.

Profondément excavées, les *fosses latérales moyennes* ne sont séparées du plancher de l'orbite que par une mince lamelle, appartenant à la grande aile du sphénoïde : on peut donc, par l'orbite, facilement blesser le lobe temporo-sphénoïdal.
Leurs points les plus déclives, qui sont aussi les plus minces, sont situés au niveau
d'un plan horizontal passant par le bord supérieur de l'arc zygomatique, et répondent, l'un à la fosse ptérygo-maxillaire, l'autre à la cavité glénoïde du temporal.
— De plus en plus larges à mesure qu'on s'éloigne de la selle turcique, les fosses
latérales moyennes sont formées par les grandes ailes du sphénoïde, par la partie
inférieure de l'écaille du temporal, sur laquelle se dessinent les sillons des branches
antérieure et postérieure de l'artère méningée moyenne, enfin par la face antéro-
supérieure du rocher. Sur le rocher, on remarque de dedans en dehors, la dépression du ganglion de Gasser, l'hiatus de Fallope pour le passage du grand pétreux
superficiel, le canal du petit nerf pétreux superficiel, la saillie du canal demi-
circulaire supérieur, la mince lamelle constituant le toit de la caisse du tympan,
enfin la fissure pétro-squameuse, facile à voir sur les temporaux des jeunes sujets.

Je ne veux pas finir cette description de l'étage moyen sans attirer l'attention
sur l'étroitesse du pédicule qui unit les grandes ailes au corps du sphénoïde ; ce
pédicule, dont la largeur ne dépasse pas 2 centimètres chez l'adulte, échancré en
avant par la fente sphénoïdale, en arrière par le trou déchiré antérieur, est encore
perforé par les trous grand rond, ovale et petit rond : sa résistance est faible et ses
fractures fréquentes.

On rencontre quelquefois, en dedans du trou ovale, un petit trou qui m'a semblé plus
fréquent du côté gauche. C'est le *trou de Vésale*, ordinairement simple, parfois double
(trois fois sur 50 crânes examinés). Sur ces 50 crânes, il manquait 20 fois des deux côtés ;
12 fois il existait des deux côtés ; 7 fois il existait seulement à gauche, et 11 fois à droite.
Il ne paraît être que l'orifice supérieur du canal innominé (Arnold), qui livre passage au
petit nerf pétreux superficiel, lorsque celui-ci ne passe pas par la suture sphéno-pétrée.
Ce canal se dirige en bas, en avant et un peu en dehors, pour aboutir sur l'exocrâne en dehors
de la pointe postérieure de la fossette scaphoïde, vers l'aile interne de l'apophyse ptérygoïde.

L'*étage postérieur* est le plus vaste, et ses *fosses latérales*, qui logent le cervelet,
sont les plus profondes de la base ; leur paroi est d'une extrême minceur. Constituées
surtout par l'occipital, elles sont complétées en avant par la face postérieure du
rocher, sur laquelle on note le trou et le conduit auditif interne, la saillie du canal
demi-circulaire postérieur, l'orifice externe du canal du vestibule, la large excavation qui reçoit le sac endo-lymphatique, et la portion descendante des gouttières
latérales avec les trous mastoïdiens. Entre ces deux fosses *cérébelleuses*, le *trou
occipital* vient former le centre de la *fosse médiane* de l'étage inférieur ; il est limité

de toutes parts par des travées osseuses fort résistantes; en avant, par l'apophyse basilaire, en arrière par la crête occipitale interne, dont la bifurcation renforce son contour postérieur; enfin, sur les côtés, par les poutres condyliennes, un peu affaiblies par le canal condylien antérieur et le trou condylien postérieur qui les perforent.

En examinant attentivement les parties latérales du trou occipital, on remarque, sur leur face supérieure, au niveau de l'union avec l'apophyse basilaire, une éminence plus ou moins marquée, mais constante (je l'ai trouvée, plus ou moins développée, sur une cinquantaine de crânes). Cette éminence n'a pas attiré l'attention de nos classiques. J'en ai trouvé mention dans Meckel (*Encyclopédie anatomique*, 1825); elle a été mieux étudiée par Henle, sous le nom de *tuberculum jugulare*, et mentionnée par Luschka, sous le nom de *processus anonymus*; elle surmonte exactement la masse condylienne et le canal du grand hypoglosse, et affecte, lorsqu'elle est bien développée, la forme d'une pyramide triangulaire à sommet postéro-supérieur. Des trois faces de cette pyramide, la supérieure est longée par le sinus pétreux inférieur, et croisée par l'artère cérébelleuse; l'inférieure est pourvue d'une gouttière transversale, très superficielle, donnant passage aux nerfs glosso-pharyngien et pneumogastrique; l'interne, verticale, est en rapport avec l'olive bulbaire et l'artère vertébrale. D'après Henle, « les faces internes des deux tubercules innominés contribuent à augmenter l'étendue latérale de la gouttière basilaire, et à donner un appui plus efficace aux parties encéphaliques qui reposent sur le corps de l'occipital ». Je ne crois pas que ces tubercules contribuent à donner un appui plus efficace aux parties encéphaliques qui reposent sur le corps de l'occipital, car, *aucune partie de l'encéphale ne repose sur la gouttière basilaire* : je dirai plus loin comment le bulbe *vertical* est maintenu à plus de 3 millimètres du plan basilaire par les artères vertébrales et le tronc basilaire plongés dans une épaisse couche de liquide céphalo-rachidien. L'existence inconstante, la saillie très variable de ces tubercules, ne cadrent guère avec ce rôle. Ma première pensée fut de chercher quelque trousseau fibreux, allant de l'occipital au rocher et prenant insertion en ce genre; je ne trouvai rien de ce genre. Ayant ensuite cherché sur des têtes de nouveau-né et d'enfant, je constatai que ce tubercule *répond à la soudure de la portion condylienne avec la portion basilaire de l'occipital* : chez le nouveau-né, on trouve en ce point un cartilage en forme de coin, à base supérieure. Je possède plusieurs pièces, ayant appartenu à des sujets d'âges divers : elles sont fort démonstratives et ne laissent aucun doute sur la signification de ce tubercule. Le développement du tubercule occipital est des plus variables : assez souvent il est plus développé d'un côté que de l'autre.

A l'état frais, l'aspect de la base est notablement changé par le revêtement dure-mérien, qui émousse les saillies, rétrécit ou comble certains trous. Je reviendrai sur ce point en traitant de la dure-mère, et je montrerai le rôle qui lui revient dans la résistance de la base. Je signale seulement ce fait, bon à noter, bien qu'il n'ait point encore attiré l'attention, c'est que l'épaisseur de la dure-mère est en rapport direct avec l'épaisseur de la paroi osseuse qu'elle revêt : elle est mince là où la paroi est mince; fait fâcheux pour la résistance de la boîte crânienne.

La base n'offre point, comme la voûte, de longues sutures avec engrènement profond; ses sutures sont, pour la plupart, transitoires. L'union du sphénoïde antérieur et du sphénoïde postérieur est terminée à la fin de la première année; celle du corps et des grandes ailes s'achève à la même époque. En arrière, la suture unissant les parties basilaires du sphénoïde et de l'occipital persiste plus longtemps : l'os *sphéno-occipital* n'existe guère qu'à l'âge de la puberté. Le cartilage basilaire qui réunit ces deux os a été bien étudié par Virchow : primitivement très épais, oblique en bas et en avant, il commence à s'ossifier à sa périphérie; mais sa partie centrale reste molle jusqu'à l'âge de sept ans, et peut être le point de départ de tumeurs cartilagineuses (enchondroses sphéno-occipitales).

Connexions du rocher. — L'étude des connexions du rocher avec les os voisins est importante, au point de vue chirurgical. — Reçue dans l'angle rentrant formé par le bord postérieur des grandes ailes du sphénoïde et le bord antérieur de l'oc-cipital, la pyramide temporale ne s'articule immédiatement avec ces pièces osseuses que dans sa moitié externe. On comprend dès lors que Richet, examinant le rocher sur un crâne desséché, ait écrit : « Complètement privée de toute espèce de suture par engrenage avec les os qui l'entourent, cette portion du temporal représente une sorte *de presqu'île* ne tenant au reste de la boîte osseuse que par sa base. Depuis le golfe de la veine jugulaire jusqu'au trou déchiré antérieur, depuis ce dernier jusqu'à la scissure de Glaser, partout elle est isolée soit de l'occipital, soit du sphé-noïde ; à l'état frais, ce sillon anfractueux qui la contourne est comblé, en arrière par la veine jugulaire et les différents organes qui l'accompagnent, partout ailleurs par une membrane suturale épaisse ou un fibro-cartilage qui ne s'ossifient jamais ».

Presqu'île à part, car le rocher entre en contact par son sommet avec l'apophyse basilaire, la vue d'ensemble de Richet est d'une parfaite justesse : j'y ajouterai quelques détails, car les connexions du rocher sont d'une importance capitale dans les fractures de la base du crâne; il ne paraît pas qu'elles aient été suffisamment étudiées. J'en ai en vain cherché mention dans les traités les plus récents.

En suivant attentivement le bord postéro-inférieur de la pyramide temporale, depuis la région mastoïdienne jusqu'à l'apophyse clinoïde postérieure, on remarque que ce bord est efficacement soutenu par la saillie jugulaire de l'occipital. Cette saillie, presque verticale, vient s'appliquer contre le rocher immédiatement en dedans de l'apophyse styloïde et du trou stylo-mastoïdien, et les deux os se corres-pondent par des surfaces rugueuses, hérissées de fines aspérités. — Chez l'enfant, il existe en ce point une véritable *amphiarthrose* pétro-occipitale. Les éminences jugulaires du temporal et de l'occipital sont tapissées de cartilage hyalin, et leurs surfaces libres s'emboîtent si exactement, qu'il est presque impossible de découvrir l'interligne articulaire. — Chez l'adulte, ce cartilage s'infiltre de sels calcaires; à partir d'un certain âge, la fusion tend à se faire entre le rocher et l'occipital.

Immédiatement en avant de ce point, les deux os s'écartent ; et de cet écartement résulte la formation du trou déchiré postérieur, limité en bas par un rebord demi-circulaire, en haut par une série d'aspérités, dont la plus forte est l'épine jugulaire.

Le trou déchiré postérieur est décrit comme composé de deux parties, une postérieure, la large fosse jugulaire, une antérieure, plus étroite, qui donne passage aux nerfs glosso-pharyngien, pneumogastrique et spinal. A y regarder de près, la configuration et les divi-sions de ce trou sont autres. Bien qu'il se présente sous des aspects un peu différents, on peut toujours reconnaître qu'il offre trois divisions ou compartiments : son extrémité postérieure est arrondie pour former la fosse jugulaire; l'extrémité antérieure, effilée, s'ar-rondit aussi pour le passage du sinus pétreux inférieur; enfin, entre ces deux troncs veineux passent trois troncs nerveux, les 9e, 10e et 11e nerfs crâniens, et une branche ménin-gienne de l'artère pharyngienne inférieure; des languettes osseuses, plus ou moins développées, donnant attache à de petits trousseaux fibreux, séparent ces trois compar-timents.

En dedans des parties que nous venons de décrire, le rocher vient se mettre en contact avec le bord de l'apophyse basilaire : sur le crâne desséché la ligne de contact entre les deux os prend le nom de *fissure pétro-basilaire*. Cette fissure, lé-gèrement curviligne à convexité interne, monte obliquement en avant et en dedans; étroite, linéaire à sa partie supérieure, elle forme gouttière pour le sinus pétreux inférieur.

La pointe du rocher présente d'ordinaire une rainure, dans laquelle vient se loger une petite crête, placée sur la partie latérale de l'apophyse basilaire, sur une étendue de 2 à 5 millimètres. Le contact entre les deux pièces osseuses est immédiat. J'ai retrouvé cette rainure temporale et cette crête basilaire sur plus de la moitié des bases que j'ai examinées. Sur les autres, temporal et sphénoïde n'entraient point en contact. Au-dessous de cette rainure, lorsqu'elle existe, le rocher présente une surface triangulaire rugueuse pour l'insertion du ligament qui l'unit à l'apophyse basilaire. Pour voir cette surface, obliquement dirigée en arrière et en bas, il faut étudier la base par sa face cervicale. On voit alors, entre le rocher et l'apophyse basilaire, une véritable gouttière, partant du trou jugulaire pour aboutir à l'orifice antérieur du canal carotidien et au trou déchiré antérieur.

Les moyens d'union qui rattachent le rocher à l'apophyse basilaire sont représentés par deux ligaments : l'un, supérieur, qui va de la pointe du rocher aux apophyses clinoïdes postérieures, c'est le *ligament pétro-sphénoïdal* ; l'autre, inférieur, qui va du sommet du rocher à l'os sphéno-basilaire, c'est le *ligament pétro-sphéno-basilaire*.

Ces ligaments, sur le rôle desquels Trélat et Félizet ont appelé l'attention, ont été bien étudiés par Grüber.

Le ligament *pétro-sphénoïdal* (*ligamentum spheno-petrosum post. de Grüber*) s'insère d'une part sur la pyramide, immédiatement en dedans de la dépression du ganglion de Gasser, d'autre part sur les apophyses clinoïdes postérieures. C'est sous ce ligament que passe, suivant Grüber (*Anatom. des Keil und Schläfenbein*. Saint-Pétersbourg, 1859), le nerf moteur oculaire externe, pour pénétrer dans la fosse crânienne moyenne; il est très faible et peu résistant.

Le ligament *pétro-sphéno-basilaire* est plus compliqué, mais aussi plus actif. Sa description ne peut être comprise que si l'on a sous les yeux une ou plusieurs bases du crâne; en effet, la forme et l'arrangement des différents os sont variables.

En examinant, par la face inférieure, la base du crâne, on constate que l'union de la pointe du rocher avec l'apophyse basilaire ne se fait qu'au niveau de la petite crête dont j'ai parlé. Au-dessous, le rocher est creusé par l'orifice antérieur du canal carotidien. Or, la paroi inférieure de ce canal, depuis le lieu où l'artère abandonne le rocher jusqu'à celui où elle aborde les parties latérales du sphénoïde, est très diversement constituée suivant les sujets : elle est tantôt osseuse, tantôt ligamenteuse, tantôt enfin ostéo-ligamenteuse. Je suis obligé de décrire brièvement ce point.

Sur le bord antéro-inférieur du rocher, on trouve d'abord les fissures pétro-squameuse et pétro-tympanique, séparées par une petite lamelle osseuse, et l'angle rentrant au fond duquel s'ouvre le canal musculo-tubaire ; cet angle répond à l'épine du sphénoïde. Mais, au delà, grandes ailes et pyramide s'écartent pour donner naissance successivement à la fissure sphéno-pétreuse et au trou déchiré antérieur. La fissure sphéno-pétreuse, comme la fissure pétro-basilaire, est bien plus marquée et plus large à la face externe du crâne qu'à la face interne. La trompe d'Eustache repose dans la fissure pétro-squameuse. Le trou déchiré antérieur est considérablement modifié, à l'état frais, par la présence de l'artère carotide interne. Celle-ci, contenue dans son canal, se porte d'abord en dedans, côtoyant le canal osseux de la trompe d'Eustache, puis elle se redresse, devient parallèle à la portion cartilagineuse de cet organe et vient, suivant un trajet oblique en avant et en dedans, se placer sur les côtés de l'os sphéno-occipital. A ce moment la paroi supéro-externe du canal carotidien est formée partiellement par une lamelle osseuse du sphénoïde, la *lingula*, qu'un petit ligament unit parfois au bord antérieur du rocher ; quant à sa paroi inférieure, elle est constituée par le ligament *pétro-sphéno-basilaire* avec ses dépendances.

Ce ligament, *membrana obturatoria foraminis laceri* de Grüber, doit être étudié par la face inférieure du crâne. Il comprend deux couches : la couche la plus inférieure est formée de fibres blanches, simples renforcements du périoste, étendues transversalement de l'apophyse basilaire jusqu'à la face inférieure du corps du sphénoïde, de telle sorte qu'elles masquent la pointe du rocher. C'est à cette couche qu'adhère la portion cartilagineuse de la trompe d'Eustache. Lorsqu'on l'a enlevée, on tombe sur une masse fibreuse, irrégulière,

véritable tissu de remplissage, qui comble tout l'espace laissé libre par la carotide interne
au niveau du trou déchiré antérieur. Ces trousseaux fibreux se prolongent, d'une part,
en dehors, le long du bord antérieur du rocher, pour remplir la fissure sphéno-pétreuse,
d'autre part, en arrière, sous la face inférieure du même os, pour unir solidement les
deux bords de la gouttière pétro-basilaire. Grâce à cette disposition, la pointe de la portion pétreuse du temporal s'appuie sur le coussinet fibreux que je viens de décrire. Le
tissu fibreux pénètre profondément jusqu'à la pointe du rocher. Quelquefois, des trousseaux fibreux vont de la face inférieure du canal osseux carotidien sur l'apophyse ptérygoïde.

J'ai dit que cette masse ligamenteuse se moulait exactement sur l'orifice osseux très
irrégulier qu'elle est destinée à remplir, et que ses fibres ne présentent aucun arrangement
fixe. Si l'on essaie d'approfondir sa texture, on voit qu'elle se compose de tissu conjonctif
serré, et de fibres élastiques. Ces dernières, plus nombreuses vers la pointe du rocher, ont
une couleur jaunâtre. Il est vrai, ainsi que l'a dit Trélat, que ces fibres forment un feutrage
bien plus serré à la partie supérieure de l'union pétro-basilaire, et qu'elles viennent s'insérer
sur l'extrémité la plus interne de la pointe du rocher, dans une étendue de 3 à 7 millimètres. En général, on trouve, enfouis au sein du tissu fibreux, une série de nodules osseux,
plus ou moins aplatis, abondants surtout dans la fissure pétro-basilaire qu'ils peuvent totalement remplir. Quelques-uns de ces nodules sont à peu près constants ; ils ont reçu des
noms spéciaux. Tel l'os dit sésamoïde de Cortèse, du nom de l'anatomiste italien qui l'a
décrit en 1625, bien que Riolan (*Ostéologie*, p. 462) l'eût découvert dès 1613, que l'on
rencontre en plein trou déchiré antérieur. Tels encore, les osselets de Winslow, de Meckel,
de Zinn, placés dans le tissu fibreux sous-jacent à la carotide. Ces nodules osseux peuvent,
dans certains cas, se souder au rocher, dont on les a considérés à tort comme des points
épiphysaires ; dans ce cas, la face inférieure du rocher paraît, sur un crâne desséché, se
prolonger jusqu'au sommet de l'angle sphéno-basilaire ; par contre, le trou déchiré antérieur, vu par l'exocrâne, sera plus large sur un crâne dont les osselets auront été détachés
par la macération (ce qui est la règle).

Tout le trou déchiré antérieur peut être occupé par ces nodules osseux ; il est cependant
un point où le ligament persiste presque toujours ; c'est le point où les trousseaux fibreux
présentent leur maximum de densité et de résistance ; il se trouve à la pointe même de la
pyramide temporale, immédiatement en arrière de la carotide interne.

Je ne veux point insister davantage et je me résume en disant : La partie du
rocher située en dedans de la fosse jugulaire s'appuie simplement sur l'apophyse
basilaire par son extrême pointe, qui offre assez souvent une gouttière, profonde de
1 ou 2 millimètres, dans laquelle est reçue une crête de cette apophyse. Une série
de fascicules fibreux rattachent la pointe de la pyramide temporale à la face
supérieure du sphénoïde et à l'apophyse basilaire, mais ils sont négligeables et me
paraissent uniquement servir à compléter les parois du canal carotidien.

Il n'y a, au point de vue chirurgical, qu'un seul moyen d'union important ; il est
représenté par le ligament inférieur, que j'ai étudié plus haut, sous le nom de
ligament pétro-sphéno-basilaire. La couche la plus profonde de celui-ci, de beaucoup
la plus forte, est le *ligament pétro-basilaire proprement dit* ; inséré d'une part aux
rugosités qui garnissent la paroi inférieure du canal carotidien, d'autre part sur la
partie voisine de l'apophyse basilaire. — Pour prendre des notions plus complètes
encore sur ce ligament, dans le but d'apprécier sa force, il est bon d'isoler, par
deux traits de scie curvilignes, la partie de la base du crâne qui comprend le
rocher, l'apophyse basilaire et le corps du sphénoïde. Sur une pièce ainsi préparée,
on constate : *a*) que le rocher isolé peut exécuter sur l'apophyse basilaire de
petits mouvements de glissement dans le sens horizontal ; *b*) qu'il suffit d'appuyer
faiblement sur la partie externe de la face supérieure de la pyramide temporale
pour faire basculer cette pyramide, dont la pointe abandonne sans peine l'apophyse
basilaire ; *c*) que, durant ce mouvement de bascule, l'artère carotide interne ne

subit aucun déplacement et reste appuyée sur un plan fibreux ou ostéo-fibreux, qui n'est autre que la face supérieure du ligament pétro-sphéno-basilaire.

L'étude complète des connexions anatomiques du rocher, dans leur rapport avec le mécanisme des fractures du crâne, est encore à faire. — Ces connexions toutefois n'entrent pas seules en cause. D'autres conditions, tout aussi importantes, interviennent dans le mécanisme des solutions de continuité de ce massif osseux; elles sont relatives à l'épaisseur variable de ses parties constituantes. J'insisterai plus loin sur ce point.

Sur la base du crâne, on rencontre parfois des os wormiens; mais ils sont moins fréquents qu'à la voûte. Ils ne sont point toujours interposés aux sutures; ils peuvent être limités à la table interne de la paroi crânienne; M. Manouvrier les a particulièrement étudiés sur les bosses orbitaires (os endo-frontaux); il les a trouvés aussi sur les grandes ailes du sphénoïde (os endo-sphénoïdaux).

Tandis que la voûte est aisément accessible, la base, protégée par l'insertion du squelette de la face, par son articulation avec la colonne vertébrale, et en arrière par la masse musculaire de la nuque, est bien plus efficacement soustraite à l'action immédiate des traumatismes. Cependant, à cet égard, il existe des différences entre les trois étages de la base. Les instruments pénètrent aisément, à travers le plafond orbitaire si mince, dans les fosses antéro-latérales, où ils viennent léser directement les lobes frontaux du cerveau. J'ai retiré un bout de parapluie qui avait pénétré par cette voie dans l'épaisseur du lobe frontal, à une profondeur de 4 centimètres; je trépanai largement sur la région frontale et je pus, avec deux doigts introduits dans le crâne, soulever le lobe frontal, et retirer, avec une certaine quantité de substance nerveuse mortifiée, cinq esquilles du plafond orbitaire. La fosse ethmoïdale, qui paraît mieux garantie, peut être atteinte par des agents vulnérants ayant pris la voie des fosses nasales. Si l'instrument suit une direction plus oblique en haut et en arrière, il peut même, traversant le sinus sphénoïdal, atteindre la fosse turcique. Toutefois, c'est par l'orbite ou la région temporale que s'introduisent la plupart des corps vulnérants qui viennent léser l'étage moyen de la base du crâne. Tantôt ils fracturent la mince lamelle qui forme la moitié postérieure de la paroi orbitaire externe, et pénètrent en plein lobe temporal du cerveau; tantôt ils fracturent la petite aile du sphénoïde et produisent des lésions variables, cérébrales, artérielles, veineuses. Le cas de Nélaton est classique. Il existe des faits plus singuliers encore : on a vu des instruments effilés et piquants pénétrer au sein de la substance encéphalique par la fente sphénoïdale sans léser la boîte crânienne.

L'étage postérieur est rarement atteint par les traumatismes directs. Dans l'attitude normale de la tête, un instrument frappant la partie postérieure de la tête entame les parties molles de la nuque et tend à glisser sur le plan presque horizontal représenté par la moitié inférieure de l'écaille occipitale. Les organes nerveux, si importants de la région (protubérance et bulbe), sont ainsi soustraits à l'action des traumatismes ordinaires.

Structure. — Les os du crâne présentent des particularités de structure très caractéristiques, en rapport avec leur mode de développement. Revêtus d'un périoste mince et résistant, abondamment pourvus de vaisseaux et de filets nerveux, ils sont composés par deux lames ou tables de tissu compact, séparées par une couche de tissu spongieux ou diploé.

Le tissu compact présente la structure ordinaire des os; mais, il faut noter certaines particularités de structure dans le diploé. D'après Langer, les cellules du diploé sont tapissées par une membrane amorphe et contiennent, avec une grosse veine, une artère très fine; elles communiquent toutes entre elles et forment ainsi un réseau lacunaire veineux, dont les canaux de Breschet sont les aboutissants. Ce réseau veineux, extrêmement développé, se moule sur les cavités diploïques; aussi peut-on dire que le sang veineux circule dans les lacunes du diploé, bien qu'il ne sorte pas du réseau veineux. Dans les lacunes les plus grosses, on trouve aussi de la moelle graisseuse.

Langer a vu dans le réseau veineux du diploé, comme à la surface externe de la dure-mère, de fines artérioles s'aboucher directement dans des veinules beaucoup plus grosses : il reproduit ces détails dans les figures qui accompagnent son mémoire.

Les sutures crâniennes sont traversées par un réseau vasculaire, qui anastomose les réseaux des différents os. Les réseaux du diploé sont, sur tous les points de chaque os, en continuité avec les vaisseaux du périoste et de la dure-mère; de plus, comme Trolard l'a bien montré, on peut facilement voir les veines du diploé s'ouvrir dans les lacs sanguins placés à côté des sinus.

On sait que parmi les tumeurs congénitales de la voûte du crâne, on a signalé des lipomes ostéo-périostiques, sous-jacents à l'aponévrose épicrânienne; ils sont, par leur face profonde, en contact direct avec le périoste crânien et lui adhèrent plus ou moins intimement. Plus rarement la tumeur siège *dans le tissu osseux lui-même*, au milieu des aréoles du diploé, et la lame compacte superficielle fait défaut (Lannelongue). Ces lipomes siègent · d'après les recherches de J. Grosch, qui en a réuni 37 cas : à la région frontale (25 cas), pariétale (5), aux parties postérieures du crâne (4), à la région temporale (5). Cinq de ces cas seulement sont congénitaux.

Artères. — Les *artères* des os du crâne viennent de deux sources : *a*) des artères périostiques; *b*) des artères de la dure-mère. Les artères périostiques viennent des branches artérielles du cuir chevelu : lorsque celui-ci est décollé, le périoste et l'os sous-jacent peuvent être privés de leurs vaisseaux : ainsi s'expliquent ces nécroses superficielles de la table externe, qui accompagnent parfois les décollements étendus du cuir chevelu. — Lorsqu'on trépane dans la région Rolandique, et qu'on détache, comme j'ai l'habitude de le faire, une large lamelle osseuse avec le ciseau et le maillet, on met à nu l'arbre vasculaire de la méningée moyenne, et l'on voit le sang sourdre par les nombreux orifices des artérioles que ces vaisseaux donnaient à l'os enlevé. Quelques-uns de ces ramuscules, nés de la méningée moyenne, traversent la paroi osseuse pour se rendre dans le périoste : Hyrtl les a décrits sous le nom de *rami communicantes arteriæ meningæ*.

Canaux veineux du crâne. — Les os de la voûte crânienne sont parcourus par des canaux veineux (veines osseuses de Breschet) qui collectent le sang des lacunes du diploé. Ces canaux sont constants, mais présentent dans leur développement de très grandes différences individuelles. Ils doivent être divisés en *frontaux, pariétaux et occipitaux* : — les frontaux se dirigent de haut en bas vers les arcades orbitaires, et se réunissent en deux troncs qui descendent vers le bord inférieur de l'os ; — les pariétaux s'abouchent dans un gros canal, le sinus sphéno-pariétal ; — les occipitaux se dirigent en dehors, et s'anastomosent avec le canal pariétal postérieur, ou descendent directement vers le sinus latéral.

Le calibre de ces canaux est très petit chez l'enfant; il croît en raison directe de l'âge. Chez l'adulte, les canaux de chaque os sont indépendants de ceux de l'os voisin; dans la vieillesse, ils se prolongent à travers les soudures, et finissent par ne former qu'un seul système. Les veines que contiennent ces canaux sont larges et présentent de place en place des renflements : leur paroi est formée par une couche de tissu conjonctif, avec quelques fibres élastiques, et par un épithélium.

En raison de ces conditions de circulation, les os du crâne se cicatrisent difficilement et lentement. Il est cependant certain que les fractures des os du crâne peuvent se réunir par un cal osseux. Le fait, nié par Malgaigne, a été mis en évidence par Richet (*Anat. méd chir.*, 1885); depuis, de nombreux cas ont été présentés à l'appui. Il importe, toutefois, pour que le cal se forme, que les os soient en contact, ou, tout au moins, que l'écartement soit très faible. Lorsqu'il y a perte de substance, la réparation se fait d'ordinaire par une membrane plus ou moins épaisse, solidement insérée au pourtour de la perforation ; c'est ainsi que se cicatrisent les perforations du trépan. Cependant, même dans ces cas, on a observé des formations osseuses dans la cicatrice : Bergmann a même vu une lamelle osseuse occupant toute la perte de substance. Ces faits iront se multipliant, la trépanation étant redevenue de mode. Dans un cas, j'ai réappliqué une large lamelle osseuse, détachée au ciseau, et la consolidation se fit très solidement en l'espace de deux mois. Avec ce mode de trépanation, que je préconise et pratique, la réunion est facilitée par le large contact des surfaces osseuses obliquement taillées.

C'est la couche externe, périostique, de la dure-mère qui a le principal rôle dans les réparations osseuses (Voy. dure-mère). — Le cal des fractures du crâne est d'ordinaire peu apparent ; cependant Morris rapporte un cas dans lequel le cal avait oblitéré la carotide interne.

Lymphatiques. — Je ne sais si les lymphatiques des os du crâne ont été décrits : leur existence n'est point douteuse, non plus que leur rôle dans les propagations inflammatoires des parties superficielles vers les profondes. Je répéterai ici ce que j'ai déjà écrit dans ma Topographie cranio-encéphalique (page 55) : « Les vaisseaux lymphatiques existent partout où se trouve un système sanguin canaliculé. Nul doute que ces vaisseaux, dont l'anatomie générale ne permet pas de nier l'existence, ne jouent ici, comme partout ailleurs, le rôle principal dans les infections, par les anastomoses qui unissent les lymphatiques du cerveau et ceux de ses enveloppes. Quand nous les connaîtrons mieux, quand nous les aurons vus anastomoser leurs plans divers, comme les vaisseaux sanguins, la pathogénie des abcès du cerveau, après une plaie du cuir chevelu, sera bien près d'être complètement élucidée.

Avec l'âge, les os du crâne subissent le processus atrophique commun à tous les os. Leur amincissement peut aller en certains points jusqu'à la disparition complète de la paroi osseuse, comme on l'a observé au niveau des voûtes orbitaires, dans la cavité glénoïde du temporal, et même dans la région temporale.

Mais, leur mode de transformation se fait d'une façon toute particulière. Bichat a noté que sur le crâne des vieillards les cellules du diploé s'agrandissent. l'os tout entier devient plus poreux, plus léger, et en même temps plus épais. Bichat subordonnait ces transformations de la boîte osseuse à l'atrophie de l'encéphale. Quoi qu'il en soit, il reste avéré que les os du crâne subissent avec l'âge une transformation, caractérisée surtout par l'amincissement des couches compactes et l'agrandissement des cellules du diploé. Le crâne, plus épais par places, devient plus mince en d'autres ; il est plus léger et plus fragile, considération qui ne manque point d'intérêt, tant pour le chirurgien que pour le médecin-légiste. (Voir Dévelop'.)

Sutures crâniennes. — Les os du crâne ne sont pas seulement juxtaposés : Hunauld a montré que toutes les sutures sont occupées par une membrane intimement adhérente aux os; Hunauld considérait cette membrane comme formée de deux lames. — Ferrein, qui a étudié cette cloison fibreuse, l'a assimilée au périoste. Nous savons que cette couche fibreuse est une dépendance, ou plutôt un reste, de la membrane dans laquelle se développent les os du crâne; épaisse et large d'abord, elle diminue peu à peu, au fur et à mesure que les os se développent, et disparaît complètement avec les progrès de l'âge.

Élasticité du crâne. — Le crâne est élastique et dépressible : cette élasticité, envisagée dans chaque os en particulier, ne dépasse pas l'élasticité bien connue du tissu osseux, mais l'agencement des os entre eux augmente l'élasticité de la boîte crânienne. Cette élasticité peut être mise facilement en évidence : si on laisse tomber un crâne d'une certaine hauteur il rebondit à la façon d'une balle élastique. On peut aussi, en noircissant le crâne avec de l'encre d'imprimerie, l'obliger à imprimer sur le sol la surface plus ou moins large par laquelle il l'a touché ; ou encore, couler de la paraffine et constater après une chute, l'aplatissement du moule de paraffine au point percuté (Félizet).

Le crâne de l'enfant, formé d'os très élastiques, présente une élasticité d'ensemble presque nulle, car les os qui le composent sont séparés par la substance molle des sutures. — Avec l'âge, l'élasticité diminue, et le crâne qu'on laisse tomber rebondit d'autant moins haut qu'il appartient à un sujet plus âgé.

Le crâne élastique, dépressible, s'aplatit au point percuté et revient aussitôt à sa forme première ; mais si la force traumatique vient à dépasser les limites de l'élasticité, une fracture se produit ; redressement, puis rupture d'une courbe, sont les deux temps principaux d'une fracture du crâne.

Les deux tables qui composent la boîte crânienne sont élastiques : il ne faut plus parler du défaut absolu d'élasticité de la lame interne ou vitrée. Aderhold a reconnu l'identité parfaite de la structure et de la composition chimique des deux tables.

De ce fait que certaines fractures de la voûte sont plus étendues sur la table interne que sur l'externe, ou même n'atteignent que la table interne, un grand nombre d'auteurs ont conclu à l'absence totale d'élasticité de cette dernière ; il n'en est rien ; les expériences que je viens de rappeler démontrent l'élasticité des deux tables.

L'élasticité de la boîte crânienne a été mesurée. Bruns, Félizet, Baum, et, dans ces dernières années, Messerer et Hermann, ont mesuré l'élasticité du crâne dans ses divers diamètres. Ces auteurs ont constaté que l'on pouvait réduire le diamètre transversal du crâne d'un centimètre environ, et que, la pression cessant, le crâne revenait à sa forme première. L'élasticité est beaucoup moindre dans le sens antéro-postérieur ou dans le sens vertical que dans le sens transversal. — Félizet a prouvé que le revêtement dure-mérien ajoute à l'élasticité du crâne et éloigne le moment de la fracture.

Quand on vient à dépasser les limites de l'élasticité, le crâne se rompt et *le trait de fracture a toujours une direction parallèle à la pression ; il est transversal quand la pression s'exerce sur les côtés du crâne, antéro-postérieur si la pression est occipito-frontale.*

RÉSISTANCE DE LA BOITE CRANIENNE.
DU MÉCANISME DES FRACTURES DU CRANE. — LOIS DE ARAN

L'ovoïde crânien est composé de huit os assemblés par des sutures ; ces sutures, formées pour la plupart de dentelures osseuses qui s'engrènent, établissent entre les divers os une solidarité telle, que les chocs les plus violents ne parviennent pas à les désunir.

A la suite de Saucerotte et de Sabouraut, on appliqua longtemps au crâne les lois qui régissent la résistance des sphéroïdes. C'était l'époque où triomphaient les théories assimilant la boîte crânienne à un solide géométrique, sphère ou ovoïde, dans lequel les chocs se propageaient par vibrations, suivant les lois ordinaires, et allaient ainsi produire des solutions de continuité plus ou moins loin du point frappé, *par contre-coup.*

Le mode de résistance des parois du crâne fut très judicieusement exposé, dès

1730, par Hunauld. Dans un mémoire adressé à l'Académie des sciences, Hunauld étudia le mode suivant lequel les os sont assemblés par leurs bords, et montra comment la direction des surfaces en contact est disposée, de façon à rendre difficiles l'écartement des sutures et l'enfoncement des os. Un choc sur la voûte crânienne tend à effondrer cette voûte; mais, d'une part, les dentelures de la suture sagittale s'opposent à ce que le bord supérieur des pariétaux s'enfonce; d'autre part, le bord inférieur de ces os ne peut se porter en dehors, car l'écaille du temporal, taillée en biseau aux dépens de sa face interne, s'applique sur le biseau pariétal, pris sur la face externe de l'os. L'effondrement de la voûte par l'écartement des pariétaux est ainsi empêché : les temporaux, qui empêchent cet écartement, faisant ici la fonction de véritables murs-boutants de la voûte crânienne. Le bord supérieur des grandes ailes du sphénoïde agit de même. Les biseaux des sutures coronale et lambdoïde sont également disposés de façon à empêcher le déplacement du pariétal, frappé à sa partie inférieure.

Telle est, dans ses lignes principales, la théorie développée par Hunauld : en quelque point que l'on heurte ou que l'on comprime le crâne, les biseaux des sutures sont tellement taillés qu'ils s'opposent à l'enfoncement direct ou à l'écartement. En effet, la disjonction des sutures paraît impossible sans fracture, et il ne semble pas qu'elle ait été observée.

Malgaigne a complété cette théorie de la résistance de la boîte crânienne, en montrant comment les temporaux résistent à l'effort que font les pariétaux pour les rejeter en dehors : l'arcade zygomatique, qui se détache de la face externe du temporal, va, par l'intermédiaire de l'os malaire, se continuer avec le massif maxillaire supérieur; cette arcade osseuse joue, par rapport au temporal, le rôle d'un arc-boutant, qui transmet aux os de la face une partie du choc porté sur la voûte. Voyons maintenant comment le crâne ainsi constitué pour ou par la résistance aux pressions, peut être brisé.

En 1844, Aran, médecin des hôpitaux, entreprit avec le professeur Sappey, alors prosecteur, une série d'expériences sur les fractures du crâne. Son travail, publié dans les *Archives de médecine*, marque une date importante dans l'histoire de ces fractures. Revenant aux faits anatomiques, si judicieusement constatés et interprétés par Hunauld, Aran montra à l'évidence combien était erronée l'assimilation du crâne à un solide géométrique, et combien faux les calculs des physico-mathématiciens. Aran ne fit guère de théories, mais il reconnut, démontra et formula ce qu'il convient d'appeler *les lois des fractures du crâne*. Il ne borna pas son étude aux fractures de la base; chemin faisant, il donna aussi le mécanisme vrai de ces fractures qu'on qualifiait d'indirectes, parce qu'on ne pouvait les expliquer.

Les travaux ultérieurs et les faits observés ont confirmé, en tous points et toujours, les résultats que l'expérimentation donna à Aran et les conclusions qu'il en tira.

En 1855, Trélat, (*Bull. Soc. anat.*), montre les raisons anatomiques de la voie suivie ordinairement par les fractures. Après avoir fait ressortir le contraste frappant entre la voûte et la base du crâne, cette dernière anfractueuse, à coudures brusques, et composée de parties de consistance très différente, Trélat, insiste sur l'irrégularité de l'édifice constitué par la base du crâne et la face, soutènement de la voûte crânienne. Il montre comment la voûte prend appui sur la base par des portions osseuses plus solides, sortes de piles que déjà Rathke avait appelées les *poutres du crâne* : en avant, la crête frontale interne ; en arrière, la crête et la protubérance occipitales; sur les côtés, l'apophyse orbitaire externe de l'os malaire d'une part, l'apophyse mastoïde, les éminences jugulaires et les condyles occipitaux d'autre part. Ce sont ces piliers ou poutres qui s'opposent à la propagation du choc et qui dirigent la fracture en la limitant souvent à l'intérieur des fosses qu'ils contribuent à former.

Je ne pense pas que l'on puisse mieux décrire l'édifice crânien, pour lequel aucune comparaison n'est bonne, car il ne peut être comparé qu'à lui-même. Toutes les fois que l'on s'éloignera de la constatation anatomique pour tomber dans le calcul géométrique, on fera fausse route.

Félizet, dans un important travail (Th. Paris, 1873), a précisé certains points de

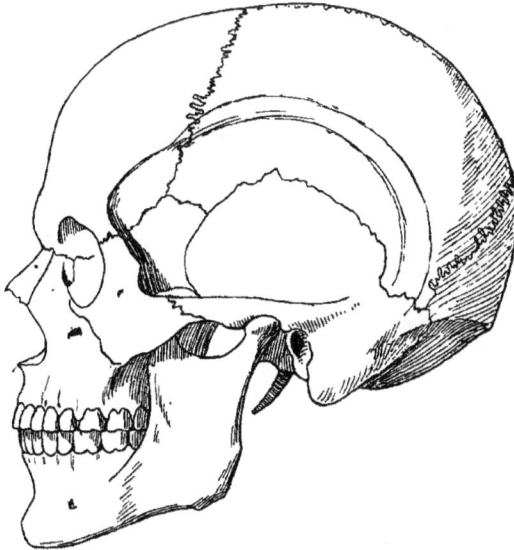

Fig. 18. — Piliers ou contre-forts de la voûte crânienne.

l'étude anatomique des fractures crâniennes; notre collègue a démontré par de nombreuses expériences et l'étude d'un grand nombre de pièces d'autopsie le rôle de l'élasticité crânienne et l'intégrité presque constante de certaines parties ou *pièces de résistance*. — Pour Félizet, le crâne est un édifice complexe constitué par six voûtes, symétriques deux à deux, qui ont pour pièces d'appui quatre pièces de résistance principales, les rochers et les murs-boutants orbito-sphénoïdaux, et deux pièces accessoires : la tubérosité occipitale et la région naso-frontale. Ces pièces forment sur la base une voûte symétrique dont la clef est une région qui répond à l'apophyse basilaire et à la partie antérieure et latérale du trou occipital. Les traumatismes respectent ordinairement cette région, qui mérite bien le nom de *centre de résistance*. (Voy. fig. 19.)

Je ne puis partager l'opinion de Félizet sur le rôle du rocher : le rocher, comme je l'ai démontré ailleurs, n'a point la solidité qu'on lui a prêtée sur son apparence; il est, en réalité, très faible dans sa partie moyenne que minent les cavités de l'oreille et la fosse jugulaire; ce tiers moyen est un lieu d'élection véritable pour les fractures. La poutre ou pièce de résistance postérieure est formée, comme je l'ai représenté dans le schéma ci-joint, par le tiers externe du rocher, l'apophyse jugulaire de l'occipital et la masse condylienne.

Pour remplacer, dans la mesure possible, les têtes osseuses que l'on n'a pas toujours sous la main, j'ai figuré dans deux schémas, *les piliers ou poutres du crâne*, et *les pièces de résistance* de la base, sur lesquelles ils viennent prendre appui.

Fractures de la voûte. — Nulle difficulté pour expliquer les fractures directes de la voûte, la lésion étant produite au point touché, et comprenant, suivant la violence et le lieu, ou la table externe seule, ou toute l'épaisseur de l'os.

Il n'en est pas de même de ces fractures dites *indirectes* dans lesquelles la table interne ou vitrée est seule fracturée, l'externe, qui a reçu le coup, restant intacte. Pendant des siècles on a attribué ces fractures à une grande fragilité et à un défaut absolu d'élasticité de la lame interne (vitrée), qui se brisait, alors que l'externe, plus élastique, pouvait plier et n'être pas rompue. Mais nous savons que la lame interne possède les mêmes propriétés que l'externe : la théorie disparaît.

Dès 1844 Aran donna l'explication très vraisemblable de ces fractures *indirectes*. Je ne résiste pas au plaisir de transcrire ici les termes mêmes dans lesquels l'auteur français expose sa théorie. Je résiste d'autant moins, que ce mécanisme est aujourd'hui universellement admis ; seulement, la plupart de ceux qui ont écrit sur ces fractures, tant en France qu'à l'étranger, en font honneur à M. W.-F. Teevan de Londres, qui l'a exposé en 1865.

Parlant de ces fractures limitées à la table interne au niveau du point fracturé, Aran s'exprime ainsi : « Nous dirons que les fractures de la table interne ne doivent pas figurer parmi les fractures par contre-coup ; les maintenir au nombre de ces fractures, c'est non seulement forcer la signification du mot, mais encore méconnaître ce qui se passe dans le cas de percussion du crâne, ou de chute sur cette cavité. Le propre de toutes les puissances qui agissent sur un corps élastique, particulièrement si ce corps élastique est une courbe, est de déprimer ce corps dans le point percuté, et la fracture n'a lieu qu'au moment où cette résistance élastique est dépassée par la force dont le corps vulnérant est animé. Quelque épaisses que l'on suppose les couches du diploé, il sera toujours impossible que la table externe de l'os se laisse déprimer sans que la table interne subisse une dépression dans une étendue proportionnelle. La fracture aura lieu vers la table interne, si l'élasticité de cette lame est moindre que celle de la table externe ; mais il n'y aura pas plus, dans ce cas, de fracture par contre-coup qu'il n'y en a lorsque, prenant un bâton par les deux bouts, et l'appuyant sur un point d'appui, on cherche à le briser en lui donnant une courbure exagérée : *on voit alors les fibres ligneuses soumises à l'incurvation la plus grande, c'est-à-dire celles qui ne reposent pas sur le point d'appui, se rompre les premières* ». Ainsi parlait Aran en 1844.

En 1865, Teevan a formulé la même théorie, disant « un bâton courbé sur le genou commence à se briser au point opposé à celui sur lequel le genou est appuyé, la fracture commençant en vertu de cette loi que, lorsqu'une pression est faite sur un corps, elle fait sentir d'abord ses effets dans la ligne de l'extension. Lorsqu'un bâton est courbé, les atomes, le long de la courbure où la pression est appliquée, sont tassés les uns contre les autres ou comprimés ; et les atomes, le long de la courbure extérieure, sont distendus ou séparés ; lorsque le bâton se brise, la rupture commence au lieu de la courbure extérieure où l'extension est la plus grande, et à l'opposite de l'endroit où la pression est exercée. De même, lorsque la violence est appliquée sur la voûte du crâne, et qu'elle ne suffit pas pour faire une fracture complète, mais qu'elle déprime cependant assez l'os pour le fracturer partiellement, la solution de continuité sera toujours sur la table interne, en regard de la partie frappée. »

Atomes à part, c'est la théorie et presque le langage d'Aran. Déjà Saucerotte avait remarqué que lorsqu'on veut redresser un cerceau, c'est la surface concave qui se rompt la première.

On comprend facilement que, si la violence s'arrête à temps, la lame interne soit seule brisée, puisque la cassure commence par le côté le plus distendu.

Réciproquement, et par le même mécanisme, si la violence est appliquée sur la face interne du crâne, *la table externe peut être brisée seule;* Teevan, Thiersch, Erichsen, Beck ont montré des exemples de cette lésion.

Il est encore facile de comprendre que la lésion puisse se produire, non pas au point percuté lui-même, mais un peu plus loin, sur les limites de la dépression. Lorsque nous redressons un cerceau, ou lorsque nous cassons un bâton sur notre genou, le bois ne se brise pas toujours au point diamétralement opposé à celui qui touche le genou, mais à côté, là où un accident quelconque de structure a établi un point de moindre résistance; il en va de même pour la boîte crânienne, dont la paroi n'est point homogène.

Fractures de la base.— Ici encore, je copie presque textuellement Aran, et je le fais à dessein, d'abord parce qu'il est impossible de mieux dire en moins de mots, ensuite, parce que certaines des lésions qu'il a rencontrées dans ses expériences ont été perdues de vue, et qu'il me paraît nécessaire de rappeler sur elles l'attention.

Les fractures de la voûte gagnent ordinairement *par irradiation* la base du crâne, même à travers les sutures, qui ne s'opposent pas du tout à cette propagation, ainsi que le croyait Galien. — Ces fractures arrivent à la base par le chemin le plus court, c'est-à-dire en suivant la courbe de plus court rayon. — Ainsi, chute ou coup sur le sommet du crâne détermine le plus ordinairement une fracture directe, se propageant des deux côtés dans la fosse moyenne, à travers la lame écailleuse du temporal et la grande aile du sphénoïde, et quelquefois à travers le rocher; — chute ou coup sur la tempe, produisent des fractures du même genre; — chute ou coup sur le front, produisent des fractures de l'étage supérieur; — chute ou coup sur l'occipital, produisent des fractures de l'étage inférieur, qui tendent à gagner le trou occipital.

Les fractures se circonscrivent ordinairement à certaines régions, et suivant une direction particulière. Elles coïncident quelquefois avec des fractures indépendantes de la base, mais seulement dans le cas où il y a eu un ébranlement très considérable et des fractures très multipliées.

Décrivant ensuite le trajet des fractures qu'il a rencontrées, Aran signale plusieurs cas de fractures indépendantes des apophyses clinoïdes postérieures et de la lame criblée. Il montre l'extension possible d'un trait de fracture à la fosse homologue du côté opposé, de manière que le crâne se trouve divisé en deux portions; — il montre le trait de fracture franchissant les sutures, ou les suivant sur une certaine longueur, ne se laissant point arrêter par les trous, mais se portant du bord d'un trou à l'autre, pour continuer ensuite son trajet suivant sa direction première.

Félizet, par l'expérimentation sur des têtes fraîches, et l'analyse d'un grand nombre de pièces d'autopsie, a précisé et tracé les voies bien définies par lesquelles

l'irradiation se fait d'un étage à l'autre, et d'un côté du crâne à l'autre. Notre collègue a de plus le mérite d'avoir, le premier, démontré le rôle véritable des courbures et de l'élasticité crânienne, en prouvant que le phénomène fondamental, dans
une fracture, *était le redressement violent d'une des voûtes crâniennes et l'écartement
des pièces de résistance qui lui servent d'appui.*

Cet auteur s'est attaché à démontrer, par un grand nombre d'expériences, que les
diverses voûtes, dont l'ensemble constitue le crâne, présentent entre elles une indépendance relativement considérable. Tout choc, toute pression exercée sur l'une
des voûtes produit, grâce à l'élasticité du crâne, une surface de dépression; cette
surface de dépression n'est point à contour régulier; elle est influencée, déformée

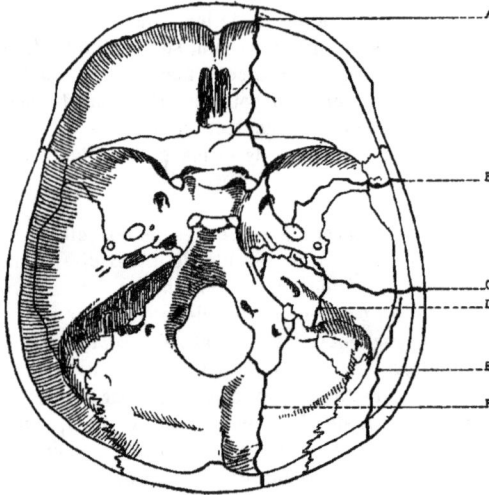

Fig. 19. — Poutres de la base du crâne. — Tracés des fractures communes.

Les parties renforcées de la base du crâne, constituant les *poutres du crâne* sont indiquées en
rouge dont les nuances sont en rapport direct avec l'épaisseur de la pièce.
A, Fracture de l'étage antérieur irradiée à la fosse moyenne. — B, Fracture antérieure de la fosse
moyenne. — C, Fracture postérieure de la fosse moyenne, dite fracture parallèle du rocher. —
D, Fracture transversale commune du rocher (*arrachement*). — E, Décollement de la base du rocher
(Trélat). — F, Fracture de l'étage postérieure irradiée au trou occipital. — Des lignes pointillées
figurent des fractures par arrachement des apophyses clinoïdes et la petite fracture par éclatement
de l'extrême pointe du rocher.

par la présence des pièces de résistance : un regard sur les graphiques de dépression figurés par Félizet permet de voir la surface de dépression s'arrêter brusquement au contact d'un pilier ou pièce forte, tandis qu'elle s'allonge librement dans
l'espace qui sépare les deux piliers. — *Les traits de fracture font de même.*

Donc, lorsque le crâne est percuté, ou lorsque, dans une chute, il vient toucher
la terre, sa surface se déprime en un point, et la courbe correspondante se redresse,
écartant les pièces de résistance qui lui servent d'appui : si l'élasticité crânienne,
qui permet ce redressement des voûtes et l'écartement consécutif des pièces de
résistance, vient à être dépassée, la fracture se produit.

Un choc sur la région frontale redresse la courbe frontale, et par suite écarte ses
deux murs boutants (apophyses orbitaires interne et externe); l'écartement déter-

mine un trait de fracture traversant la voûte orbitaire d'avant en arrière, c'est-
à-dire perpendiculairement à la courbe redressée; si l'écartement a été plus considérable, ce trait de fracture gagne l'étage moyen de la base. Cet écartement est tel
qu'il peut s'étendre au maxillaire supérieur, qui se fend verticalement : et il s'agit
bien d'une fracture par écartement, car si l'on vient à scier l'apophyse orbito-
malaire, la fracture du maxillaire supérieur ne se reproduit plus.

Par le même mécanisme, les chocs ou pressions sur la région latérale redressent
la courbure, et écartent les pièces de résistance de cette région; la courbe se
redresse et le trait de fracture, courant perpendiculairement à la courbe redressée,
traverse l'étage moyen.

Pour la région occipitale, si les fractures irradient plutôt vers la base que vers la
voûte du crâne, c'est que les courbures de la base, paroi plus mince, se redressent
plus facilement. Et toujours le trait de fracture est perpendiculaire à la courbe
redressée.

A l'appui de ses assertions, Félizet nous montre une base du crâne sur laquelle
l a réuni les tracés d'une cinquantaine de fractures, observées à l'hôpital, ou prises
sur les pièces de nos musées; une région apparaît presque intacte, répondant à
l'apophyse basilaire et à la demi-circonférence antérieure du trou occipital. L'auteur
donne à cette région le nom de *centre de résistance;* c'est la clef de l'édifice crânien.
— Il faut dire cependant que, dans les grands traumatismes, l'édifice peut être détruit jusque dans ses parties les plus résistantes : Richet, Bergmann, Gross, etc. ont
observé des fractures, longitudinales ou transversales, de l'apophyse basilaire.

La théorie de l'irradiation par des voies anatomiques définies, conçue et démontrée
par Aran, expliquée par Trélat et Félizet, vérifiée par l'observation clinique et l'expérimentation, a été généralement adoptée : elle me paraît applicable à la très grande
majorité des fractures de la base du crâne.

Cependant une théorie nouvelle est apparue, la *théorie de l'éclatement.* Je crois qu'elle a
été exposée d'abord par Sarrazin et Forgues. Le crâne, ont dit ces auteurs, est un sphéroïde
élastique, qui subit un raccourcissement dans le diamètre répondant au point frappé, et
un allongement dans les autres. Lorsque le choc ou la pression sont trop violents, si les
limites de l'élasticité viennent à être dépassées, il se produit un éclatement dans les parties
les plus distendues, ou les moins résistantes.

Le succès de cette théorie a été grand, surtout en Allemagne; elle a été défendue par
Wahl (*Volkmann Klin. Vortrage,* p. 228).

J'ai déjà dit (Voy. Élasticité) comment Bruns, Baum et plus tard Messerer et Hermann,
serrant entre les deux branches d'un étau des crânes recouverts de leurs parties molles,
obtenaient constamment des fractures parallèles à la direction de la pression : antéro-postérieures, quand les pressions s'exerçaient sur le front et l'occiput; transversales, quand le
diamètre transversal du crâne était comprimé.

Wahl, tout en reconnaissant que ces faits concordent avec les résultats obtenus par Aran,
et confirment les lois que le médecin français a dictées, se refuse à admettre l'irradiation
commandée par des voies anatomiques bien définies. « Les voies anatomiques ne sont rien,
dit-il; l'élasticité du crâne et la direction de la pression sont tout. » La sphère crânienne,
comprimée et raccourcie dans l'un de ses diamètres, s'allonge et *éclate* dans l'autre. Cet
éclatement se produit toujours dans une ligne méridienne parallèle à l'axe de pression; *le
trait de fracture commence sur le sommet de l'arc comprimé, et de là il irradie vers les deux
pôles de compression.* — Et nous voyons reparaître, pour la démonstration de ces affirmations,
les figures géométriques, invoquées autrefois par Saucerotte.

Je ne veux point insister ici, plus qu'il ne convient, sur la réfutation de cette théorie de
l'éclatement, qui ne peut répondre qu'à des cas exceptionnels. Les conditions dans lesquelles
se sont placés les expérimentateurs (pression d'une tête entre les deux branches d'un
étau), ne sont point celles des traumatismes ordinaires : car les fractures de la base

sont, en grande majorité, produites par un coup porté en un point quelconque de la tête.

Dans la théorie de l'éclatement, le trait de fracture doit commencer sur le sommet de l'arc comprimé, et de là irradier vers les deux pôles de compression. Or, que montrent les autopsies? Des fractures de la base, toujours en continuité directe avec un trait de fracture partant du point frappé, et parfois, bien rarement, une fracture indépendante. Cette fracture indépendante, qui est l'exception, serait la règle, si la théorie de l'éclatement était juste.

Combien je préfère aux expériences trop bien réglées de Messerer et d'Hermann, et aux spéculations de Wahl, les expériences si précises de Aran, agissant sur le crâne par coup ou par précipitation, et les explications logiques de Félizet, dans lesquelles l'auteur a tenu compte, à la fois du système des courbes et de la structure anatomique du crâne.

Il faut toutefois reconnaître que la fracture par éclatement peut se rencontrer dans ces cas exceptionnels où la tête a été fortement comprimée : alors, quand la compression vient à cesser, les parties distendues reviennent à leur place primitive, et les lèvres de la fracture, momentanément écartées, peuvent se rapprocher. C'est ainsi que peut s'expliquer l'enclavement de cheveux, d'un lambeau de dure-mère, et même du tronc basilaire, observés par quelques auteurs, entre les deux lèvres d'une fissure crânienne.

Mais, je le répète, ces cas sont exceptionnels, et il faut penser avec Aran, Trélat, Félizet, que les fractures de la base du crâne sont, dans l'immense majorité des cas, des fractures par irradiation. Aran nous a montré les lois de cette irradiation, mais, encore influencé par les hypothèses géométriques qu'il venait de ruiner, il s'est exprimé dans un langage géométrique en disant : « elles gagnent la base par le chemin le plus court, c'est-à-dire en suivant la courbe de plus court rayon ». Rathke et Trélat ont mieux formulé, en disant que la fracture suivait le chemin imposé par la conformation anatomique du crâne, prenant toujours la voie des parties les plus minces, intermédiaires aux parties renforcées, piles et poutres. Et Félizet, en démontrant le redressement des courbes et l'écartement de leurs piliers, a donné le mécanisme vrai de ces fractures.

On peut encore discuter le mécanisme de certaines fractures partielles du crâne. Mais la théorie déduite des expériences instituées par Aran, et basée sur les faits anatomiques, consacrée d'ailleurs par quarante années d'observation, reste jusqu'à présent la théorie vraie des fractures de la base du crâne.

Il résulte des expériences de Aran, Félizet, Messerer, etc., que l'on peut, dans une certaine mesure, se rendre compte, par un examen attentif du trait de fracture, de la région sur laquelle le coup a été porté. La chose est intéressante en médecine légale.

On peut même, dans certains cas, aller au delà et distinguer la fracture par irradiation (ou f. indirecte), dont le trait court parallèlement à la pression, de la fracture par enfoncement (ou f. directe), dans laquelle on voit partir du centre d'enfoncement, plus ou moins circulaire, des fissures rayonnant dans différentes directions.

Körber, qui vient de publier une étude expérimentale sur ce point (*Deutsche Zeits. f. Chir.*, 1889, p. 544), prétend avec Wahl que l'on peut aller au delà, et distinguer la fracture par éclatement, qui succède à une compression bilatérale, de la fracture consécutive à un choc unilatéral; d'où la possibilité, pour le médecin légiste de se rendre un compte suffisamment exact de la position des adversaires et de l'intensité de la puissance vulnérante. A mon avis, il faut se garder de conclure absolument, car le problème est complexe. Je ne pense même pas que l'on puisse toujours apprécier l'intensité de la puissance vulnérante par l'étendue des fractures, étant données l'épaisseur et la réaction élastique variables des crânes. Seul le lieu d'application de la violence peut être déterminé à coup sûr, par la direction du trait de fracture; mais encore, cette direction ne nous renseigne pas sur le plan horizontal, vertical ou diagonal, dans lequel l'instrument vulnérant frappa le front, l'occiput ou la région temporale.

Fractures indépendantes de la base, fractures par contre-coup. — Autrefois ces fractures étaient regardées comme très fréquentes ; une observation plus attentive a montré qu'elles étaient en réalité fort rares. Cependant elles existent : on les rencontre sur les points les plus fragiles de la base : sur les bosses orbitaires, sur la lame criblée de l'ethmoïde. Messerer, qui a pu réunir 17 cas de ces fractures isolées de la base, les considère comme un début d'éclatement, se produisant au sommet de l'arc incurvé : j'ai déjà dit pourquoi une semblable théorie n'était point admissible. Maurice Perrin, qui a pu reproduire expérimentalement ces fractures, en heurtant la paroi crânienne sur une large surface, les considère comme résultant d'une propagation du choc, d'un véritable contre-coup. Berger admet également le transport, par là paroi crânienne, d'une violence appliquée en un point quelconque et la fracture par contre-coup d'un point que sa fragilité a mal défendu.

Pour ma part, je n'ai point de répugnance à admettre ces fractures par contre-coup, étant donné le peu d'homogénéité de la boîte crânienne, si résistante en certains points, si fragile en d'autres. Mais je pense que l'on n'a pas tenu assez compte, dans ces propagations des chocs, des connexions du crâne avec le squelette facial et la colonne vertébrale. L'expression par *contre-coup* peut être conservée, mais les facteurs anatomiques, qui localisent ce contre-coup, n'ont pas encore été précisés.

On a dit (Busch, Kocher, Moty) que les fractures par contre-coup, observées à la suite des coups de feu, résultaient d'un véritable éclatement du crâne par augmentation subite de la pression intra-crânienne. L'explication ne me paraît point satisfaisante.

Fractures médiates de la base, par enfoncement. — On a vu, dans une chute sur le menton, le condyle de la mâchoire enfoncer la cavité glénoïde du temporal, et même pénétrer dans l'intérieur du crâne. On a aussi vu, par le même mécanisme, la colonne vertébrale, à la suite d'une chute sur les pieds, les genoux ou les ischions, transmettre le choc à la base du crâne, et l'enfoncer au pourtour du trou occipital. Dans une chute sur le vertex, la colonne peut encore presser et fracturer la base du crâne. Dans ces deux cas le mécanisme est identique : il y a enfoncement, invagination d'une partie dans l'autre : Félizet le compare très justement à l'emmanchement d'un marteau, qui s'obtient soit en frappant le fer directement, soit en cognant l'extrémité libre du manche sur le sol.

Les fractures par irradiation de l'étage moyen sont les plus fréquentes. Consécutives à des coups portés sur les parties latérales du crâne, elles gagnent par le plus court chemin la fosse moyenne, à travers la lame écailleuse du temporal. Elles offrent deux variétés : dans la première, le trait de fracture passe en arrière de la racine transverse de l'apophyse zygomatique, et suit le bord antéro-inférieur du rocher, jusqu'au trou déchiré antérieur ; cette fracture, dite *parallèle* au bord antérieur du rocher, paraît être la plus fréquente. Souvent elle s'accompagne d'une fracture transversale, qui coupe la pyramide du temporal en son point fragile, vers la partie moyenne, là où elle est creusée par les cavités de l'oreille ; cette irradiation est facile à comprendre : lorsque la courbe pariéto-temporale s'aplatit, ses murs-boutants s'écartent, et le rocher, ainsi entraîné en arrière, et fixé par son sommet à l'apophyse basilaire, se brise en son point faible. Il ne faut pas oublier, en effet, que le tiers interne du rocher est solidement fixé à l'apophyse basilaire par un fort ligament (Voy. p. 47). — Dans quelques cas, l'extrême pointe du rocher qui entre en contact et s'engrène avec une crête basilaire, se brise par un mécanisme facile à comprendre. Richet et Félizet expliquent la fracture transversale du rocher, qui accompagne si souvent les fractures par irradiation de l'étage moyen, par un mécanisme de porte-à-faux que je ne puis comprendre.

Pour moi, les fractures transversales du rocher qui compliquent les fractures par irradiation de l'étage moyen sont des *fractures par arrachement*. Je m'explique : un choc ou coup sur la région pariéto-temporale aplatit cette région et par conséquent tend à écarter les deux parties qui la soutiennent : le rocher est ainsi entraîné en arrière ; son tiers interne, retenu par le puissant ligament pétro-sphéno-basilaire, ne peut suivre le mouvement ; et la pyramide se brise, sans même qu'une grande violence soit nécessaire, en son tiers moyen, si fragile.

J'ai dit déjà que l'extrême pointe du rocher pouvait être fracturée dans les traumatismes crâniens : on a expliqué cette petite lésion par l'*arrachement* ; mais il n'y a point là de ligament capable d'opérer cet arrachement ; tandis que l'engrènement de cette pointe avec la crête basilaire permet de comprendre que dans un mouvement quelconque de rotation de la pyramide, un minime fragment s'en détache : la crête basilaire faisant éclater sa rainure.

Dans la seconde variété des fractures de la fosse moyenne, variété plus rare, le trait de fracture passe en avant de la racine transverse de l'apophyse zygomatique, et par la partie antérieure de la fosse sphénoïdale, pour gagner le trou grand rond.

Dans les fractures de l'étage supérieur, consécutives à des coups portés sur la région frontale, le trait de fracture coupe le rebord orbitaire, souvent en passant par le trou ou l'incisure sus-orbitaire (Bergmann), et gagne par un trajet, plus ou moins direct, sur la voûte orbitaire, le bord postérieur de la petite aile du sphénoïde, et la fente sphénoïdale. Sur cet étage les irradiations sont fréquentes, et peuvent aller, à travers la lame criblée, jusque sur la voûte orbitaire du côté opposé. — Si la violence a été plus considérable, la fissure, gardant toujours sa direction antéro-postérieure, gagne l'étage moyen pour aller jusqu'au trou grand rond, ou jusqu'au trou ovale, et même jusqu'au rocher, qu'elle traverse d'avant en arrière.

Les chutes ou coups sur l'occiput déterminent les fractures de l'étage inférieur : le trait traverse d'arrière en avant la fosse cérébelleuse, passant d'ordinaire sur les parties latérales du trou occipital. Il est rare que ces fractures restent limitées à l'étage inférieur; comme l'épaisseur des os en ce point exige pour leur production une grande violence, le trait de fracture se prolonge d'ordinaire jusqu'au rocher, et va se perdre dans un des trous de l'étage moyen, le trou sphéno-épineux le plus souvent. Assez souvent aussi, ces fractures gagnent le trou occipital en arrière du condyle de cet os.

Aux deux types principaux de fracture du rocher, la *fracture parallèle* et la *fracture transversale*, qui nous sont déjà connus, il faut ajouter un troisième type, la *fracture oblique*, moins fréquente, quoique encore assez commune. Dans cette troi-sième variété, sur laquelle Trélat a appelé l'attention, *le rocher est divisé oblique-ment vers sa base, au niveau des cellules mastoïdiennes, point faible, dans l'angle qu'il forme avec l'écaille.* Ce type est moins fixe, moins nettement établi que les précédents. Cette fracture est d'ordinaire produite par l'irradiation d'une fêlure due à un choc sur l'occipital; il faut pour la produire un choc d'une extrême violence, frappant l'occipital d'arrière en avant, vers le bord postérieur de l'apophyse mas-toïde. On l'a appelée fracture par arrachement de la base du rocher. Son méca-nisme est exactement celui de la fracture transversale du rocher qui succède à un coup sur la région occipitale : si le trait de fracture porte sur la base du rocher, au lieu de couper la partie moyenne de cet os, cela résulte d'un changement dans la direction du coup porté : cette localisation peut d'ailleurs être favorisée par un grand développement des cellules mastoïdiennes et l'affaiblissement du rocher en ce point.

Les fractures indépendantes des apophyses clinoïdes et de la lame carrée, rencontrées par Aran dans ses expériences et reproduites par Félizet, doivent accompagner souvent les fractures de la base du crâne. C'est par l'action de la dure-mère enfoncée et tiraillée qu'il faut expliquer *ces arrachements* à distance qui compliquent certaines fractures du crâne, et sur lesquels il me paraît nécessaire de rappeler l'attention.

MÉNINGES CRÂNIENNES

DURE-MÈRE

La dure-mère crânienne est une membrane fibreuse très épaisse, représentant à la fois la plus externe des membranes qui enveloppent l'encéphale et le périoste des os qui constituent la boîte crânienne. — Par cette façon d'envisager la dure-mère crânienne, je m'éloigne de deux opinions extrêmes : celle qui fait de la dure-mère une enveloppe encéphalique, et celle qui, lui refusant tout rôle comme membrane d'enveloppe, la réduit à celui de périoste. Réduire la dure-mère au seul rôle de périoste, comme le font avec grande ardeur de conviction quelques auteurs, c'est ne tenir aucun compte de la structure de cette membrane et des prolongements qu'elle envoie entre les divers segments de l'encéphale ; d'autre part, lui refuser un rôle dans le développement et la nutrition des os du crâne, c'est aller contre l'évidence, déclarer que les os du crâne n'ont point de périoste à leur face interne, et méconnaître les connexions vasculaires, si importantes, entre la dure-mère et le crâne.

La dure-mère, ainsi comprise, tapisse tout l'intérieur de la boîte osseuse, se moulant sur les saillies et les dépressions de celle-ci ; au niveau des trous, elle se continue d'une part avec le périoste externe, et, d'autre part, elle enveloppe les gros troncs nerveux d'un cylindre protecteur. Cette particularité doit être étudiée au niveau du trou occipital : il semble, en ce point, qu'une dissociation se fasse entre le périoste et l'enveloppe nerveuse qui, plus mince et moins vasculaire, va former seule la dure-mère rachidienne. Je reviendrai sur ce point en traitant des méninges spinales.

L'*adhérence* de la dure-mère à la face interne des os du crâne n'est pas égale sur tous les points : d'une façon générale, elle est moindre à la voûte qu'à la base ; mais, si l'on étudie de près les causes de cette différence, on voit vite qu'elle tient au grand nombre de trous dont la base est percée ; au niveau de ces trous, la dure-mère se continue, comme nous l'avons dit, avec le périoste. En dehors de ces points, la dure-mère, qui tapisse la voûte, est plus adhérente que celle de la base, parce que la dure-mère basale a moins de connexions vasculaires avec les os plus minces qui constituent la base. Comparez, à cet égard, la dure-mère qui tapisse les bosses orbitaires et les bosses cérébelleuses, vous verrez qu'elle se laisse détacher bien plus aisément qu'à la voûte.

Cependant, indépendamment des trous, il est des points de la base où la dure-mère est intimement adhérente : ce sont les points où les prolongements de la dure-mère viennent prendre attache ; il faut citer les apophyses clinoïdes et l'apophyse crista galli, points d'attache de la tente du cervelet et de la grande faux. Cette constatation tire pour nous son intérêt de ce fait que, dans les traumatismes qui déforment la boîte crânienne, ces points d'attache peuvent être arrachés ; je l'ai dit en parlant des fractures du crâne. — L'adhérence de la dure-mère est aussi plus intime au niveau des points où elle loge des sinus, parce que ceux-ci sont en partie contenus dans des gouttières osseuses, et aussi parce qu'à leur niveau les connexions vasculaires se font par des vaisseaux plus gros. Il n'y a pas d'autre motif à l'adhérence plus forte de la dure-mère au niveau du bord postérieur des petites ailes du sphénoïde (sinus sphéno-pariétal) et du bord supérieur du rocher (sinus pétreux supérieur). En dehors de ces points, je n'en connais qu'un autre, généralement oublié, où la dure-mère présente une grande adhérence, c'est dans la gouttière basilaire ; et je m'explique cette adhérence par le grand nombre de veines que la dure-mère contient à ce niveau et les rameaux veineux qui leur viennent de l'os sous-jacent.

On répète que la dure-mère est beaucoup moins adhérente chez l'enfant que chez l'adulte, et surtout que chez le vieillard. On dit encore que l'adhérence n'est pas plus forte au niveau des sutures que dans le reste de la voûte. Je ne puis souscrire à de pareilles assertions, parce qu'elles ne sont pas conformes aux faits. Chez l'enfant, la dure-mère adhère aux os dans toute leur étendue : ces adhérences, constituées surtout par d'innombrables vaisseaux allant de la membrane à l'os, sont, à la vérité, faciles à détacher ; mais, au niveau des sutures, l'adhérence est intime et la dure-mère fait corps avec le tissu intermédiaire aux os. Plus tard, quand la suture a disparu, l'adhérence diminue. Vous essayerez en vain d'enlever une calotte crânienne chez l'enfant sans enlever la dure-mère ; tandis que chez l'adulte la chose est faisable et se fait d'ordinaire ainsi. Si l'on éprouve un peu plus de difficulté à enlever la calotte crânienne chez le vieillard, cela tient à ce que les granulations de Pacchioni ont augmenté de volume, et se sont creusé de véritables cavités dans les os du crâne.

Je pense que ces considérations ne sont pas sans intérêt au point de vue des épanchements sus-dure-mériens : chez l'enfant les épanchements seront arrêtés au niveau des sutures par la fusion de la dure-mère avec le tissu interosseux ; il n'en sera pas de même chez l'adulte.
G. Marchant (*Revue de Chirurgie* et *Thèse* 1880) a étudié les conditions et l'étendue des décollements de la dure-mère par le fait d'un épanchement sanguin. Les plus fréquents et les plus gros de ces épanchements siègent dans la fosse pariéto-temporale ; ils reconnaissent pour cause ordinaire, une blessure de la méningée moyenne. Ils décollent la dure-mère dans une étendue (*zone décollable*) répondant à toute la région pariéto-temporale : parfois même le décollement s'étend dans l'étage moyen de la base.

Contrairement à la face externe, sèche, rugueuse et velue (étudiez-la sous l'eau), la face interne de la dure-mère est lisse, unie et humide, étant revêtue par une couche endothéliale qui constitue le feuillet pariétal de l'arachnoïde.

Les *prolongements* qui se détachent de la face interne de la dure-mère sont aussi bien différents des tractus fibreux et vasculaires par lesquels sa face externe s'unit aux os. En dehors du *repli pituitaire* ou *diaphragme de l'hypophyse*, qui emprisonne le corps pituitaire dans la selle turcique, ces prolongements, destinés à séparer les principales parties de l'encéphale, affectent la forme de cloisons. Ce sont : 1° La faux du cerveau ; — 2° la tente du cervelet ; — 3° la faux du cervelet. Cette dernière, très petite, médiane et verticale, renferme dans son bord adhérent le sinus occipital postérieur.

La *faux du cerveau*, grande cloison interposée aux hémisphères, se rétrécit graduellement d'arrière en avant ; en contact en arrière avec le bourrelet du corps calleux, elle s'éloigne peu à peu de la face supérieure de cette commissure, de façon à permettre l'adossement des circonvolutions de la face interne des hémisphères, et parfois même leur accolement, comme on le voit dans la périencéphalite chronique diffuse.

L'insertion de la faux du cerveau dans le trou borgne se ferait, d'après Trolard (*Journ. de l'Anatomie*, 1890) par un renflement membraneux remplissant la cavité osseuse au fond de laquelle s'attache le cul-de-sac qui la termine. Cette petite cavité dure-mérienne, remplie de sang veineux, forme l'origine du sinus longitudinal supérieur ; elle reçoit la veine fronto-ethmoïdale de Sabatier, lorsque celle-ci existe.

La *tente du cervelet* offre à étudier son mode d'insertion antérieure et l'orientation de ses faces. Voici comment elle s'attache aux apophyses clinoïdes : sa grande circonférence suit le bord supérieur du rocher ; arrivée près du sommet, elle abandonne ce bord pour aller se fixer aux apophyses clinoïdes postérieures et aux parties latérales de la lame quadrilatère, en formant une sorte de pont qui constitue, avec la dépression du sommet du rocher, un trou ovalaire donnant passage au nerf trijumeau. — La petite circonférence, qui limite avec la gouttière basilaire

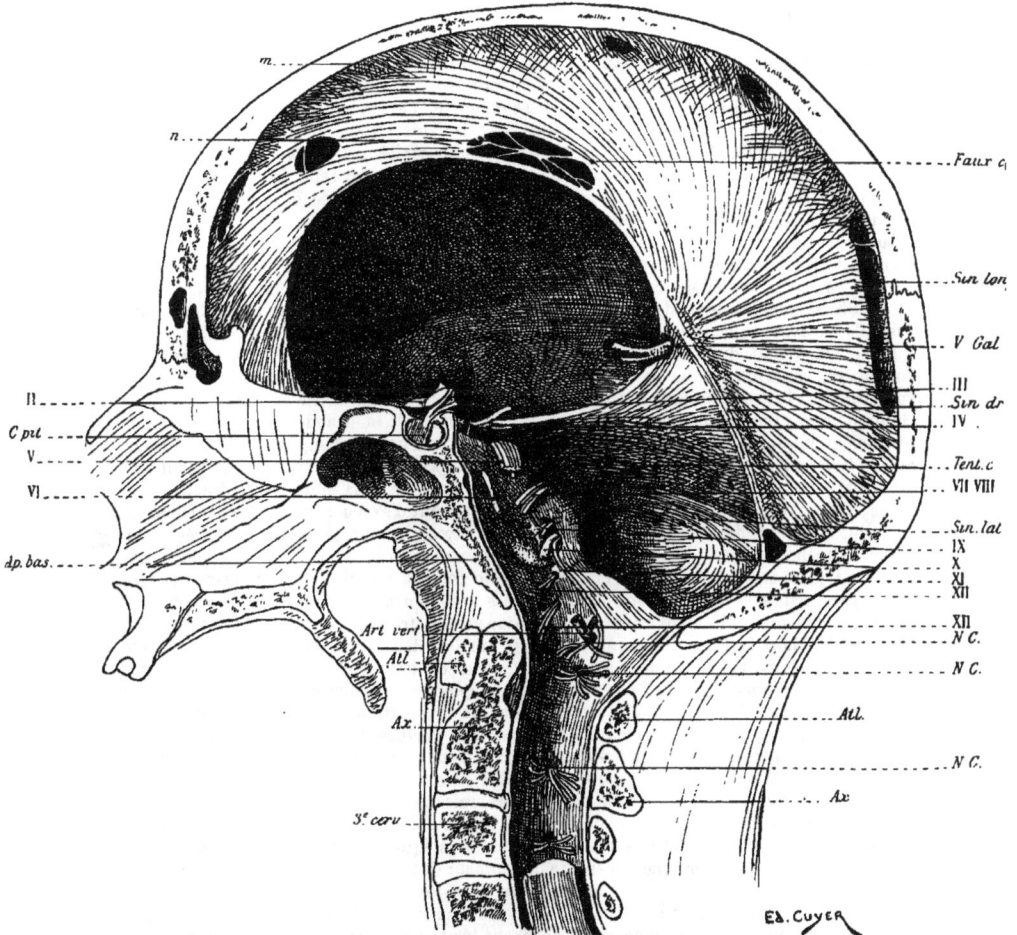

Fig. 20. — Coupe médiane antéro-postérieure du crâne. — Dure-mère. — Pénétration des nerfs dans la base du crâne.

Faux cerv., faux du cerveau. — *Tent. c.*, tente du cervelet. — *V. Gal.*, veines de Galien. — *Sin. long.*, sinus longitudinal supérieur. — *Sin. dr.*, sinus droit. — *Sin. lat.*, sinus latéral. — *Ap. bas.*, apophyse basilaire. — *Atl.*, atlas. — *Ax.*, axis. — *3ᵉ cerv.*, 5ᵐᵉ vertèbre cervicale. — *II*, nerf optique. — *III,* moteur oculaire commun. — *IV*, pathétique. — *V*, trijumeau avec ses deux racines. — *VI*, moteur oculaire externe. — *VII, VIII*, nerfs facial et acoustique; entre les deux, le petit nerf de Wrisberg. — *IX*, glosso-pharyngien. — *X*, pneumogastrique. — *XI*, spinal. — *XII, XII*, grand hypoglosse; les deux faisceaux qui le forment se réunissent seulement dans le canal condylien antérieur. — *N. c.*, nerfs cervicaux. — *Art. vert.*, artère vertébrale. — *C. pit.*, corps pituitaire, avec ses deux lobes, dont l'antérieur seul donne insertion à la tige pituitaire. — *n*, état criblé de la grande faux. — *m*, paroi du sinus longitudinal.

le trou ovale de Pacchioni, passe au-dessus de la précédente pour aller s'attacher solidement à l'apophyse clinoïde antérieure. — Il importe de noter que la tente du cervelet n'est point horizontale, mais représente une voûte dont le sommet, ou mieux l'arête, s'élève entre les deux lobes occipitaux. Elle est immuablement fixée dans cette situation par l'insertion de la grande faux, et empêche ainsi la compression du cervelet.

Trolard (loc. cit, 1890) décrit sous le nom de *Tente des lobes olfactifs* un repli dure-mérien ainsi disposé : un feuillet dure-mérien transversal s'étend de l'apophyse *crista galli* au rebord frontal qui limite en dehors la fosse olfactive. Ce feuillet dure-mérien forme la voûte d'une cavité dont le plancher est formé par la lame criblée et la paroi interne par l'apophyse crista galli. Profonde de 5 à 4 millim., cette cavité loge la partie la plus anté-rieure du lobe olfactif. Cette tente, terminée en arrière par un repli falciforme à conca-vité antérieure, manquerait quand l'apophyse crista galli est déjetée d'un côté, ou quand elle présente un renflement osseux.

Sur le rocher, au niveau de l'orifice de l'aqueduc du vestibule, Böttcher, puis Key et Retzius, décrivent une petite cavité isolée, enclavée dans l'épaisseur de la dure-mère, tapissée par une couche endothéliale (Saccus endolymphaticus der dura-mater), communiquant avec le vestibule membraneux de l'oreille interne par un fin canalicule tapissé d'endothé-lium. Ce *sac endolymphatique* est constant (Voir Oreille interne).

Indépendamment du rôle de contention et de protection que l'on accorde justement à la dure-mère, cette membrane me paraît jouer encore un rôle fort intéressant au point de vue pratique. Par ses prolongements internes, elle cloisonne la cavité cérébrale : or, ce cloisonnement, tout incomplet qu'il paraisse, est très réel; la grande faux est tellement tendue, qu'un épanchement abondant peut exister dans l'un des compartiments cérébraux qu'elle isole, sans retentir de l'autre côté. J'ai trépané à l'hôpital de la Pitié un enfant qui présentait des symptômes diffus de compression cérébrale, à la suite d'une fracture du crâne ; l'ouverture, pratiquée du côté fracturé, me permit d'évacuer un petit épanchement sanguin, qui avait décollé la dure-mère dans la région temporale gauche. Après avoir évacué l'épanchement, j'incisai la dure-mère pour m'assurer de l'état des parties sous-jacentes : je ne trouvai rien, et je constatai que le cerveau n'avait aucune tendance à faire saillie par l'orifice de trépanation. Cependant les symptômes de compression persistèrent, et, le surlendemain, l'enfant mourut. A l'autopsie, on trouva un épanchement sanguin considérable dans la fosse temporale *droite*, et un lobe temporo-sphénoïdal droit presque réduit en bouillie : l'épanchement avait deux travers de doigt d'épaisseur : manifestement, c'est cet épanchement qui avait donné lieu aux symptômes de compression, qui nous avaient engagé à opérer. Il existait donc au moment de l'opération, et cependant je n'avais remarqué aucune tendance du cerveau à hernier par l'orifice osseux. La faux du cerveau avait empêché le retentissement. — J'ai vu une tumeur de la base se modeler sur la tente cérébelleuse qu'elle n'avait pu repousser. — J'ai encore opéré, avec mon collègue et ami Schwartz, une femme soupçonnée de tumeur cérébrale ; une trépanation faite dans la région Rolandique mit largement à nu la substance cérébrale : nous ne notâmes aucune tendance à la hernie cérébrale. Pourtant, à deux semaines de là, quand la femme eut succombé par les progrès de l'état cachectique, on trouva une tumeur à la base, grosse comme une orange.

Conclusion : on a peut-être trop affirmé que dans les tumeurs ou épanchements le cer-veau bombe et tend à faire hernie par l'orifice de trépanation. Je crois que cela ne se pro-duit que si la tumeur ou l'épanchement occupent le compartiment sur lequel a porté la tré-panation. Au sujet de ces hernies, il est intéressant de dire qu'elles ne résultent pas toutes de l'inflammation qui vient augmenter le volume des parties, comme on le dit communé-ment. Non, ces hernies reconnaissent une autre cause, purement mécanique : lorsque nous ouvrons la boîte crânienne, nous modifions la tension intra-crânienne; l'afflux du sang devient plus facile et le volume du cerveau tend à augmenter. Là où il y a perte de substance, il fait alors hernie. Ayant pratiqué plusieurs fois de larges pertes de substance à la boîte crânienne, pour enlever des tumeurs méningées ou cérébrales, j'ai vu cette hernie méca-nique commencer pendant le cours de l'opération.

On a beaucoup discuté un point qui me paraît dépourvu de tout intérêt, à savoir si l'apo-névrose orbitaire est un prolongement de la dure-mère. Je dirai d'abord que les auteurs qui se sont occupés du sujet appellent très improprement « aponévrose orbitaire » le périoste de l'orbite. Ce périoste n'est pas l'aponévrose orbitaire. Conservons aux mots leur signification propre et nous aurons plus de chances d'arriver à nous entendre. Ceci spécifié, je ne vois plus aucun intérêt à la discussion. Car il va de soi que le périoste de l'orbite se continue avec la couche périostique de la dure-mère dans l'intérieur du canal optique (trou optique des auteurs). Mais le périoste orbitaire n'est pas plus une dépendance ou un prolongement de la dure-mère, que le périoste du crâne ou des os de la face qui, au niveau de tous les trous dont est percée la boîte crânienne, se continue lui, aussi, avec le feuillet périostique de la méninge dure. — Je lis dans un travail tout récent de Trolard : « on peut donc considérer la pituitaire comme étant un prolongement de la dure-mère » (*Journ. de l'Anatom.*, p. 415). Non; la pituitaire est une membrane muqueuse, adhérente au périoste des fosses nasales, et parce que ce périoste est en continuité avec le feuillet périostique de la dure-mère au niveau des trous du crible ethmoïdal, on n'est pas autorisé à considérer la pituitaire comme étant un prolongement de la dure-mère.

Rapports avec les nerfs crâniens.

—Un exposé rapide du trajet parcouru par les nerfs crâniens, depuis leur origine apparente, jusqu'à leur pénétration dans la boîte osseuse, ne me semble pas déplacé ici ; la connaissance de la situation de ces nerfs n'est pas sans intérêt pour l'étude des fractures du crâne et des néoplasmes intra-crâniens. Je laisse de côté les deux premières paires nerveuses (*nerfs olfactif et optique*), qui seront étudiées avec les organes auxquels elles se distribuent.

Le *moteur oculaire commun* apparaît dans l'espace perforé postérieur, sur le bord interne du pédoncule cérébral, passe entre les artères cérébrale postérieure et cérébelleuse supérieure, et se porte en avant et en dehors, vers le bord externe de l'apophyse clinoïde postérieure, au niveau de laquelle il disparaît dans la dure-mère (Voyez Sinus caverneux).

Le *pathétique* émerge immédiatement en arrière des tubercules quadrijumeaux, sur les côtés de l'extrémité antérieure de la valvule de Vieussens, puis se dirige en bas, en dehors et en avant, pour apparaître à la face inférieure de l'encéphale, dans l'angle formé par le bord externe du pédoncule cérébral et le bord antérieur de la protubérance. A partir de ce point, il chemine directement en avant, et pénètre, au-dessus de la pointe du rocher, dans l'extrémité antérieure de la tente cérébelleuse.

Le *trijumeau* émerge de la partie supéro-externe de la protubérance par ses deux racines : grosse ou sensitive, petite ou motrice. La première forme un volumineux faisceau aplati, qui se porte en haut, en dehors et en avant, pour disparaître dans une fente dure-mérienne transversale, située entre le sommet du rocher et l'insertion de la tente cérébelleuse. Cette fente, bien plus grande que le nerf qui la traverse, donne accès dans le *cavum Meckelii*. On désigne sous ce nom une loge fibreuse, formée par un dédoublement de la dure-mère, et occupant la partie la plus interne de la face antérieure du rocher. Le nerf, qui était plat et rubané à son entrée dans le *cavum Meckelii*, s'élargit aussitôt, ses faisceaux s'écartent, s'anastomosent et donnent ainsi naissance au *plexus triangulaire du trijumeau*. Les faisceaux de ce plexus aboutissent en avant au bord concave du *ganglion semi-lunaire de Gasser*, qui s'étend depuis le bord postérieur de la dernière inflexion de l'artère carotide interne, jusqu'au bord antérieur et interne du rocher (Valentin). Du bord convexe du ganglion sortent les trois branches terminales du trijumeau, aplaties, fasciculées, et ne formant point, pendant leur trajet intra-crânien, des cordons nerveux arrondis. — La *petite racine du trijumeau*, d'abord située en avant et en dedans de la grosse racine, se place au-dessous du plexus triangulaire et du ganglion de Gasser, et va dans le trou ovale s'unir au nerf maxillaire inférieur.

Le *moteur oculaire externe* apparaît dans le sillon bulbo-protubérantiel, sur le bord externe de la pyramide antérieure, se porte presque directement en haut et en avant, entre le mésocéphale et la gouttière basilaire, et traverse la dure-mère par un orifice circulaire, situé en arrière et en dedans de celui du trijumeau. Dès qu'il a disparu dans la dure-mère, il remonte un peu obliquement en dehors sur la partie la plus interne du rocher, pénètre dans le repli fibreux qui unit la pointe de l'apophyse pétrée au dos de la selle turcique, et suit la paroi externe du sinus caverneux. (Voy. Sin. cav.).

Le *facial* va de la fossette sus-olivaire du bulbe au trou auditif interne : dans ce trajet, il mesure une longueur moyenne de 25 millimètres. Il se porte horizontalement en avant et en dehors, côtoyé en bas par le nerf intermédiaire de Wrisberg. Le facial et le nerf intermédiaire sont logés dans une gouttière formée par le *nerf acoustique.* Celui-ci naît par deux racines de la fossette latérale du bulbe et du plancher du 4e ventricule. Comme le facial, dont il suit la direction, il est situé entre la paroi ostéo-fibreuse d'une part, le pédoncule cérébelleux moyen et le lobule cérébelleux du pneumogastrique d'autre part. J'ai vu souvent deux et même trois artérioles, venues des branches du tronc basilaire, accompagner ces nerfs et pénétrer avec eux dans le conduit auditif interne.

Les trois nerfs qui suivent (9e, 10e, 11e) vont sortir par le trou déchiré postérieur. J'ai dit ailleurs (voy. Base du crâne) quelle était la configuration de ce trou. Le compartiment moyen du trou déchiré postérieur est subdivisé par un petit pont fibreux horizontal en deux trous : le supérieur livre passage au glosso-pharyngien ; l'inférieur, plus grand, au pneumogastrique et au spinal. Le *glosso-pharyngien* et le *pneumogastrique* s'implantent sur le sillon latéral du bulbe et se portent, suivant un trajet presque horizontal, vers le trou déchiré postérieur ; recouverts par le cervelet, ils sont en rapport en avant avec la gouttière que j'ai signalée sur le versant postérieur du *tubercule occipital.* — Le nerf *spinal* naît par deux racines : la racine supérieure ou bulbaire s'implante au-dessous du nerf vague ; la racine inférieure ou cervicale naît sur le sillon collatéral postérieur de la moelle épinière, par de nombreuses radicules qui descendent souvent jusqu'à la 6e ou 7e vertèbre du cou. Ces deux racines forment, en se réunissant, un filet long et grêle, qui remonte entre les racines antérieures et postérieures des nerfs cervicaux, et pénètre dans le crâne par le trou occipital, entre l'artère vertébrale et les radicules du grand hypoglosse en avant, la face inférieure du cervelet en arrière.

Le nerf *grand hypoglosse* (12e) émerge sur le sillon intermédiaire à l'olive et à la pyramide antérieure, par trois ordres de racines : les supérieures se groupent à l'entrée du trou condydien antérieur et constituent un petit faisceau qui traverse isolément la dure-mère ; les inférieures convergent également en un faisceau distinct qui s'engage aussi dans le trou condydien par un orifice particulier ; les moyennes cheminent entre les précédentes et se réunissent à elles ; quelquefois elles s'isolent et forment un troisième faisceau indépendant.

Structure. — La dure-mère est composée essentiellement par des faisceaux fibreux de tissu conjonctif ; on y rencontre aussi quelques fibres élastiques, d'autant plus nombreuses qu'on se rapproche davantage de la face encéphalique. En raison de sa structure, cette membrane présente une solidité telle que, après de larges pertes de substance, elle suffit à contenir la masse cérébrale. — Elle est parfois déchirée dans les fractures du crâne, mais il faut pour cela qu'une grande violence ait été employée. Une pression lente la distend et l'éraille : c'est par ce mécanisme que l'ecchondrose sphéno-occipitale pénètre dans la cavité crânienne. La dure-mère s'enflamme avec les os dont elle revêt la face profonde, devient friable et se perfore : c'est ainsi que les abcès mastoïdiens vont parfois s'ouvrir dans la cavité arachnoïdienne.

La structure intime de la dure-mère serait analogue à celle des aponévroses (Renaut, *Dict. encyclop.*, art. *Système nerveux*). Elle est formée de faisceaux conjonctifs disposés en couches stratifiées. La face interne ou viscérale de la dure-mère est doublée (comme la face péritonéale du centre phrénique du diaphragme), d'une membrane fenêtrée, analogue à l'épiploon, dont la surface libre est recouverte par l'endothélium arachnoïdien (Renaut). D'après J. Michel (*Arb. aus der physiol. Inst. zu Leipzig*, p. 81), la face externe ou crânienne de la dure-mère serait aussi tapissée par un revêtement endothélial. Le même auteur a décrit, entre les couches stratifiées de la dure-mère, des fentes qui seraient des voies lymphatiques en communication avec le grand sac arachnoïdien.

Les fibres de la dure-mère s'entre-croisent dans des directions diverses, d'où il suit que son tissu supporte assez bien la suture : cependant, celle-ci devra être faite avec de fines aiguilles pour éviter les éraillures. Car, si la dure-mère est douée d'une grande résistance, elle est fort peu élastique, et son tissu ne prête point. C'est à ce manque d'élasticité qu'il faut rapporter les ruptures de cette membrane dans certaines fractures du crâne; c'est ce même défaut d'élasticité qui permet de comprendre le décollement de la dure-mère dans les traumatismes du crâne sans fracture, et les arrachements de certaines apophyses avec ou sans fracture. (Voir *Mécanisme des fractures du crâne*, page 61.)

Duret, dans ses expériences, a très bien vu les réactions différentes de la dure-mère peu élastique et des os très élastiques : « Au moment du choc (*Thèse Duret*, page 259), souvent la dure-mère est décollée et les vaisseaux sont déchirés. Lorsque le cône de dépression se forme, la dure-mère suit la partie osseuse dans son déplacement ; mais parfois elle l'abandonne au moment du relèvement, car la lame osseuse est plus élastique. »

J'ajouterai enfin que les fibres, entre-croisées de façon à former un feutrage irrégulier très visible même à l'œil nu, ne sont pas également nombreuses sur tous les points de la dure-mère; elles s'accumulent au niveau des points d'insertion de la faux du cerveau et de la tente cérébelleuse. Sur les côtés du sinus longitudinal supérieur et du sinus latéral, elles forment de petites colonnettes très saillantes, qui donnent à la membrane un aspect pectiné (Voir fig. 20). D'autre part, l'épaisseur de la dure-mère diminue au voisinage du bord libre de la tente du cervelet et de la grande faux; sur cette dernière on voit fréquemment (Voy. fig. 20) les fibres s'entre-croiser en un réseau percé à jour, ou même limiter des perforations assez étendues.

Faut-il décrire, avec nombre d'auteurs, deux feuillets à la dure-mère et ajouter que ces deux feuillets se séparent au niveau des sinus pour loger ces canaux veineux? Évidemment, avec une grande habileté de scalpel, la séparation en 2 lames est possible, surtout chez les jeunes sujets. Trolard a rapporté (*Journal de l'Anatomie*, juillet 1890) un cas de dédoublement de la dure-mère.

La conception d'une dure-mère formée par l'accolement de deux membranes est vérifiée par l'étude des faits pathologiques. La couche externe et la couche interne présentent des affinités et des réactions pathologiques différentes. On a pu distinguer, dans les inflammations de la dure-mère, les pachyméningites interne et externe, suivant que le processus prédomine dans la couche interne ou dans la couche externe. Ces deux ordres de phlegmasies reconnaissent des causes différentes. La première se voit principalement au cours des maladies générales. Analogue à la vaginalite chronique, elle se complique, elle aussi, très fréquemment d'épanchements sanguins, dits hématomes de la dure-mère, et plus rarement d'épanchements séreux enkystés, décrits par quelques auteurs sous le nom d'hygromas dure-mériens. Elle n'est suppurée que sous l'influence de quelques conditions spéciales (thrombose des sinus, propagation d'une leptoméningite, d'une endocrânite purulente). Au contraire, l'inflammation de la couche externe de la dure-mère revêt à peu près toujours la forme purulente, et accompagne les suppurations du crâne osseux, quelles que soient leurs origines.

Cette différence de réaction pathologique se poursuit dans les autres lésions de la dure-mère, notamment dans les ossifications et dans les néoplasmes. Là, c'est la couche externe ou périostique qui seule est en cause. C'est de cette couche, et de préférence dans la région pariétale, que partent ces sarcomes, presque toujours fuso-cellulaires, quelquefois encéphaloïdes ou myxomateux, qui amènent rapidement la résorption des parois osseuses et forment à l'extérieur ces fongus à marche envahissante, contre lesquels nous employons l'excision large des parties molles, des os, et même de la méninge.

C'est aussi dans la couche externe seule que siègent les ossifications et les ostéomes de la dure-mère. Les premières se font en général sous la forme diffuse, en plaques, qui occupent de préférence la tente cérébelleuse, et surtout la grande faux cérébrale ; elles arrivent parfois à un tel degré d'extension, qu'elles constituent une véritable calotte résistante, doublant la boîte crânienne. Dans d'autres cas la substance osseuse se dépose en des points limités, donnant lieu aux ostéomes de la dure-mère. On a dit que ceux-ci, en se pédiculisant, se portaient dans l'espace arachnoïdien (subdural) et constituaient, en se détachant, les corps libres *intra-arachnoïdiens*. Toutefois, il ne faut pas oublier que les dépôts osseux peuvent se développer primitivement sous le feuillet viscéral de l'arachnoïde (Lallemand). Les ostéomes dure-mériens se portent de préférence vers l'extérieur ; Virchow a montré qu'ils se fusionnent de très bonne heure avec la capsule osseuse et qu'on pouvait aisément les confondre avec des exostoses (énostoses) développées aux dépens de la table interne du crâne.

La dure-mère peut être le siège d'autres tumeurs. Les kystes dermoïdes et les kystes hydatiques sont très rares. Il n'en est pas de même du fibrome, qui se développe d'ordinaire sur la face interne, et du psammome, qui occupe au contraire la face externe. Les carcinomes, squirrhes, etc., y sont moins fréquents. Au dire de Bizzozero et Bizzolo (*Rivista de Med. chir. et ter.*, 1874), toutes les tumeurs primitives de la dure-mère seraient des productions homologues, toujours bénignes.

Artères. — Les artères de la dure-mère portent le nom de *méningées* : ces artères doivent être divisées en antérieures, latérales et postérieures. Les *antérieures* proviennent des deux branches ethmoïdales de l'ophthalmique. — Les *moyennes* naissent de la maxillaire interne. L'*artère méningée moyenne*, dont j'ai déjà décrit le trajet, est la principale ; elle est accompagnée de deux veines, exceptionnellement d'une seule, et située dans la couche la plus externe de la dure-mère sur laquelle elle fait saillie ; ses branches, grosses et nombreuses, s'anastomosent entre elles et aussi avec les méningées antérieure et postérieure ; elles communiquent aussi avec les méningées du côté opposé ; d'où l'obligation de lier les deux bouts pour éviter le retour d'une hémorrhagie. Il faut signaler, parmi les méningées moyennes, un ramuscule, *la petite méningée*, venant aussi de la maxillaire interne, et qui pénètre par le trou ovale. — Les *artères méningées postérieures* viennent de la vertébrale à son entrée dans le crâne et de la pharyngienne par le trou déchiré postérieur.

A côté de ces artères, les plus importantes, nous devons signaler un groupe d'artérioles de la dure-mère. La mastoïdienne, branche de l'auriculaire postérieure, pénétrant par le trou mastoïdien ; une branche de l'artère occipitale passant par le trou pariétal ; les artérioles que fournissent à la dure-mère voisine la carotide interne dans le sinus caverneux et l'artère sylvienne près de son origine ; et enfin, quelques ramuscules donnés par la cérébelleuse supérieure à la tente du cervelet.

Les artères, venues de ces différentes sources, forment un riche réseau dans la couche externe ou périostique de la membrane : la plupart de leurs ramifications se rendent dans les os du crâne : de là leur volume.

Dans l'épaisseur de la dure-mère, les artères forment, d'après Axel Key et Retzius (1877), deux réseaux : un externe, près de la surface périostique de la membrane ; l'autre interne, à mailles allongées présentant des *dilatations ampullaires*. Çà et là de fines artérioles partent du système externe pour se rendre dans l'interne (artères unissantes).

J'ai traité ailleurs de la chirurgie de la méningée moyenne (Voy. Région temporale). J'ajoute ici que cette artère peut être atteinte d'anévrysme, le plus souvent de cause traumatique. Mais ces anévrysmes sont très rares ; on n'en connaît qu'une dizaine de cas. Ils tendent à perforer la paroi osseuse, et à faire saillie sous forme de tumeurs pulsatiles dont le diagnostic n'est pas toujours facile. Le meilleur traitement consiste à élargir la perte de substance osseuse, à faire la double ligature avec extirpation du sac. On a cependant obtenu de bons résultats par la compression digitale de la carotide primitive. La ligature de ce vaisseau doit être réservée, suivant Heineke, aux anévrysmes difficilement abordables, occupant le segment inférieur de l'artère méningée moyenne.

Veines. — Les veines de la dure-mère naissent d'ampoules volumineuses qui reçoivent une série de capillaires et donnent naissance à une veine : véritables *racines veineuses*. Elles forment un double réseau occupant : l'un la face externe, l'autre la face interne de la membrane. Les deux réseaux s'anastomosent largement entre eux (Michel) avec les veines des os du crâne et avec celles du péricrâne. Recklinghausen, et après lui Boehm, avaient considéré le réseau interne comme lymphatique et le faisaient communiquer, d'une part, avec la cavité arachnoïdienne, et, de l'autre, avec les capillaires sanguins de la dure-mère. Axel Key et Retzius d'abord, Michel ensuite, en ont déterminé la nature veineuse. Les expériences de ce dernier ont prouvé aussi que la communication du réseau dit de Boehm (réseau veineux interne) avec la cavité arachnoïdienne ne se ferait que par effraction.

Sorties de la dure-mère, les veines suivent deux voies : les unes vont se rendre isolément dans les sinus ; les autres accompagnent les branches artérielles (veines méningées moyennes) pour se rendre dans le sinus longitudinal supérieur, et dans le plexus ptérygoïdien.

Lymphatiques. — Mascagni a signalé et dessiné deux vaisseaux lymphatiques, suivant le trajet de l'artère méningée moyenne, en dehors des veines, et sortant par le trou sphéno-épineux pour se rendre aux ganglions jugulaires. Sappey a recherché ces vaisseaux, et, ne les ayant pas trouvés, il a conclu que la dure-mère était entièrement privée de lymphatiques. — J'ai bien souvent tenté l'injection des lymphatiques de la dure-mère ; je n'ai réussi qu'une fois à les injecter dans une étendue assez grande pour qu'il n'y eût plus de doute sur la nature des vaisseaux injectés. Un de mes élèves, M. Jacob, a également réussi une fois devant moi. Les difficultés de l'injection proviennent de l'adhérence de la dure-mère au crâne ; et, si l'on détache la dure-mère de l'os, l'injection devient impossible parce que le mercure s'échappe par tous les orifices des lymphatiques osseux. Je crois donc, avec Mascagni, à l'existence de ces vaisseaux ; ils accompagnent les vaisseaux sanguins de la membrane.

Nerfs. — La dure-mère reçoit des nerfs qui accompagnent les branches artérielles, et se trouvent aussi dans la couche externe ou périostique de la membrane.

On trouve autour de l'artère méningée moyenne un plexus de filets émanés du ganglion cervical supérieur. — Mais, indépendamment des filets sympathiques qui accompagnent les vaisseaux, la dure-mère présente d'autres filets nerveux. Arnold et Luschka ont décrit un nerf particulier, qui se détache du trijumeau, pénètre dans le crâne par le trou sphéno-épineux (nerf épineux de Luschka), et accompagne l'artère méningée moyenne dans tout son trajet, se divisant comme elle en deux, puis en plusieurs branches (*N. recurrens inframaxillaris*, Henle).

Les *nerfs antérieurs*, étudiés par Froment et plus tard par Purkinje, naissent du filet ethmoïdal de la branche ophthalmique; d'autres viennent de l'oculo-moteur commun par le canal ethmoïdal postérieur. — Les *nerfs postérieurs* naissent aussi de la même branche, mais avant son entrée dans l'orbite, ils s'accolent au nerf pathétique et cheminent ensuite d'avant en arrière dans l'épaisseur de la tente du cervelet. Luschka et Rudinger ont encore décrit un rameau se détachant de l'hypoglosse dans le trou condylien pour suivre le trajet de l'artère méningée postérieure. Arnold décrit des rameaux récurrents du vague allant aux sinus transverse et occipitaux.

Tous ces filets nerveux se ramifient dans la couche externe de la dure-mère et se rendent jusqu'aux sinus et aux os. On les rencontre surtout sur la voûte et dans les fosses cérébrales moyennes.

Le mode de terminaison de ces nerfs a été bien étudié par W.-T. Alexander (*Arch. f. Mikrosk. Anat.*, 1875, XI, 2, p. 231). Contrairement à Luschka, qui n'admettait pas l'existence de nerfs propres à la dure-mère, cet auteur en distingue deux sortes : 1° les nerfs vasculaires; chaque artère est accompagnée de deux filets, d'abord myéliniques, puis amyéliniques, se terminant en un réseau très serré qui enlace l'artériole; 2° les nerfs de la dure-mère proprement dits, qui suivent un trajet indépendant des vaisseaux, pour se terminer par des réseaux de tubes amyéliniques, très visibles surtout sur la convexité de la dure-mère. — Krause a décrit dans l'épaisseur de la dure-mère des corpuscules de Vater.

La sensibilité de la dure-mère, contestée par certains auteurs (Haller, Zinn, etc.), admise par Longet seulement pour la dure-mère de la base, démontrée par de nombreuses expériences (Flourens, Cl. Bernard, Brown-Séquard, Couty, F. Franck, etc.), devient parfois très vive. L'inflammation de cette membrane peut donner lieu à des troubles cérébraux de nature réflexe, bien étudiés dans ces temps derniers par Bochefontaine et Duret. Ces auteurs ont vu, après Marshall-Hall et Brown-Séquard, que l'irritation expérimentale de la dure-mère déterminait des convulsions ou des contractures, limitées au côté du corps correspondant au côté irrité; c'est là un détail intéressant, capable de nous expliquer les hémiplégies directes qu'on note parfois au cours des tumeurs des méninges cérébrales.

SINUS DE LA DURE-MÈRE

Tout l'axe nerveux central offre cette particularité de posséder des afférents artériels relativement grêles, et des efférents veineux de capacité énorme. Cette disposition est en rapport avec le fonctionnement des éléments nerveux, et paraît destinée à favoriser le départ du sang, qui a servi à leur nutrition; elle permet aussi les déplacements rapides qui doivent s'opérer dans le système sanguin.

Les *sinus de la dure-mère*, logés dans l'épaisseur de cette membrane, présentent des parois rigides; leur coupe prismatique ou circulaire reste béante; ils répondent, pour la plupart, par l'une de leurs parois, à des gouttières creusées sur l'endocrâne, tandis que les parois opposées entrent en rapport avec les diverses parties de l'encéphale, dont ils reçoivent les veines. Leur paroi contiguë à l'os est

criblée de trous, par lesquels les sinus reçoivent des veines de l'extérieur et du
diploé. — La paroi des sinus est formée par la dure-mère, que tapisse la membrane interne des veines. Les sinus ne présentent pas de valvules, mais leur cavité
est traversée par des brides fibreuses que revêt la couche endothéliale.

Les sinus peuvent être divisés en : *sinus de la voûte* et *sinus de la base*; — ou

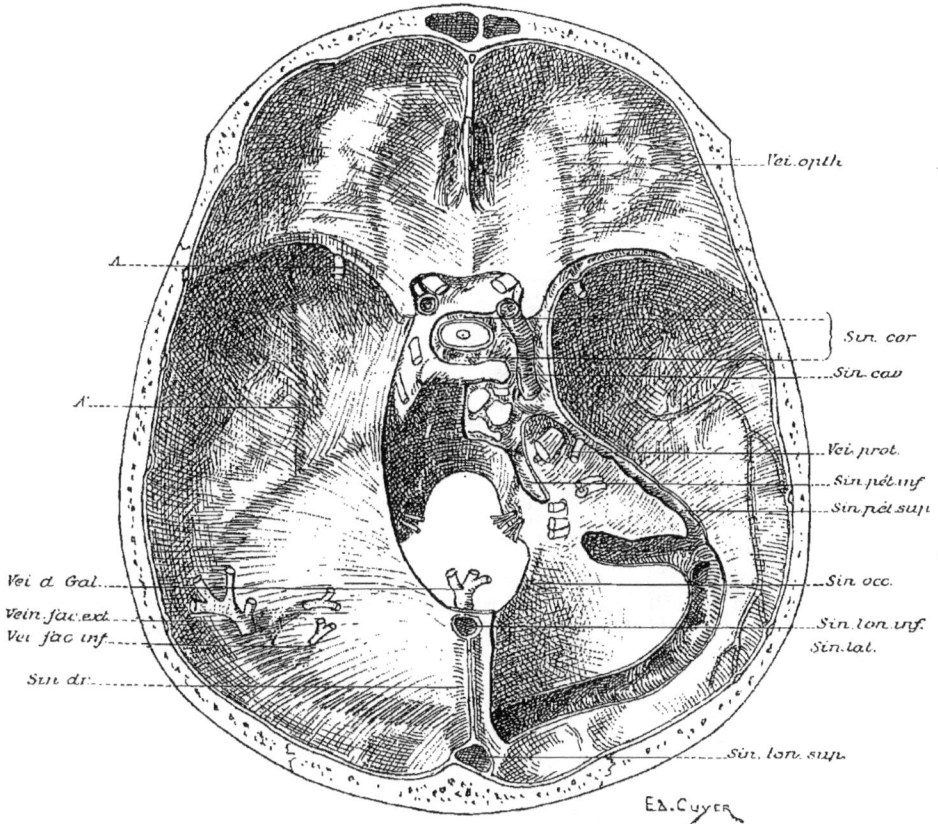

Fig. 21. — Sinus de la base du crâne.

encore en *sinus pairs* et *sinus impairs*. — Ils sont au nombre de 17, pour ne
compter que les principaux : 5 sont impairs, 6 sont pairs.

Sinus longitudinal supérieur. — Creusé dans l'épaisseur du bord convexe de la
faux du cerveau, il naît par une extrémité effilée dans le trou borgne, et se porte en
arrière, suivant la gouttière longitudinale supérieure, en s'élargissant progressivement, jusqu'à la protubérance occipitale interne, où il contribue à former le *confluent
des sinus* ou pressoir d'Hérophile.

Sinus longitudinal inférieur. — Notablement plus petit que le précédent, il occupe
le bord libre de la faux du cerveau, commence vers le tiers antérieur de ce bord,

et le suit en augmentant de volume, jusqu'à la tente du cervelet, où il se jette dans le sinus droit. — On remarque toujours sur la faux du cerveau une ou deux grosses veines unissant les deux sinus longitudinaux.

Sinus droit (*vertical* serait mieux). — Il suit l'insertion de la faux du cerveau sur la tente du cervelet. A peu près *vertical*, il est cependant très légèrement oblique d'avant en arrière et de haut en bas, pour confluer au pressoir d'Hérophile. Il reçoit le système des veines de Galien.

Sinus latéraux. — Étendus de la protubérance occipitale interne au trou déchiré postérieur, ils présentent une première portion horizontale, logée dans la gouttière occipitale, et une deuxième portion, curviligne, obliquement descendante en bas, en avant et en dedans, logée dans la gouttière pétro-mastoïdienne. Les sinus latéraux occupent d'abord l'épaisseur du bord postérieur de la tente du cervelet. Leur extrémité postérieure s'abouche avec les sinus droit, longitudinal supé-

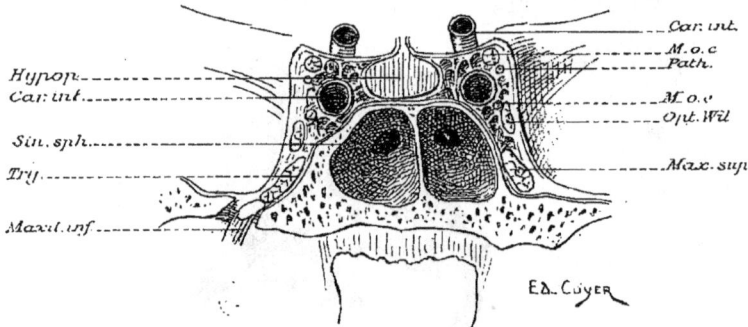

Fig. 22. — Coupe frontale du sinus caverneux avec la coupe des nerfs inclus dans la paroi externe.

A gauche la coupe a ouvert le trou grand rond dans lequel s'engage le nerf maxillaire inférieur. A cause de ses inflexions la carotide interne a été coupée deux fois. — La coupe est faite suivant la ligne XX de la figure 25.

rieur et occipitaux postérieurs, pour former le confluent des sinus (pressoir d'Héro-phile), qui répond à la protubérance occipitale interne ou un peu au-dessus ; leur extrémité antérieure se continue, à plein canal, avec la jugulaire interne. — J'insiste-rai plus loin (voir Région mastoïdienne) sur la portion mastoïdienne de ce sinus.

Sinus occipitaux postérieurs (*sin. marginaux*). — Ils vont du confluent des sinus à l'extrémité jugulaire des sinus latéraux. Le plus souvent (33 fois sur 44, d'après Knott), ces sinus commencent au niveau du pressoir par un tronc commun, qui des-cend le long de la crête occipitale interne, dans l'épaisseur de la faux du cervelet, et qui se bifurque pour contourner la moitié postérieure du trou occipital. Ces sinus, très petits en général, peuvent naître isolément des sinus latéraux ; parfois ils man-quent d'un ou des deux côtés ; enfin, ils peuvent se terminer par un réseau qui com-munique avec les plexus rachidiens.

Sinus caverneux. — Situés dans les gouttières caverneuses, sur les parties laté-rales de la fosse pituitaire, ils s'étendent de l'extrémité la plus large de la fente sphénoïdale au sommet du rocher, où ils se continuent avec les sinus pétreux, basilaire et carotidien. Leur extrémité antérieure s'abouche largement avec la veine ophthalmique (quelques auteurs les désignent sous le nom de *sinus de la veine ophthalmique*). Par leur extrémité postérieure, ils se continuent avec les sinus pétreux, transverse et basilaire ; ce point de rencontre des sinus porte le nom de *confluent antérieur*.

La forme du sinus caverneux est celle d'un cuboïde allongé de haut en bas et d'avant en arrière. La paroi interne, qui répond au corps pituitaire, et plus bas aux gouttières caverneuses, reçoit l'embouchure du sinus coronaire. — Dans l'épaisseur de la paroi externe, plus étendue, cheminent les nerfs moteur oculaire commun, pathétique et ophthalmique de Willis. — La paroi supérieure est formée par les insertions de la tente du cervelet aux apophyses clinoïdes ; à sa partie antérieure, elle livre passage à l'artère carotide interne. — La paroi inférieure répond à la gouttière caverneuse, qui la sépare du sinus sphénoïdal ; elle reçoit des veinules qui traversent la fente sphéno-maxillaire et le trou ovale.

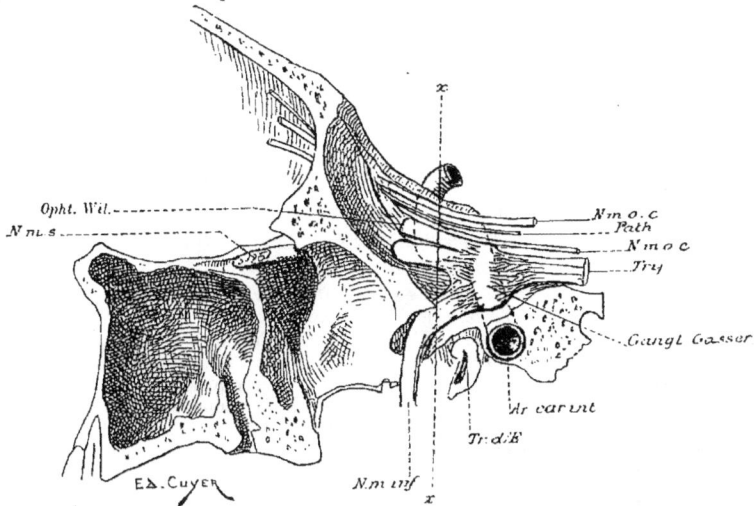

Fig. 25.

La coupe ci-jointe montre la disposition générale du sinus, et les différents organes qu'il contient, tant dans sa cavité que dans sa paroi externe. La coupe a passé transversalement par le milieu de la selle turcique, aussi comprend-elle le corps pituitaire et sa tige : elle n'est point schématique, mais donne la reproduction exacte de ce que j'ai observé sur un très grand nombre de coupes. Le nerf moteur oculaire commun est placé dans l'angle supérieur et externe ; immédiatement au-dessous de lui, on trouve le pathétique ; toujours en descendant la paroi externe, on rencontre le nerf ophthalmique de Willis, et au-dessous de ce dernier le tronc aplati du nerf maxillaire supérieur. Dans la cavité du sinus, on aperçoit le petit nerf moteur oculaire externe, tantôt accolé à la paroi externe, tantôt plus rapproché de l'artère. A l'intérieur du sinus, on voit la coupe de la carotide interne. — La carotide décrit dans le sinus, un S véritable : chez les jeunes sujets, les courbures de l'S sont de grand rayon ; sur les sujets avancés en âge, les courbures sont plus accentuées et se touchent. Une coupe verticale, un peu obliquement dirigée de haut en bas et d'avant en arrière, peut couper l'artère trois fois. Notre coupe montre encore quelques ramuscules artériels, destinés aux parois du sinus et au sphénoïde. De nombreux trabécules parcourent en tous sens la cavité du sinus, qui mérite bien son nom de caverneux.

La disposition que nous représentons est celle que nous avons observée le plus fréquemment; mais il n'est pas rare de rencontrer d'autres dispositions : souvent la carotide est appliquée à la paroi externe; quelquefois le moteur oculaire externe est logé dans l'épaisseur de la paroi. — Les organes contenus dans l'intérieur du sinus sont recouverts, comme les lamelles qui le cloisonnent, d'une couche d'endothélium.

D'après Trolard (*Journal de l'Anatomie*, n° 5, septembre-octobre, 1890), l'anse carotidienne, solidement adhérente à la tente durale dans sa partie supérieure, est fixée, en haut et en dehors, à la paroi externe du sinus. En bas, l'artère est fixée par un ligament étendu de la partie moyenne de sa concavité à la rigole osseuse. Ce *ligament carotidien* s'insère à l'extrémité postérieure de la gouttière, se confondant avec le périoste qui tapisse le canal carotidien, et sur le bord tranchant du feuillet interne de la cavité durale du ganglion de Gasser; de là il se dirige en avant pour s'attacher en se bifurquant à la face inférieure et sur les côtés de l'artère. — La face interne de la carotide est en rapport avec la portion vasculaire du corps pituitaire, qui présente une gouttière pour l'artère. Je traiterai ailleurs (voir Physiologie pathologique de la circulation artérielle de l'encéphale) de l'importance physiologique de ce rapport.

Sinus circulaire ou coronaire. — Il a la forme d'une ellipse entourant le corps pituitaire et s'ouvrant à chaque extrémité dans le sinus caverneux. La partie postérieure, interposée entre le corps pituitaire et la lame carrée du sphénoïde, est d'ordinaire plus large que l'antérieure, qui parfois fait défaut.

Quelquefois ce sinus est remplacé par une veine inter-caverneuse (Knott). Une portion du sinus, située sous le corps pituitaire, a été décrite comme un sinus particulier (sinus circulaire inférieur de la selle sphénoïdale de Winslow). D'après Trolard (loc. cit. 1890, p. 501) il existerait entre les deux sinus caverneux, un système veineux lacunaire, dont la portion principale, située sous l'hypophyse *sinus (sous-pituitaire)* peut remonter soit au-devant, soit en arrière du corps pituitaire, pour constituer deux canaux superficiels, seuls décrits comme sinus circulaire, et qui manquent souvent. — Pour cet auteur, on ne doit comprendre sous le nom de sinus caverneux que ce qui est au-dessous et en dehors de la carotide interne, ce qui est en dedans d'elle appartiendrait au sinus intercaverneux (sinus circulaire).

Sinus pétreux supérieurs. — Longs et étroits, ils suivent le bord supérieur du rocher, s'ouvrant en avant dans les sinus caverneux, en arrière dans les sinus latéraux. Je les ai souvent vus se bifurquer à leur extrémité interne pour embrasser le trijumeau.

Sinus pétreux inférieurs. — Moins longs, mais plus larges que les précédents, ils occupent la gouttière pétro-basilaire et vont du sinus caverneux au golfe de la veine jugulaire dans le trou déchiré postérieur.

Ce sinus se termine d'ordinaire par une veine qui passe au-devant des nerfs dans le trou déchiré postérieur pour aboutir dans la veine jugulaire immédiatement au-dessous du golfe de cette veine. — Entre les deux sinus pétreux, Theile signale un *sinus intermédiaire.*

Sinus occipital transverse ou basilaire. — Placé transversalement sur la gouttière basilaire en arrière et au-dessous de la lame quadrilatère, il est large et cloisonné par de nombreuses trabécules; il s'étend des sinus pétreux et caverneux d'un côté aux sinus homologues de l'autre côté. — Au-dessous de ce sinus on trouve un plexus veineux (plexus basilaire de Virchow) plus ou moins abondant, qui va s'anastomoser au niveau du trou occipital avec les plexus intra-rachidiens; quelques auteurs décrivent la partie inférieure de ce plexus sous le nom de *sinus circulaire du trou occipital.* D'ailleurs toute la face postérieure de la gouttière basilaire est tapissée de grosses veines. — Ceux qui aiment à prêter aux veines le rôle mécanique de coussinet auraient là une belle occasion de décrire l'édredon veineux du bulbe; malheureusement le bulbe ne repose guère sur la gouttière basilaire.

Sinus sphéno-pariétal de Breschet. — Passé sous silence par les classiques, le sinus sphéno-pariétal tire son importance de l'anastomose qu'il établit entre les sinus de la voûte et ceux de la base. Il suit le trajet de la branche antérieure (grosse branche) de l'artère méningée moyenne. Dans un grand nombre de cas, la moitié environ, il n'est pas autre chose que la veine méningée moyenne antérieure, fort dilatée. Dans l'autre moitié, il a une existence autonome, et va, par un trajet indépendant de celui de l'artère méningée moyenne, du sinus longitudinal supérieur au sinus caverneux. — Trolard et Knott ont certainement exagéré, en considérant ce sinus comme étant toujours la veine méningée moyenne antérieure. En effet, si, dans sa partie moyenne, le sinus de Breschet chemine côte à côte avec l'artère méningée moyenne, toujours il se sépare de cette artère à ses deux extrémités : en haut, il gagne par un trajet isolé, et souvent bifurqué, un ou deux des lacs sanguins placés sur les côtés du sinus longitudinal supérieur; en bas, il se loge sous la petite aile du sphénoïde dans une gouttière osseuse parallèle à la fente sphénoïdale, et va s'aboucher avec la veine ophthalmique, dans le sinus caverneux (voy. fig. 21).

L'étude de la face interne des os du crâne renseigne sur le trajet du sinus sphéno-pariétal, pour peu qu'elle soit faite avec attention et sur un grand nombre de crânes.

On ne décrit guère sur la face interne des os du crâne que les sillons répondant aux ramifications de l'artère méningée moyenne. Cependant, les veines qui accompagnent cette artère y impriment aussi leur trajet. En regardant avec attention l'endocrâne, on voit qu'il est creusé de nombreuses gouttières : les unes, répondent aux ramifications des artères méningiennes, les autres, placées ordinairement à côté des premières, correspondent aux veines qui accompagnent ces artères. — Les gouttières ou sillons artériels sont lisses, réguliers, et n'offrent pas d'ouvertures; les gouttières veineuses sont moins régulières, plus larges, et leur fond est criblé d'ouvertures par lesquelles la veine reçoit des rameaux diploïques. — Parmi ces gouttières veineuses, celle qui loge le sinus sphéno-pariétal est surtout remarquable : d'ordinaire elle est parallèle à la gouttière artérielle, mais en haut elle s'en éloigne toujours pour se rendre, par un trajet bifurqué, à des excavations qui logent les granulations pacchioniennes; en bas, elle se sépare aussi de la gouttière artérielle, pour s'engager sous la petite aile du sphénoïde. Dans un certain nombre de cas, le sinus est logé, sur une étendue plus ou moins grande, dans l'épaisseur du diploé, et l'on peut alors le considérer comme une veine diploïque temporale.

Quoi qu'il en soit de ces variétés, il n'en est pas moins intéressant de savoir qu'il y a en ce point, sous la voûte crânienne ou dans son épaisseur, un énorme canal veineux. Ce sinus, parallèle à l'artère méningée moyenne, est situé un peu en avant de la région que l'on trépane pour arriver sur la zone Rolandique; mais il se peut que le chirurgien soit obligé d'agrandir l'ouverture en avant, et alors il ouvrira infailliblement le sinus : je l'ai souvent ouvert.

Sinus pétro-squameux. — Krause et Luschka le décrivent : il occupe l'angle rentrant formé par les portions pierreuse et squameuse de l'os temporal; il communique avec le sinus latéral, soit en contournant la partie externe du bord supérieur du rocher, soit par un petit canal osseux qui traverse ce bord; en avant, il perfore l'écaille du temporal au niveau de l'articulation temporo-maxillaire, et communique avec les veines temporales profondes. Sur 42 cas, Knott l'a trouvé sept fois des deux côtés et dix-huit fois d'un côté seulement. Je l'ai vu bien souvent. — D'après Luschka, ce sinus représente la portion du système de la veine jugulaire primitive qui pénétrait dans le crâne par le trou temporal ou *foramen jugulare spurium* (situé au-dessus de l'articulation temporo-maxillaire) pour atteindre la portion horizontale du sinus latéral. Ordinairement, le trou et ce sinus disparaissent une fois que le système de la jugulaire interne s'est développé. Cette veine, en effet, pénètre dans le crâne pour s'aboucher dans la partie horizontale du sinus latéral, et devient ainsi la voie principale d'écoulement du sang veineux intra-crânien. La voie primitive disparaît, le sinus et l'orifice temporal se ferment, sauf dans quelques cas où ils persistent à l'état d'anomalie.

Sinus pétro-occipital inférieur. — Signalé par Trolard, il est situé à l'extérieur du crâne dans la suture pétro-occipitale, et ne fait pas partie des sinus de la dure-mère.

Quelques auteurs décrivent encore un sinus *carotidien* (Burdach 1812, Rektorzik 1858, Trolard 1868 et 1890), un sinus *vertébral* (Trolard 1890), etc. La carotide et la vertébrale sont, en effet, entourées d'un plexus veineux; mais ce ne sont point là des sinus.

Sinus condylien. — Décrit par Ch. Labbé (*Arch. de phys.*, 1883), ce sinus repose sur la face interne du condyle de l'occipital à l'union de cette face avec la gouttière basilaire. Obliquement dirigé de haut en bas et d'avant en arrière, ce sinus serait très développé chez l'enfant. Il communique en avant avec le plexus veineux placé dans l'intérieur du canal condylien antérieur (confluent condylien antérieur de Trolard); en arrière par des veinules, avec les plexus intra-rachidiens.

A la face inférieure de la base, Trolard (*Arch. Gén. de Méd.*, 1870) décrit sous le nom de *confluent condylien antérieur*, une cavité veineuse, située en dedans du trou déchiré postérieur, en dehors et en avant du condyle de l'occipital, et logée dans la cavité osseuse (cavité condylienne antérieure) au fond de laquelle s'ouvre le canal condylien antérieur.

Les anomalies des sinus de la dure-mère ont été étudiées par Theile, Hallett, et Knott; Ch. Labbé en a donné un excellent tableau (*Arch. de Phy.* 1883).

On a noté : la bifurcation, des changements de direction, la petitesse extrême, et même l'absence complète de tous les sinus. — Rüdinger a étudié les anomalies du pressoir d'Hérophile, qui peut manquer. — La circulation veineuse de l'encéphale n'est en rien gênée par ces anomalies, tant sont fréquentes et développées les communications entre les vaisseaux.

Les sinus étant des espaces largement ouverts, et n'ayant aucune tendance à se fermer, il était tout naturel d'admettre que leur ouverture devait donner lieu au phénomène de l'entrée de l'air dans les veines. Pourtant l'expérimentation et la clinique ont donné des résultats contradictoires. Schelmann (1864) montra que chez le chien, la plaie du sinus était bénigne, l'air n'y pénétrait pas. Cl. Bernard (1875), Volkmann, Bergmann, Genymer (1877), Senn (1885) admettent au contraire la possibilité de l'entrée de l'air dans les sinus. Les récentes expériences de Ferrari (de Gênes) lui ont démontré au contraire que l'entrée de l'air n'a pas lieu, à la suite des plaies du sinus.

Lancial (de Lille) (*Congrès international de Berlin*, 1890) pense que dans certains cas les phlébites et les thromboses des sinus de la dure-mère peuvent être traitées avec succès par l'intervention chirurgicale, en particulier celles du sinus latéral et du sinus caverneux. Pour le premier, il conseille de faire au préalable la ligature de la jugulaire interne afin d'empêcher un caillot de se porter vers le cœur et les poumons, et de porter ensuite l'intervention directement sur le sinus par la voie mastoïdienne. M. Lancial a eu l'occasion de faire une opération semblable; mais l'embolie pulmonaire s'était produite avant la ligature de la jugulaire, et le malade mourut. Quand il s'agit de phlébites et thromboses du sinus caverneux, le malade est voué à une mort certaine. Aussi M. Lancial pense-t-il que le chirurgien est autorisé à faire le curage de l'orbite, pour se créer une voie vers le sinus. Il a vérifié sur le cadavre la possibilité d'une pareille intervention (*Revue de Chirurgie*, n° 10, octobre 1890). Salzer (*Centr. f. Chir.*, 1891) a ouvert et gratté le sinus latéral enflammé.

Lacs sanguins de la dure-mère. — En 1868 Trolard a décrit (Thèse, Paris, octobre 1868) des cavités qui se trouvent dans l'épaisseur de la dure-mère, notamment sur les côtés du sinus longitudinal; il leur a donné le nom de *lacs sanguins de la dure-mère.* — Ces cavités avaient été déjà signalées par Bartholin (1847), Breschet et Faivre (Thèse 1853) : elles ont été de nouveau étudiées par Axel Key et Retzius dans leur intéressant travail (*Nordiskh medicinskt. Ark. f.* 1870).

Les lacs se présentent sous l'aspect d'ampoules sanguines, quelquefois arrondies, mais plus ordinairement allongées suivant l'axe du sinus sur les côtés duquel ils sont placés. Ils apparaissent très nettement le long du sinus longitudinal supérieur, après l'ablation de la voûte crânienne; le feuillet dure-mérien qui les recouvre laisse apercevoir la teinte bleuâtre du sang veineux qui les remplit. On les aperçoit moins facilement chez l'enfant, parce que le feuillet dure-mérien est plus épais. Il y en a aussi dans la tente du cervelet, sur les côtés du sinus latéral.

Les lacs, creusés dans un dédoublement de la dure-mère, offrent une paroi supérieure dense et unie, tandis que leur paroi inférieure présente des trabécules et des cordons fibreux qui s'entre-croisent en tous sens, et circonscrivent des orifices par lesquels font hernie de petits corps rougeâtres ou jaunâtres, les granulations de Pacchioni. — Leur paroi inférieure est un tapis de granulations pacchioniennes. — L'endothélium veineux tapisse leur cavité.

Les lacs sanguins communiquent : — 1º avec les *canaux veineux du diploé*, par un ou plusieurs orifices situés sur leur paroi supérieure ou plafond ; — 2º avec les *veines méningées*, dont l'une s'abouche directement dans un lac ; — 5º avec les veines cérébrales qui contournent les lacs ou passent au-dessous ; — 4º avec le *sinus voisin*, soit par des conduits plus ou moins fins, soit par un canal très large, ou simplement un orifice, quand sinus et lac sont au contact.

A côté de ces lacs, on rencontre souvent des saillies veineuses formées par des veinules dilatées (Sappey).

On s'accorde à faire jouer aux lacs sanguins le rôle de canaux de sûreté, ou mieux de réservoirs dérivatifs, destinés à recevoir le trop-plein du sang à un moment donné. Cela peut être vrai ; mais ils me paraissent plutôt devoir être rattachés au fonctionnement des granulations de Pacchioni. En effet, on n'observe pas de lacs sanguins sans corpuscules de Pacchioni ; Trolard, qui a bien mis ce fait en évidence, les appelait cavités pacchioniennes.

J'ai vu un lac et des granulations pacchioniennes, symétriquement placés dans la fosse temporo-sphénoïdale, sur le trajet des veines méningées moyennes ; la table osseuse était très amincie, et même perforée d'un côté, à ce niveau.

Communication des sinus avec les veines extérieures du crâne. — Les veines qui font communiquer les sinus avec les veines extérieures du crâne ont reçu le nom de veines émissaires. Avec Ch. Labbé (*Th. Paris*, 1882) nous les diviserons en : veines émissaires de la voûte, et veines émissaires de la base du crâne.

I.— A la voûte, la communication est directe ou indirecte. Directe, elle s'établit par : *a*) l'*émissaire pariétale* ou de Santorini, passant par le trou pariétal pour unir le sinus longitudinal supérieur aux veines du cuir chevelu. Je me suis expliqué sur ce point en traitant du cuir chevelu ; — *b*) l'*émissaire occipitale*. Sperino (Turin, 1884) décrit sous ce nom une veine qui traverse la protubérance occipitale interne pour réunir le pressoir d'Hérophile aux veines occipitales. — Indirecte, la communication se fait par l'intermédiaire des *lacs sanguins* qui s'ouvrent, d'une part, dans le sinus longitudinal supérieur, et, d'autre part, dans les veines diploïques et, par ces dernières, dans les veines du cuir chevelu.

II. — A la base, la communication est beaucoup plus large, elle est assurée par un grand nombre de veines. Au niveau de chaque étage nous en trouvons quelques-unes.

A. Au niveau de l'étage antérieur : *a*) la veine *fronto-ethmoïdale* de Sabatier et Blandin, veine du *trou borgne* de Sperino, traverse le trou borgne, faisant communiquer la pointe du sinus longitudinal supérieur avec les veines des fosses nasales. Très contestée, cette veine existerait toujours chez l'adulte, elle serait même anastomotique et plus développée chez l'enfant. Hédon (*loc. cit.*) dit l'avoir vue quelquefois chez l'adulte, mais, d'après lui, elle ne serait pas anastomotique. D'après mes recherches, elle existerait très fréquemment chez l'adulte et elle serait anastomotique ; je l'ai trouvée trois fois sur cinq crânes, dont l'injection veineuse avait été complètement réussi.

B. Dans l'étage moyen, les veines émissaires sont nombreuses. *a*) La *veine ophthalmique* unit le sinus caverneux avec la veine angulaire et les veines du front et de la face. On a beaucoup discuté sur la direction du courant sanguin dans les veines ophthalmiques. Sessemann

(1869) avait décrit un rétrécissement de cette veine avant son entrée dans le sinus caverneux, grâce auquel le déversement du sang des ophthalmiques se ferait dans la veine angulaire, et non dans le sinus. Nié par Merkel, ce rétrécissement existerait d'après Gurwitsch, et le courant veineux se ferait d'arrière en avant vers la veine faciale.

Festal (*Thèse de Paris*, 1887, p. 65) conclut de ses recherches que, dans les conditions de circulation normale, l'ophthalmique est tributaire du sinus caverneux; mais, dans les cas de pression exagérée dans le sinus ou les veines cérébrales, le sang peut se porter en avant et trouver dans la faciale une voie facile d'écoulement. Exceptionnellement le sang des veines de la face aboutirait dans le sinus. Ordinairement ce dernier trouve au contraire dans les veines faciales une large voie de déversement. J'insiste sur ce point anatomique à cause de son importance pathologique. On considère encore, en effet, les troubles cérébraux graves qui surviennent dans l'anthrax de la lèvre supérieure, comme la conséquence d'une phlébite de la veine faciale, ayant gagné le sinus caverneux par la veine angulaire et l'ophthalmique. — *b*) Les veines *méningées moyennes*, qui s'abouchent en haut dans le sinus longitudinal supérieur. directement ou par l'intermédiaire des lacs veineux, et vont par le trou sphéno-épineux se jeter dans le plexus ptérygoïdien. Souvent ces veines forment de véritables sinus qui entourent l'artère méningée moyenne. — *c*) La *veine stylo-mastoïdienne* ou de l'*aqueduc de Fallope* : d'après Blandin, cette veine fait communiquer une branche des veines méningées moyennes avec la veine jugulaire externe ou l'auriculaire postérieure; elle pénètre dans l'hiatus de Falloppe et parcourt l'aqueduc pour sortir par le trou stylo-mastoïdien. — *d*) Un ensemble de veinules reliant le sinus caverneux aux plexus ptérygoïdiens : 1° La *veine du trou ovale*, accolée au nerf maxillaire inférieur ; 2° la *veine du canal sus-ptérygoïdien* (Trolard), qui traverse un canal osseux situé au-devant et en dedans du trou ovale et aboutissant à la base de l'aile externe de l'apophyse ptérygoïde. Cet orifice inconstant (Trolard : 27 fois sur 71 crânes) n'est autre que le trou de Vésale (voir Base du crâne); Trolard l'appelle canal sus-ptérygoïdien ; 3° Hédon (*loc. cit.*) décrit quelques veinules, naissant du sinus caverneux et traversant la membrane fibreuse qui ferme le trou déchiré antérieur pour se rendre dans le plexus ptérygoïdien. — *c*) La *veine du trou grand rond* de Labbé, allant du sinus caverneux dans le plexus alvéolaire ; elle accompagne le nerf maxillaire supérieur à travers le trou grand rond. — *d*) Les veinules qui accompagnent l'artère carotide interne dans son canal osseux et qu'on a décrit comme un prolongement du sinus caverneux : *sinus carotidien*.

C. Dans l'étage postérieur, les voies anastomotiques sont très nombreuses et très larges :

1° L'*émissaire mastoïdienne*, qui va de la veine occipitale, branche de la jugulaire externe, au sinus latéral. Toujours d'un calibre important, elle atteint parfois la grosseur d'une plume de corbeau ; Malacarne a vu le sinus latéral se continuer à plein canal avec l'émissaire mastoïdienne. Cette veine sort le plus souvent par un orifice situé vers le bord postérieur de l'apophyse mastoïde ; mais son orifice est parfois reporté plus en avant sur le corps même de l'apophyse ; dans ce dernier cas, son canal peut être ouvert par un coup de gouge très superficiel, au cours d'une trépanation de l'apophyse mastoïde ; bien des opérateurs ont cru avoir ouvert le sinus, alors qu'ils n'avaient ouvert qu'une grosse veine mastoïdienne ; au fond, il est vrai, le résultat est à peu près le même, car le tronc de cette veine n'a guère que quelques millimètres.

2° Le *plexus du trou condylien antérieur* accompagne le nerf hypoglosse (Luschka) et va se jeter dans la fosse condylienne antérieure, sur la face inférieure de la base ; il communique à son origine avec le sinus condylien de Labbé. — 3° La *veine émissaire condylienne* unit le sinus latéral avec les veines vertébrale et jugulaire postérieure ; elle traverse le trou condylien postérieur. — 4° Les *veines vertébrales* et *jugulaires* postérieures, tributaires des jugulaires internes.

Ces veines émissaires jouent-elles le rôle que beaucoup d'auteurs leur attribuent ?

F. Ferrari de Gênes a, dans une série d'expériences, mis en évidence les conditions exceptionnellement favorables créées à la circulation veineuse encéphalique par les innombrables anastomoses qui réunissent ces divers organes. Dans une première expérience, il a obstrué, avec un mélange d'huile et de cire, les sinus de la voûte; aucun trouble n'est survenu; 15 jours après, il a rendu imperméables ceux de la base, sans observer encore d'accident ; l'animal ne succomba que lorsqu'une troisième injection coagulante par la veine ophthalmique eut obstrué les dernières voies d'écoulement du sang.

À mon avis, la voie principale de dégagement du système veineux crânien est constituée par le système veineux rachidien. — Autour du trou occipital et des deux premières vertèbres cervicales, d'énormes plexus anastomosent les deux systèmes. Breschet a représenté ces plexus dans des planches magnifiques. Je dirai donc : la vraie voie de dégagement pour le sang veineux de la cavité crânienne est représentée, non par ces émissaires d'existence inconstante et de calibre minime, mais par les plexus verté-braux.

Tumeurs sanguines du crâne. — Certaines tumeurs sanguines de la voûte du crâne com-muniquent directement ou indirectement avec les sinus de la dure-mère, avec le sinus lon-gitudinal supérieur surtout. Leur pathogénie, malgré de minutieuses recherches récentes (Mastin, Lannelongue), n'est pas complètement élucidée.— Ces tumeurs sont de trois ordres : *traumatiques, spontanées* et *congénitales.* — Les *congénitales* peuvent être : ou des *angiomes épicrâniens,* réunis à la circulation intra-crânienne par l'intermédiaire des veines émissaires ; ou des *hernies du sinus longitudinal* supérieur, dues à un vice de développement de la voûte crânienne ; la pathogénie de ces dernières se rapproche de celle de l'encéphalocèle ; on les rencontre surtout dans la région occipitale. — Les *tumeurs traumatiques* succèdent à un épanchement sanguin entre le périoste et l'os. Le sang épanché provient de la blessure d'un sinus, ou plus rarement de la déchirure d'une veine émissaire ; cette déchirure peut se produire à la suite d'un effort de toux (Heinecke). Parfois le sinus ou la veine déchirée restent béants : le sang s'épanche alors sous le périoste pour former un véritable anévrysme vei-neux (Lannelongue). — Les *tumeurs spontanées* sont probablement dues à l'atrophie par-tielle de la voûte du crâne ; on les trouve sur les parties latérales du sinus supérieur, au niveau des fossettes que creusent les lacs sanguins et les granulations Pacchioniennes.

Un point important dans l'anatomie de ces tumeurs, c'est la façon dont se fait la commu-nication avec le sinus. L'os présente à ce niveau une dépression plus ou moins marquée, percée d'un ou plusieurs orifices. Tantôt la communication de la tumeur avec le sinus est directe, et se fait par une fente béante du sinus longitudinal supérieur ; tantôt elle est indi-recte et s'établit par l'intermédiaire des veines méningées, ou par les veines émissaires de Santorini, ou enfin par les veines du diploé. Dans quelques cas, la tumeur présente une double poche : une extra, l'autre intra-crânienne.

PIE-MÈRE

La pie-mère est l'enveloppe immédiate de l'encéphale. Tandis que la dure-mère tapisse la capsule crânienne, la pie-mère s'adapte étroitement à la surface de l'en-céphale, s'engage dans les anfractuosités qu'il présente, et s'invagine même dans les cavités ventriculaires, en refoulant leurs parois amincies et réduites à une simple couche épithéliale.

Il est classique de diviser la pie-mère en externe et interne. La première serait périencéphalique, la seconde serait au contraire située dans les cavités mêmes de l'encéphale. Cette division, bonne à retenir pour la clarté de la description, est loin d'être exacte. En effet, la pie-mère, dite interne, n'est pas plus interne que l'autre. Nulle part cette membrane n'effondre les parois encéphaliques pour pénétrer dans les cavités ; car les divers prolongements que la pie-mère envoie dans les cavités encéphaliques ne font que s'invaginer dans ces dernières, en repoussant devant eux la paroi ventriculaire réduite à une couche nerveuse très mince, simple lamelle épithéliale, dont ils se revêtent comme d'un véritable sac. Ces cloisons pie-mériennes sont donc situées en dehors de l'épithélium épendymaire. — Après avoir donné ainsi leur véritable signification aux termes de pie-mère externe et interne, je vais étudier séparément chacune d'elles. (Voy. fig. 24.)

Pie-mère externe. — L'encéphale est recouvert d'une enveloppe celluleuse, molle et vasculaire, formée d'un tissu cellulaire dont les mailles sont distendues par un liquide : le liquide céphalo-rachidien. C'est la *méninge molle*, tissu cellulaire hydropique, suivant l'heureuse expression de Henle. Aréolaire et infiltré de liquide dans sa couche moyenne, ce tissu s'épaissit et se condense en dedans, au contact de l'encéphale, pour former la pie-mère classique (*intima pia*, Key et Retzius) ; — et,

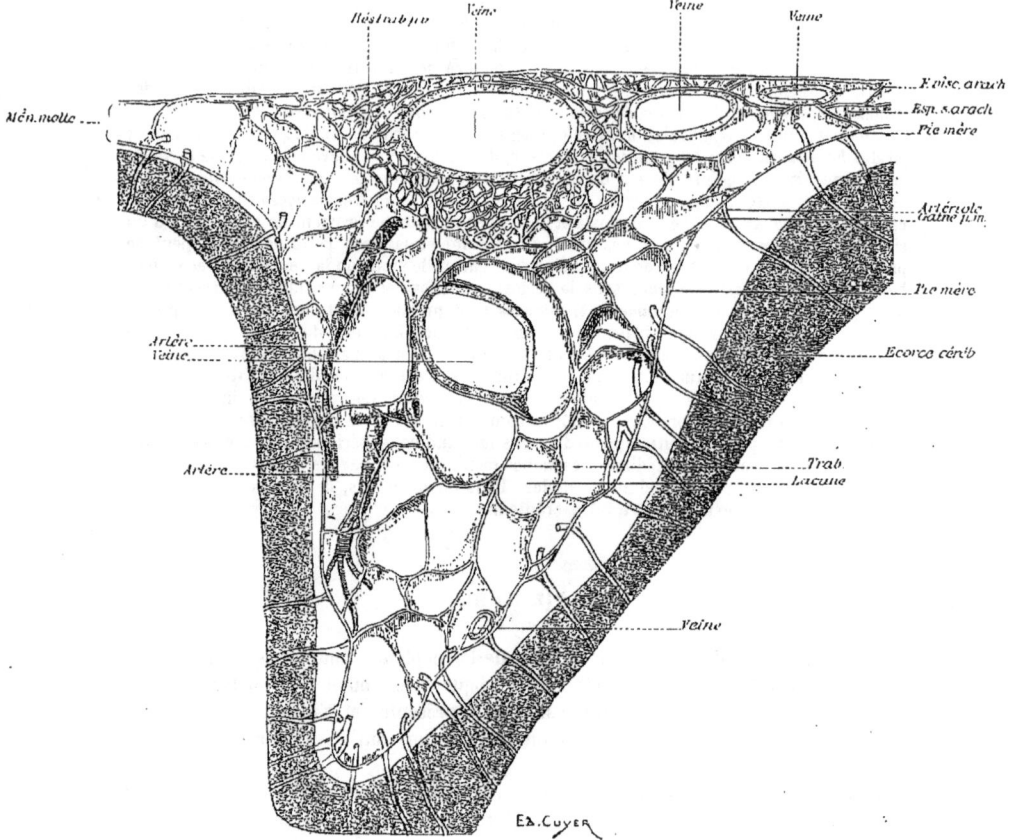

Fig. 24. — Espace sous-arachnoïdien ou cavité de la méninge molle (d'après Axel Rey et Retzius).

Injection de l'espace sous-arachnoïdien (*Esp. s. arach.*), du cerveau humain faite par l'espace sous-arachnoïdien de la moelle. — Coupe transversale d'un sillon avec les parties voisines. — On y voit : la méninge molle (*Mén. molle*), avec ses trois couches : lame externe ou feuillet viscéral de l'arachnoïde (*F. visc. arach.*); la lame interne ou la piale (*Pie-mère*); et la couche intermédiaire formant le tissu ou espace sous-arachnoïdien (*Esp. s. arach.*), dont les trabécules (*Trab.*), très-serrées autour des grosses veines, où elles forment un réseau trabéculaire péri-veineux (*Rés. trab. p. v.*), entourent les artères, et limitent ailleurs des espaces lacunaires ou aréolaires. La masse à injection (gélatine et bleu de Prusse) a été enlevée; mais elle a coloré fortement les trabécules; elle s'est infiltrée jusque dans les gaines que la pie-mère (*Gaine p. m.*) envoie autour des artérioles (*Artériole*) qui pénètrent dans l'écorce des circonvolutions (*Écorce céréb.*).

en dehors, vers la dure-mère, où il se revêt d'une couche endothéliale pour former le feuillet viscéral de l'Arachnoïde. (Voy. fig. 24).

Chacune des parties constituantes de la méninge molle sera étudiée à part. Ici je décris la lame cérébrale ou pie-mère proprement dite; en traitant de l'arachnoïde, je parlerai de la lame externe ou arachnoïdienne; l'espace aréolaire compris entre les deux lames ou espace sous-arachnoïdien sera étudié avec le liquide céphalo-rachidien. (Voyez la figure 52, où ces différentes couches sont superposées; j'ai peur de ne pas être clair.)

La *pie-mère* (lame interne ou piale de la méninge molle) adhère au tissu nerveux. Cette adhérence est établie par les filaments conjonctifs, et les vaisseaux artériels et veineux qui pénètrent dans la substance nerveuse; la méninge leur forme des gaines qui les accompagnent jusque dans l'épaisseur de l'écorce encéphalique. A l'état normal, le décollement de la pie-mère s'obtient aisément. A l'état pathologique, dans la périencéphalite chronique diffuse, les travées conjonctives sont épaissies, la pie-mère adhère au cerveau quelquefois si intimement qu'il est impossible de l'enlever, sans détacher une couche de substance cérébrale.

La pie-mère présente des caractères particuliers au niveau de chaque segment encéphalique : sur le *cerveau*, elle est moins résistante et plus vasculaire que partout ailleurs; elle descend dans les scissures, les sillons et les incisures, en suivant la surface d'une circonvolution pour remonter sur la circonvolution opposée, formant ainsi des prolongements à doubles feuillets. D'après Batty Tuke (*Edinb. med. journ.* 1882), la pie-mère ne formerait pas ce double feuillet que tous les auteurs décrivent; elle passerait au-dessus des sillons, et émettrait à ce niveau des prolongements celluleux simples, accompagnant les vaisseaux qu'elle envoie à la substance cérébrale.

Sur le cervelet, la pie-mère envoie un double feuillet dans les sillons de premier ordre, un simple dans ceux de deuxième et de troisième ordre. Sur l'*isthme* de l'encéphale, et surtout sur le bulbe, la pie-mère devient de moins en moins vasculaire et de plus en plus résistante, prenant peu à peu les caractères propres à la pie-mère rachidienne.

La structure de la pie-mère a été minutieusement décrite par A. Key et Retzius. Elle présente deux couches : — l'*externe*, formée de travées conjonctives longitudinales et de cellules conjonctives et pigmentaires, celles-ci abondantes surtout chez les vieillards. C'est dans cette couche qu'est contenu le réseau vasculaire périencéphalique. — La *couche interne* est formée par deux lames de fibres élastiques, que réunit une zone moyenne de fibres conjonctives.

La face externe de la pie-mère, qui limite en dedans l'espace sous-arachnoïdien, est recouverte de cellules endothéliales (Voir Liq. ceph. rach.). La face interne, cérébrale, serait dépourvue d'épithélium. L'espace lymphatique, décrit par His, entre la pie-mère et la substance nerveuse, sous le nom d'*espace épicérébral*, n'est plus admis; il existe cependant, comme on peut s'en assurer sur les coupes; il suffit d'ailleurs de penser que le cerveau est animé de battements pour comprendre la nécessité de cet espace séreux. Fleischl décrit sous la pie-mère, une couche de cellules épithéliales, qu'il appelle *cuticule du cerveau et du cervelet*.

Je signale seulement les gaines que la pie-mère forme aux artères qui pénètrent dans la substance encéphalique; elles seront étudiées complètement avec le liquide céphalo-rachidien.

Les vaisseaux, artériels, veineux et lymphatiques, de la pie-mère sont décrits ailleurs (voir *Circulation artérielle, veineuse et lymphatique de l'encéphale*); ils sont contenus, comme je l'ai dit, dans la couche externe de la pie-mère.

Les nerfs de la pie-mère ne sont, en somme, que des rameaux vasculaires, destinés aux artères encéphaliques. Les plexus, qu'on rencontre dans l'épaisseur de la membrane, décrits par Purkinje, Krause, ne lui appartiennent pas; et c'est par habitude qu'on les appelle nerfs de la pie-mère. Les rameaux nerveux vasculaires, venus du grand sympathique (plexus carotidien et vertébral), et même des racines des nerfs crâniens (Bochdaleck), se rendent dans la paroi des artérioles; Kölliker a pu les poursuivre, sur les artères cérébrales, dans l'épaisseur même de la substance nerveuse.

Pie-mère interne. — Les expansions que la pie-mère envoie dans les cavités encéphaliques sont au nombre de deux : — l'une pénètre par la grande fente de Bichat

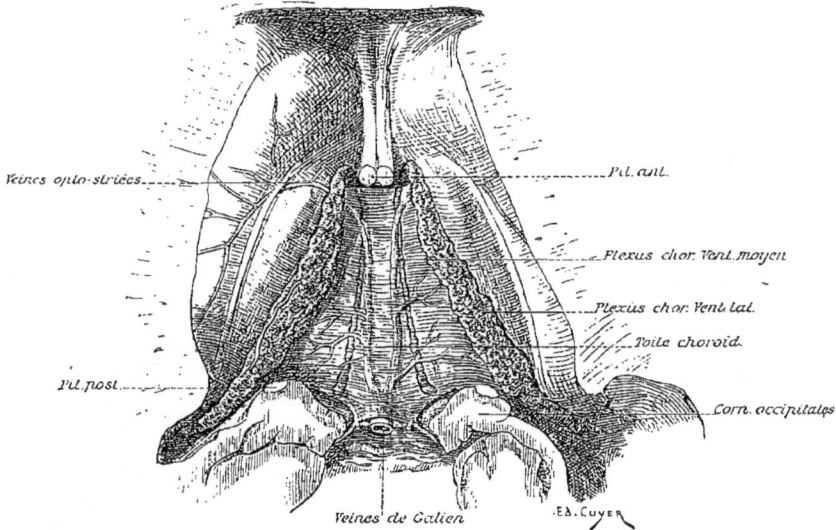

Fig. 25. — La toile choroïdienne et les plexus choroïdes des ventricules latéraux et moyen.

Le corps calleux et le trigone ont été enlevés, on voit la coupe des piliers antérieur et postérieur du trigone. Les plexus choroïdes du ventricule moyen sont vus par transparence. Dans l'épaisseur de la toile choroïdienne cheminent, de chaque côté de la ligne médiane, les veines de Galien, recevant les veines des corps opto-striés; les veines de Galien vont s'aboucher dans l'ampoule ou tronc commun, que l'on voit émerger entre le feuillet cérébral et le feuillet cérébelleux de la toile choroïdienne.

dans les cavités intra et interhémisphériques, en refoulant devant elle la couche encéphalique; — l'autre s'invagine dans le toit ou voûte du quatrième ventricule.

La première forme la *toile choroïdienne* du ventricule moyen et les *plexus choroïdes* des ventricules latéraux et moyen. Elle s'invagine au niveau de la *fente cérébrale de Bichat*. Cette fente est ainsi formée; si l'on examine un cerveau couché sur la convexité, on voit que sa base présente une fente en fer à cheval à concavité antérieure; elle s'étend de la scissure de Sylvius d'un côté à celle du côté opposé, en passant au-dessous du bourrelet du corps calleux, et en contournant les pédoncules cérébraux, d'où le nom de fente circumpédonculaire. Ainsi formée, cette fente présente une partie médiane ou transversale, et deux parties latérales ou antéro-postérieures. Le cerveau étant remis en position normale, on voit que la partie médiane de la fente est limitée par le bourrelet du corps calleux en haut, par la face supérieure de l'isthme de l'encéphale (tubercules quadrijumeaux) en bas. Ses parties latérales sont limitées, en haut, par la circonvolution de l'hippocampe, par la couche optique et le pédoncule cérébral. Cette fente, dont la formation se rattache à l'évolution des vésicules encéphaliques (voir les beaux travaux de Mihalcovics et Aeby), aboutit de toutes parts à un cul-de-sac, limité par le corps calleux en haut et par l'épithélium qui recouvre la toile choroïdienne, seul vestige du toit de la vésicule encéphalique intermédiaire en bas. Le même épithélium, représentant la paroi interne des vésicules hémisphériques refoulée par les plexus choroïdes, le limite sur les côtés. — En somme, ce n'est qu'en faisant abstraction de cette couche épithéliale qu'on peut dire que la fente de Bichat donne accès dans les ventricules.

La *toile choroïdienne*, repli pie-mérien ainsi invaginé sous le bourrelet du corps calleux, est une membrane triangulaire, formée de deux feuillets superposés, continus sur les bords et le sommet du triangle. Sa face supérieure répond à la face inférieure du trigone cérébral; sa face inférieure repose latéralement sur la face supérieure des couches optiques, tandis que sa partie moyenne passe comme un pont sur la base du troisième ventricule. La base de la toile choroïdienne occupe la partie moyenne de la fente de Bichat; elle comprend la glande pinéale entre ses deux feuillets : le feuillet supérieur se continue avec la pie-mère cérébrale en contournant le bourrelet du corps calleux; le feuillet inférieur se continue avec la pie-mère cérébelleuse. Entre ces deux feuillets, on trouve encore, autour de la veine de Galien, un prolongement du tissu sous-arachnoïdien qui occupe l'épaisseur de la toile; à ce niveau Bichat plaçait l'orifice d'un canal arachnoïdien qui, dans son esprit, faisait communiquer la cavité arachnoïdienne avec celle du troisième ventricule. — Sur les bords latéraux de cette toile, on voit une traînée de granulations vasculaires, rougeâtres; ce sont les *plexus choroïdes des ventricules latéraux*. Ces plexus, ayant pénétré par les extrémités latérales de la fente de Bichat, convergent vers le sommet de la toile, pour se continuer au niveau du trou de Monro (à côté et non à travers ce trou, comme on le dit trop souvent), avec deux traînées semblables qui longent de chaque côté la ligne médiane de la toile et forment *les plexus choroïdes du ventricule moyen*. Ces plexus sont des prolongements pie-mériens, disposés en villosités hérissées de franges et houppes vasculaires, et formées d'un tissu conjonctif dense parsemé de cellules graisseuses, englobant un réseau de capillaires unciformes. Nous le répétons encore, ces plexus sont recouverts par l'épithélium épendymaire, et situés, comme la toile choroïdienne, *en dehors de la cavité ventriculaire*. Les artères qui les alimentent sont décrites ailleurs (Voir *Circ. art. et vein. de l'enc.*).

La *toile choroïdienne du quatrième ventricule*, avec ses plexus choroïdes, constitue la deuxième expansion ventriculaire de la pie-mère.

La formation de cette invagination est aisée à comprendre : il suffit de se rappeler que la paroi postérieure ou toit de la vésicule cérébrale postérieure se développe d'une façon inégale pour former bientôt trois segments : l'un, antérieur, s'épaissit beaucoup : c'est la lame cérébelleuse qui formera plus tard le cervelet; l'autre, moyen, est formé par une lame nerveuse qui se replie en avant et en bas pour devenir ultérieurement la valvule de Tarin; enfin le segment postérieur, réduit à une couche cellulaire ou épendymaire, formera le plafond de la moitié postérieure du quatrième ventricule. Par suite de son développement considérable, le cervelet finira par recouvrir les deux autres segments, et une lame de pie-mère pénétrera

dans le cul-de-sac formé par la valvule de Tarin en se réunissant à la portion amin -
cie du plafond ventriculaire : cette lame pie-mérienne ne pénètre donc pas dans la
cavité ventriculaire ; elle en est séparée par la couche encéphalique représentant là
le toit de la vésicule cérébrale postérieure, réduit à une simple couche épithéliale.

Ce que nous venons de dire de la formation de la toile choroïdienne nous
explique pourquoi on doit lui considérer deux feuillets, l'un, supérieur, appartenant
à la face inférieure du cervelet et de la valvule de Tarin, l'autre, inférieur, recouvrant la partie bulbaire du toit ventriculaire. Chez l'adulte ces deux feuillets sont
soudés. Le feuillet supérieur, après avoir tapissé le vermis inférieur et les amygdales, arrive au bord libre concave de la valvule de Tarin, où il se continue avec
le feuillet inférieur ; ce dernier, triangulaire, jeté comme un pont sur le toit du
ventricule, répond par son sommet à l'obex, et par les bords latéraux au tænia.

La toile choroïdienne du quatrième ventricule, comme celle du troisième, contient dans son épaisseur des traînées ou cordons vasculaires : *plexus choroïdes du
quatrième ventricule*. Ces plexus forment trois traînées, une transversale longeant la
base de la toile et deux verticales parallèles à la ligne médiane. Les prolongements
de la traînée transversale font saillie au niveau des diverticules latéraux du quatrième
ventricule, entre le lobule du pneumogastrique et les racines des nerfs mixtes.
A ce niveau se trouvent les orifices latéraux du quatrième ventricule. Cette toile choroïdienne présente une solution de continuité (trou de Magendie), par lequel l'espace
sous-arachnoïdien communique avec la cavité ventriculaire (Voir *liquide céph.-rach.*).

Les altérations pathologiques de la pie-mère peuvent être inflammatoires ou néopla-
siques. L'inflammation aiguë (lepto-méningite aiguë) peut être traumatique ou spontanée.
Caractérisée par la production d'un abondant exsudat séro-fibrineux, infiltré dans l'épaisseur
de la méninge molle (espace sous-arachnoïdal), surtout au niveau des confluents et sur le
trajet des vaisseaux, elle peut déterminer chez les très jeunes enfants la disjonction des
sutures du crâne (Parrot). L'inflammation chronique (lepto-méningite chronique) se traduit
par des plaques nacrées, pouvant déterminer les phénomènes de compression nerveuse (au
niveau des racines des nerfs) ou vasculaire. La lepto-méningite syphilitique peut être scléreuse ou gommeuse (Fournier). Enfin la lepto-méningite tuberculeuse se présente sous la
forme de nodules ou de tumeurs plus ou moins volumineuses, surtout autour des vaisseaux;
elle s'accompagne d'une augmentation de liquide céphalo-rachidien (œdème de la méninge).

Parmi les néoplasmes pie-mériens, je signalerai le lipome diffus, siégeant : sur le corps
calleux (Parrot), où il se développe probablement aux dépens des traînées graisseuses que
la pie-mère renferme à ce niveau (Virchow), ou à la base du cerveau (Meckel, Virchow,
Chiari, Féré); et les tumeurs épithéliales, dont le cholestéatome, qu'on rencontre surtout à
la base.

ARACHNOÏDE

Aux chapitres précédents j'ai dit que la face profonde de la dure-mère et la
face externe de la méninge molle étaient recouvertes d'une couche endothéliale.
Entre ces deux membranes se trouve une cavité, limitée par les deux parois endothéliales : c'est *la séreuse crânienne* ou *cavité arachnoïdienne*.

Si son existence est indéniable et admise par tous les auteurs, il n'en est pas de
même de sa valeur morphologique. Bichat, et avec lui la plupart des auteurs français, en font une cavité close de toutes parts; ils la comparent aux autres cavités
séreuses de l'économie (plèvre, péricarde, etc.), et lui décrivent deux feuillets, l'un
externe ou pariétal, l'autre interne ou viscéral, recouverts chacun, sur les faces qui
se regardent, par une couche endothéliale.

A la suite des recherches d'A. Key et Retzius (1872), démontrant que le feuillet pariétal de cette séreuse n'existait pas, à moins de le réduire à la couche endothéliale qui tapisse la face profonde de la dure-mère, on crut devoir abandonner la conception de Bichat. La séreuse arachnoïdienne fut réduite à un simple espace lymphatique (Schwalbe, Axel Key et Retzius, Merkel), en communication avec les lymphatiques du cou, ceux des nerfs et des organes des sens (œil, oreille); la cavité arachnoïdienne devint alors la cavité subdurale.

Le désaccord entre ces deux conceptions de l'arachnoïde, et de la cavité qu'elle contient, est plus apparent que réel : l'idée d'une séreuse arachnoïdienne parfaite, à la Bichat, peut aller très bien avec la structure des méninges, telle qu'elle ressort des travaux de Key et Retzius.

L'existence d'un feuillet arachnoïdien pariétal, accolé à la dure-mère, et formant une membrane propre, composée de fibres conjonctives et élastiques, tel que Robin et Cadiat l'ont décrit, ne peut pas être démontrée anatomiquement. Mais, si l'arachnoïde pariétale n'existe pas, en tant que membrane distincte, il n'est pas moins vrai que la couche endothéliale, qui tapisse la face interne de la dure-mère, existe et représente à elle seule le feuillet arachnoïdien pariétal. Ce feuillet ainsi réduit n'est-il pas comparable au feuillet viscéral de tant de grandes séreuses (plèvre, vaginale, péricarde)?

Quant au feuillet viscéral de l'arachnoïde, son existence n'est niée par personne. Comme je l'ai dit, il est formé par la lame externe de la méninge molle, revêtue d'une couche endothéliale.

En somme, la méninge arachnoïdale, tant discutée, est formée de la façon suivante : — une membrane continue (élastique), lame externe de la méninge molle, tapissée sur sa face externe d'une couche endothéliale, forme le feuillet viscéral de l'arachnoïde; — une couche endothéliale, tapissant la face profonde de la dure-mère, représente le feuillet pariétal de cette membrane. La continuité des deux feuillets s'établit au niveau des divers orifices du crâne, autour des racines nerveuses et des troncs vasculaires. Ainsi formés, les deux feuillets circonscrivent une cavité, contenant une légère nappe liquide, grâce à laquelle ces deux feuillets peuvent glisser facilement l'un sur l'autre, dans les mouvements de l'encéphale,

Le *feuillet pariétal* suit naturellement le trajet de la dure-mère; son étude a déjà été faite avec celle-ci.

Il n'en est pas de même du *feuillet viscéral* : quoique partie intégrante de la méninge molle, cette lame présente quelques particularités dans son trajet. Tandis que la lame interne de la méninge molle, ou pie-mère, s'enfonce dans toutes les anfractuosités encéphaliques, la lame externe ou arachnoïde viscérale passe sur ces dernières, interceptant ainsi des espaces de forme variable, remplis par le tissu de la couche moyenne de la méninge molle, ou tissu sous-arachnoïdien. Une seule exception doit être faite pour la grande scissure interhémisphérique : là, l'arachnoïde viscérale suit la face interne de chaque hémisphère cérébral, pour se continuer avec celle du côté opposé sur le corps calleux. Sur la convexité du cerveau, la lame viscérale passe, comme un pont, d'une circonvolution à l'autre, transformant le sillon qui les sépare en canal prismatique et triangulaire, dans lequel circule le liquide céphalo-rachidien (Voir Liquide céphalo-rachidien).

A la base de l'encéphale, le trajet de l'arachnoïde est assez compliqué; nous le suivrons sur les côtés et sur la ligne médiane. — Sur les côtés, elle recouvre le lobe orbitaire, enveloppe le bulbe du nerf olfactif, et passe au-dessous du pédoncule du même nerf, pour l'appliquer contre l'hémisphère; elle franchit ensuite la scissure de Sylvius, pour atteindre le lobe temporo-occipital, formant ainsi un grand espace sous-arachnoïdien (confluent de Sylvius).— Sur la ligne médiane de la base, elle s'introduit dans l'espace interhémisphérique, et, au niveau du genou du corps calleux, elle limite un autre espace important (confluent antérieur). En sautant du chiasma des nerfs optiques sur la protubérance, et du bord interne d'un hémisphère sur l'hémisphère opposé, elle engaine la tige pituitaire, et limite le plus vaste des espaces sous-arachnoïdiens (le confluent central). En arrière, en passant du bourrelet du corps calleux sur la face supérieure du cervelet, elle entoure la veine de Gallien et circonscrit un confluent (confluent postéro-supérieur). A ce niveau Bichat avait décrit un véritable canal : canal arachnoïdien, établissant une communication entre la cavité arachnoïdienne et la cavité du troisième ventricule. Ce canal n'existe pas. Enfin, du cervelet le feuillet passe sur le bulbe, voile ainsi l'entrée du quatrième ventricule, et forme à ce niveau un important espace sous-arachnoïdien: le confluent postéro-inférieur.

Je me contente ici de cette rapide description du trajet de ce feuillet arachnoïdien, car je l'étudierai en détail, ainsi que les confluents qu'il contribue à former, en traitant du liquide céphalo-rachidien.

Une disposition intéressante est celle qu'affecte l'arachnoïde au niveau des racines nerveuses; elle a été bien étudiée par M. Farabeuf (Thèse d'agrégé, 1875). Lorsqu'on examine le cerveau reposant sur sa convexité, dit M. Farabeuf, et que, sur sa base, on soulève par insufflation le feuillet arachnoïdien viscéral, on voit que les nerfs sont, dans la première partie de leur parcours, intimement unis à la pie-mère, et situés sous l'arachnoïde, qui leur fournit une très courte gaine, au moment où ils s'engagent dans l'orifice de la dure-mère. Sur certains nerfs pourtant (olfactif, auditif, facial, optique, etc.), la membrane se prolonge plus loin, et avec elle l'espace sous-jacent (espace sous-arachnoïdien). Ces prolongements seront étudiés en détail ailleurs (voir Liquide céphalo-rachidien). J'ajouterai seulement qu'ils ont une certaine importance pathologique, car, dans les fractures de la base du crâne, ces gaines peuvent être rompues (fractures du rocher, de la lame criblée), et le liquide céphalo-rachidien s'écoule au dehors ; c'est là un signe important de ces fractures.

Je fais cette déduction, parce qu'elle est classique; mais j'ajoute : le liquide céphalo-rachidien sort par les traits de fracture, quand ceux-ci ouvrent une cavité en communication avec l'extérieur (oreilles, fosses nasales); il ne prend pas la voie de ces gaines arachnoïdales, voie qui serait insuffisante, étant données les grandes quantités de liquide qui peuvent être versées au dehors en très peu de temps (Voir Oreilles moyenne et interne).

L'intérieur de la *cavité arachnoïdienne* ou *sub-durale*, traversé par de rares trabécules, réunissant la dure-mère à l'arachnoïde, est tapissé, ainsi que ces trabécules, d'une couche endothéliale. Fente purement linéaire, qui ne contient qu'une couche capillaire de liquide (liquide arachnoïdien), pour empêcher le contact immédiat des surfaces endothéliales glissant l'une sur l'autre, cet espace se continue avec l'espace arachnoïdien de la moelle, mais ne communique point avec l'espace sous-arachnoïdien.

En traitant du liquide céphalo-rachidien, je dirai comment se comporte la cavité arachnoïdienne au niveau des racines nerveuses et des villosités de la méninge molle ou granulations de Pacchioni.

La structure de l'arachnoïde nous est connue. — L'arachnoïde est nourrie par les vaisseaux des deux méninges avec lesquelles sont confondus ses feuillets (dure-mère et méninge molle). Elle possèderait des nerfs propres dérivant du trijumeau, du

facial et du spinal (Bochdaleck, Bourgery, Volkmann, Luschka et Benedikt).
Loewe (1879) a trouvé des cellules nerveuses ganglionnaires dans certaines régions
de l'arachnoïde (bulbe olfactif) chez le lapin.

LIQUIDE CÉPHALO-RACHIDIEN

. Mentionné par Haller, étudié un peu plus complètement par Cotugno vers la même
époque, le liquide céphalo-rachidien n'est bien connu que depuis les mémorables
recherches de Magendie (1825-1842), qui le plaçait dans la cavité arachnoïdienne
et le faisait communiquer par un orifice, qui porte encore son nom, avec les cavités
encéphaliques. — La description de cet auteur resta classique pendant de longues
années. — Les recherches de Schwalbe, Key et Retzius, Duret ont complété nos connaissances sur ce sujet.

L'encéphale, comme la moelle, est recouvert par deux ordres de méninges : une
dure, fibreuse, méninge dure ou dure-mère ; — l'autre, membraneuse, molle et
très vasculaire, méninge molle. Un feuillet endothélial, recouvrant les faces correspondantes de ces deux enveloppes, limite une cavité intermédiaire : la séreuse arachnoïdienne. Dans l'épaisseur de la méninge molle se trouve le liquide céphalo-
rachidien, infiltré dans les mailles du tissu aréolaire qui la constitue : c'est ce
tissu qui forme ce qu'on appelle l'espace sous-arachnoïdien.

Je répète : autour de l'encéphale on décrit deux cavités ou espaces : 1° entre la
dure-mère et la pie-mère, une grande cavité séreuse, la cavité arachnoïdienne, souvent
appelée *cavité sub-durale* ; 2° immédiatement sur la surface des centres nerveux, un
tissu celluleux lâche dans les mailles duquel est contenu le liquide céphalo-rachidien
et qu'on désigne sous le nom, assez impropre, de *cavité sous-arachnoïdienne*.

Le liquide céphalo-rachidien siège dans la cavité ou espace sous-arachnoïdien. De
cet espace, ce liquide pénètre dans les cavités encéphaliques (ventricules), et médullaire (canal de l'épendyme). De plus, il s'infiltre : — dans l'épaisseur même
du parenchyme encéphalique et médullaire, par l'intermédiaire des gaines péri-
vasculaires : — dans les cavités des organes des sens, dépendances de l'encéphale : œil, oreille et nez ; — dans le système veineux crânien par les granulations
arachnoïdiennes ou pacchioniennes ; — enfin dans l'épaisseur des espaces conjonctifs
des troncs nerveux crâniens et rachidiens, et, par leur intermédiaire, jusque dans
les organes des sens périphériques, les corpuscules tactiles. Telle est la conception
qu'on doit se faire du liquide céphalo-rachidien. — Il faut, en somme, le définir : un
liquide de nature particulière, qui baigne tout le système nerveux, central et périphérique, ainsi que les terminaisons de ce dernier dans les organes des sens.

La *cavité sous-arachnoïdienne*, ou *espace sous-arachnoïdien*, doit nous arrêter surtout. La largeur de cet espace varie avec l'épaisseur même de la méninge molle ;
cette dernière, mince là où le contact de l'encéphale et de la dure-mère est assez
intime (convexité), s'épaissit au contraire à la base de l'encéphale, pour combler les
larges espaces réservés à ce niveau entre l'encéphale et la base du crâne. C'est ainsi que,
réduite à une couche très mince au sommet des circonvolutions, la cavité sous-
arachnoïdienne forme des espaces prismatiques et triangulaires dans les sillons que
limitent les circonvolutions cérébrales. Ces espaces ou sillons sont, suivant leurs dimensions, de trois ordres : tertiaires (rivuli), secondaires (rivi), et primaires (flumina).
Ils vont aboutir à des cavités plus grandes, situées à la base de l'encéphale, autour
des gros vaisseaux, et peuvent acquérir une épaisseur de 1 centimètre. Ces espaces
sont les *confluents* de Magendie (*lacs* de Duret, *citernes* d'Axel Key et Retzius).

Ils renferment une épaisse nappe de liquide céphalo-rachidien, constituant aux gros vaisseaux de la base et à l'encéphale un véritable coussinet liquide élastique.

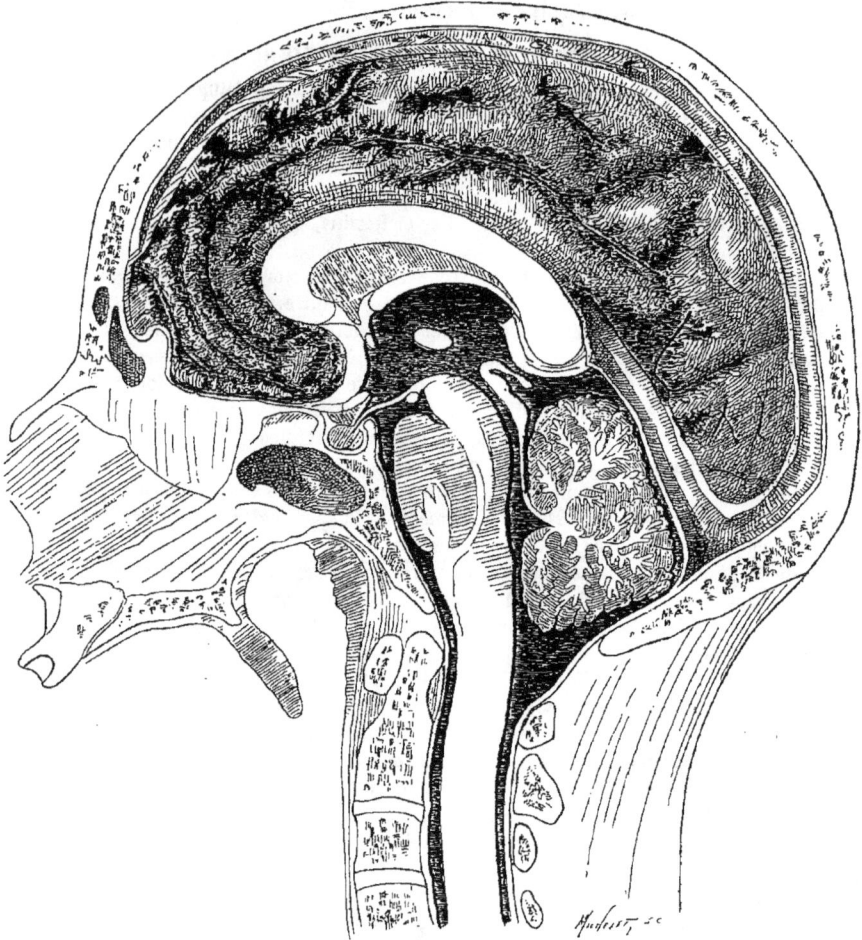

Fig. 26. — Le liquide céphalo-rachidien.

Coupe sagittale de la tête après injection des espaces sous-arachnoïdiens et des ventricules avec la gélatine colorée en bleu. La coupe, faite après congélation du sujet, montre la situation relative des différentes parties de l'encéphale et leurs rapports vrais avec l'enveloppe osseuse. On constate : la verticalité du bulbe et de la protubérance ; — combien la face antérieure de la protubérance est loin de reposer sur la gouttière basilaire ; — le prolongement qui entoure la tige de l'hypophyse dans la selle turcique ; — comment les espaces sous-arachnoïdiens du cerveau et de la moelle se continuent autour du bulbe. — (Axel Key et Retzius.) — On remarque la minceur extrême de la paroi inférieure du troisième ventricule, dans cette partie qui va des éminences mamillaires à la tige du corps pituitaire ; — et l'on s'étonne que dans le choc céphalo-rachidien, tel qu'il est aujourd'hui décrit et généralement accepté, l'effraction de cette paroi n'ait pas été signalée ; peut-être ne l'a-t-on pas cherchée. En ce point l'épaisseur de la paroi ne dépasse guère 1 millimètre.

La formation des espaces prismatiques, limités par les circonvolutions cérébrales et des grands lacs collecteurs de la base, s'explique ainsi : tandis que les couches profondes de la méninge molle (pie-mère proprement dite) s'enfoncent dans les divers espaces limités par les saillies encéphaliques, la couche superficielle de cette méninge (feuillet viscéral de l'arachnoïde) suit son trajet direct en passant comme un pont sur ces vallées, pour ne s'appliquer que sur les saillies qui les limitent.

Lacs ou citernes de la base. — Le lac sylvien (*citerna. fossæ sylviæ* d'A. Key et Retzius, confluent latéral de Magendie) est formé par la lame superficielle de la méninge molle, qui saute par-dessus la scissure de Sylvius, du lobe frontal sur le lobe temporo occipital. — Sur la ligne médiane de l'encéphale on trouve toute une

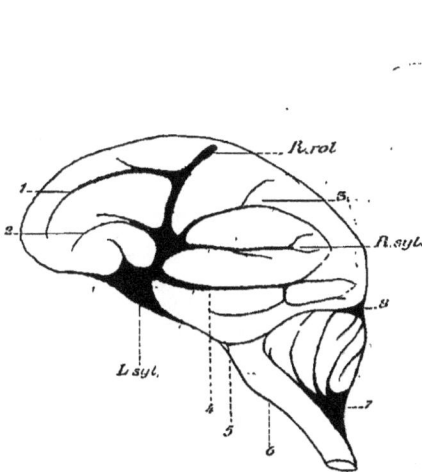

Fig. 27. — Flumina de la face externe des hémisphères cérébraux (d'après Duret).

R. syl., flumen sylvien. — *L. syl.*, lac sylvien. — 1, 2, 3, 4, rivi des flumina. —5, 6, canal basilaire. — 7, lac cérébelleux inférieur. — 8, lac cérébelleux supérieur.

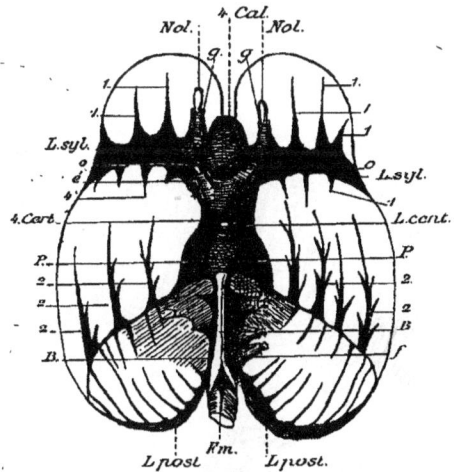

Fig. 28. — Lacs arachnoïdiens et flumina de la base du cerveau (d'après Duret).

L. cent., lac central. — *L. cal.*, lac calleux.— *L. syl.*, lac sylvien. — *L. post.*, lacs postérieurs. — 1, 1, 2, 2, flumina de la base du cerveau.— P. P., canaux péri-pédonculaires.— B. B., canaux basilaires.— F. m., canal médullaire antérieur. — N. ol., nerf olfactif. — O., nerf optique. — g. f., canaux arachnoïdiens accompagnant les nerfs encéphaliques.

série de lacs : au niveau du genou du corps calleux la lame arachnoïdale passe directement d'un hémisphère à l'autre et détermine un espace : le *lac calleux* (*citerna corporis callosi* d'A. Key et Retzius, confluent antérieur de Magendie), se prolongeant en haut sur la face supérieure du corps calleux et s'étendant en bas jusqu'au chiasma des nerfs optiques. En sautant du chiasma des nerfs optiques sur la protubérance, après avoir entouré la tige du corps pituitaire, et d'un lobe sphénoïdal à l'autre, la lame arachnoïdale forme un vaste espace, le plus grand de tous, le *lac central* (confluent antérieur de Magendie). — Sur la ligne médiane de la face dorsale de l'encéphale, on trouve une autre série d'espaces : du bourrelet du corps calleux la lame arachnoïdale saute sur la face supérieure du cervelet et forme le toit d'un espace impair et médian : le *lac cérébelleux supérieur* (confluent supérieur de

Magendie), dont le plancher est formé par les tubercules quadrijumeaux, la glande pinéale, la valvule de Vieussens et l'extrémité antérieure du vermis supérieur. Ce lac est traversé par la veine de Galien. — Entre le cervelet et le bulbe rachidien, au lieu de s'enfoncer dans l'espace limité par ces deux organes, la lame superficielle saute du cervelet, sans tapisser le vermis inférieur, sur la face postérieure du bulbe et de la moelle; elle forme ainsi une espèce de tente, au-dessus de l'entrée du quatrième ventricule, et limite un vaste espace sous-arachnoïdien : *lac céré-belleux inférieur* (confluent postérieur de Magendie), dont la paroi supérieure est formée par le vermis inférieur, et l'inférieure par la toile choroïdienne du quatrième ventricule. C'est par l'intermédiaire de ce lac que le liquide céphalo-rachi-

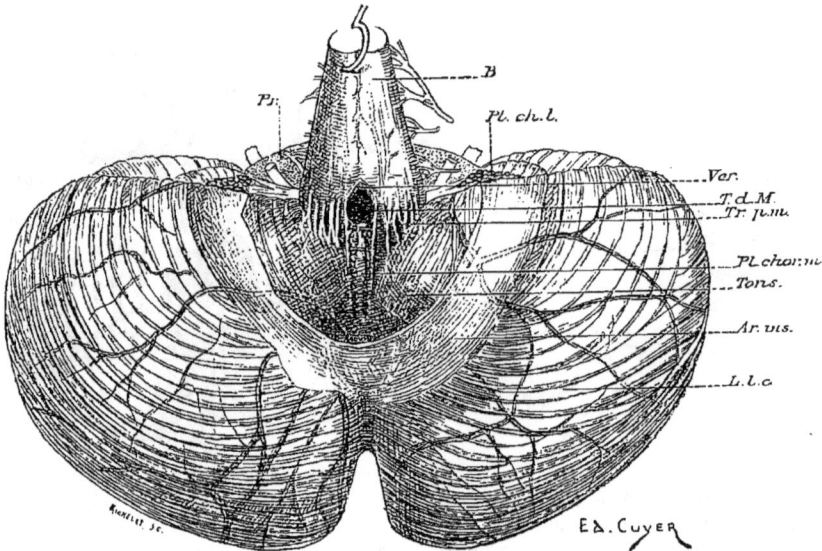

Fig. 29. — Le trou de Magendie.

B., face postérieure (supérieure) du bulbe rachidien renversé. — *L. l. c.*, face inférieure du lobe latéral du cervelet. — *Tons.*, tonsille (lobule rachidien ou amygdalien du cervelet). — *Pl. chor. m.*, plexus choroïde médian du 4ᵉ ventricule. — *Pl. chor. l.*, extrémité du plexus choroïde latéral du 4ᵉ ventricule. — *Ar. vis.*, feuillet viscéral de l'arachnoïde (lame arachnoïdale de la méninge molle), sectionné pour laisser voir les parties qu'il recouvre à ce niveau, dans le lac cérébelleux inférieur. — *Tr. p. m.*, tractus de la pie-mère (lame piale de la méninge molle) allant du bulbe au lobule tonsillaire du cervelet. — *T. d. M.*, le trou (foramen) de Magendie, compris entre le verrou (*Ver.*) et la saillie des plexus choroïdes médians.

dien communique avec les cavités encéphaliques (ventricules), grâce à une solution de continuité de la toile choroïdienne du quatrième ventricule; je reviendrai dans un instant sur ce point.

Enfin, tout autour du bulbe, et sur les parois latérales et antérieure de la protubérance, il existe un assez large espace, entourant les artères vertébrales et le tronc basilaire, et allant se continuer librement avec la vaste citerne péri-médullaire.

Ces lacs communiquent largement entre eux, comme on le conçoit aisément.

Le liquide céphalo-rachidien, avons-nous dit, n'occupe pas seulement ces espaces péri-encéphaliques et péri-médullaires; il pénètre aussi dans les cavités de l'encé-

phale et de la moelle (ventricules et canal de l'épendyme). Ainsi, la masse encéphalique est baignée sur ses deux faces, interne et externe, par ce liquide. Les
communications entre les deux espaces, intra-encéphalique et péri-encéphalique, se
font en cinq points : a) à travers le segment postérieur du toit du quatrième ventricule, où Magendie décrivit une solution de continuité de la toile choroïdienne, qui
ferme le ventricule à ce niveau ; — b) au niveau des angles latéraux du même ventricule ; — c) au niveau des cornes sphénoïdales des ventricules latéraux.

a) L'orifice du toit du quatrième ventricule, large de 6 millimètres et long de 8,
situé à la pointe de la toile choroïdienne, entre l'obex et la saillie des plexus choroï-
diens médians, fait communiquer le lac cérébelleux inférieur avec la cavité du ventricule. Décrit tout d'abord par Magendie (1842), d'où le nom de trou de Ma-

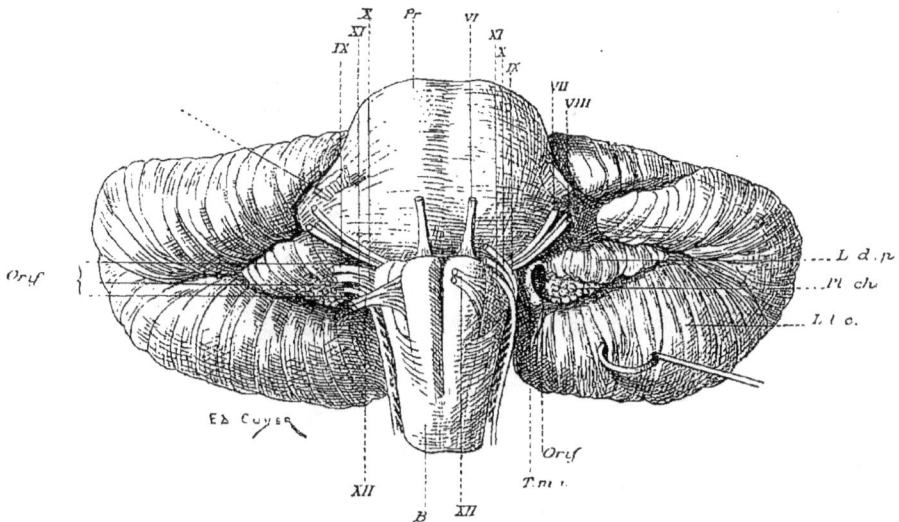

Fig. 30. — Les orifices latéraux du quatrième ventricule.

Pr., face antérieure de la protubérance. — B, face antérieure du bulbe. — L. l. c., face inférieure du lobe
latéral du cervelet. — L. d. p., lobule du pneumogastrique ou flocculus.—T. m. i., la toile médullaire inférieure
embrassant dans sa concavité le plexus choroïde (Pl. ch.). — Entre cette lame nerveuse et le plexus, on voit
l'orifice latéral (Orif.) par lequel la cavité du ventricule communique, au niveau de son diverticule latéral,
avec l'espace sous-arachnoïdien. — Les racines des nerfs glosso-pharyngien (IX), vague (X) et spinal (XI) ont
été renversées sur la partie droite de la figure pour laisser voir l'orifice dans toute sa largeur. A gauche, ces
nerfs sont dans leur situation normale; ils recouvrent incomplètement l'orifice (Orif.) — V, racines du trijumeau. — VI, nerf moteur oculaire externe. — VII, nerf facial, — et VIII, nerf auditif, ont des rapports
intimes aussi avec l'orifice. — XII, nerf hypoglosse.

gendie (Luschka), considéré comme accidentel par Burdach, Cruveilhier, Reichert
et Kölliker, cet orifice a été mis en évidence par les dissections de Luschka, Hyrtl,
Stilling, Schwalbe, Duret, et par les recherches concluantes de Carl Hess (1885); ce
dernier, contrairement à l'opinion courante, admet l'existence de l'orifice, même
chez l'embryon. — Cet orifice existe et est facile à voir : il suffit de soulever légèrement le cervelet, sur un encéphale enlevé avec précaution : ses dimensions sont
variables, mais son existence m'a paru constante. Il est représenté fig. 29.

b) Les orifices latéraux du quatrième ventricule, décrits par Bochdalek (1849),
Luschka, Key et Retzius, sont situés, au niveau des culs-de-sac latéraux du ventri-

cule : ils s'ouvrent dans l'espace sous-arachnoïdien, entre les racines des nerfs mixtes et le lobule du pneumogastrique. L'orifice, en forme de croissant, long de 4 à 6 millimètres, est limité en dehors par le lobule du pneumogastrique, et circonscrit en dedans par le bord libre, mince et concave, de la toile médullaire inférieure. J'ai fait représenter cet orifice en m'inspirant d'une bonne planche de Key et Retzius : on voit les plexus choroïdes émerger par l'orifice : entourés par la toile médullaire, ces plexus ressemblent à un bouquet de fleurs sortant d'un cornet (la comparaison, fort juste, est de Bochdaleck). — Rien n'est plus facile que de mettre en évidence cet orifice latéral : il suffit de rejeter en dedans les racines des nerfs

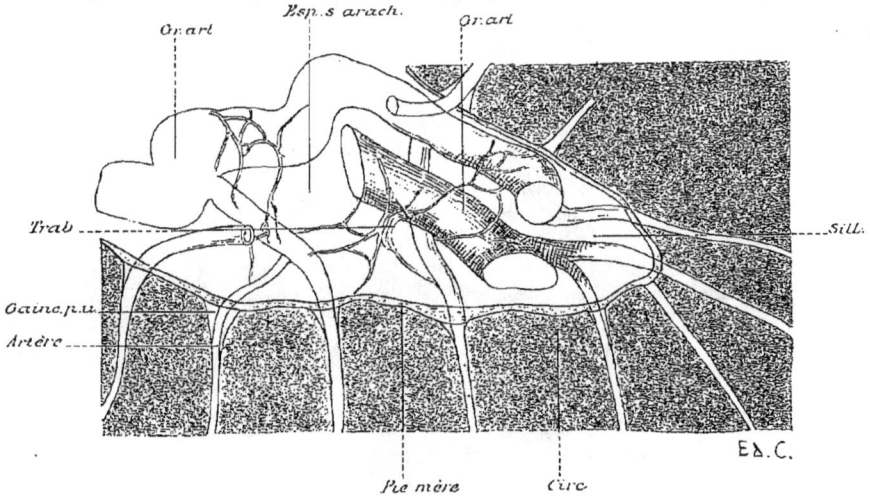

Fig. 51. — Gaines péri-vasculaires.
Coupe transversale (microscopique) au niveau de la partie profonde d'un sillon.

On voit les grosses artères (*Gr. art.*) suspendues dans l'espace sous-arachnoïdien (*Esp. s. arach.*) par les trabécules (*Trab.*) de la méninge molle. La masse avec laquelle on avait injecté l'espace sous-arachnoïdien a été enlevée. Elle a coloré les vaisseaux et les gaines. On la voit se continuer autour des artérioles (*Artère*), qui pénètrent dans l'épaisseur de la substance grise de la circonvolution (*Circ.*) et infiltrer les gaines périvasculaires (*Gaine p. v.* pour *Gaine p. v.*). La pie-mère (*Pie-mère*), fortement colorée par l'injection, adhère intimement à la substance nerveuse. L'injection n'a pas pénétré entre la pie-mère et la surface du cerveau (d'après Axel Key et Retzius).

mixtes, et d'attirer le lobe cérébelleux en dehors : alors, la toile médullaire s'écarte du plexus choroïde, et l'orifice bâille largement.

c) Mierzejewsky (1872) et Merkel ont décrit une communication directe de la cavité des ventricules latéraux avec l'espace sous-arachnoïdien; celle-ci se fait par un orifice situé à l'extrémité de la corne sphénoïdale de ce ventricule, au niveau du crochet de la corne d'Ammon.

Le liquide céphalo-rachidien ne baigne pas seulement les deux surfaces de l'encéphale et de la moelle; il fait plus, il pénètre dans l'épaisseur même de la substance nerveuse en s'infiltrant dans les gaines péri-vasculaires.

Les artères naissant des arborisations contenues dans la méninge molle, artères médullaires et corticales du cerveau, de même que les artères médianes et latérales

du bulbe, de la protubérance et de la moelle, pénètrent dans la substance nerveuse
en déprimant la lame interne ou profonde de la pie-mère. Cette lame pie-mérienne
accompagne, sous forme de gaine périvasculaire, les ramifications des vaisseaux dans
la substance grise, la substance blanche et jusque dans les parties les plus éloignées
du centre ovale. Ces gaines, dites *gaines de Robin*, sont séparées des artérioles intra-
nerveuses par un espace libre; des retinacula délicats, filaments très fins (A. Key
et Retzius, Golgi, Charcot), les attachent aux parois du vaisseau. Entre la gaine et
les vaisseaux circule un liquide séreux, clair, renfermant des leucocytes et quelques
autres éléments du sang : c'est le liquide céphalo-rachidien. La gaine s'ouvrant à
la surface des circonvolutions dans les aréoles de la méninge molle, dont elle n'est
qu'un prolongement, le liquide qu'elle contient s'y déverse aussi. Ces gaines sont
analogues aux gaines cellulo-séreuses que l'on trouve autour de toutes les artères
de l'économie; la raison de leur existence doit être cherchée dans les alternatives
d'expansion et de retrait du vaisseau à chaque systole cardiaque.

His décrit autour des mêmes vaisseaux une seconde gaine, qui serait différente de la première, ou gaine de Robin. Renaut (de Lyon) appelle la dernière :
espace endolymphatique, et la première : espace périlymphatique. Confondues par
beaucoup d'auteurs, ces deux gaines seraient distinctes : la gaine de Robin, la
plus interne, contiendrait du liquide céphalo-rachidien, tandis que celle de His,
située en dehors de la précédente, serait purement lymphatique.

Depuis les recherches de Schwalbe (1869), on décrit, dans l'épaisseur de la
masse nerveuse, des espaces lymphatiques en communication, par l'intermédiaire
des gaines périvasculaires, avec l'espace sous-arachnoïdien. Obersteiner (1875)
décrit même des lacunes lymphatiques autour de chaque cellule nerveuse. Niées
par beaucoup d'auteurs, les vues d'Obersteiner viennent d'être vérifiées par Rossbach
et Sehrwald (*Centralbl. f. d. med. Wiss.*, 1888, p. 467) ; ces auteurs distinguent
trois ordres de voies lymphatiques dans le cerveau : les gaines péri-vasculaires de
His; les espaces engainant les cellules nerveuses et leurs prolongements; les
espaces propres à la névroglie. — Ces sacs lymphatiques péri-cellulaires protègent
les cellules nerveuses et éliminent leurs produits de désassimilation ; ils existent
dans le cervelet, le bulbe et la moelle. Toutes ces voies lymphatiques communiquent avec les espaces remplis de liquide céphalo-rachidien.

Si ces faits venaient à se confirmer, il en résulterait que le liquide céphalo-rachidien pénétrerait jusque dans les derniers éléments constitutifs du névraxe, et bai-
gnerait ainsi, non seulement l'encéphale et la moelle, mais aussi leurs éléments
nobles, les cellules nerveuses. De plus, ces faits pourraient être utilisés dans l'explication de certains troubles cérébraux à la suite de traumatismes crâniens. C'est
pour cela que je n'ai pas voulu les passer sous silence.

Pour compléter l'étude anatomique du liquide céphalo-rachidien, il nous reste à
parler de ses voies de sortie hors de la cavité crânienne. Inutile de répéter les communications avec l'espace sous-arachnoïdien péri-médullaire. Cette voie de dégagement du liquide intra-crânien, considérée comme très libre et largement utilisée
pour le déplacement du liquide péri et endo-encéphalique, est loin d'avoir ce caractère; nous le verrons plus loin.

D'après Key et Retzius (1875), la méninge molle et sa cavité se continueraient sur les
nerfs crâniens et rachidiens; les espaces lymphatiques, qui sillonnent les tubes nerveux,
pourraient être injectés par la cavité sous-arachnoïdienne médullaire ou cérébrale. Ces
espaces, que ces auteurs ont pu poursuivre jusque dans les corpuscules de Paccini, seraient,

par suite, en continuité avec le vaste espace sous–arachnoïdien péri-encéphalique et péri-médullaire.

Ces voies de sortie sont : 1° les fosses nasales ; 2° les villosités de la méninge molle ou corpuscules de Pacchioni.

Les injections de la cavité sous-arachnoïdienne ont démontré à Axel Key et Retzius une communication directe de cette dernière avec les fosses nasales. Cette communication se fait à travers la lame criblée de l'ethmoïde par l'intermédiaire de pro-

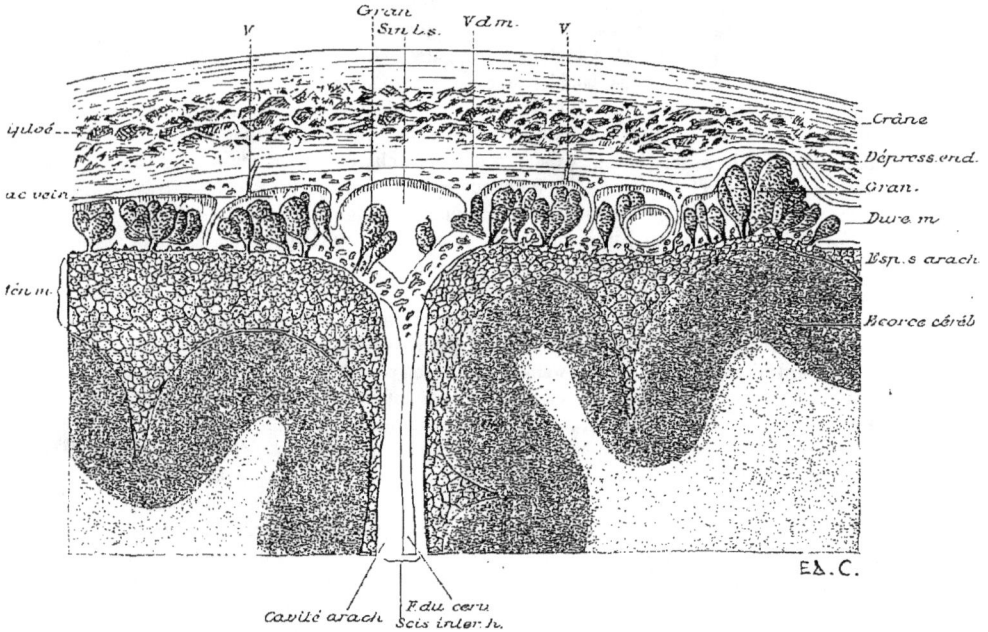

Fig. 52. — Coupe frontale de la voûte du crâne.

La coupe comprend la dure-mère (*Dure-m.*), la méninge molle (*Mén. m.*), et l'écorce (*Écorce céréb.*), pour montrer la disposition des granulations pacchioniennes (*Gran*). L'injection bleue poussée dans l'espace sous-arachnoïdien (*Esp. s. arach.*), remplit tout le tissu sous-arachnoïdien, pénètre entre les circonvolutions dans les sillons, et, au milieu de la figure, dans la scissure interhémisphérique (*Scis. interh.*). — De chaque côté de la faux du cerveau (*F. du cerv.*), on voit la cavité arachnoïdienne (*Cavité arach.*) ou espace sub-dural. — Du tissu sous-arachnoïdien partent les granulations pacchioniennes remplies d'injection ; elles pénètrent dans l'épaisseur de la dure-mère (*Dure-m.*), et font hernie soit dans le sinus longitudinal supérieur (*Sin. L. s.*), soit dans un lac veineux (*Lac vein.*), en déprimant même l'endocrâne (*Dépress. end.*). — Les lacs veineux communiquent par des veinules (*V*) avec les canaux diploïques du crâne. Dans l'épaisseur de la dure-mère, l'injection a pénétré dans les canaux veineux colorés en bleu (*V. d. m.*).

longements de la méninge molle, soit en formant des gaines aux ramifications du nerf olfactif, soit en traversant directement cette lame pour aller, en dernière analyse, s'ouvrir librement à la surface de la muqueuse des fosses nasales par des petits conduits très fins, cylindriques ou cratériformes. Par cette voie le liquide céphalo-rachidien peut se déverser librement dans les fosses nasales (Voir Fosses nasales).

La voie d'échappement la plus importante du liquide céphalo-rachidien serait formée par les prolongements que la méninge molle envoie dans les sinus, et qu'on appelle granulations méningiennes (Pacchioni), corpuscules de Pacchioni, papilles ou franges arachnoïdales (Luschka), et mieux encore villosités de la méninge molle (Voir ci-dessous).

Key et Retzius et Schwalbe ont poursuivi ces espaces dans les gaines et dans l'épaisseur des nerfs optique, auditif et olfactif (Voir ces différents nerfs).

Autour du nerf auditif, les méninges n'ont pu être poursuivies bien loin. Cependant la communication des espaces crâniens avec les espaces remplis de péri-lymphe, compris entre le labyrinthe osseux et le labyrinthe membraneux, est certaine, vu le résultat des injections. Mais par où se fait-elle? D'après Schwalbe (1870), elle se ferait par le conduit auditif interne et les espaces séreux du nerf auditif. Axel Key et Retzius n'ont pu poursuivre la méninge autour du nerf auditif au delà de la lame criblée du rocher. Jusqu'à ce niveau les méninges engainent les nerfs facial, auditif et l'intermédiaire; aussi, dans les fractures du rocher, l'ouverture de la méninge molle péri-nerveuse donne lieu à l'écoulement de liquide céphalo-rachidien par le conduit auditif externe, signe de grande valeur dans le diagnostic de cette fracture (Laugier). Quant à la communication indéniable de la péri-lymphe avec le liquide céphalo-rachidien, elle se ferait par l'aqueduc du limaçon (Weber).

Les communications des espaces méningés avec le globe oculaire seront exposées en même temps que l'œil.

Granulations de Pacchioni. — Ces villosités se présentent sous l'aspect de petits amas granuleux, blanc jaunâtre ou rosé, logés dans l'épaisseur de la dure-mère. Leur siège n'a rien de fixe. Très nombreuses au voisinage des sinus et des lacs sanguins, on peut les rencontrer aussi au niveau des régions frontale et pariétale du crâne autour des veines du diploé (Merkel). Elles sont surtout développées sur les côtés du sinus longitudinal supérieur ; mais on en trouve encore en grand nombre au voisinage des sinus droit, latéral, caverneux, sphéno-pariétal, pétreux supérieur et le long des veines méningées moyennes. Leur nombre augmente avec l'âge; rares chez le nouveau-né et chez l'enfant, elles sont nombreuses chez l'adulte (250 chez un adulte de trente ans : Faivre, thèse de Paris, 1853), et surtout chez le vieillard (500 et 600, Faivre). Quelquefois isolées, elles sont le plus souvent réunies en grappes, supportées par un pédicule commun.

Nées dans l'épaisseur de la méninge molle, ces villosités soulèvent la lame élastique externe de cette méninge pour s'en coiffer, et, arrivées au contact de la face profonde de la dure-mère, elles profitent de la disposition criblée de cette membrane pour s'insinuer dans son épaisseur, *en se coiffant du revêtement endothélial dure-mérien.* Elles viennent ainsi proéminer, soit dans la cavité d'un sinus ou dans celle des lacs sanguins qui en dépendent, soit en un point quelconque de l'endocrâne. Elles creusent des fossettes plus ou moins profondes dans l'os, et peuvent même perforer la calotte osseuse, pour venir faire saillie au-dessous des téguments.

Le tissu qui forme les villosités est en continuité avec le tissu sous-arachnoïdien. Elles sont donc formées d'une charpente conjonctive, imbibée d'un liquide, le liquide céphalo-rachidien. On trouve encore, dans ces villosités, des corpuscules amylacés, des granulations graisseuses, et parfois, surtout chez les sujets âgés, des concrétions calcaires. Dans quelques-unes (villosités complexes), Axel Key et Retzius ont trouvé des vaisseaux sanguins.

Autour de la villosité se trouve une cavité séreuse, dépendance de la grande cavité arachnoïdienne, que la villosité a repoussée et dont elle s'est coiffée pendant son accroissement. Ce *bonnet séreux* de la villosité, ne communiquerait plus avec la grande cavité arachnoïdienne, au dire de Merkel; en effet, la planche de Key et Retzius (dont la nôtre est une reproduction exacte) montre l'accolement des deux feuillets séreux, au niveau du pédicule, étranglé dans l'orifice dure-mérien.

Pour étudier ces villosités, il suffit d'inciser la dure-mère le long et de chaque côté du sinus longitudinal supérieur : on ouvrira ainsi les lacs sanguins et l'on verra les villosités qui font hernie dans la cavité de ces lacs. Une simple incision du sinus longitudinal permet de voir les villosités qui baignent dans le sang de ce sinus.

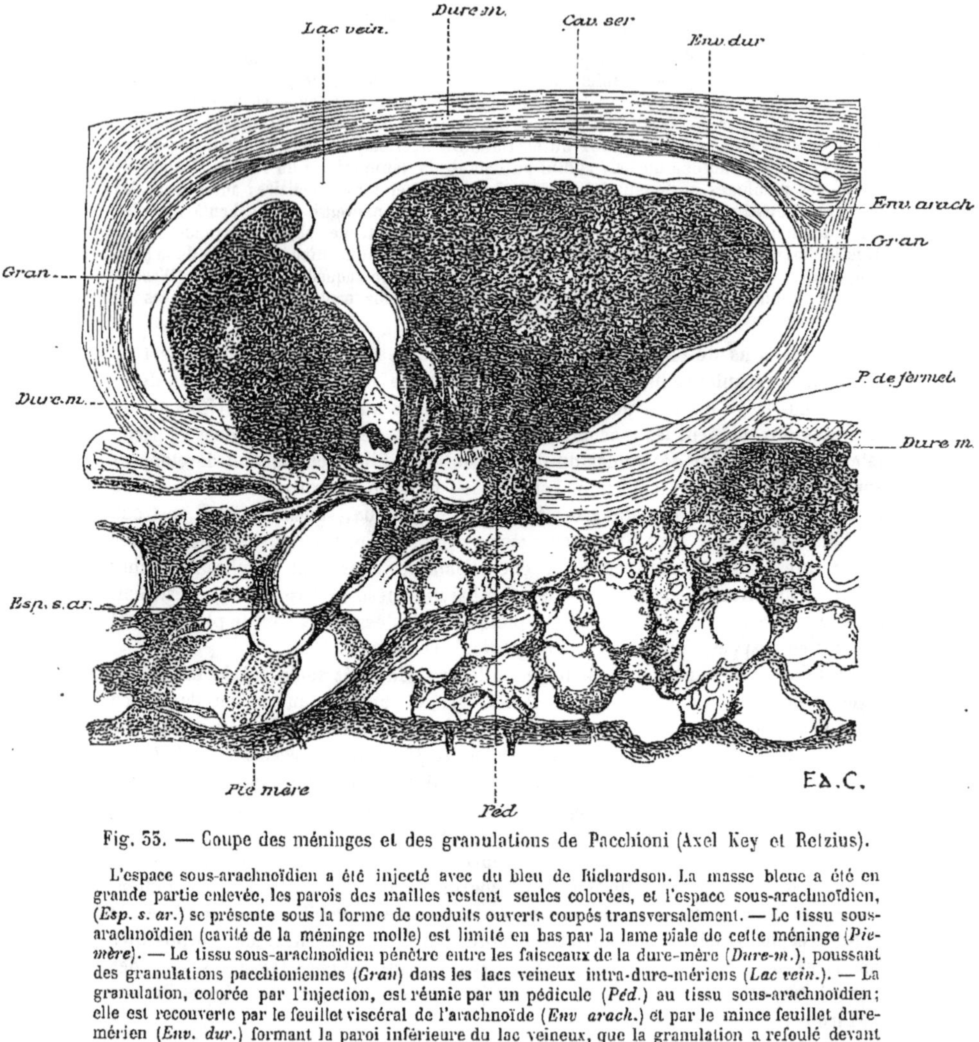

Fig. 55. — Coupe des méninges et des granulations de Pacchioni (Axel Key et Retzius).

L'espace sous-arachnoïdien a été injecté avec du bleu de Richardson. La masse bleue a été en grande partie enlevée, les parois des mailles restent seules colorées, et l'espace sous-arachnoïdien, (*Esp. s. ar.*) se présente sous la forme de conduits ouverts coupés transversalement. — Le tissu sous-arachnoïdien (cavité de la méninge molle) est limité en bas par la lame piale de cette méninge (*Pie-mère*). — Le tissu sous-arachnoïdien pénètre entre les faisceaux de la dure-mère (*Dure-m.*), poussant des granulations pacchioniennes (*Gran*) dans les lacs veineux intra-dure-mériens (*Lac vein.*). — La granulation, colorée par l'injection, est réunie par un pédicule (*Péd.*) au tissu sous-arachnoïdien; elle est recouverte par le feuillet viscéral de l'arachnoïde (*Env arach.*) et par le mince feuillet dure-mérien (*Env. dur.*) formant la paroi inférieure du lac veineux, que la granulation a refoulé devant elle. — Entre ces deux enveloppes il existe un espace limité par l'endothélium qui les recouvre : c'est la séreuse pacchionienne (*Cav. ser.*), diverticule de la grande cavité arachnoïdienne, ou sub-durale, mais ne communiquant pas avec elle, la séreuse de la granulation étant fermée tout autour de son pédicule (*P. de fermet.*).

La signification anatomique et le rôle physiologique de ces granulations ont donné lieu à de nombreuses opinions : Ruysch y voyait de simples amas graisseux; Pacchioni, des glandes conglobées destinées à sécréter la lymphe; Luschka (*Arch. Müller*, 1852) les fait naître de l'arachnoïde, et les compare aux franges des autres séreuses. Pour Faivre, elles siègent primitivement dans le feuillet viscéral de l'arachnoïde, et dérivent du liquide céphalo-rachidien. Cette conception est devenue classique après les belles recherches d'Axel Rey et Retzius. D'autres opinions ont été émises sur la nature de ces corpuscules : Labbé (thèse de Paris, 1882) en fait des dépôts fibrineux, comparables aux phlébolites, et dus au ralentissement du courant sanguin dans les lacs. Trolard (Congrès de Grenoble, 1884) leur attribue un rôle mécanique, en disant qu'elles tendent à combler le vide qui se ferait entre les parois des lacs, lorsque ceux-ci se vident du sang qu'un afflux sanguin considérable y avait apporté.

Axel Rey et Retzius (1875), en poussant des injections dans l'espace sous-arachnoïdien, ont vu le liquide remplir tout d'abord les aréoles de la villosité, distendre celle-ci, et ensuite sourdre à sa surface, pour remplir bientôt la petite cavité séreuse qui l'entoure. De là le liquide traverse l'enveloppe durale et s'épanche dans la cavité veineuse dans laquelle la villosité fait hernie (sinus, lac ou veine du diploé). Donc, par l'intermédiaire des granulations pacchioniennes, toute injection du tissu sous-arachnoïdien pénètre dans le système veineux du crâne. — Kollmann, de Bâle (*Corresp. Blatt. f. schw. Aerzte*, 1880), a confirmé, par des injections de liquide coloré poussées dans l'espace sous-arachnoïdien rachidien, les expériences de Key et Retzius. Il a pu poursuivre la marche du liquide, de l'espace sous-arachnoïdien, à travers les granulations pacchioniennes, et les stomates que présente la face interne de la dure-mère, jusque dans le sinus et tout le système veineux du crâne. — De leurs expériences, Axel Key et Retzius concluent : que le rôle de ces villosités serait d'établir des relations intimes entre l'espace sous-arachnoïdien et le système veineux du crâne (sinus, lacs, canaux du diploé), ou mieux entre le liquide céphalo-rachidien et le sang veineux — d'où l'établissement d'un courant permettant l'écoulement d'un liquide vers l'autre. Ce courant s'établit des espaces sous-arachnoïdiens vers les cavités veineuses, parce que la tension du liquide céphalo-rachidien est légèrement supérieure à celle du sang veineux; le liquide céphalo-rachidien trouve ainsi une issue facile dans la circulation veineuse du crâne (Key et Retzius).

Le liquide céphalo-rachidien est limpide, incolore, légèrement salé, de réaction alcaline. Sa densité, toujours inférieure à celle du sérum sanguin, serait de 1010 à 1020 (Berzelius), ou de 1008 (Lassaigne). La quantité qu'on peut retirer d'un cadavre d'adulte n'est jamais inférieure à 60 grammes; elle atteint souvent 150 et même davantage (400 grammes, Montaut). Quelque temps après la mort (72 heures), le liquide se perd par imbibition. L'analyse chimique a donné à Lassaigne le résultat suivant : Eau, 98,564; chlorure de sodium et de potassium, 0,801; albumine, 0,088; osmazone, 0,474; matière animale et phosphate de chaux libre, 0,036; carbonate de soude et phosphate de chaux, 0,017. L'analyse de F. Hopp diffère légèrement de celle-ci. On y a trouvé aussi des traces de glycose (Oré, Cl. Bernard, Paulet). En somme, le liquide contient une quantité d'eau bien plus grande que le sérum sanguin et, par contre, il ne renferme qu'une quantité d'albumine égale au soixantième, et même au centième de celle contenue dans le plasma sanguin. De plus, ce liquide diffère de la lymphe; aussi, malgré l'opinion de quelques auteurs (Schwalbe), on ne peut assimiler complètement les espaces sous-arachnoïdiens à des espaces lymphatiques, quoiqu'ils communiquent, comme nous l'avons dit, avec ces derniers.

Le liquide céphalo-rachidien transsude des capillaires sanguins. C'est dans la substance nerveuse elle-même que ce liquide se forme; il est déversé dans les gaines péri-vasculaires et, par leur intermédiaire, dans l'épaisseur de la méninge molle, ou espace sous-arachnoïdien. Si la tension du sang augmente, la quantité de liquide transsudé augmente aussi, les voies d'échappement du liquide ne suffisent plus; il en résulte un œdème cérébral (Duret).

La tension du liquide céphalo-rachidien ne dépasse pas quelques millimètres de mercure (F. Franck). Dans de telles conditions il me semble impossible d'accorder à ce liquide le grand rôle que certains lui ont attribué (Duret) dans la production de la méningocèle traumatique.

Toute expansion du cerveau, organe incompressible, contenu dans une boîte inextensible, entraîne nécessairement un déplacement de la masse liquide qui l'entoure. Ainsi s'expliquent les oscillations que présente le liquide céphalo-rachidien, à chaque ondée artérielle provoquant l'expansion du cerveau : pendant l'expiration, les oscillations sont exagérées.

— Le liquide céphalo-rachidien refluerait même jusque dans la cavité rachidienne qui, grâce à l'extensibilité partielle de ses parois (ligaments élastiques), pourrait servir de voie d'échappement. Ce mouvement de flux et de reflux du liquide de la cavité crânienne dans la rachidienne, admis par A. Richet, Salathé. (thèse de Paris, 1877), nié par Cappi (1878) et Mosso (1880), ne consisterait que dans des déplacements d'une très petite quantité de liquide crânien, et cela seulement jusqu'au niveau de l'espace occipito-atloïdien (F. Franck). D'après F. Franck, les oscillations du liquide rachidien et crânien sont indépendantes les unes des autres ; leur synchronisme provient de ce qu'elles reconnaissent la même cause, l'influence cardiaque ou respiratoire.

Fait important, dans le spina-bifida, on ne trouve pas les oscillations du liquide céphalo-rachidien, mais la compression de la tumeur rachidienne produit des phénomènes de compression cérébrale ; ceci prouve la communication du liquide rachidien avec le crânien, mais n'infirme pas les résultats obtenus par F. Franck, car il s'agit là d'une pression surajoutée qu'on ne peut comparer aux phénomènes physiologiques.

On a accordé à ce liquide certains rôles physiologiques dont nous ne ferons qu'une simple mention. Cruveilhier le comparait au liquide amniotique du fœtus ; comme celui-ci, il serait un organe de protection. Foltz l'appelle ligament suspenseur du cerveau, car ce dernier, en baignant dans le liquide, perdrait une quantité considérable de son poids. — La soustraction du liquide céphalo-rachidien donnerait lieu chez l'animal à des troubles graves (Magendie) qui seraient dus, d'après Longet, Schiff, au traumatisme opératoire et non à l'absence du liquide. Du reste, des cas cliniques (Gobert, Tillaux, Cl. Bernard) ont démontré que les malades peuvent perdre de grandes quantités (jusqu'à plusieurs litres dans les vingt-quatre heures, Cl. Bernard) de ce liquide sans aucun inconvénient. Cl. Bernard a démontré expérimentalement avec quelle rapidité le liquide céphalo-rachidien se reproduit.

Le liquide céphalo-rachidien jouerait un rôle important dans la pathogénie de la commotion et de la compression cérébrale. Duret (*Loc. cit*, 1878) a démontré que la suppression brusque du fonctionnement encéphalique, survenue à la suite d'un choc sur le crâne, est produite par l'intermédiaire du liquide céphalo-rachidien, transmettant l'action vulnérante à des régions de l'encéphale capables d'engendrer tous les phénomènes observés : c'est la *théorie du choc céphalo-rachidien*, que Duret explique de la façon suivante. Le crâne étant élastique, au moment du choc, il se forme au niveau du point percuté un *cône de dépression* et à l'extrémité opposée de l'axe de percussion, un *cône de soulèvement*, immédiatement rempli par le liquide cérébral. De ce fait, il résulte un déplacement et un excès de tension du liquide céphalo-rachidien, qui va refluer, vers ses origines, dans les gaines péri-vasculaires des artérioles de la substance nerveuse : d'où compression de ces vaisseaux et anémie cérébrale ; ou, si le choc est brusque, rupture des capillaires sanguins et production de foyers sanguins (piqueté hémorrhagique). Quand le traumatisme a lieu sur le sommet du crâne, l'effort s'exerce sur la voûte des ventricules cérébraux et chasse le liquide à travers le ventricule moyen et l'aqueduc de Sylvius dans le quatrième ventricule, le distend et peut même le faire éclater. Le liquide, ainsi repoussé, peut faire irruption soit dans la cavité sous-arachnoïdale, soit dans le canal épendymaire de la moelle. Des foyers hémorrhagiques bulbaires ou médullaires indiquent le trajet et les dégâts causés par le flot de liquide céphalo-rachidien.

Tilanus n'admet cette théorie que pour certains cas. D'après Sudre (thèse de Bordeaux, 1886), dans l'inspiration, l'encéphale étant à son maximum de tension, un choc céphalique produit une commotion cérébrale diffuse ; dans l'expiration, au contraire, les lésions seraient localisées au niveau du bulbe rachidien, cette région étant plus apte à éprouver, dans ces conditions, le contre-coup du choc.

DE L'ENCÉPHALE

On désigne sous le nom d'encéphale la partie des centres nerveux contenue dans la boîte crânienne.

CONFIGURATION EXTÉRIEURE DE L'ENCÉPHALE

A. CERVEAU.

Le cerveau est formé par deux hémisphères, reliés par le corps calleux. Chacun de ces hémisphères présente à étudier une face externe, une face interne et une face inférieure.

Chaque face de l'hémisphère est divisée par des anfractuosités profondes, ou *scissures*, en un certain nombre de territoires distincts ou *lobes cérébraux*. Chaque lobe contient un certain nombre de reliefs ou *circonvolutions*, séparés par des anfractuosités moins profondes ou *sillons*. Les circonvolutions peuvent être plissées suivant leur longueur, ou subdivisées suivant leur épaisseur, formant ainsi ce qu'on appelle des *plis de complication*, que séparent des anfractuosités peu profondes, les *incisures*. — Lobes et circonvolutions sont reliés entre eux par des *plis de communication*. Le pli de communication qui va d'un lobe à un autre, porte le nom de *pli de passage* ; celui qui réunit deux circonvolutions d'un même lobe est un *pli d'anastomose*. Ces plis de communication peuvent être *superficiels* ou *profonds*.

1° FACE EXTERNE. — Trois grandes scissures, la scissure de Rolando, la scissure de Sylvius et la scissure pariéto-occipitale (perpendiculaire externe) divisent la face externe de l'écorce cérébrale en quatre lobes.

La *scissure de Rolando*, obliquement dirigée de haut en bas et d'arrière en avant, sépare le lobe frontal du lobe pariétal; elle est située dans le tiers moyen de l'hémisphère. Sortie de la scissure interhémisphérique, elle se dirige en bas et en avant, légèrement sinueuse, et s'arrête un peu au-dessus de la scissure de Sylvius. Le pli de passage fronto-pariétal inférieur la ferme en bas ; elle est fermée en haut, sur la face interne, par le pli de passage fronto-pariétal supérieur. Turner a vu la scissure de Rolando s'aboucher avec la scissure de Sylvius; Ecker dit ne l'avoir jamais vu. Le fait doit être bien rare ; en revanche, il arrive assez fréquemment que le pli de passage fronto-pariétal inférieur est situé profondément dans la scissure de Sylvius, et non plus à la surface de l'écorce ; il faut alors écarter les lèvres de la scissure pour l'apercevoir.

La scissure de Rolando n'est pas rectiligne : le pied de la deuxième frontale déprime sa partie moyenne, qui devient concave en avant, tandis que ses parties supérieure et inférieure forment deux convexités ou *genoux*.

Le fond de cette scissure, lisse chez le fœtus et quelquefois chez les idiots, est interrompu par un pli de passage profond qui, très rarement, peut être superficiel (Wagner, Féré, Giacomini).

J'ajoute que la scissure de Rolando n'atteint pas toujours la scissure inter-

hémisphérique, elle se recourbe alors près du bord sagittal de l'hémisphère, et se
termine par un crochet antéro-postérieur. — Ce crochet peut être une cause
d'erreur dans les mensurations, car il reporte de un à trois centimètres en arrière
la terminaison de l'extrémité supérieure de la scissure Rolandique.

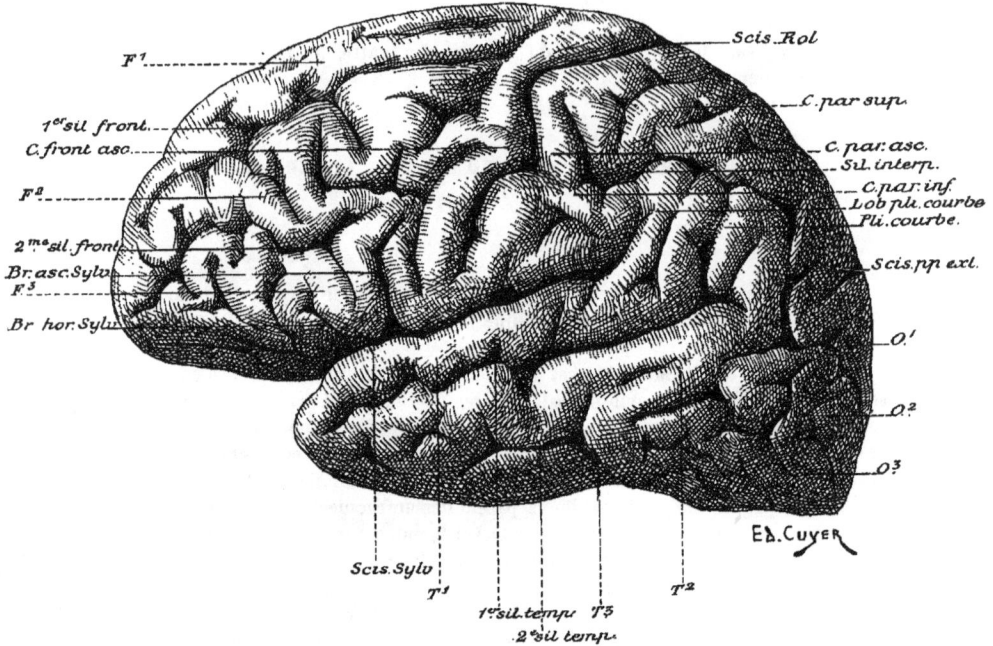

Fig. 54. — Face externe de l'hémisphère cérébral gauche.

La *scissure de Sylvius*, qui sépare les lobes *frontal* et *pariétal*, placés au-dessus
d'elle, du lobe *temporo-occipital* placé au-dessous, commence, sur la base de l'encéphale, à la partie externe de l'espace perforé antérieur; elle se dirige d'abord en
avant et en dehors, recevant dans sa courbe à convexité antérieure les petites ailes
concaves du sphénoïde; puis, elle se continue sur la face externe de l'hémisphère,
suivant une direction un peu oblique d'avant en arrière et de bas en haut, pour se
terminer, par une queue légèrement recourbée en haut, vers la partie moyenne du
lobe pariétal. Très large à la base du cerveau, la scissure de Sylvius devient plus
étroite et irrégulièrement sinueuse sur sa face convexe.

En écartant les bords de la scissure de Sylvius, on aperçoit un lobule conique,
constitué ordinairement par trois plis radiés : c'est le *lobe du corps strié* ou l'*insula
de Reil*, limité par trois rigoles qui le séparent des circonvolutions voisines.

En suivant d'avant en arrière, à partir de la scissure de Rolando, le bord de la
scissure inter-hémisphérique, on rencontre, un peu avant d'arriver à l'extrémité
postérieure de l'hémisphère, un sillon profond, mais court, véritable encoche, c'est
la *scissure pariéto-occipitale* ou *perpendiculaire externe* (occipitale externe de quelques auteurs), qui sépare le lobe pariétal du lobe occipital. Cette scissure, très

accusée chez tous les singes, où elle sépare complètement les lobes, est toujours interrompue chez l'homme par deux plis de passage allant du lobe pariétal au lobe occipital. La conformation simienne a été, mais très rarement, observée chez l'homme. — J'ai eu l'occasion de rencontrer cette anomalie une fois, sur un hémisphère gauche.

Lobe frontal. — Il est constitué par toute cette partie du cerveau qui est située en avant de la scissure de Rolando et présente, sur la face externe, quatre circonvolutions. L'une limite en avant la scissure de Rolando, dont elle suit la direction ; c'est la *circonvolution frontale ascendante* (4e frontale), du bord antérieur de laquelle naissent, comptées de haut en bas, *les 1re, 2e et 3e frontales* séparées de la circonvolution frontale ascendante ou rolandique antérieure (4e frontale), par le *sillon pré-rolandique*). — La 4e frontale se prolonge en haut sur la face interne de l'hémisphère sous le nom de *lobule ovalaire* ou *paracentral*. En bas, elle se termine près de la scissure de Sylvius, en s'unissant, par l'intermédiaire du pli de passage fronto-pariétal inférieur, avec la pariétale ascendante.

La première frontale, séparée de la seconde par le *premier sillon frontal* (Broca), empiète largement sur la face interne de l'hémisphère ; elle suit la scissure inter-hémisphérique jusqu'à l'extrémité antérieure du cerveau, où elle se recourbe et devient rectiligne pour former le *gyrus rectus* du lobule orbitaire.

La deuxième frontale, très large, est parfois dédoublée par un sillon peu profond (*sillon rostral* de Hervé) ; il existe alors quatre circonvolutions frontales insérées sur la frontale ascendante. Cette conformation est normale chez les singes inférieurs.

La troisième frontale, *circonvolution de Broca*, est la moins longue. Elle est séparée de la deuxième frontale par le *deuxième sillon frontal* (P. Broca). Composée de deux étages, l'un inférieur ou *orbitaire*, l'autre supérieur ou *métopique* (Hervé, la *Circonvolution de Broca, Thèse de Paris*, 1888), elle offre une disposition assez compliquée. L'étage métopique appartient seul à la convexité de l'hémisphère. Les parties cérébrales qui constituent cet étage décrivent deux plis d'inflexion autour de deux incisures connues sous le nom de *branches antérieures de la scissure de Sylvius*. De ces deux branches, l'une horizontale, constante chez l'homme, *naît de l'extrémité externe de la vallée de Sylvius*; l'autre ascendante, à peu près constante, part du bord supérieur de la scissure sylvienne, à peu de millimètres au-dessus de la précédente. Ces incisures divisent l'étage métopique de la circonvolution de Broca en trois parties : l'antérieure ou *tête*, la moyenne ou *cap*, la postérieure ou *pied*, réunie au cap par le *pli sourcilier*. Le pied se continue avec la circonvolution frontale ascendante.

Comme on vient de le voir, les trois premières frontales, arrivées à l'extrémité antérieure du cerveau, se recourbent d'avant en arrière, deviennent horizontales et constituent ce qu'on appelle le *lobule orbitaire*.

Lobe temporal. — Le *lobe temporal* (temporo-sphénoïdal) est limité par la scissure de Sylvius en haut, et par la grande fente cérébrale de Bichat en bas et en dedans ; en arrière, il se continue avec le lobe occipital. Il est formé de cinq circonvolutions : trois sont visibles sur la face externe de l'hémisphère ; on les désigne sous les noms de première, deuxième et troisième circonvolutions temporales. Entre la première et la seconde on trouve un sillon, long et profond, le *sillon parallèle*, qui, se dirigeant en haut et en arrière, va se terminer dans le lobe temporal en arrière de la scissure de Sylvius. Les circonvolutions du lobe temporal se continuent en arrière avec celles du lobe occipital, à l'exception de la première.

Lobe pariétal. — Le *lobe pariétal*, nettement limité en bas par la scissure de Sylvius, en avant par la scissure de Rolando, en dedans par la scissure inter-hémisphérique, est séparé partiellement du lobe occipital en arrière par la scissure perpendiculaire externe; il comprend trois circonvolutions.

La *circonvolution pariétale ascendante* forme la lèvre postérieure de la scissure de Rolando; en haut comme en bas, elle est unie à la frontale ascendante par un

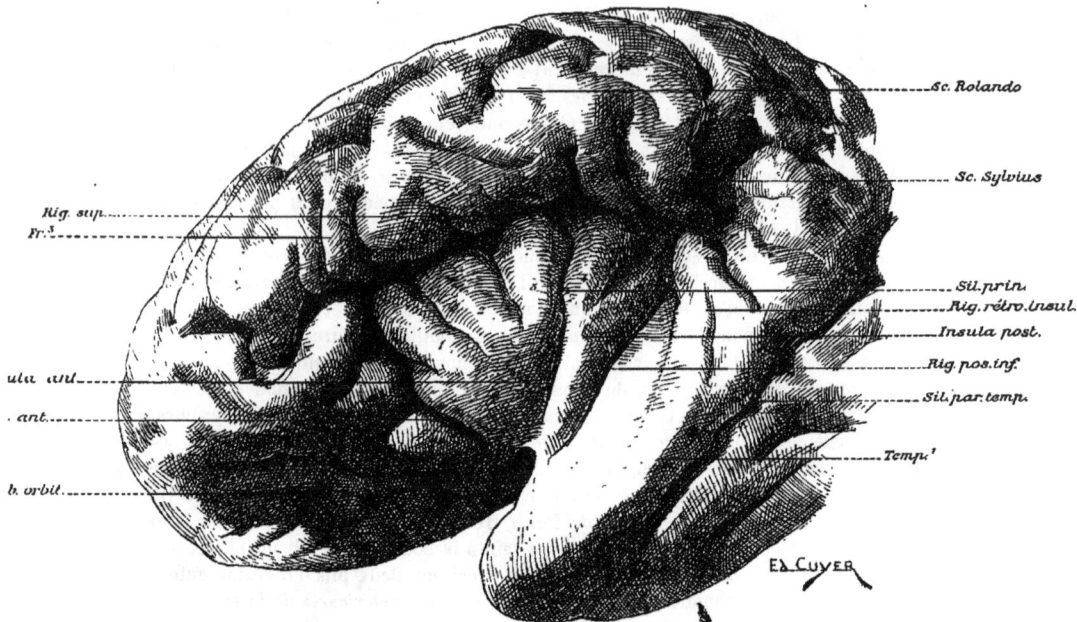

Fig. 55. — Le lobe de l'insula et la région rétro-insulaire.

Les deux lèvres de la scissure de Sylvius ont été écartées. — *Insula ant.* — *Insula post.*, les deux parties antérieure et postérieure de l'insula, séparées par *Sil. prin.*, le sillon principal de l'insula. — 1. 2. 3. 4. 5. les 5 circonvolutions qui composent ordinairement l'insula. — *Rig. rétro ins.*, la région rétro-insulaire (Broca) formée par le pli de passage temporo-pariétal profond de Heschl. — *Rig. sup.*, *Rig. ant.*, *Rig. pos. inf.*, les trois rigoles qui limitent le lobe de l'insula, F³ et Temp. 1; la troisième frontale et la première temporale, lèvres de la scissure de Sylvius, opercules supérieur et inférieur de l'insula.

pli qui ferme cette scissure. Sa partie moyenne est fortement concave en avant, tandis que ses parties supérieure et inférieure forment deux saillies ou *genoux*.

Les deux autres pariétales, désignées sous le nom de première et deuxième *circonvolutions pariétales*, sont séparées de la pariétale ascendante (première pariétale de M. Duval) par une démarcation, souvent fort incomplète (sillon *post-rolandique*). Elles sont assez difficiles à suivre, parce que le *sillon inter-pariétal* (scissure inter-pariétale de Gromier), qui établit leurs limites respectives, est fréquemment interrompu par des plis d'anastomose (plis de passage transversaux de Gromier). La *première pariétale* (deuxième pariétale de M. Duval) s'étend sur les faces interne et externe de l'hémisphère, formant sur la première le lobule quadrilatère, et sur la seconde le *lobule pariétal supérieur*. Celui-ci se rétrécit d'avant en arrière pour se continuer avec la première circonvolution occipitale par le premier pli de passage pariéto-occipital (premier pli de passage de Gratiolet), qui ferme la scissure perpendiculaire externe.

La *deuxième pariétale* (lobule pariétal inférieur) naît par un pied étroit de la circonvolution post-rolandique (pariétale ascendante); elle suit d'abord la scissure de Sylvius, puis elle décrit deux grandes sinuosités, qui coiffent, l'une la queue recourbée de la scissure de Sylvius, l'autre la fin du sillon parallèle; ces deux sinuosités en A juxtaposées forment une sorte d'M sur la face externe de l'hémisphère. La première sinuosité, qui coiffe le fond de la scissure de Sylvius, a reçu le nom de *lobule du pli courbe* ou *post-sylvien*; la deuxième, qui circonscrit la terminaison du sillon parallèle, est le *pli courbe*. Ce dernier est relié à la deuxième circonvolution occipitale par le deuxième pli de passage pariéto-occipital (deuxième pli de passage de Gratiolet).

Lobe occipital. — Ce lobe, très petit, séparé du pariétal par la scissure pariéto-occipitale, comprend six circonvolutions, dont trois seulement apparaissent à la face externe. Ces circonvolutions se comptent de haut en bas (première, deuxième, troisième) et sont séparées par deux sillons, plus ou moins distincts.

Le lobule de l'insula. — Quand on écarte les deux lèvres ou *opercules* de la scissure de Sylvius, on voit au fond de cette scissure un ensemble de circonvolutions constituant un lobe cérébral isolé, bien distinct, c'est le lobule de l'insula, ou simplement l'*insula de Reil.* Par sa face profonde, ce lobule répond aux ganglions centraux de l'hémisphère : d'où le nom de *lobule du corps strié* qu'on lui a aussi donné. Il est limité par trois sillons profonds ou *rigoles* (P. Broca) : l'un, *antérieur*, le sépare de la partie antérieure de la troisième frontale; l'autre, *postérieur*, le sépare du bord supérieur de la scissure de Sylvius; le troisième, *inférieur*, le sépare d'une autre région de l'écorce, située aussi dans le fond de la scissure sylvienne et dont nous parlerons bientôt. Ce lobule est formé par *trois plis* ou circonvolutions qui naissent d'un seul point (*pôle de l'insula*), situé à la partie inférieure et antérieure du lobule, et divergent en haut, en avant et en arrière. Ce lobule, qui constitue l'*insula proprement dit*, est séparé, avons-nous dit, par la rigole inférieure, d'une autre région de l'écorce cérébrale, comprise dans l'écartement de l'extrémité postérieure de la scissure de Sylvius, la *région rétro-insulaire* (P. Broca). Cette région est formée par un pli quelquefois dédoublé, oblique de bas en haut et d'avant en arrière, s'étendant de la première circonvolution temporale à la partie inférieure de la pariétale ascendante : c'est le *pli de passage temporo-pariétal profond* de P. Broca (*circonvolution temporale transverse* de Heschl).

2° FACE INTERNE. La face interne de l'hémisphère, plane, est adossée à celle du côté opposé, dont la faux cérébrale la sépare. Sur la partie inférieure de cette face apparaît la coupe du corps calleux. La partie antérieure du corps calleux, effilée (*genou* et *bec*), s'incurve en bas et en arrière, et se prolonge dans la substance perforée antérieure. Son extrémité postérieure, renflée (*bourrelet*), reste libre et entre en contact avec le faisceau des veines de Galien. C'est autour de cette grande commissure inter-hémisphérique que viennent s'étaler les circonvolutions de la face interne. Elles en sont séparées par un sillon (*sinus du corps calleux*) et par la *circonvolution godronnée*.

Cette circonvolution a été récemment étudiée par M. Duval (*Arch. de névrologie*, 1882). Elle est rudimentaire, mais entoure, cependant, tout le pourtour du hile de l'hémisphère. Sur le corps calleux elle n'est représentée que par les tractus longitudinaux de Lancisi. En arrière et au-dessous du corps calleux, elle est formée par une bande de substance blanche, recouverte d'une écorce grise, qui n'est autre que le corps godronné. Cette bande est interposée au trigone et à la circonvolution de l'hippocampe.

Trois grandes scissures sillonnent la face interne du cerveau ; ce sont les scissures calloso-marginale, calcarine et perpendiculaire interne.

La *scissure calloso-marginale, sous-frontale* (P. Broca), ou *festonnée* (Pozzi), commence au-dessous du bec du corps calleux, suit dans la grande majorité des cas un trajet parallèle au sinus du corps calleux, à égale distance de celui-ci et de la marge supérieure de l'hémisphère. Arrivée au-dessus du bourrelet du corps calleux, elle se recourbe brusquement en haut et en arrière pour atteindre le bord

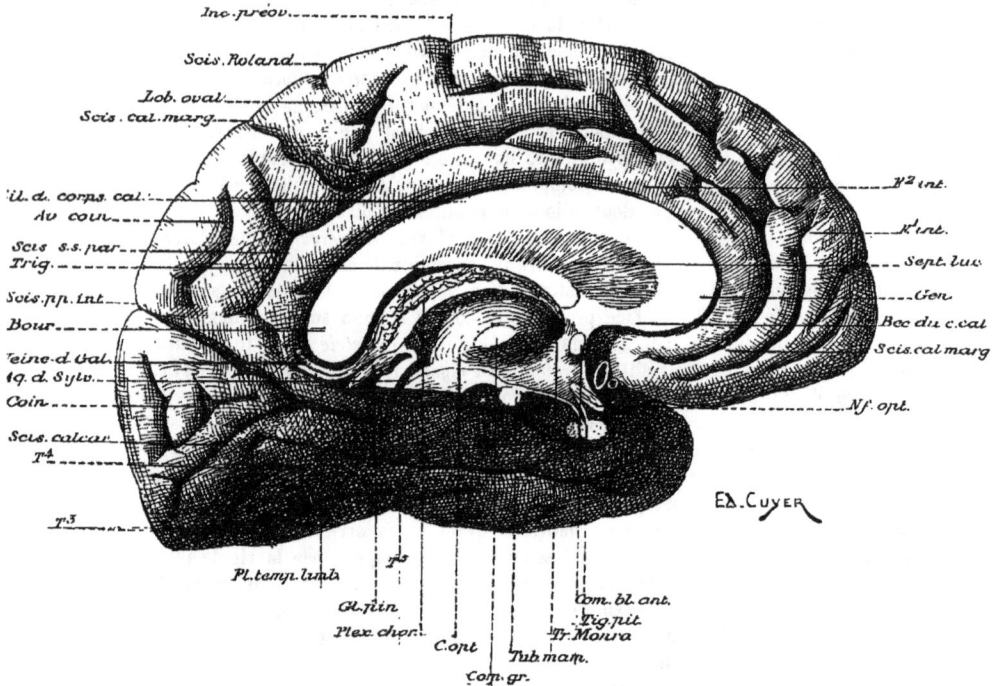

Fig. 56. — Circonvolutions de la face interne des hémisphères.

Scis. Roland., encoche de la scissure de Rolando. — *Scis. cal. marg.*, scissure calloso-marginale. — *Scis. s. s. pariét.*, scissure sous-pariétale. — *Scis. pp. int.*, scissure perpendiculaire interne. — *Scis. calcar.*, scissure calcarine. — *Sil. d. corps cal.*, sillon du corps calleux. — *Inc. préov.*, incisure préovalaire. — *Pl. temp. limb.*, pli temporo-limbique de Broca. — *Bec du c. cal.*, bec du corps calleux. — *Gen.*, genou du corps calleux. — *Bour.*, bourrelet du corps calleux. — *F¹ int.*, 1ʳᵉ circonvolution frontale interne. — *F² int.*, 2ᵉ circonvolution frontale interne. — *Lob. oval.*, lobule ovalaire. — *Av. coin*, avant-coin. — *T³*, 3ᵉ circonvolution temporale. — *T⁴*, 4ᵉ circonvolution temporale. — *T⁵*, 5ᵉ circonvolution temporale. — *Trig.*, trigone cérébral. — *Veine d. Gal.*, veine de Galien. — *Aq. d. Sylv.*, aqueduc de Sylvius. — *Gl. pin.*, glande pinéale. — *Plex. chor.*, plexus choroïdes des ventricules latéraux. — *C. opt.*, couche optique. — *Com. gr.*, commissure grise. — *Tub. mam.*, tubercule mamillaire. — *Tr. Monro*, trou de Monro. — *Tig. pit.*, tige pituitaire. — *Com. bl. ant.*, commissure blanche antérieure. — *Nf. opt.*, nerf optique et chiasma. — *Sept. luc.*, septum ucidum.

supérieur du cerveau en un point situé de cinq à quinze millimètres en arrière de l'encoche rolandique.

La *scissure des hippocampes* (Gratiolet), *calcarine* (Turner) ou *occipitale horizontale*, part de la pointe postérieure du cerveau, s'avance dans la direction du bourrelet du corps calleux, passe au-dessous de lui et est séparée de la fente de Bichat par le *pli temporo-limbique* de Broca.

La *scissure perpendiculaire interne* ou *occipitale interne*, oblique en bas et en avant, s'abouche dans la scissure calcarine en arrière du corps calleux. Toujours très accusée, elle forme avec la calcarine l'ancienne *scissure en* Y. Elle continue, sur la face interne, la scissure perpendiculaire externe.

A l'aide de ces données, il est aisé de fixer sur la face interne les limites respectives des lobes frontal, pariétal et occipital.

Le *lobe frontal* est représenté sur la face interne :

a) par la *circonvolution frontale interne supérieure*, sus-jacente à la scissure calloso-marginale. Cette circonvolution est la continuation de la première frontale externe, sauf en arrière, où l'*incisure préovalaire* limite avec la portion ascendante de la scissure calloso-marginale un lobule, le *lobule paracentral* (Betz) ou *ovalaire* (P. Broca) ;

b) par la *circonvolution frontale interne inférieure*, intermédiaire à la scissure calloso-marginale et au sillon du corps calleux. Cette circonvolution, qui porte encore les noms de *circonvolution du corps calleux, circonvolution de l'ourlet, circonvolution crêtée, gyrus fornicatus*, ne ferait point, suivant P. Broca, partie du lobe frontal. Elle représenterait un véritable lobe primitif du cerveau, le *lobe limbique*, et serait séparée du lobule quadrilataire par une petite anfractuosité : la *scissure sous-pariétale*. Ce lobe serait constitué par les circonvolutions réunies du corps calleux et des hippocampes ; il serait séparé du hile de l'hémisphère (corps calleux et trigone) par la circonvolution godronnée (M. Duval).

Le *lobe pariétal* est uniquement représenté sur la face interne du cerveau par le *lobule quadrilatère*, dont je viens d'indiquer les limites antérieure et inférieure, et dont la limite postérieure est formée par la scissure perpendiculaire interne. Ce lobule encore appelé *lobule carré, lobule central, avant-coin*, ou *præcuneus*, marque sur la face interne le territoire de la première circonvolution pariétale.

Le *lobe occipital* est divisé, sur la face interne, en deux parties par la scissure calcarine. Au-dessus de cette scissure, nous trouvons le *coin, cuneus, lobule triangulaire* ou *occipital interne* ; au-dessous et en arrière, la terminaison des circonvolutions temporo-occipitales.

3° FACE INFÉRIEURE. — A la base du cerveau, il y a lieu de rappeler, non seulement les circonvolutions qui se dessinent sus les parties latérales, mais aussi les divers organes qu'on rencontre sur la ligne médiane.

La face inférieure du cerveau, est divisée par la vallée de Sylvius en deux territoires inégaux ; l'antérieur, plus petit, appartient au lobe frontal et constitue le *lobule orbitaire* ; le postérieur, bien plus étendu, appartient à la fois au lobe temporal et au lobe occipital, qu'aucune démarcation ne sépare sur la face inférieure, aussi l'appelle-t-on souvent *lobe temporo-occipital*.

Le *lobule orbitaire*, dont la plupart des auteurs donnent des descriptions inexactes ou incomplètes, est formé par les trois circonvolutions frontales ; il est traversé par deux sillons antéro-postérieurs, le *sillon olfactif* ou *orbitaire interne* et le *sillon orbitaire externe*. Le premier loge le bulbe et le nerf olfactifs. Le second est souvent très peu marqué ; aussi a-t-il été méconnu par Pansch et Benedikt. Il est cependant constant, ainsi que l'a montré M. Hervé, et occupe presque toujours le bord externe du lobule orbitaire. Ces deux sillons permettent de distinguer dans ce lobule trois parties : interne, moyenne et externe. La partie interne, intermédiaire au sillon olfactif et à la scissure inter-hémisphérique, est le *pli droit, gyrus rectus, circonvolution olfactive*, continuation de la 1ʳᵉ frontale. La partie externe, limitée en dedans par le sillon orbitaire externe, représente l'étage orbitaire de la circonvolution de Broca. La partie moyenne, comprise entre les deux sillons, continue la deuxième frontale; elle est irrégulièrement entaillée par l'*incisure cruciforme* (en étoile, en II, en X, en Y). C'est par un abus de langage qu'on a désigné du nom de

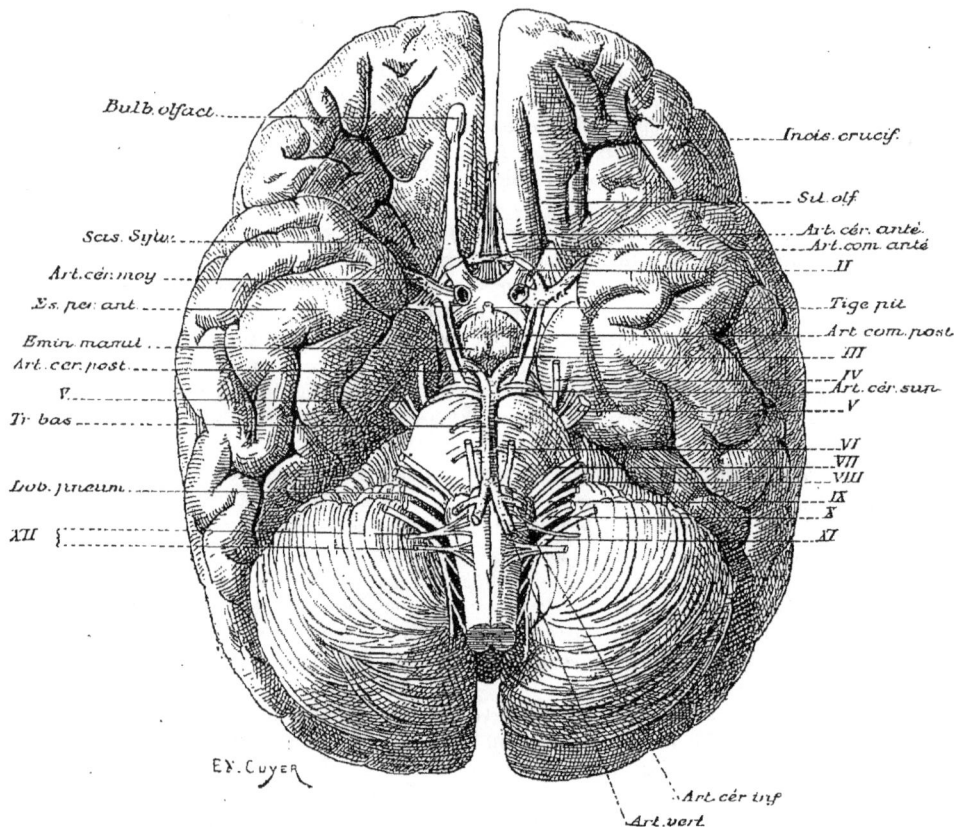

Fig. 57. — Face inférieure de l'encéphale.

circonvolution olfactive externe la partie de la deuxième frontale intermédiaire à cette incisure et au sillon olfactif.

Le lobe *temporo-occipital* semble compliqué. En réalité, sa disposition est fort simple; la description seule est obscure, par suite de la nomenclature diverse adoptée par les auteurs. Ce lobe est encore appelé *lobe temporal* ou lobe *temporo-sphénoïdal*. D'autres auteurs le nomment lobe temporal ou temporo-sphénoïdal sur la face externe, temporo-occipital sur la face inférieure. J'adopte indifféremment ces trois dénominations, mais en spécifiant qu'elles désignent la partie de l'écorce cérébrale limitée

en haut par la scissure de Sylvius, en bas et en dedans par la grande fente de Bichat.
. Ainsi compris, le lobe temporal se compose de cinq circonvolutions. Les deux premières (*première et deuxième temporales*) appartiennent à la face externe des hémisphères. La troisième (*troisième circonvolution temporale* (P. Broca) forme la marge externe du lobe ; elle comprend deux étages, l'un supérieur, seul visible à la face convexe, l'autre inférieur, appartenant à la face inférieure de l'hémisphère. J'ai déjà parlé de ces trois circonvolutions en décrivant la face externe de l'écorce cérébrale.

Je n'ai donc plus à étudier que les deux dernières, qui appartiennent à la face inférieure du lobe temporo-occipital. Toutefois, il importe de noter que l'une d'elles est partiellement visible sur la face interne du cerveau (Voy. fig. 36).

Deux sillons antéro-postérieurs, *temporo-occipitaux externe et interne*, subdivisent la face inférieure du lobe en trois parties : externe, moyenne, interne. La partie externe, située en dehors du sillon temporo-occipital externe, n'est autre que l'étage inférieur de la troisième temporale. La partie moyenne, intermédiaire aux deux sillons, forme la quatrième *circonvolution temporale* (P. Broca), encore appelée *première circonvolution temporo-occipitale* ou *lobule fusiforme*. La partie interne forme la *cinquième temporale* (P. Broca), (*deuxième circonvolution temporo-occipital* ou *lobule lingual*). Cette dernière circonvolution s'étend de la pointe du lobe temporal à la pointe du lobe occipital. En regardant la figure 36, on voit que le bord interne ou supérieur de cette circonvolution forme, dans sa moitié postérieure, la lèvre inférieure de la scissure calcarine, et, dans sa moitié antérieure, la partie latérale de la fente de Bichat. Cette particularité a permis de décomposer la cinquième circonvolution temporale en deux parties, dont la postérieure, lobule lingual proprement dit, est intermédiaire à la scissure calcarine et à la moitié postérieure du sillon temporo-occipital interne. La partie antérieure, comprise entre la moitié antérieure de ce sillon et la fente de Bichat, n'est autre que le *lobule de l'hippocampe*. En arrière, ce lobule se continue avec la circonvolution du corps calleux et constitue avec elle le lobe limbique ; en avant, on voit sa partie interne former un *crochet* recourbé d'avant en arrière et de bas en haut. Ce crochet paraît se continuer avec les corps frangé et godronné qu'on rencontre sur la paroi inférieure de la corne sphénoïdale du ventricule latéral Au niveau même où elle décrit ce crochet, la circonvolution se renfle pour constituer l'hippocampe, ou corne d'Ammon (protubérance cylindroïde de Chaussier) (Voir Ventricule latéral).

La région médiane de la base présente les parties suivantes :

1° L'extrémité antérieure de la scissure inter-hémisphérique limitée par les circonvolutions olfactives. — 2° Le genou et le bec du corps calleux. — 3° Les deux *substances perforées antérieures* limitées en avant par les deux racines blanches du nerf olfactif, en dedans par le chiasma optique et la racine grise des nerfs optiques, en arrière par les bandelettes optiques, en dehors par le lobule de l'hippocampe. — 4° Derrière le chiasma, successivement, le *tuber cinereum*, auquel sont rattachés la *tige* et *le corps pituitaire* ; les *éminences mamillaires*, de couleur blanche et d'aspect brillant ; l'*espace perforé postérieur*, limité par les pédoncules cérébraux, enfin le bourrelet du corps calleux et l'extrémité postérieure de la scissure inter-hémisphérique.

B. CERVELET. — ISTHME. — PROTUBÉRANCE. — BULBE.

Le cervelet, l'isthme de l'encéphale et le bulbe, occupent ce que j'appellerai bientôt la loge crânienne inférieure. Ces trois parties des centres nerveux doivent, dans un ouvrage d'anatomie topographique, être réunies dans une description commune qui permette de mettre en relief leurs rapports réciproques.

Toutefois, il me paraît nécessaire de rappeler d'abord, très brièvement, leur conformation extérieure.

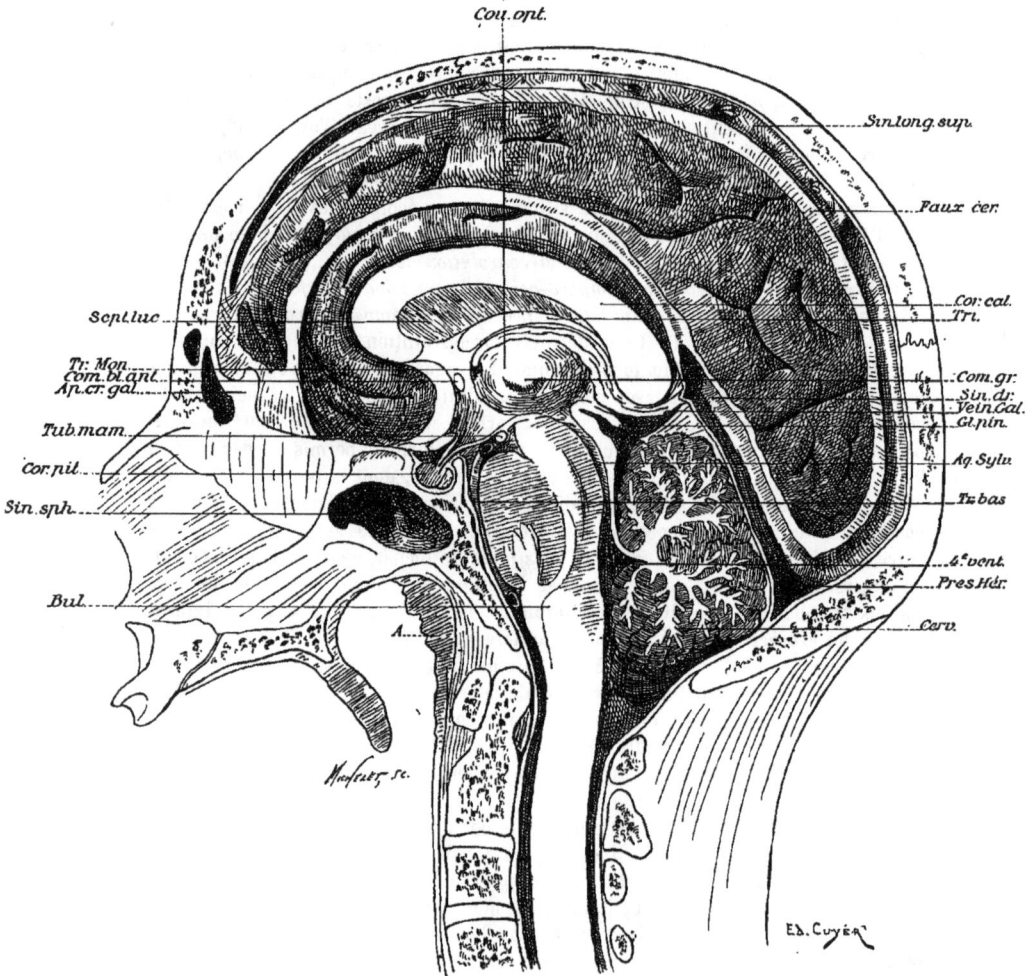

Fig. 58.

Cervelet. — Inclus dans une boîte ostéo-fibreuse, fermée en haut par la tente du cervelet, en bas par les fosses cérébelleuses (Voy. fig. 20), le cervelet est formé de deux *lobes latéraux* ou *hémisphères*, réunis par un *lobe médian* ou *vermis superior*. La *face supérieure*, modelée sur l'arête et les rampants de la tente cérébelleuse, s'incline en dehors et en bas : son inclinaison est représentée sur la même coupe. La *face inférieure* embrasse dans une large gouttière le bulbe et forme le toit du 4ᵉ ventricule; plus en arrière, la gouttière bulbaire est prolongée par une scissure profonde (*grande scissure médiane du cervelet*) qui répond à la forme du cervelet et sépare nettement les hémisphères cérébelleux. Si l'on vient à écarter les deux lèvres de cette scissure, on aperçoit le vermis inférieur. En avant, le vermis se termine par une petite éminence aplatie, la *luette*, qui flotte dans le ventricule. — De chaque côté de la luette se détachent deux minces lamelles de substance

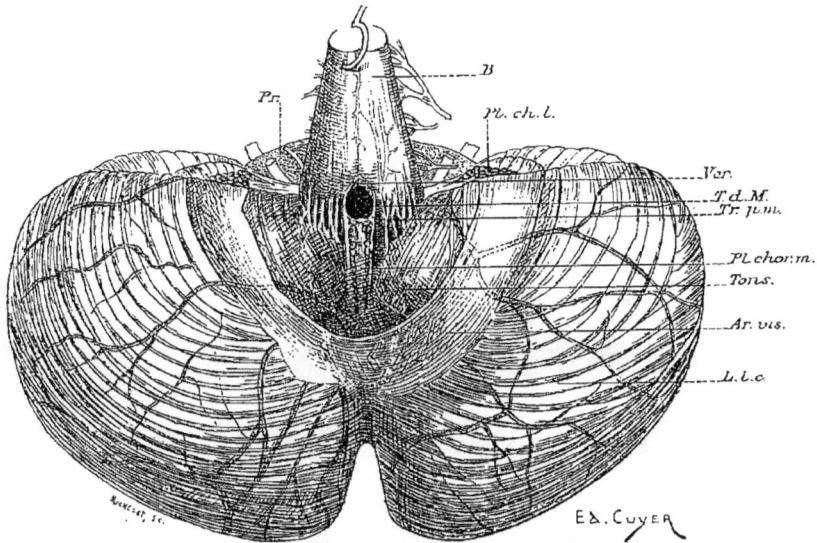

Fig. 59. — Le trou de Magendie faisant communiquer la cavité du 4ᵐᵉ ventricule avec l'espace sous-arachnoïdien.

B. face postérieure (supérieure) du bulbe rachidien renversé. — *L. l. c.*, face inférieure du lobe latéral du cervelet. — *Tons.*, tonsille (lobule rachidien ou amygdalien du cervelet). — *Pl. chor. m.*, plexus choroïde médian du 4ᵐᵉ ventricule. — *Pl. chor. l.*, extrémité du plexus choroïde latéral du 4ᵐᵉ ventricule. — *Ar. vis.*, feuillet viscéral de l'arachnoïde (lame arachnoïdale de la méninge molle), sectionné pour laisser voir les parties qu'il recouvre à ce niveau, dans le lac cérébelleux inférieur. — *Tr. p. m.*, tractus de la pie-mère (lame piale de la méninge molle) allant du bulbe au lobule tonsillaire du cervelet. — *T. d. M.*, le trou (foramen) de Magendie, compris entre le verrou (*Ver.*) et la saillie des plexus choroïdes médians.

blanche, les *valvules de Tarin* ou *voiles médullaires postérieurs*, qui contournent les corps restiformes et ferment en arrière la cavité du 4ᵉ ventricule. Pour voir ces valvules il faut soulever avec précaution la moitié postérieure du cervelet, en détachant avec la pince le feuillet arachnoïdien et les trabécules du tissu sous-arachnoïdien qui s'étendent du cervelet au bulbe. Chemin faisant, on verra que la scissure médiane du cervelet est limitée, dans sa partie antérieure ou bulbaire, par deux lobules, les *lobules du bulbe rachidien*, encore appelés *amygdales* ou *tonsilles,* qui se détachent de la face inférieure du cervelet et s'avancent sur les côtés du bulbe. La face supérieure des amygdales répond aux valvules de Tarin ; leur face externe, au pourtour du trou occipital. Au dire de Henle, le tubercule occipital marquerait son empreinte sur les tonsilles, avec lesquelles il est en rapport : cela n'est exact que dans les cas rares où la saillie de ce tubercule (dont j'ai donné ailleurs la signification vraie) est exagérée. — Au-dessus et un peu en avant de l'amygdale, toujours sur les côtés du bulbe, on remarque la saillie cérébelleuse formée par le *lobule* ou *touffe* du pneumogastrique (*flocculus*) : les rapports de ce lobule avec l'émergence du pneumogastrique, les plexus choroïdes et l'orifice latéral du 4ᵉ ventricule, ont été exposés et représentés plus haut (Voy. Lig. céph-rach.).

La circonférence du cervelet, formée par la réunion des deux faces de l'organe,

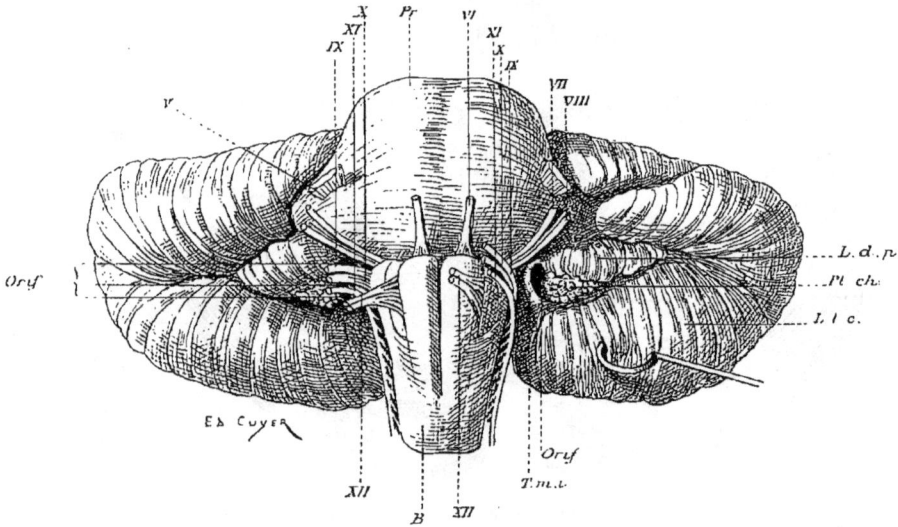

Fig. 40. — Orifices latéraux du 4ᵉ ventricule.

Pr., face antérieure de la protubérance. — *B*, face antérieure du bulbe. — *L. l. c.*, face inférieure du lobe latéral du cervelet. — *L. d. p.*, lobule du pneumogastrique ou flocculus. — *T . m. i.*, la toile médullaire inférieure embrassant dans sa concavité le plexus choroïde (*Pl. ch.*). — Entre cette lame nerveuse et le plexus, on voit l'orifice latéral (*Orif.*) par lequel la cavité du ventricule communique, au niveau de son diverticule latéral, avec l'espace sous-arachnoïdien. — Les racines des nerfs glosso-pharyngien (*IX*), vague (*X*) et spinal (*XI*) ont été renversées sur la partie droite de la figure pour laisser voir l'orifice dans toute sa largeur. A gauche, ces nerfs sont dans leur situation normale ; ils recouvrent incomplètement l'orifice (*Orif.*). — *V*, racines du trijumeau. — *VI*, nerf moteur oculaire externe. — *VII*, nerf facial, — et *VIII*, nerf auditif, ont des rapports intimes aussi avec l'orifice. — *XII*, nerf hypoglosse.

est occupée par le *grand sillon circonférentiel* de Vicq d'Azyr, qui semble diviser l'organe en deux moitiés. Elle est échancrée en avant et en arrière : l'*échancrure postérieure* répond à la partie postérieure du sinus droit et à la tubérosité occipitale interne où se trouve le confluent des sinus ; l'*échancrure antérieure*, qui continue la grande gouttière bulbaire formée par la moitié antérieure de ce qu'on appelle à tort la face inférieure du cervelet, embrasse les tubercules quadrijumeaux ;

elle répond, comme le montre notre figure, à l'entrée des pédoncules cérébelleux supérieurs, que réunit une mince lamelle de substance blanche, la *valvule* de Vieussens, ou *voile médullaire* antérieur.

Isthme de l'encéphale. — On doit réserver le nom d'isthme à cette partie de l'encéphale, intermédiaire au cerveau, d'une part, à la protubérance et au cervelet, de l'autre. L'isthme comprend donc seulement les pédoncules cérébraux et les tubercules quadrijumeaux. Lorsque, dans une autopsie, nous séparons le cervelet du cerveau par un coup de couteau rasant le bord supérieur de la protubérance, nous coupons l'isthme. Je n'insisterais pas autant sur cette définition si, dans la plupart des traités, on n'étendait l'isthme bien au delà des limites que le respect de la langue française et des notions embryologiques ordonnent de lui assigner. — L'isthme comprend uniquement les pédoncules cérébraux et les tubercules quadrijumeaux, seules parties développées aux dépens de la vésicule moyenne.

Le pédoncule est limité en arrière par un sillon, *sillon latéral de l'isthme*, qui le sépare du pédoncule cérébelleux supérieur ; de ce sillon on voit émerger une lame triangulaire de substance blanche, dont le sommet atteint le tubercule quadrijumeau postérieur (inférieur serait mieux) ; c'est le *faisceau latéral de l'isthme* ou *ruban de Reil*.

Protubérance (*Pont de Varole*): — Intermédiaire au bulbe et aux pédoncules cérébraux, la protubérance s'étend latéralement par les pédoncules cérébelleux moyens dans le cervelet. La face antérieure (obstinément dénommée face inférieure par nombre d'auteurs) est en rapport avec la gouttière basilaire. Il faut cesser de dire que cette face repose ou se moule sur la gouttière basilaire. Sa direction, beaucoup moins oblique que celle du *clivus*, se rapproche plus de la verticale que de l'horizontale. Cette face, striée transversalement par des faisceaux blancs qui se portent d'un pédoncule cérébelleux à l'autre, présente, sur la ligne médiane, une dépression longitudinale ; cette dépression est produite par le relief des pyramides qui montent parallèlement, de chaque côté de la ligne médiane, sous la couche superficielle de la protubérance ; elle répond d'ordinaire au tronc de l'artère basilaire. Plus en dehors, on voit l'émergence des deux racines du trijumeau.

La *face postérieure* de la protubérance forme la partie supérieure du plancher du 4° ventricule (Voir ci-dessous).

Bulbe (Moelle allongée). — Séparé de la protubérance par le sillon bulbo-protubérantiel, il se continue en bas avec la moelle : sa limite inférieure est fixée par la fin de l'entre-croisement des pyramides. Renflement ou chapiteau médullaire, il présente une *face antérieure*, sur laquelle on remarque (Voy. fig. 40) le *sillon médian antérieur*, qui se termine, au niveau du sillon bulbo-protubérancial, par le *trou borgne* de Vicq d'Azyr ; de chaque côté du sillon médian, la *pyramide antérieure*, qui, continuant en apparence les cordons antérieurs de la moelle, va disparaître sous les fibres transversales de la protubérance ; plus en dehors, le *sillon collatéral antérieur* ou sillon pré-olivaire, d'où émerge l'hypoglosse, puis l'*olive*.

Sur la *face latérale* on trouve la partie postérieure de l'*olive* ; en arrière de celle-ci, le *faisceau latéral* du bulbe, qui paraît continuer le faisceau latéral de la moelle ; le *sillon collatéral postérieur*, d'où naissent les nerfs glosso-pharyngien, pneumogastrique et spinal ; dans ce sillon, à 5 ou 6 millimètres au-dessous de l'olive, la tête de la corne postérieure vient faire hernie, sous la forme d'une petite éminence grisâtre, le *tubercule cendré de Rolando*; entre l'*olive* et le *tubercule*, des *fibres arciformes*, transversales, couvrent plus ou moins la face latérale du bulbe, formant le *stratum zonale superficiel*. Au-dessus de l'olive, dans le sillon bulbo-protubérantiel, une fossette, *fossette sus-olivaire*, montre l'émergence du moteur oculaire externe; enfin, dans le même sillon, plus en arrière, la fossette *latérale du bulbe* marque la terminaison du *sillon collatéral postérieur* et laisse passer les filets émergents du facial, de l'acoustique et de l'intermédiaire de Wrisberg.

La *face postérieure*, recouverte en grande partie par le cervelet, appartient dans sa partie supérieure au plancher du 4ᵉ ventricule, dont elle forme le losange inférieur (Voy. fig. 41); dans sa partie inférieure, elle ressemble à la face postérieure de la moelle, et présente : le *sillon médian* postérieur, qui sépare les faisceaux *de Goll*; ceux-ci, arrivés à la pointe du 4ᵉ ventricule, changent de nom et deviennent les *pyramides postérieures*, qui limitent de chaque côté le ventricule; ces pyramides présentent, vers la pointe du ventricule, un *renflement mamelonné*, et vont se perdre sur le bord interne du pédoncule cérébelleux inférieur ; en dehors des pyramides, le *sillon intermédiaire postérieur*; enfin, plus en dehors, les *corps restiformes*, faisceaux arrondis, volumineux, qui paraissent continuer les faisceaux de Burdach et se continuent avec le pédoncule cérébelleux inférieur.

Ces différents organes se groupent autour de l'aqueduc de Sylvius et du 4ᵉ ventricule qu'ils concourent à former. Il y a, je pense, quelque avantage à étudier les organes ainsi réunis, de manière à acquérir des notions exactes sur leurs relations réciproques. La coupe verticale et antéro-postérieure du crâne (Voy. fig. 1) permettra de suivre en grande partie la description que je vais présenter. Sur cette coupe, on remarquera de suite que le 4ᵉ *ventricule* est loin d'offrir une paroi supérieure et une paroi inférieure; il faut bien savoir que ce que nous appelons encore le *plancher* du 4ᵉ ventricule est dans un plan *vertical* et n'a nullement cette inclinaison en bas et en arrière, figurée dans nombre de nos ouvrages modernes.

Le grand canal (aqueduc de Sylvius et 4ᵉ ventricule) qui met en communication le ventricule moyen du cerveau et la cavité épendymaire de la moelle épinière comprend deux parois, l'une antérieure, l'autre postérieure, d'épaisseur fort inégale dans leurs différents points. Je vais d'abord envisager la constitution de ces deux parois; j'indiquerai ensuite comment ces deux parois se réunissent sur les parties latérales pour fermer le canal sylvien et le ventricule cérébelleux. Pénétrant alors dans l'intérieur de cette cavité, je décrirai rapidement le plafond et le plancher du 4ᵉ ventricule.

La paroi postérieure et supérieure est constituée successivement d'avant en arrière par la commissure cérébrale postérieure, par les tubercules quadrijumeaux antérieurs, un peu masqués par la glande pinéale, par les tubercules quadrijumeaux postérieurs, par la valvule de Vieussens, tendue entre les pédoncules cérébelleux supérieurs, enfin par la face supérieure du cervelet.

La paroi opposée, qui affecte avec la base du crâne des rapports que je préciserai plus loin, est constituée par les faces antérieures de la protubérance et du bulbe. Le bulbe dépasse la limite inférieure du 4ᵉ ventricule; légèrement curviligne, à concavité antérieure, il s'étend jusqu'à un plan traversant la partie moyenne de l'apophyse odontoïde; il suffit d'un simple coup d'œil jeté sur la figure pour voir que le cervelet constitue par sa face inférieure une véritable gouttière destinée à recevoir la moelle allongée. Le fond (*scissure médiane du cervelet*) de cette gouttière est formé par le vermis inferior et les bords par le *lobule du pneumogastrique*.

En écartant le bulbe du cervelet, on pénètre dans la cavité du 4ᵉ ventricule, dont la paroi postéro-supérieure, irrégulière (toit ou plafond), est formée par la valvule de Vieussens, par la luette qui termine en avant le vermis inférior du cervelet, par les amygdales, enfin par les valvules de Tarin. La paroi antérieure,

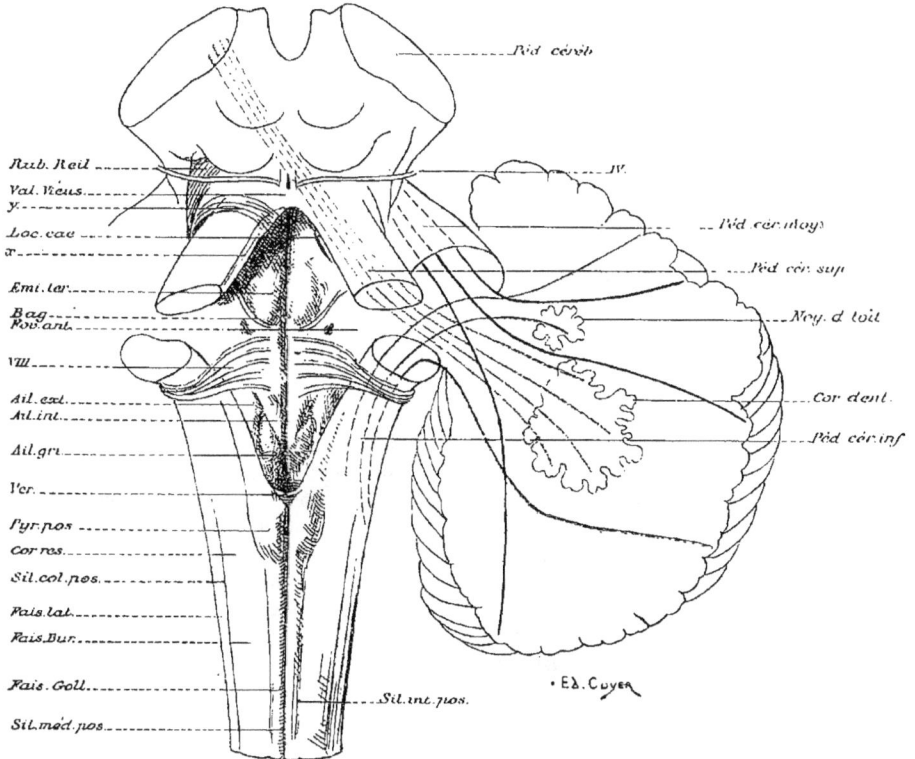

Fig. 41. — Plancher du 4ᵉ ventricule et face postérieure du bulbe.

Sil. méd. pos., sillon médian postérieur. — Sil. int. pos., sillon intermédiaire postérieur. — Sil. col. pos., sillon collatéral postérieur. — Fais. Goll, faisceau de Goll, paraissant se continuer avec les pyramides postérieures (Pyr. pos.). — Fais. Bur., faisceau de Burdach, paraissant se continuer avec le corps restiforme (Cor. res.). — Fais. lat., faisceau latéral du bulbe. — Ver., verrou ou obex de 4ᵉ ventricule. — Ail. gri., aile grise, placée au fond de la fovea posterior. — Ail. ext., Ail. int., ailes blanches externe et interne. — Fov. ant., fovea anterior sive superior. — Emi. ter., eminentia teres. — Loc. cæ., locus cæruleus. — Rub. Reil, ruban de Reil. — On voit en y les fibres de ce ruban qui vont à la valvule de Vieussens. — IV, nerf pathétique émergeant de chaque côté du voile médullaire antérieur ou valvule de Vieussens (Val. Vieus.). — VIII, nerf acoustique et barbe du calamus scriptorius. — Bag., baguette d'harmonie. — Péd. cér., pédoncule cérébral

Schéma des connexions du cervelet.

Cor. dent., corps dentelé. — Noy. d. toit, petit amas gris, dit noyau du toit du cervelet (il est en réalité placé en dedans du corps dentelé, invisible par conséquent sur la coupe du cervelet que nous représentons). — Péd. cér. inf. (rouge), Péd. cér. moy. (noir), Péd. cér. sup. (bleu), pédoncules cérébelleux inférieur, moyen et supérieur. — Sur le bord interne du pédoncule cérébelleux supérieur gauche, on voit en x l'insertion de la valvule de Vieussens.

ou plancher du ventricule d'aspect grisâtre et de forme losangique, présente sur la ligne médiane la tige du calamus scriptorius. Le losange est divisé par les barbes du calamus en deux triangles.

Le triangle supérieur ou protubérantiel porte de haut en bas : le *locus cæruleus*, d'où émerge la petite racine du trijumeau, l'*eminentia teres*, correspondant au noyau d'origine commun aux 6 et 7e paires ; enfin la *fovea anterior*, placée immédiatement en dehors de l'*eminentia teres*. Les bords du triangle supérieur sont formés par les pédoncules cérébelleux supérieurs, dirigés en haut et en dedans.

Sur le triangle inférieur ou bulbaire, on note de dedans en dehors trois saillies allongées appelées *ailes*. Ce sont : l'*aile blanche interne*, constituant le noyau du grand hypoglosse ; l'*aile grise*, répondant aux origines sensitives des pneumogastrique et glosso-pharyngien, et l'*aile blanche externe*, recouvrant une des origines du nerf acoustique. Les deux ailes blanches forment relief sur le plancher ventriculaire, elles limitent ainsi une dépression (*fovea posterior*) au fond de laquelle apparaît l'aile grise. Quant aux bords du triangle inférieur, ils sont constitués par les pédoncules cérébelleux inférieurs et les pyramides postérieures ; à leur angle de réunion, ils limitent une petite cavité, le *ventricule d'Arantius*, fermée en arrière par une petite lamelle grise (*obex* ou *verrou*), qui représente la terminaison de la commissure grise de la moelle.

La connaissance exacte de la topographie du plancher du quatrième ventricule est très importante à cause surtout des nombreuses et remarquables expériences faites sur ce plancher par de nombreux physiologistes, surtout par notre grand physiologiste, Cl. Bernard. Ce dernier a obtenu par l'excitation directe d'un point du plancher ventriculaire, répondant à l'aile grise, la glycosurie ; tandis que l'excitation de points voisins de la même aile ne donne que la polyurie simple ou l'albuminurie. — La piqûre du plancher du quatrième ventricule, au niveau de l'aile grise (nœud vital), amène la mort immédiate par arrêt de la respiration (expérience de Flourens). — Enfin, dans ces derniers temps, on a démontré les modifications de la circulation cardiaque (centre cardiaque de Laborde), et encore des mouvements des muscles adducteurs des cordes vocales (centre laryngé de Semon et Horsley) par l'excitation de diverses régions du plancher du quatrième ventricule.

CONFIGURATION INTÉRIEURE DE L'ENCÉPHALE. — VUE D'ENSEMBLE SUR SA CONSTITUTION.

L'axe cérébro-spinal présente, pendant un certain temps de la vie embryonnaire, une disposition uniforme : un cylindre d'ectoderme neural entoure un canal, le canal neural. Bientôt ce canal présente des modifications importantes : il se rétrécit par places (au niveau du segment médullaire et de la vésicule cérébrale moyenne ou isthme de l'encéphale), et se dilate ailleurs (vésicules encéphaliques : hémisphériques, intermédiaire et postérieure). A part ces modifications de forme, le tube neural primitif en présentera d'autres : la couche ectodermique, qui le constitue, se transformera en ses deux éléments, substances grise et blanche. Quoique se continuant d'un bout à l'autre de l'axe cérébro-spinal, ces deux substances présenteront ultérieurement des modifications importantes dans leur situation réciproque.

Voici quelle est, dans une vue d'ensemble, la constitution de l'encéphale. La moelle, dont l'encéphale n'est qu'une expansion très modifiée et énormément développée, est formée de deux cylindres concentriques : l'un, central, de substance grise, renfermant dans sa cavité le canal central de la moelle ou canal épendymaire ; l'autre, périphérique, de substance blanche.

Au niveau du tronc bulbo-protubérantiel, le canal central du névraxe, par suite de l'écartement des parties grise et blanche qui le fermaient en arrière, subit une sorte de déhiscence, mais ne disparaît pas pour cela. A ce niveau, le canal se dilate (4e ventricule), les éléments qui l'entouraient se trouvent reportés en avant, où ils constituent l'épais plancher de cette cavité (plancher du 4e ventricule) ; tandis qu'en arrière la paroi (toit du 4e ventricule) est réduite, en grande partie, à une très mince lame encéphalique, simple couche épithéliale.

La substance grise n'est plus continue, elle se trouve fragmentée par l'entre-croisement d'un grand nombre de fibres blanches provenant du manteau médullaire et du cervelet. Elle forme ainsi des colonnes grises sous-jacentes au plancher du 4e ventricule, ou profondément situées dans l'épaisseur de l'axe bulbo-protubérantiel, et des amas cellulaires, irrégulièrement disséminés entre les fibres blanches.

Les faisceaux du manteau blanc poursuivent leur trajet ascendant, soit à la périphérie, soit dans l'épaisseur du tronc bulbo-protubérantiel, en se frayant une voie à travers la substance grise, qu'ils contribuent à fragmenter.

Plus haut, dans la région de l'isthme encéphalique, le canal central médullaire, qui s'était fortement dilaté, comme nous venons de le voir, en une large cavité (4e ventricule), se rétrécit de nouveau et devient l'aqueduc de Sylvius. La substance grise s'amasse autour de lui et le cylindre gris médullaire est reconstitué, sinon avec les mêmes dispositions anatomiques, du moins avec la même signification morphologique. La substance blanche forme ici comme à la moelle un manteau excentrique au cylindre gris. Mais la plupart de ses fibres s'amassent à la partie antérieure de l'isthme, en deux cordons épais, qui soutiennent tous les éléments de l'isthme, et vont en divergeant pénétrer dans le hile de chaque hémisphère cérébral, pour en constituer le pédicule : ce sont les pédoncules cérébraux.

Il ne faut pas croire pourtant que tous les faisceaux blancs que nous voyons ainsi former le pédicule cérébral aient une origine médullaire. Car, dans toute l'étendue du tronc cérébral (bulbe, protubérance et isthme), nous trouvons des amas gris de nouvelle formation, indépendants des prolongements du cylindre gris médullaire ; les cellules de ces amas sont des foyers d'origine de fibres nerveuses. Ces dernières s'unissent aux fibres d'origine médullaire. Les faisceaux blancs, grossis d'un côté par ces fibres nouvelles, diminués de l'autre par l'arrêt de quelques fibres médullaires dans les divers étages du tronc cérébral, vont concourir à la formation du pédicule.

Ce n'est pas tout encore. Sur le trajet, et pour mieux dire, sur le dos du tronc cérébral, nous trouvons un autre segment encéphalique, recouvrant ce tronc, et contribuant à la formation du toit du 4e ventricule : le cervelet.

Intimement fixé au tronc cérébral, de chaque côté, par un trépied, formé de trois épais cordons blancs (pédicules ou pédoncules cérébelleux), partant, l'un, l'anté-rieur, du segment supérieur du tronc cérébral (isthme) ; l'autre, le moyen, du segment intermédiaire (protubérance), et le troisième, du segment inférieur (bulbe), ces cordons convergent l'un vers l'autre, et se réunissent avant de pénétrer dans l'organe ; arrivés dans l'épaisseur du cervelet, ils s'épanouissent pour en former la masse blanche centrale ; cette dernière est coiffée par un manteau de substance grise, où les fibres blanches vont se terminer.

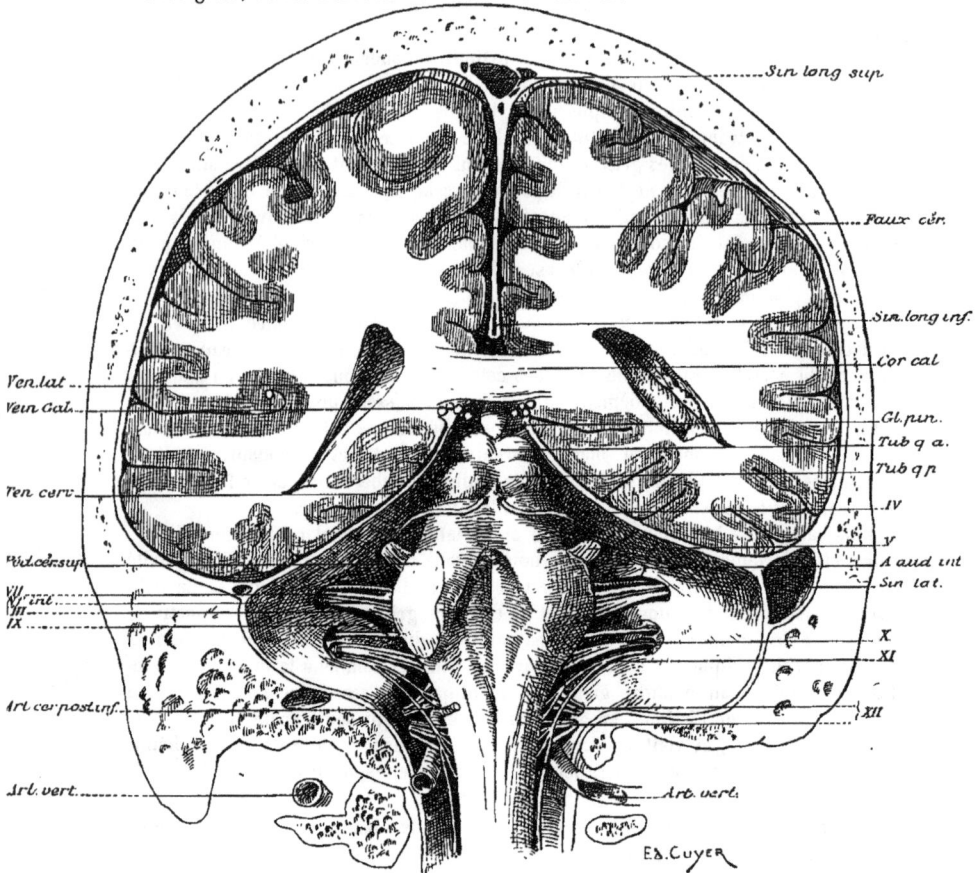

Fig. 42. — Coupe frontale du crâne passant par les apophyses mastoïdes.

La coupe, un peu oblique, passe à gauche par le bord antérieur de l'apophyse mastoïde et ouvre le sinus pétreux supérieur, tandis qu'à droite elle passe un peu en arrière de l'apophyse mastoïde et entame le sinus latéral (*Sin. lat.*).

(Segment antérieur de la coupe. Le cervelet a été extrait de sa loge et coupé au niveau de ses pédoncules (*Péd. cér. sup.*,) pour laisser voir la pénétration des nerfs crâniens dans l'étage postérieur de la base). — *IV, V, VII, VIII, IX, X, XI*, paires crâniennes correspondantes. — *Nf. int.*, nerf intermédiaire de Wrisberg. — *XII*, nerf grand hypoglosse, pénétrant la dure-mère par 2 faisceaux qui se réuniront dans le trou condylien antérieur. — *Cor. cal.*, corps calleux. — *Ven. lat.*, ventricules latéraux. — *Vein. Gal.*, veines de Galien. — *Art. vert.*, artère vertébrale (le hasard de la coupe l'a divisée 2 fois au niveau du coude qu'elle décrit autour de l'atlas). — *A. aud. int.*, artère auditive interne. — *Art. cér. post. inf.*, artère cérébelleuse postérieure et inférieure. — *Gl. pin.*, glande pinéale, conarium ou épiphyse. — *Tub. q. a., T. q. p.*, tubercules quadrijumeaux antérieurs et postérieurs. — *Faux cer.*, faux du cerveau. — *Ten. cerv.*, tente du cervelet. — *Sin. long. sup.*, sinus longitudinal supérieur. — *Sin. long. inf.*, sinus longitudinal inférieur.

Le *pédicule* ou *pédoncule cérébral* aborde l'hémisphère par sa face interne, et pénètre dans son épaisseur en traversant le hile, ou seuil de l'hémisphère. Bientôt ses fibres divergent dans tous les sens; un certain nombre dévient de leur trajet primitif pour aller se perdre dans les amas gris intra-cérébraux, ou *corps opto-*

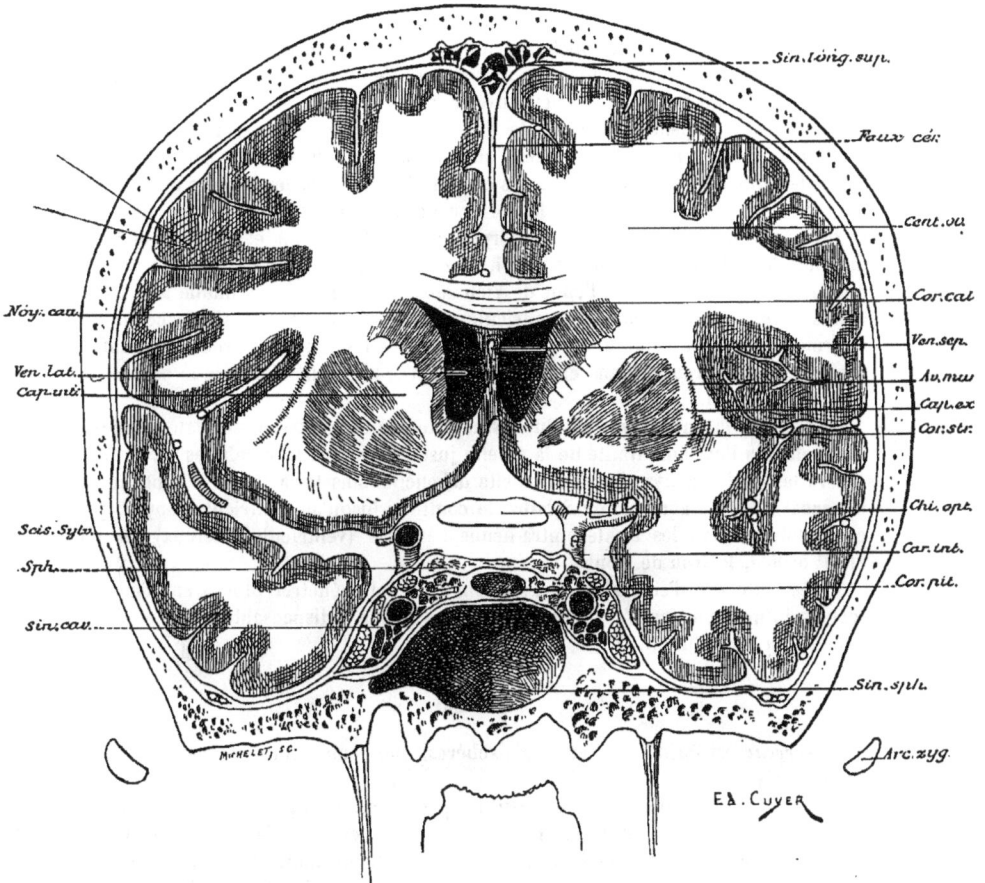

Fig. 45. — Coupe transversale des hémisphères cérébraux.

La coupe faite à un centimètre en arrière du chiasma des nerfs optiques montre : à gauche, les artères du corps strié, d'après une figure de Duret; à droite, le mode de formation et d'extension des hémorrhagies dans la capsule externe, d'après une figure de Charcot.
Cor. str., corps strié, noyau lenticulaire. — *Noy. cau.*, noyau caudé ou intra-ventriculaire du corps strié. — *Cap. int.*, la capsule interne. — *Cap. ext.*, la capsule externe. — *Av. mur.*, l'avant-mur. — *Ban. opt.*, la bandelette optique. — *Mot. oc. com.*, moteur oculaire commun. — *Art. sylv.*, l'artère sylvienne. — *Art. lent. st.*, les artères externes du corps strié ou lenticulo-striées. — *Art. lent.*, les artères internes du corps strié, artères lenticulaires.

striés. La plupart contournent ces derniers, en passant : soit entre les deux groupes de noyaux (couche optique et corps strié), sous la forme d'une épaisse lame de fibres blanches très importante (la capsule interne) ; soit en dehors d'eux (capsule externe). Au delà de ces noyaux gris, les fibres pédonculaires rayonnent vers la périphérie de l'hémisphère et forment avant d'y arriver une épaisse couche blanche : la *couronne rayonnante*. Ajoutons que cette dernière renferme aussi des fibres nées des ganglions centraux.

Tous ces éléments, noyaux gris et faisceaux blancs, sont coiffés d'un manteau de substance grise formant la couche périphérique de l'hémisphère, dans laquelle se terminent les fibres de la couronne rayonnante. Ce manteau ou écorce cérébrale a la forme d'une bourse (Gratiolet) ouverte en bas et en dedans, et par l'orifice froncé de laquelle pénètre le pédicule du cerveau (pédoncule cérébral).

Les hémisphères ne sont pas isolés l'un de l'autre; ils sont réunis par un ensemble d'éléments commissuraux : le corps calleux, le trigone et les organes de la base, implantés sur le contour même de l'orifice de la bourse hémisphérique. Entre le système commissural de la voûte (corps calleux et trigone) et celui de la base (organes de la base), l'aqueduc de Sylvius vient déboucher dans une cavité interhémisphérique par un orifice, l'anus de Vieussens. Cette cavité, commune aux deux hémisphères, porte le nom de ventricule moyen (cavité de la vésicule cérébrale intermédiaire); elle communique par deux orifices latéraux, les trous de Monro, avec une cavité creusée dans chaque hémisphère : cavité hémisphérique propre ou ventricule latéral.

En somme, la cavité centrale du névraxe, tour à tour rétrécie et dilatée, se prolonge depuis l'extrême limite de la moelle jusque dans les hémisphères cérébraux. Ainsi : le canal épendymaire de la moelle débouche dans la cavité du 4ᵉ ventricule ; un canal étroit, l'aqueduc de Sylvius, le continue jusqu'au ventricule moyen, qui communique avec les cavités intra-hémisphériques (ventricules-latéraux) par un étroit orifice, le trou de Monro.

Après cette vue d'ensemble de l'encéphale, je vais pénétrer plus avant dans sa texture intime, tout en n'insistant que sur les points indispensables pour en comprendre la constitution.

CERVEAU

Le *cerveau* est formé par deux hémisphères, que réunissent deux commissures : l'une supérieure, l'autre inférieure.

La commissure supérieure est constituée par le *corps calleux*, grande commissure blanche étendue transversalement entre les deux hémisphères. Les bords latéraux du corps calleux s'enfoncent dans chaque hémisphère. Son extrémité antérieure ou genou se recourbe en bas et en arrière, atteint le chiasma du nerf optique au-dessus duquel elle est réduite à une pointe (bec) (Voy. fig. 3). De ce bec naissent deux cordons blancs (pédoncules du corps calleux) qui traversent l'espace perforé antérieur et se perdent à l'entrée de la scissure de Sylvius. Son extrémité postérieure arrondie (bourrelet) entre en rapport avec l'isthme de l'encéphale (tubercules quadrijumeaux), et forme la lèvre supérieure de la partie moyenne de la fente de Bichat.

La commissure inférieure est constituée par l'ensemble des organes de la base, étendus des deux substances perforées antérieures à l'espace perforé postérieur.

Ces commissures servent de parois supérieure et inférieure à un espace dont les amas gris constituent essentiellement les parois latérales. — Cette grande cavité est subdivisée en cavités ventriculaires, de la façon suivante : De l'extrémité postérieure du corps calleux se détache une lame triangulaire, obliquement dirigée en bas et en avant : par son sommet antérieur, divisé en deux piliers, cette lame atteint les tubercules mamillaires; par ses bords latéraux que doublent les plexus choroïdes, elle se met en contact intime avec la face supérieure de la couche optique. Sur cette lame, appelée *trigone cérébral* ou *voûte à quatre piliers*, s'élève une cloison médiane et antéro-postérieure, le *septum lucidum* qui va rejoindre le corps calleux et qui contient une petite cavité (le *cinquième ventricule*).

La grande cavité est ainsi divisée en trois plus petites, dont une inférieure et médiane, le ventricule moyen, et deux supérieures et latérales, les ventricules latéraux.

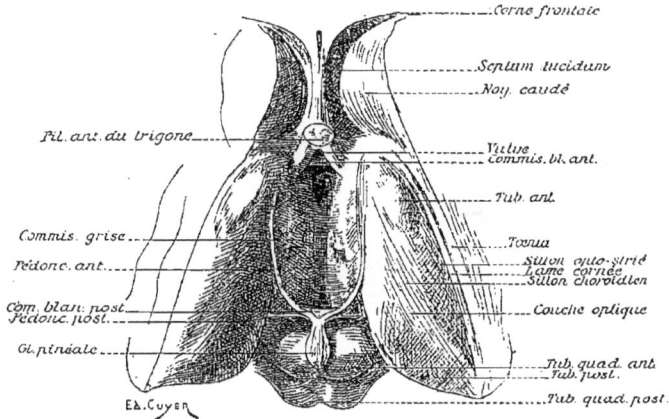

Fig. 44. — Le troisième ventricule.

Les parois ont été écartées pour montrer l'intérieur. On voit la face supérieure des couches optiques avec leur tubercule antérieur si saillant (*corpus album subrotundum* de Vieussens), *Tub. ant.*, — et leur tubercule postérieur ou *pulvinar*. Dans le sillon opto-strié sont logés : la lame cornée, le tœnia semi-circularis et la veine du corps strié.

Ventricule moyen. — La cavité inférieure ou le *ventricule moyen* (troisième ventricule) a la forme d'un entonnoir aplati transversalement. Ses parois latérales, parcourues par un sillon (sillon de Monro), sont formées : au-dessus de ce sillon, par la face interne des couches optiques que réunit un pont de substance grise traversant la cavité ventriculaire (la commissure grise) ; au-dessous, par une lame de substance grise se continuant avec la substance perforée antérieure d'une part, avec le *tuber cinereum* de l'autre. Sa paroi postérieure descend obliquement en bas et en avant; on y rencontre successivement : la glande pinéale, un faisceau blanc transversal (commissure blanche postérieure du cerveau), l'orifice par lequel l'aqueduc de Sylvius débouche dans le ventricule (anus de Vieussens), l'espace interpédonculaire ou la lame perforée postérieure, les tubercules mamillaires et enfin le *tuber cinereum*. Sa paroi antérieure forme une ligne deux fois brisée dont les trois plans sont formés : le supérieur, par les piliers antérieurs du trigone et un tractus blanc transversalement tendu d'un hémisphère cérébral à l'autre (la commissure blanche antérieure); le moyen, par une lame de substance grise (*lamina*

cinerea de Burdach); l'inférieur, par le chiasma des nerfs optiques, qui forme une
forte saillie dans la cavité ventriculaire. La base de l'entonnoir est couverte par
un mince toit, réduit à une couche épithéliale, tapissant la face inférieure de
l'expansion interne de la pie-mère : la toile choroïdienne, recouverte elle-même

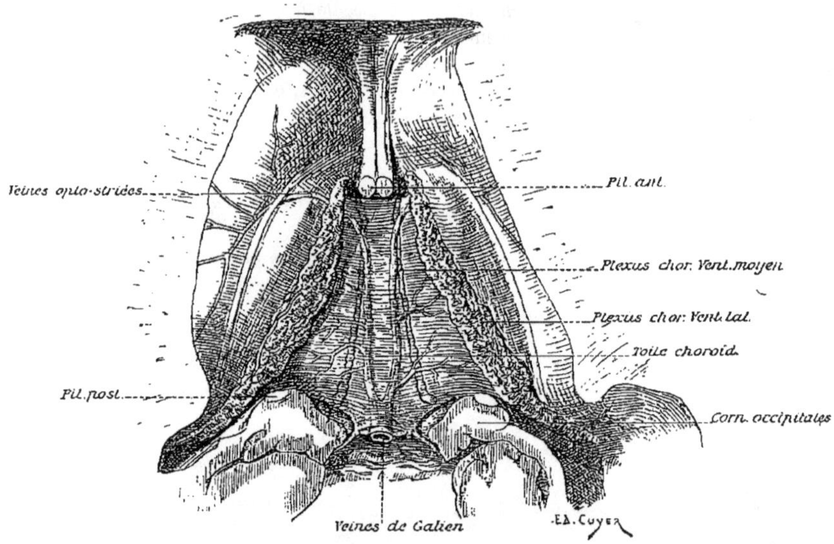

Fig. 45. — La toile choroïdienne et les plexus choroïdes des ventricules latéraux et moyen.

Le corps calleux et le trigone ont été enlevés, on voit la coupe des piliers antérieur et postérieur
du trigone. Les plexus choroïdes du ventricule moyen sont vus par transparence. Dans l'épaisseur
de la toile choroïdienne cheminent, de chaque côté de la ligne médiane, les veines de Galien, recevant les veines des corps opto-striés; les veines de Galien vont s'aboucher dans l'ampoule ou tronc
commun que l'on voit émerger entre le feuillet cérébral et le feuillet cérébelleux de la toile choroïdienne.

par le trigone (voir pie-mère). Le sommet de l'entonnoir, dirigé en bas et en avant,
répond à la tige du corps pituitaire.

Ventricules latéraux. — Les ventricules latéraux, légèrement aplatis, allongés
surtout dans le sens antéro-postérieur, présentent trois diverticules ou cornes : frontale, temporo-sphénoïdale et occipitale. La *corne frontale* est limitée en haut
par la face inférieure du corps calleux, en bas par le noyau caudé, la couche
optique et la face supérieure du trigone. Le pilier antérieur du trigone contourne
obliquement de haut en bas et de dedans en dehors de l'extrémité antérieure de la
couche optique, sans lui adhérer, et limite ainsi dans sa concavité un orifice : le
trou de Monro, par lequel le ventricule latéral communique avec le moyen.

La *corne occipitale* est celle dont le développement est le plus variable. Connue
aussi sous les noms de *cavité digitale ou ancyroïde*, elle présente une paroi supérieure, formée par le prolongement postérieur du corps calleux, et une paroi inférieure soulevée par une saillie, dite petit hippocampe ou ergot de Morand.

La *corne sphénoïdale* suit un trajet oblique en bas, en avant et en dedans, autour du pédoncule cérébral et de la couche optique pour s'enfoncer dans l'épaisseur du lobe temporal, jusqu'à quinze millimètres de la pointe. Sa partie supérieure est formée par le *tapetum* du corps calleux, la queue du noyau caudé et la face inférieure

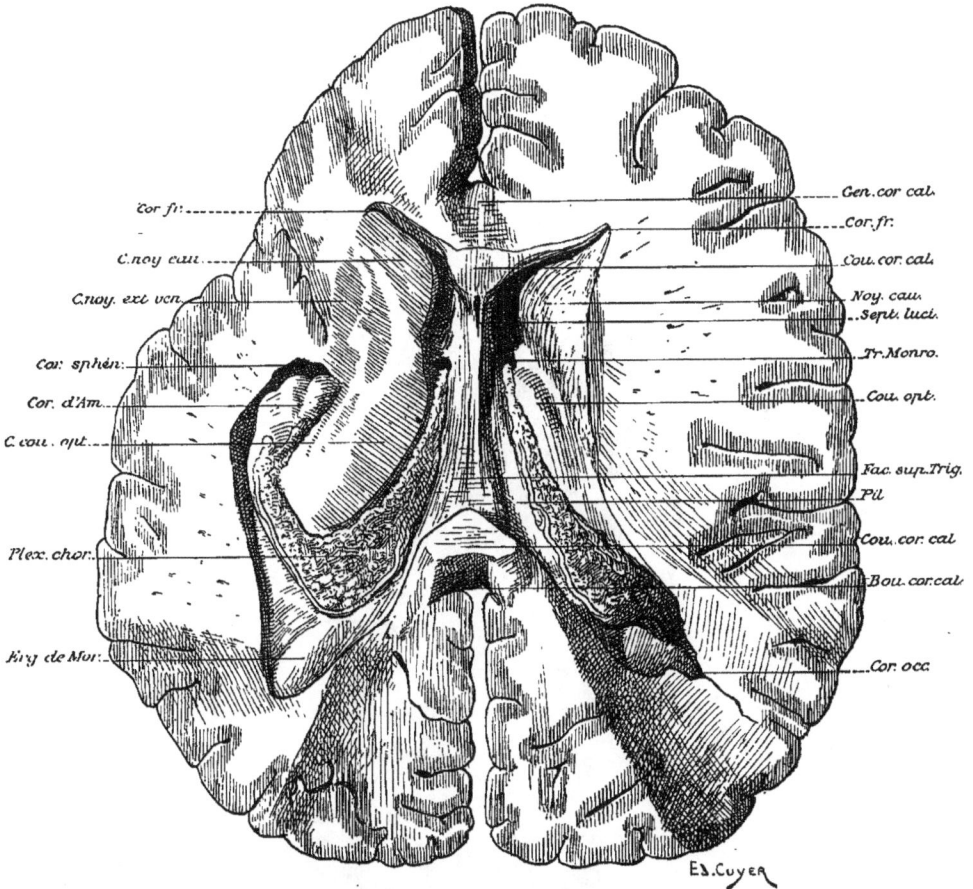

Fig. 46. — Les ventricules latéraux.

A droite, les cornes frontales et occipitales sont seules visibles ; à gauche, les corps opto-striés et l'écorce ont été coupés obliquement, pour montrer la corne sphénoïdale.

A côté des cinq ventricules, on en trouve parfois un *sixième* ou *ventricule de Verga*. Il est situé au-dessous du corps calleux et communique quelquefois par un petit conduit (aqueduc de Verga) avec le ventricule de la cloison.

de la couche optique. Sur sa paroi inféro-interne, on note successivement, de dehors en dedans, trois saillies : corne d'Ammon ou grand hippocampe, corps bordant et corps godronné.

Capsule interne et noyaux centraux. — A la base de l'encéphale, appliquées sur les pédoncules cérébraux, on rencontre deux masses de substance grise, dont la forme est ovoïde et le grand axe oblique en arrière et en dehors : ce sont les *couches optiques* ou *thalamus*. Leur face supérieure, recouverte dans sa moitié interne par les plexus choroïdes et le trigone, concourt par sa moitié externe à former la

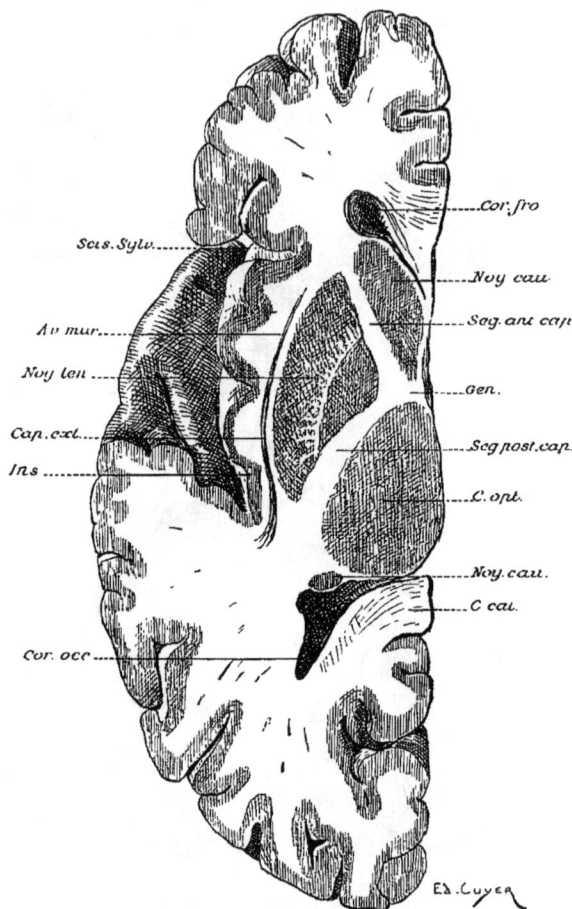

Fig. 47. — Coupe de Flechsig. — (Hémisphère gauche. Segment inférieur de la coupe.)

Cor. fro., corne frontale du ventricule latéral. — *Cor. occ.*, corne occipitale du même ventricule. — *C. opt.*, couche optique. — *Noy. len.*, noyau lenticulaire ou corps strié proprement dit. — *Noy. cau.*, noyau caudé avec ses deux extrémités, antérieure et postérieure. — *Seg. ant. cap.*, segment antérieur ou lenticulo-strié de la capsule interne. — *Gen.*, son genou. — *Seg. post., cap.*, son segment postérieur ou lenticulo-optique. — *Cap. ext.*, capsule externe. — *Av. mur.*, avant-mur. — *C. cal.*, corps calleux. — *Ins.*, insula de Reil. — *Scis. Sylv.*, scissure de Sylvius.

paroi inférieure du ventricule latéral (corne frontale). Leur face inférieure, qui repose sur la calotte du pédoncule cérébral, complète en arrière la voûte de la corne sphénoïdale du ventricule latéral. Leurs faces internes, tournées vers le ventricule moyen, sont réunies par la *commissure grise.* En dehors et en avant de la couche optique, mais séparée d'elle par un sillon renfermant la lame cornée, la veine du corps strié et la bandelette demi-circulaire, on voit sur le plancher du ventricule latéral le *noyau caudé* ou intraventriculaire du corps strié. La face inférieure est séparée par une lame blanche, la capsule interne du noyau *extraventriculaire* ou *lenticulaire*, en dehors duquel apparaissent successivement une bande blanche (la capsule externe), une trainée grise (l'avant-mur) et le lobe de l'insula. Tous ces détails sont faciles à saisir, soit en pratiquant une coupe frontale du cerveau passant par les tubercules mamillaires, soit en exécutant une coupe horizontale, dite coupe de Flechsig, passant un peu au-dessus de la scissure de Sylvius, ou encore la coupe oblique de Brissaud,

Sur cette coupe on voit entre le noyau lenticulaire d'une part, la couche optique et le noyau caudé d'autre part, une lame blanche, la capsule interne, qui se continue à ses deux extrémités avec la substance du centre ovale. Elle figure un angle à sommet interne, et peut être divisée en deux segments, l'antérieur ou *lenticulo-strié*, et le postérieur ou *lenticulo-optique*, séparés par l'angle ou *genou.* Sur une coupe verticale et transversale, la capsule interne apparaît comme une bandelette oblique en bas et en dedans, se continuant en haut avec la substance du centre ovale, en bas avec le pédoncule cérébral.

D'après Luys, les couches optiques seraient en rapport avec la réception et l'élaboration des sensations : olfactives (noyau antérieur), visuelles (noyau moyen), acoustiques (noyau postérieur) et les impressions de la sensibilité générale (noyau médian). — Cette opinion se trouve contredite en grande partie par les recherches nombreuses (Fournié, Nothnagel). Aussi il serait impossible au médecin de diagnostiquer avec certitude une lésion limitée dans la couche optique (Nothnagel).

Le rôle des corps striés (noyau caudé et lenticulaire) est très peu connu. La plupart des physiologistes leur accordent des fonctions motrices. On en a fait tour à tour le centre des mouvements abdominaux (Serres), des mouvements de recul (Magendie). — Leur destruction amènerait la perte des mouvements volontaires (Nothnagel, Carville et Duret). Chez l'homme pourtant les lésions destructives exactement limitées à un de ces noyaux ne s'accompagnent d'aucun trouble important (Feré). Les troubles moteurs observés dans le cas de foyers hémorrhagiques des corps striés seraient dus à la compression exercée par ces foyers sur la capsule interne.

Le segment antérieur de la capsule interne, le genou et les deux tiers du segment postérieur contiennent des fibres venues des régions motrices.

Les lésions destructives de ces segments déterminent des troubles permanents de la motilité s'accompagnant de contracture et de dégénérescence secondaire; les lésions irritatives s'accompagnent de troubles spéciaux de la motilité : l'hémichorée, l'hémiathitose (Hammond).

Le tiers postérieur du segment postérieur de la capsule interne contient des fibres provenant des régions sensitives (postérieures) de l'écorce. — Les lésions de ce carrefour sensitif déterminent une hémianesthésie sensitivo-sensorielle (Raymond).

CERVELET

Le *cervelet* est formé par une masse blanche centrale recouverte par un manteau gris. Une coupe sagittale passant, soit par le lobe moyen (vermis), soit par les latéraux, montre la substance blanche creusée à sa périphérie de sillons profonds dans lesquels s'enfonce l'écorce grise. D'où un aspect particulier : l'*arbre de vie.*

En plus de l'écorce cérébelleuse, la substance grise forme dans l'épaisseur du centre blanc des amas ganglionnaires, visibles sur une coupe horizontale de l'organe ; ce sont : *a*) Le *corps dentelé* (corps rhomboïdal de Vieussens, olive cérébelleuse, corps ou ganglion ciliaire); il occupe le centre de la masse blanche et a la forme d'une

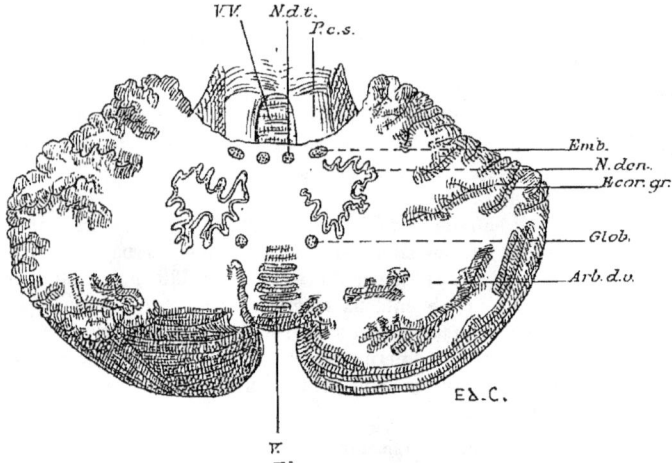

Fig. 48. — Coupe horizontale demi-schématique du cervelet.

Ecor. gr., l'écorce grise. — *Arb. d. v.*, l'arbre de vie. — *N. den.*, le noyau dentelé. — *Emb.*. le noyau emboliforme ou embole. — *Glob.*, le noyau globulaire. — *N. d. t.*, le noyau du toit. — *P. c. s.*, pédoncule cérébelleux supérieur. — *V. V.*, la valvule de Vieussens. — *V.*, coupe du vermis.

bourse ; — *b*) les *noyaux dentelés accessoires*, placés en avant (noyau longitudinal ou embole) et en arrière (noyau globulaire) du corps dentelé; — *c*) le *noyau du toit* (Stilling) placé de chaque côté de la ligne médiane du lobe central ou vermiculaire.

J'ai déjà dit comment le cervelet était rattaché au tronc cérébral par ses trois pédoncules.

BULBE

Le *bulbe*, continuation de la moelle épinière, est formé, comme cette dernière, d'un certain nombre de faisceaux de cordons blancs entourant la substance grise centrale. Nous trouvons, en effet, à la partie inférieure du bulbe cette disposition ; mais, à mesure qu'on remonte vers son extrémité supérieure, la texture du bulbe se modifie assez profondément pour ne plus ressembler que de loin à la moelle : certains cordons blancs, au lieu de rester autour de la substance grise, la traversent en décapitant les cornes antérieure et postérieure, et se portent vers les parties antérieures de l'organe. Ce sont les faisceaux moteurs pyramidaux croisés et des faisceaux sensitifs des cordons latéraux et postérieurs de la moelle; ils vont constituer les pyramides bulbaires. La substance grise, ainsi fragmentée, se trouve disposée en colonnes distinctes parcourant le bulbe dans toute sa longueur; chacune de ces colonnes répond aux têtes et bases des cornes médullaires déjà décapitées; ces mêmes colonnes émettent quelques prolongements ou noyaux : noyaux de Goll, noyaux de Burdach, etc.

A ces éléments du bulbe, tous d'origine médullaire, viennent s'ajouter d'autres éléments de formation nouvelle ou d'origine cérébelleuse. Les formations nouvelles sont des amas gris : les olives, les parolives et les noyaux arciformes. Les éléments d'origine cérébelleuse sont des fibres blanches, dites fibres arciformes internes et externes.

Ces quelques lignes sont suffisantes pour démontrer la complexité de la texture du bulbe, et l'impossibilité d'en avoir une idée précise autrement qu'en l'étudiant sur une série de coupes microscopiques transversales. La texture de la protubérance et de l'isthme de l'encéphale, formés par les mêmes éléments que le bulbe, et

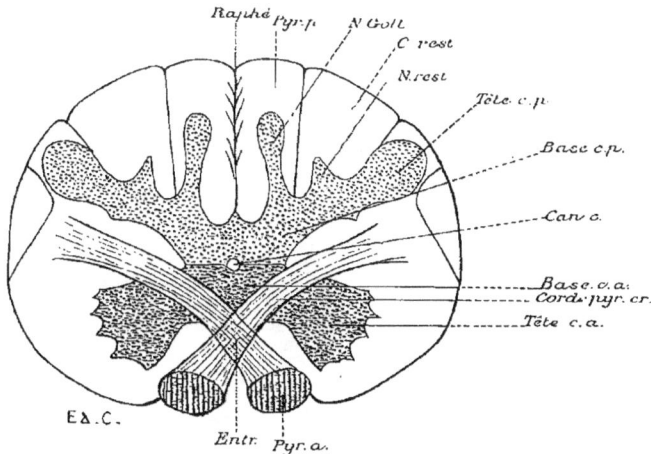

Fig. 49. — Coupe schématique du bulbe rachidien.

La coupe passe au niveau de l'entre-croisement des pyramides. — *Pyr. a.*, pyramide antérieure. — *Entr.*, lieu d'entre-croisement des cordons pyramidaux croisés, *Cord. pyr. cr.* — *Tête c. a.*, tête de la corne antérieure séparée de la base, *Base c. a.*, par le faisceau pyramidal croisé, *Cord. pyr. cr.* — *Can. c.*, canal central du bulbe. — *Base c. p.*, base de la corne postérieure. — *Tête c. p.*, tête de la corne postérieure. — *N. Goll*, noyau de Goll compris dans l'épaisseur de la pyramide postérieure du bulbe, *Pyr. p.* — *N. rest.*, noyau restiforme compris dans l'épaisseur des cordons ou corps restiformes, *C. rest.*

par d'autres éléments de formation nouvelle, ne peut être comprise que sur les coupes de l'organe. C'est pourquoi nous étudierons la conformation intérieure du tronc cérébral (bulbe, protubérance et isthme) à l'aide des coupes.

La constitution intime du *bulbe* n'est pas la même dans ses différents segments. Aussi, pour en avoir une idée suffisante, il faut étudier des coupes transversales de l'organe faites à divers niveaux.

La première (Voy. fig. 49), passant par le point où les fibres des *pyramides antérieures s'entre-croisent* (entre-croisement visible sur la face antérieure du bulbe), nous montre toutes les parties constituantes de la moelle cervicale ayant conservé à peu de chose près la même disposition. Au centre, le canal épendymaire, entouré de la substance grise. Le segment postérieur de celle-ci présente ses cornes intactes, mais déjà elles émettent deux expansions pénétrant, l'une dans l'épaisseur de la pyramide postérieure (noyau de Goll), l'autre dans le corps restiforme (noyau de Burdach). Le segment antérieur est traversé, à l'union de la base avec la tête de la corne antérieure, par un faisceau blanc (faisceau pyramidal croisé) qui décapite ainsi cette corne, isolant la tête de la base. Dans la disposition de la substance blanche, ce qui frappe, c'est le trajet particulier d'un faisceau (cordon pyramidal croisé). Ce faisceau, situé primitivement entre les cornes antérieure et postérieure correspondantes, dans l'épaisseur du cordon latéral de la moelle, se porte en avant et en dedans, passe au travers du col de la corne antérieure, franchit le sillon médian antérieur et va se placer sur la face antérieure du bulbe, là où siégeait le cordon antérieur de la moelle, pour constituer la pyramide antérieure bulbaire. Au moment

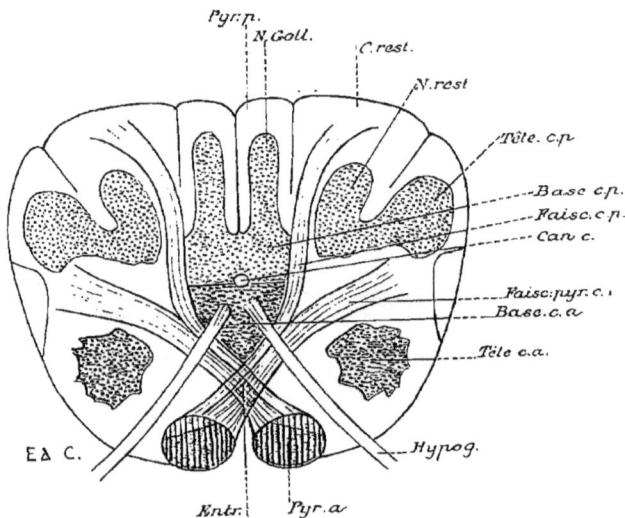

Fig. 50. — Coupe schématique du bulbe.

La coupe passe par le milieu des pyramides. — *Faisc. c. p.*, faisceau des cordons postérieurs de la moelle, passant à travers le col de la corne postérieure, pour arriver dans l'étage antérieur du bulbe et s'entre-croiser (*Entr.*) avec celui du côté opposé au même niveau que les faisceaux pyramidaux croisés (*Faisc. pyr. c.*), et constituer la partie sensitive des pyramides antérieures (*Pyr. a*). — *Hypog.*, le nerf grand hypoglosse. — *Tête c. a.*, tête de la corne antérieure. — *Base c. a.*, base de la corne antérieure. — *Tête c. p.*, tête de la corne postérieure. — *Base c. p.*, base de la corne postérieure. — *Pyr. p.*, pyramide postérieure. — *N. Goll.*, noyau de Goll. — *C. rest.*, corps restiforme. — *N. rest.*, noyau restiforme. — *Can. c.*, canal central du bulbe.

où ce faisceau traverse le sillon médian, il s'entre-croise avec le faisceau du côté opposé, qui se dirige en sens inverse. Cet entre-croisement est visible aussi, avons-nous dit, sur la face antérieure du bulbe, où il comble en partie le sillon médian.

Une *deuxième coupe*, passant *par le milieu* des pyramides (Voy. fig. 50), nous montre la même disposition que la coupe précédente, sauf en ce qui concerne les cornes grises postérieures. Celles-ci sont décapitées à leur tour par des faisceaux blancs qui se détachent des cordons postérieurs pour se porter en haut et en avant, et passer dans l'étage antérieur du bulbe au travers du col de la corne postérieure. Arrivés dans l'étage bulbaire antérieur, ces faisceaux s'entremêlent avec les faisceaux pyramidaux croisés (dont nous avons déjà parlé), pour s'entre-croiser à leur tour.

La *troisième coupe*, passant par le *milieu de l'olive* (Voy. fig. 51), nous montre le bulbe considérablement modifié. Par une sorte de déhiscence de l'organe, le canal

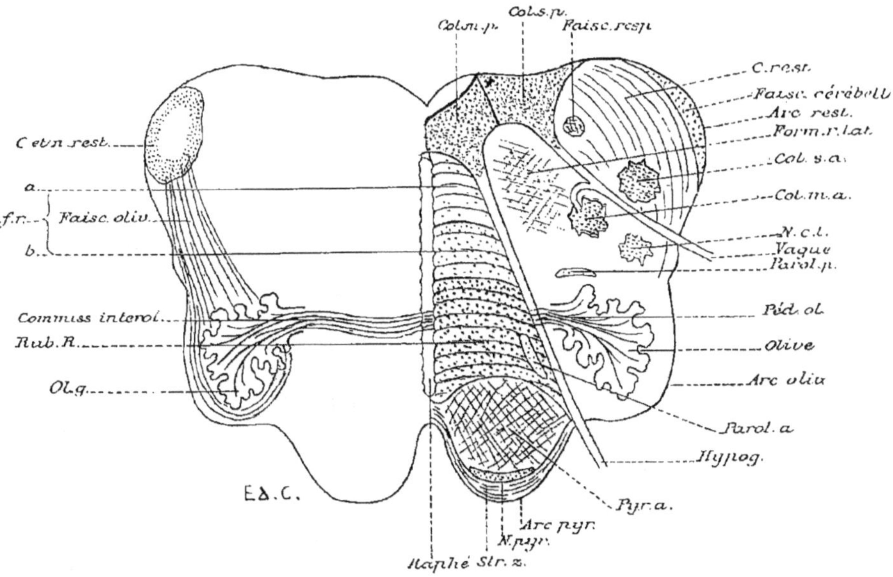

Fig. 51. — Coupe schématique du bulbe passant par le milieu de l'olive.

Arc. pyr., l'arc pyramidal, — *Hypog.*, nerf grand hypoglosse. — *Str. z.*, stratum zonale d'Arnold. — *N. pyr.*, le noyau pyramidal ou arciforme. — *Pyr. a.*, la pyramide antérieure. — *Rub. R.*, le ruban de Reil. — *Ch. f. r.*, le champ de la formation réticulée, subdivisée par Flechsig en deux segments *a* et *b*. — *Arc. oliv.*, l'arc olivaire, — *Vague.*, le nerf vague. — *Olive*, l'olive bulbaire avec son pédoncule (*Péd. ol.*) pénétrant par le hile. — *Parol. a.*, parolive antérieure. — *Parol. p.*, parolive postérieure. — *N. c. l.*, le noyau du cordon latéral. — *Col. m. a.*, la colonne motrice antérieure (tête de la corne antérieure.) — *Form. r. lat.*, la formation réticulée latérale. — *Arc. rest.*, l'arc restiforme. — *Faisc. cérébell.*, le faisceau cérébelleux direct de la moelle. — *C. rest.*, le corps restiforme. — *Faisc. resp.*, le faisceau respiratoire. — *Col. s. a.*, la colonne sensitive antérieure (tête de la corne postérieure). — *Col. m. p.*, la colonne motrice postérieure (base de la corne postérieure.) — *Col. s. p.*, la colonne sensitive postérieure (base de la corne postérieure).

La moitié gauche de la coupe est destinée à montrer le trajet du faisceau olivaire (*Faisc. oliv.*) lequel, parti du corps et du noyau restiforme gauches (*C. et n. rest.*), traverse ou contourne l'olive gauche (*Ol. g.*) pour se réunir au niveau du hile de cette olive en un faisceau, commissure interolivaire (*Commiss. interol.*,) qui traverse le raphé, passe à travers le ruban de Reil et les racines du nerf hypoglosse pour pénétrer par le hile de l'olive droite dont il forme le pédicule. Constitué par des fibres d'origine cérébelleuse qui abordent le corps restiforme, ce faisceau met l'olive en connexion intime avec le cervelet.

central a disparu, ayant rejeté sur les côtés les parties qui le fermaient en arrière. La coupe présente de chaque côté 3 arcs de cercle, sur les contours appartenant à la pyramide antérieure, à l'olive et au corps restiforme; les deux moitiés du bulbe sont séparées par le raphé médian formé de fibres entre-croisées.

A. — Dans le territoire limité par le premier arc, apparaît : 1° la coupe de la pyramide antérieure (formée, comme on sait, par la réunion du faisceau pyramidal direct de la moelle ou faisceau de Turck et du faisceau pyramidal croisé). Cette coupe est limitée en avant par un croissant de substance grise, le *noyau pyramidal ou arciforme.* Ce noyau est lui-même recouvert par une couche de fibres blanches transversales, le *stratum zonale* d'Arnold, formé de fibres arciformes. — 2° Derrière la pyramide, une région triangulaire à base antérieure, à sommet arrondi arrivant presque jusqu'au ventricule, et dont les bords sont limités en dedans par le raphé, en dehors par un tractus blanc naissant sous le plancher du 4e ventricule et quittant le bulbe entre l'arc formé par la pyramide et celui de l'olive; ce sont les fibres intra-bulbaires du nerf grand hypoglosse. Ce triangle traversé dans le sens transversal par des fibres (fibres arciformes internes) entre lesquelles se trouvent des cellules nerveuses, présente deux parties : *a.*) Une postérieure, *champ de la formation réticulaire.* (Là se terminerait et se transformerait le faisceau fondamental antérieur de la moelle. Flechsig y distingue deux parties : celle située au niveau de la pointe du triangle serait la continuation du faisceau fondamental du cordon antérieur de la moelle; et au-devant de celle-ci, une autre subdivision contenant des fibres du même cordon médullaire et des fibres des couches optiques) — *b.*) La partie antérieure, dite région interolivaire ou ruban de Reil (ce serait la portion sensitive des pyramides, formée par les faisceaux du cordon postérieur de la moelle qui se sont entrecroisés plus bas [Sappey et M. Duval]).

B. — Dans la concavité du deuxième arc, ou arc olivaire, nous trouvons : 1° une masse de substance grise, l'*olive* (olive inférieure ou olive bulbaire), plissée, ayant la forme d'une bourse dont l'ouverture ou hile regarde en arrière et en dedans. Par cette ouverture, pénètre dans la cavité de l'olive un faisceau blanc (faisceau olivaire ou pédoncule de l'olive), qui s'épanouit dans les éléments cellulaires qui la constituent. (Ce faisceau, venu du cervelet, passe par le corps restiforme, traverse ou contourne l'olive opposée, franchit le raphé, enfin pénètre par le hile; de la face externe de l'olive partent de nouvelles fibres qui iraient vers le cerveau.) — En avant et en arrière de l'olive, on voit deux lamelles grises accessoires : *parolive antérieure* (noyau juxta-olivaire interne ou grand noyau pyramidal) séparée de l'olive par le tractus blanc du nerf hypoglosse; et *parolive postérieure* (noyau juxta-olivaire externe). — L'olive et les parolives sont des amas gris de nouvelle formation. — 2° Derrière l'olive, nous trouvons une région limitée en dedans par le tractus de l'hypoglosse, en dehors par un autre tractus blanc (les fibres intra-bulbaires du nerf vague), et s'étendant en arrière jusque près du plancher ventriculaire; ce champ bulbaire très complexe renferme : *a.*) A la partie postérieure, un mélange de fibres et de cellules; la *formation réticulée latérale* [ce serait la continuation de la formation réticulaire médullaire (corne latérale) et du tractus intermédiaire visibles sur la moelle cervicale. Pierret attribue à ces formations un rôle trophique et vaso-moteur (Brosset, thèse de Lyon, 1891); là se termine aussi le faisceau latéral profond de la moelle]. — *b.*) En avant et en dehors de cette formation, près des fibres du vague, on voit la coupe d'une colonne de substance grise : colonne motrice antérieure (c'est le prolongement de la tête de la corne antérieure; elle constitue à ce niveau le noyau moteur du vague; on voit des fibres se détacher de ce noyau pour rejoindre le faisceau radiculaire principal de ce nerf.) — *c.*) En avant et en dehors de cette masse, un autre amas cellulaire, le *noyau du cordon latéral* (noyau antéro-latéral), contenu dans l'épaisseur du faisceau latéral ou intermédiaire du bulbe (d'après Bechterew, dans ce noyau se terminerait le faisceau périphérique inclus dans la partie antérieure du cordon latéral de la moelle).

C. — Le troisième arc (arc postéro-latéral du bulbe, ou arc des corps restiformes), dont la limite profonde répond aux fibres d'origine du vague, s'étend superficiellement depuis le bord du plancher ventriculaire jusqu'au niveau de l'émergence du nerf vague. Il renferme : 1° la coupe du corps restiforme, ou pédoncule cérébelleux inférieur. [Ce faisceau blanc occupe à ce niveau le plan des faisceaux du cordon postérieur de la moelle (faisceau de Burdach et de Goll) qui ont déjà pénétré dans l'épaisseur du bulbe ; il est formé par le faisceau cérébelleux direct de la moelle (qui le coiffe extérieurement), par des fibres émanées des noyaux de Goll et des corps restiformes, qui se rendent dans le cervelet ; enfin par des fibres émanées de la formation réticulaire latérale et du faisceau olivaire croisé, et qui forment les fibres arciformes internes du bulbe. En somme, ce faisceau met le cervelet en connexion avec la moelle et les éléments du bulbe]. — 2° A la partie antérieure de cette région, et accolée aux fibres du vague, nous trouvons la coupe d'une colonne de substance grise : *la colonne sensitive antérieure* (elle représente la tête de la corne postérieure de la moelle, isolée ; elle donne naissance à la racine ascendante du trijumeau). — 3° A la partie postérieure de la région, près de l'origine des fibres du vague, on distingue la coupe d'un faisceau blanc : faisceau nerveux respiratoire (Eddinger) (ce faisceau unirait le noyau du vague à celui du phrénique contenu dans la moelle, et l'excitation centrale du vague produirait la tétanisation du phrénique [Eddinger]).

Pour compléter la description de cette coupe, il nous reste un petit territoire, formé de substance grise, limité : en avant, par les extrémités postérieures des trois régions décrites ; en arrière, par la couche épendymaire recouvrant le plancher ventriculaire ; en dedans, par le raphé médian ; en dehors, par le corps restiforme. Nous avons dit que le plancher ventriculaire résultait de la déhiscence du canal central du bulbe, produite par la disjonction des parties qui le formaient en arrière. Les parties qui entouraient immédiatement ce canal sont donc devenues superficielles ; or ces parties ne sont autre que les bases des cornes grises antérieures et postérieures, déjà décapitées, et dont nous avons trouvé les têtes refoulées dans l'épaisseur du bulbe. La masse grise la plus interne, celle qui se trouve contre le raphé (ou mieux la tige du calamus) appartiendra nécessairement à la base de la corne antérieure : c'est la *colonne motrice postérieure* (noyau d'origine du nerf grand hypoglosse). La masse grise située en dehors d'elle appartient à la base de la corne postérieure, rejetée en dehors de la première, elle constitue la *colonne sensitive postérieure* (noyau d'origine du nerf vague).

Sur la face externe de la coupe du bulbe et dans son épaisseur, nous avons déjà indiqué l'existence de nombreuses fibres à direction transversale ou légèrement oblique, ce sont les *fibres arciformes* : externes et internes. Les fibres *internes*, d'origines multiples (elles viennent des noyaux de Goll et de Burdach pour aller dans le ruban de Reil, des corps restiformes ou pédoncules cérébelleux inférieurs et enfin de l'olive) s'entrecroisent dans le raphé. — Les fibres *externes* forment le *stratum zonale* (Voy. Isthme) ; elles se mettent en rapport avec le noyau pyramidal (arciforme), déjà décrit, et le corps restiforme du côté opposé.

PROTUBÉRANCE.

La conformation interne de la *protubérance* peut être étudiée sur une seule coupe passant par sa partie moyenne. — Sur cette coupe, divisée en deux moitiés symétriques par le raphé médian de la protubérance, on peut distinguer deux étages : antérieur et postérieur.

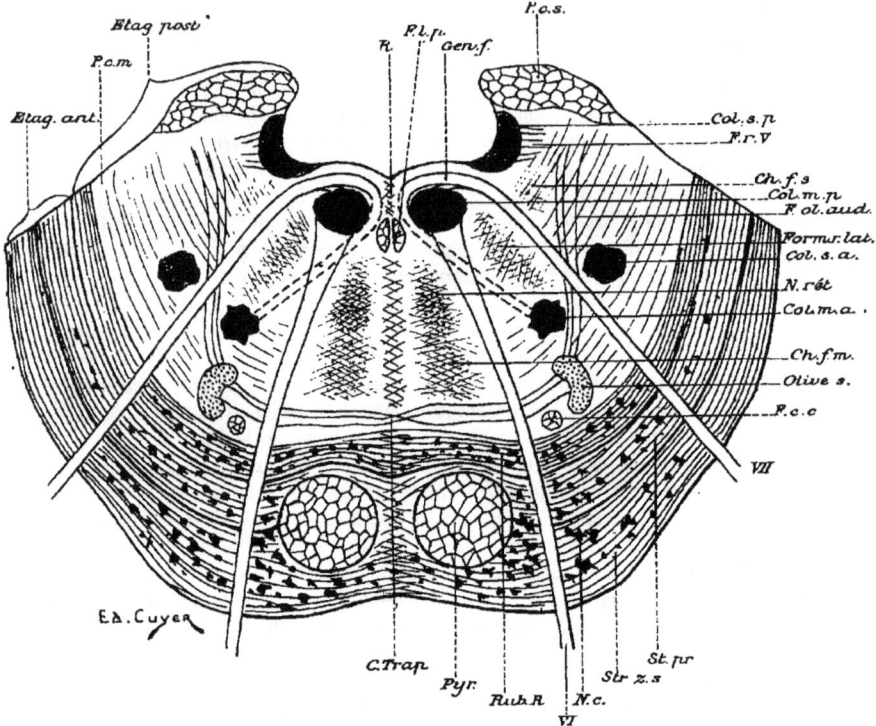

Fig. 52. — Coupe schématique de la Protubérance (à la partie moyenne).

R., le raphé divisant la protubérance en deux moitiés symétriques. — *Étag. ant.*, l'étage antérieur ou inférieur de la protubérance, contenant : la coupe du faisceau pyramidal (*Pyr.*), compris dans l'épaisseur des fibres transversales, dont les unes passent au-dessous du faisceau (le stratum zonale superficiel *St. z. s.*), les autres au-dessus de lui (le stratum profundum (*Str. pr.*). Entre ces fibres, existent de nombreux nids cellulaires (N. c.). — L'Étage postérieur (*Étag. post.*) divisé en trois régions par les nerfs oculo-mot. ext. (*VI*) et facial (*VII*) comprend : le corps trapézoïdal (*C. Trap.*) dont les fibres s'entrecroisent dans le raphé, — le ruban de Reil (*Rub. R.*), — le champ des fibres motrices (*Ch. f. m.*) ou réticulé interne, avec le noyau réticulé (*N. rét.*), — la coupe du faisceau longitudinal postérieur (*F. l. p.*), — la coupe du faisceau central de la calotte de Bechterew (*F. c. c*), — l'olive supérieure (*Olive s.*) avec les fibres qni en partent pour rejoindre les noyaux auditifs (*F. ol. aud.*), — la colonne motrice antérieure (*Col. m. a.*) ou tête de la corne antérieure, où naissent des fibres radiculaires du nerf facial (lignes ponctuées), — la formation réticulée latérale (*Form. r. lat.*) — la colonne motrice postérieure (*Col. m. p.*) où naissent les racines de la VIe paire et quelques-unes de la *VIIe* ; cette colonne représente la base de la corne antérieure, elle est contournée par le genou du facial (*Gen. f.*), — la colonne sensitive antérieure (*Col. s. a.*) ou tête de la corne postérieure — le champ des fibres sensitives (*Ch. f. s.*) de la protubérance, — la colonne sensitive postérieure, (*Col. s. p.*) ou base de la corne postérieure, d'où naissent des fibres radiculaires du trijumeau (*F. r. V.*), — la coupe des pédoncules cérébelleux moyen (*P. c. m.*) et supérieur (*P. c. s.*).

L'*étage antérieur* est formé par une épaisse couche de fibres transversales (épanouissement des fibres du pédoncule cérébelleux moyen) comprenant dans leur
épaisseur la coupe d'un faisceau à fibres verticales : le *faisceau pyramidal*. Les
fibres transversales qui passent devant ce faisceau apparaissent à la surface de la
protubérance, et forment le *stratum zonale superficiale*; celles qui passent derrière ce faisceau, forment le *stratum zonale profundum*. Interposés entre les fibres
transversales, nous trouvons des nids cellulaires.

L'*étage postérieur* est divisé par deux tractus blancs qui le traversent d'arrière
en avant (racines du moteur oculaire externe et racines du facial) en trois parties,
comme l'était la dernière coupe du bulbe par les racines des nerfs hypoglosse et
vague. Nous allons décrire successivement les trois régions limitées par ces nerfs.
La *région interne* forme un champ triangulaire à base antérieure, à sommet
postérieur, situé près du plancher du 4e ventricule; il est limité en dedans par le
raphé, en dehors par les fibres du nerf moteur oculaire externe. On distingue dans
cette région, d'avant en arrière : — *a*, le *ruban de Reil* (nous l'avons déjà vu occuper
le même plan sur la dernière coupe du bulbe) ; — *b*, une zone de fibres transversales,
formant un faisceau distinct : le *corps trapézoïdal* (fibres communicantes réunissant l'olive protubérantielle à celle du côté opposé, après s'être entrecroisées
dans le raphé, et avec le noyau antérieur du nerf auditif) ; — *c*, un champ réticulaire, formé par des fibres entrecroisées renfermant des cellules nerveuses (*champ
des fibres motrices;* continuation de celui que nous avons vu sur la dernière coupe
du bulbe) ; ce champ renferme un amas cellulaire assez volumineux le *noyau réticulé ;* — *d*, au sommet du triangle, on trouve la coupe du *faisceau longitudinal
postérieur* (ce faisceau, qui s'entrecroise avec son congénère, se prolonge dans les
pédoncules cérébraux, et unit entre eux les noyaux des nerfs moteurs de l'œil).

La *région moyenne*, triangulaire aussi, comprise entre les racines du nerf
moteur oculaire externe en dedans et les racines du facial en dehors, présente
d'avant en arrière; — *a*, le *ruban de Reil;* — *b*, une masse de substance grise ayant
la forme d'un S : l'*olive protubérantielle ou supérieure ;* elle reçoit des fibres qui
vont s'arrêter dans ses éléments cellulaires, et en émet d'autres; [de ces fibres, les
unes passent par le raphé, pour aborder l'olive du côté opposé (corps trapézoïdal),
d'autres se rendent dans le noyau antérieur de l'auditif, et même dans les autres
centres auditifs; aussi ce ganglion paraît être annexé à l'appareil auditif] ; —
c, entre l'olive et le ruban de Reil, on trouve la coupe d'un faisceau de fibres
longitudinales : le *faisceau central de la calotte de Bechterew* (ce faisceau naîtrait
de l'olive inférieure ou bulbaire; nous le retrouverons sur la coupe suivante ·
celle de l'isthme de l'encéphale); — *d*, la coupe de la *colonne motrice antérieure*
(continuation de celle déjà trouvée dans le bulbe; comme cette dernière, elle représente la tête de la corne antérieure décapitée; elle contient le noyau principal
ou antérieur du facial) ; — *e*, une *formation réticulaire latérale* (identique à celle
du bulbe), mélange de fibres et de cellules, qui fait partie du champ moteur de la
protubérance ; — *f*, la *colonne motrice postérieure*, située sous le plancher ventriculaire (au niveau de l'*eminentia teres*), et dans laquelle prennent naissance les
bres radiculaires du nerf moteur oculaire externe, et quelques fibres du facial
noyau postérieur); cette colonne représente la base de la corne antérieure.

La *région externe*, située en dehors des racines du facial, comprend d'avant en arrière : — *a*, la continuation des fibres du *ruban de Reil;* — *b*, la coupe de la *colonne
sensitive antérieure* (continuation de la tête de la corne postérieure) d'où naissent

des fibres radiculaires du trijumeau ; — *c*, la *colonne sensitive postérieure* (continuation de la base de la corne postérieure) formant ici le noyau interne du nerf auditif ; — *d*, entre ces deux amas gris une région de fibres : le *champ des fibres sensitives* de la protubérance (Edinger) ; — *e*, enfin sur les côtés et en haut, la coupe des pédoncules cérébelleux, moyen et supérieur.

ISTHME.

Nous étudierons la conformation interne de l'*isthme de l'encéphale*, sur une coupe passant par les tubercules quadrijumeaux supérieurs. Cette coupe nous montre, plus près de sa face postérieure que de l'antérieure *une cavité :* c'est la coupe

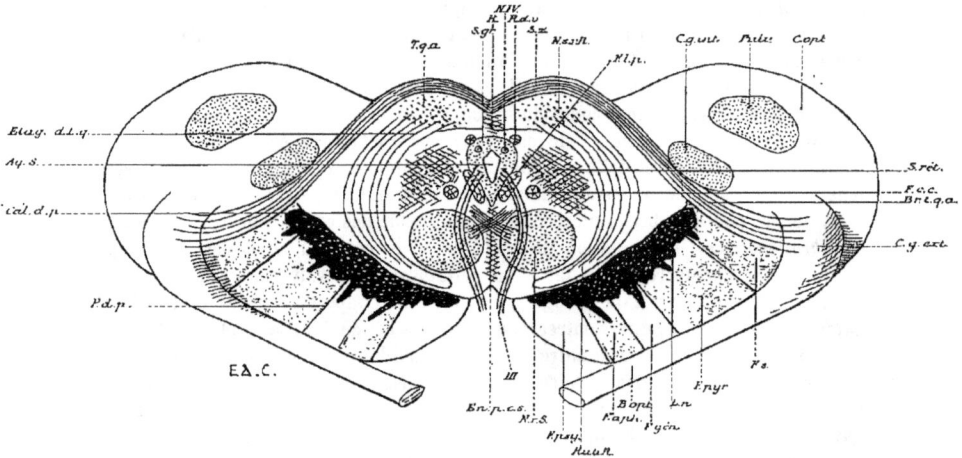

Fig. 55. — Coupe schématique de l'isthme de l'encéphale.

(La coupe passe par les tubercules quadrijumeaux antérieurs). — Le pied du pédoncule cérébral, *P. d. p.*, est divisé en cinq faisceaux : le psychique, *F. psy.* (orange) ; — celui de l'aphasie, *F. aph.* (vert) ; — le géniculé, *F. gén.* (jaune) ; — le pyramidal, *F. pyr.* (rouge) ; — et le sensitif, *F. s.* (bleu) ; — Le locus niger, *L. n.*, sépare le pied du pédoncule de la calotte du pédoncule, *Cal. d. p.* — Dans la calotte on voit le raphé de l'isthme, *R,* — le lieu d'entrecroisement des pédoncules cérébelleux supérieurs, *En. p. c. s.*, qui vont aborder les noyaux rouges de Stilling, *N. r. S.* ; — la coupe du faisceau longitudinal postérieur, *F. l. p.* ; — et celle du faisceau central de la calotte, *F. c. c.* ; — les racines du nerf moteur oculaire commun, *III* ; — la substance réticulée de la calotte, *S. rét.*, — le ruban de Reil, *Rub. R.* — L'aqueduc de Sylvius, *Aq. S*, sépare la calotte de l'étage des tubercules quadrijumeaux, *Étag. d. t. q.* — Autour de l'aqueduc, on trouve la substance grise, *S. gr.*, qui contient les noyaux accessoire, *N. IV* — et principal de l'oculo-moteur commun *III.* — A côté de cette substance on voit la coupe d'un faisceau blanc : la racine descendante ou trophique du trijumeau, *R. d. v.*, pour *R. d. V.* — Dans l'épaisseur du tubercule quadrijumeau antérieur, *T. q. a.*, a substance grise formant le noyau supérieur du ruban de Reil, *N. s. r. R.* — Autour de ce tubercule, dans l'écorce blanche : le stratum zonale, *S. z.* — Du tubercule part un faisceau blanc : le bras ou pédoncule du tubercule quadrijumeau antérieur, *Br. t. q. a.*, — se rendant dans le corps genouillé externe, *C. g. ext.* — Ce faisceau marque la limite entre l'isthme de l'encéphale proprement dit, et les parties situées en dehors, qui sont : la couche optique, *C. opt.*, — le tubercule postérieur de celle-ci ou pulvinar, *Pulv.*, — le corps genouillé interne, *C. g. int.*, — le corps genouillé externe, *C. g. ext.*, — et la bandelette optique, *B. opt.*

de l'aqueduc de Sylvius, autour duquel se disposent les divers éléments qui constituent l'isthme de l'encéphale. Le raphé médian divise l'isthme, comme le bulbe et la protubérance, en deux moitiés symétriques. Dans chacune de ces moitiés, on distingue trois étages ou compartiments : *le supérieur ou postérieur* est limité par une ligne horizontale et transversale passant par l'aqueduc de Sylvius : entre ce plan et la traînée de substance grise qu'on voit à la partie antérieure ou inférieure de la coupe, se trouve *l'étage moyen*; enfin en avant de cette substance *l'étage inférieur*. Nous allons décrire séparément les diverses parties contenues dans chacun de ses étages. Mais ajoutons que la réunion des étages antérieur et moyen constitue ce qu'on appelle le pédoncule cérébral; tandis que l'étage postérieur, dit aussi étage des tubercules quadrijumeaux, n'en fait pas partie.

L'*étage antérieur* ou *pied* du pédoncule, homogène en apparence, contient des faisceaux nerveux distincts : on en décrit cinq : de dedans en dehors, nous trouvons : — 1° Le *faisceau psychique ou intellectuel* (il renferme des fibres venant de l'écorce et allant aux noyaux bulbo-protubérantiels. Sa dégénérescence coïncide avec les troubles intellectuels sans manifestation paralytique). — 2° Le *faisceau de l'aphasie*, né du pied de la 3° circonvolution frontale gauche, et aboutissant au ganglion de l'hypoglosse (dans le bulbe) ; sa lésion serait liée à l'aphasie (Raymond et Artaud). — 3° le *faisceau géniculé*, né de l'écorce de la circonvolution frontale ascendante; il s'arrête dans le bulbe, dans les noyaux du nerf masticateur (noyau de la racine motrice du trijumeau), de l'hypoglosse et antérieur du facial; il conduit aux muscles de la langue et de la face l'ordre des mouvements volontaires de ces muscles. — Dans ce faisceau on distingue encore un faisceau moteur laryngé, indépendant de celui de l'aphasie et du faisceau de l'hypoglosse. Parti du pied de la 5° circonvolution frontale, il aboutit au noyau d'origine du nerf spinal. Il conduit l'ordre des mouvements volontaires d'adduction des cordes vocales pour les mettre en position vocale (Semon et Horsley, Garel et Dor). — 4° Le *faisceau pyramidal* (ou moyen), né de l'écorce de la région motrice de l'hémisphère, il traverse la protubérance et la moelle (cordon antéro-latéral) après entrecroisement; il tient sous sa dépendance les mouvements volontaires de tous les muscles de la vie animale. — 5° Le *faisceau sensitif*, le plus externe, en connexion avec les régions temporo-occipitales de l'écorce cérébrale; ce faisceau est la continuation des cordons postérieurs médullaires, qui occupent dans le bulbe et la protubérance la région sensitive des pyramides; il subit une dégénérescence ascendante à la suite de lésions médullaires.

Entre cet étage et le moyen, nous trouvons une bande de substance grise ; le *locus niger* de Soemmering; formée de cellules nerveuses très pigmentées, cette substance se prolonge en bas jusqu'à la protubérance, en haut jusqu'au cerveau ; quelques fibres paraissent la mettre en connexion avec les noyaux protubérantiels, et le noyau lenticulaire du corps strié. Sa signification est encore inconnue.

L'*étage moyen* ou *calotte* du pédoncule cérébral est, à l'encontre de l'antérieur, uni à son congénère par le *raphé pédonculaire;* il présente les parties suivantes : — 1° Contre le *locus niger*, un croissant de fibres blanches à concavité postérieure et interne : c'est le *ruban de Reil* [la portion de ce ruban, visible sur cette coupe, dite *ruban antérieur ou supérieur*, est formée de fibres allant sous le tubercule quadrijumeau supérieur dans un amas de cellules : *noyau supérieur du ruban de Reil* (Edinger)]. En dernière analyse, le ruban de Reil serait le prolongement direct des fibres sensitives de la moelle (Edinger); nous l'avons déjà trouvé sur les coupes précédentes de la protubérance et du bulbe. Il paraît avoir plus haut des connexions intimes avec l'anse du noyau lenticulaire du corps strié (Edinger)]. — 2° De chaque côté du raphé, on voit la coupe d'un ganglion nerveux gris rougeâtre : le *noyau rouge de Stilling*. Dans ce ganglion aboutit un tractus blanc : le *pédoncule cérébelleux supérieur* (les pédoncules cérébelleux supérieurs se sont déjà entrecroisés au-dessous des tubercules quadrijumeaux inférieurs; c'est donc le pédoncule gauche qui pénètre dans le noyau droit et inversement. Parti de ce noyau, le pédoncule monte vers le cerveau pour se rendre dans les corps opto-striés). — 3° Entre le ruban de Reil et le noyau rouge, on trouve un champ réticulé, formé de fibres longitudinales et de cellules : la *substance blanche réticulée* : elle représente ici les deux champs réticulés que nous avons vus sur les coupes du bulbe et de la protubérance (ses fibres viendraient des noyaux des nerfs crâniens de la protubérance et du bulbe (Edinger); elles se réuniraient en un faisceau compact : le *faisceau de la commissure*, qui passerait plus haut au-dessus de l'aqueduc, et s'entrecroiserait dans la commissure blanche postérieure du cerveau, pour aller se perdre dans la couche optique opposée. — 4° Entre le noyau rouge et la substance grise qui entoure l'aqueduc, on voit la coupe d'un faisceau à fibres longitudinales : le *faisceau longitudinal postérieur* (par ce faisceau s'établirait l'anastomose entre les noyaux du nerf oculo-moteur commun d'un côté, avec ceux de l'oculo-moteur externe du côté opposé; nous avons déjà trouvé ce faisceau sur la coupe de la protubérance). — 5° A côté de ce faisceau, nous trouvons la coupe d'un autre faisceau : le *faisceau central de la calotte de Bechterew* (venu des olives bulbaires, ce faisceau, qui a traversé le lieu d'entrecroisement des pédoncules cérébelleux supérieurs, va disparaître dans la substance grise du 3ᵉ ventricule). — 6° En dehors et au-devant de l'aqueduc, dans la substance grise qui l'entoure, se trouve le *noyau d'origine* du nerf moteur oculaire commun, dont les fibres radiculaires traversent la calotte du pédoncule, pour en sortir au niveau de l'espace interpédonculaire.

L'*étage supérieur ou postérieur* de l'isthme présente les éléments suivants : — 1° la *substance grise* qui entoure l'aqueduc de Sylvius, et dans l'épaisseur de laquelle se trouve le *noyau accessoire*, ou *noyau supérieur* de l'oculo-moteur commun (Darkschewitsch); — 2° à côté d'elle, la coupe d'un faisceau blanc : la *racine supérieure du nerf trijumeau;* ce faisceau descend vers le noyau d'origine protubérantielle et bulbaire du trijumeau; — 3° la coupe du *tubercule quadrijumeau supérieur*, formé d'un amas de cellules nerveuses, recouvert d'une écorce blanche (*stratum zonale*). A la face inférieure ou antérieure de ce tubercule, se trouve l'amas cellulaire d'où partent des fibres du ruban de Reil.

Sur les régions latérales de la coupe, on voit des parties indépendantes de l'isthme de l'encéphale : la partie inférieure de la *couche optique*, la coupe du *pulvinar* (tubercule postérieur de la couche optique), et celle du *corps genouillé interne.* (On rattache d'ordinaire cette saillie nerveuse, qui est en connexion intime avec le tubercule quadrijumeau postérieur et la bandelette optique, à la couche optique; c'est là une erreur, car l'embryologie montre qu'elle appartient, comme tout l'isthme, au cerveau moyen: c'est donc une partie de l'isthme de l'encéphale). — On y voit aussi le *corps genouillé externe* (appartenant à la couche optique), et réuni au tubercule quadrijumeau supérieur par un tractus blanc (bras ou pédoncule du tubercule quadrijumeau supérieur). Enfin, en connexion avec le corps genouillé, et contournant la face antérieure ou inférieure du pédoncule cérébral, nous voyons la bandelette optique.

Considéré au point de vue de sa *structure intime*, l'encéphale se compose de deux substances, blanche et grise, aussi distinctes par leur répartition que par leurs attributs fonctionnels. — Dans le mésocéphale et le bulbe la substance blanche forme des faisceaux, entre lesquels s'insinue la substance grise, sous forme de réseaux, de colonnes ou de noyaux isolés. Dans le cerveau et le cervelet, la répartition est plus méthodique : la substance grise, ganglionnaire, forme à la fois le manteau des hémisphères et les amas centraux. La substance blanche remplit l'espace intermédiaire, sous forme d'une masse, désignée (dans le cerveau) sous le nom de *centre ovale de Vieussens*. Ce centre est limité par une bordure grise, sinueuse, dont l'épaisseur augmente graduellement depuis le pôle frontal jusqu'aux circonvolutions rolandiques, et diminue au delà de celles-ci, jusqu'à la pointe occipitale de l'hémisphère.

Il serait déplacé de décrire ici en détail la structure intime des deux substances blanche et grise de l'encéphale. Aussi ne ferons-nous qu'énumérer les diverses couches de l'écorce grise cérébrale. Baillarger avait déjà vu que cette écorce n'était pas homogène, mais qu'elle présentait des zones concentriques de couleur différente. Meynert y a décrit les cinq couches suivantes, en allant de la surface libre vers la profondeur : — 1° la couche granuleuse (formée de névroglie et de quelques fibres à myéline) ; — 2° la couche des petites cellules pyramidales (contient de nombreuses cellules nerveuses de forme pyramidale) ; — 3° la couche des grandes cellules pyramidales (les cellules réunies par groupes sont séparées par des faisceaux de fibres nerveuses) ; — 4° la couche des petites cellules irrégulières (rondes, polyédriques ou globuleuses) ; — 5° la couche des cellules fusiformes (les cellules de la volition de Robin, parallèles à la surface de l'écorce). Ajoutons que dans la zone motrice de l'écorce (zone Rolandique), Betz a décrit des cellules plus volumineuses : *cellules géantes* siégeant dans la quatrième couche de Meynert. — La succession des couches est légèrement modifiée dans la région occipitale de l'écorce : là, par suite de la réduction de la quatrième couche, les troisième et cinquième couches se confondent, pour constituer une large raie blanchâtre, intermédiaire à deux bandes grises (formant ainsi le ruban rayé de Vicq d'Azyr).

L'écorce du *cervelet* est formée de trois couches : la granuleuse superficielle ; la couche des cellules de Purkinje ; et la couche des grains.

On connaît les modes divers de réaction des deux substances, vis-à-vis des irritations expérimentales ; certaines régions sont complètement insensibles. On peut toucher impunément la substance cérébrale mise à nu, à condition d'être aseptique. C'est même grâce à la tolérance du cerveau que les interventions chirurgicales modernes sont devenues possibles. Horsley a pu exciser des centres épileptogènes, sans observer d'autres accidents que des paralysies transitoires. On sait aussi que de petits projectiles peuvent séjourner dans le cerveau, que des instruments d'un faible calibre, des drains, le traversent sans inconvénient. Spitzka, par de nombreuses expériences, a montré qu'on peut sans danger faire des ponctions, des incisions, des injections, pourvu qu'elles soient aseptiques, qu'elles respectent la capsule interne et les noyaux gris centraux.

Une autre particularité est importante à noter, c'est la suppression possible d'une partie de la substance grise, sans porter atteinte aux fonctions encéphaliques. — On sait depuis longtemps qu'une partie plus ou moins importante de l'encéphale peut être perdue sans trouble apparent. Des portions, parfois assez étendues, du cerveau peuvent être enlevées, réduites en bouillie, détruites par suppuration, sans que ces mutilations provoquent des phénomènes cliniquement appréciables. On explique ces faits en disant que certaines parties de l'encéphale peuvent se suppléer les unes les autres (Burdach, Longet, Luys, Ferrier).

TRAJET DES FAISCEAUX ENCÉPHALO-MÉDULLAIRES

Nous avons vu les points les plus importants de la configuration intérieure de l'encéphale. Je vais essayer à présent d'esquisser, aussi rapidement que possible, le trajet des faisceaux encéphalo-médullaires. C'est une tâche assez difficile, car tous les points ne sont pas encore résolus ou le sont de façons diverses.

Je rappelle que la moelle épinière se compose de cordons blancs disposés cylindriquement autour de colonnes grises centrales. Le cordon postérieur comprend en dedans le faisceau grêle de Goll, en dehors la zone radiculaire postérieure ou faisceau cunéiforme de Burdach. Dans le cordon antéro-latéral se rencontrent disposés comme on le voit dans la figure (55) le faisceau pyramidal direct de Turck, le faisceau fondamental ou radiculaire antérieur, le faisceau cérébelleux direct, le faisceau latéral ascendant de Gowers, le faisceau limitrophe ou latéral profond, enfin le faisceau pyramidal croisé. Je fais abstraction de la zone marginale, ou faisceau de Lissauër, interposé à la

Fig. 54. — Schéma des modifications subies par les cornes grises de la moelle épinière pendant la traversée bulbo-protubérantielle.

Sur le *schéma 1*, est représentée la coupe de la moelle épinière, avec la face antérieure (*a*) et la face postérieure (*p*). — *c. a.*, *c. p.*, cornes antérieures et cornes postérieures. — *Schéma II*. Décapitation des cornes. — *B. c. a.*, *B. c. p.*, bases de la corne antérieure et de la corne postérieure. — *T. c. a.*, *T. c. p.*, têtes de la corne antérieure et de la corne postérieure. — *Schéma III*. — Prolongement émanés de la base et de la tête de la corne postérieure. — *N. P. P.*, noyau postpyramidal (de Goll). — *N. R.* noyau restiforme. — *Schéma IV et V*. Modifications de situation de la base et de la tête des cornes grises. —Isolement des noyaux émanés de la corne postérieure. — *Schéma VI*. Plancher du 4e ventricule. On voit *T. c. a.* devenue colonne motrice antérieure (*C. M. A.*), *T. c. p.*, devenue colonne sensitive antérieure (*C. S. A.*); *B. c. a.* devenue colonne motrice postérieure (*C. m. p.*), *B. c. p.* devenue colonne sensitive postérieure (*C. S. P.*).

partie périphérique des cordons latéral et postérieur, car ses connexions sont encore inconnues. — Quant aux colonnes grises, elles offrent sur la coupe l'aspect de deux cornes avec une base centrale et une tête tournée vers la périphérie.

C'est le trajet *anatomique* de ces colonnes et de ces cordons, et les modifications qu'ils subissent que j'essayerai d'abord de schématiser, pendant la traversée bulbo-protubérantielle jusqu'à leur arrivée dans les pédoncules cérébraux.

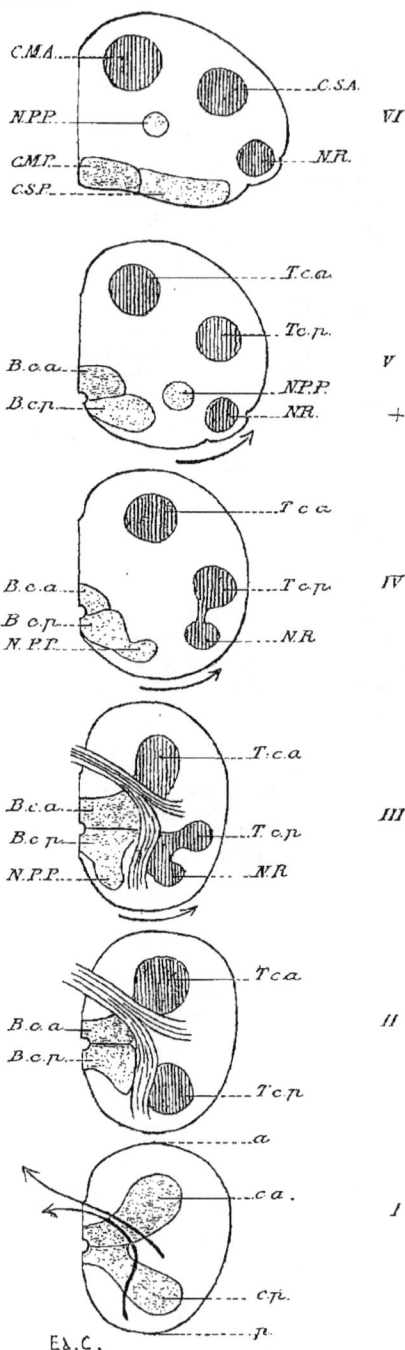

Ce qui complique beaucoup cette étude synthétique, c'est l'interruption subie par les colonnes grises, et par un certain nombre de cordons. — Les colonnes grises modifiées forment un certain nombre de noyaux. Quant aux cordons, il en est qui semblent nettement s'épuiser dans la substance grise du bulbe : telles, les parties fondamentales des cordons antérieur et latéral et les cordons postérieurs, qui entrent dans les amas gris désignés sous le nom de noyaux du cordon latéral, noyaux de Goll, noyaux de Burdach. — Mais la plupart des cordons font une simple halte dans ces noyaux; ils en sortent, et vont entrer en connexion avec le cerveau ou le cervelet.

Au dire de Pierret les gros faisceaux pyramidaux eux-mêmes ne seraient point parfaitement continus. Dans des scléroses corticales du cerveau, Pierret a vu l'atrophie du faisceau pyramidal moteur s'arrêter brusquement dans la protubérance, pour reparaître plus bas, à une certaine distance.

Les colonnes grises de la moelle. De la décussation des cornes antérieures par le faisceau pyramidal croisé, des cornes postérieures par le faisceau de Burdach, résulte la formation de quatre colonnes grises de chaque côté, deux postérieures, sur le plancher ventriculaire, et deux antérieures, reléguées plus profondément dans l'épaisseur du bulbe et de la protubérance. Si on a en outre présent à l'esprit l'étalement du canal de l'épendyme, grâce à l'écartement des cordons médullaires postérieurs, on pourra suivre aisément, à l'aide du schéma ci-joint (Voy. fig. 54), la disposition des quatre colonnes qui sont :

1° *Colonne motrice postérieure* (continuation de la base de la corne antérieure), située immédiatement de chaque côté de la ligne médiane, en avant du plancher du 4° ventricule et de l'aqueduc de Sylvius; elle forme successivement et de bas en haut : *l'aile blanche interne* (noyau d'origine de l'hypoglosse); l'*éminentia teres* (noyau de la 6° et de la 7° paire); et enfin, *les noyaux* de la 3° et de la 4° paire).

2° *Colonne sensitive postérieure* (continuation de la base de la corne postérieure, située sur le même plan frontal que la précédente, à son côté externe; elle forme successivement et de bas en haut : — *l'aile grise* (noyaux sensitifs des nerfs mixtes); — *l'aile blanche* externe (noyau de l'auditif; — le *locus cæruleus*, et un des noyaux du trijumeau. — Les noyaux de Goll et de Burdach sont une émanation de cette colonne.

3° *Colonne motrice antérieure* (tête de la corne antérieure), placée en avant et en dehors de la colonne motrice postérieure; elle contribue à former le noyau antéro-latéral de Stilling (11°, 10°, 9° paires), le noyau accessoire de l'hypoglosse, le noyau facial antérieur et le noyau masticateur.

4° *Colonne sensitive antérieure* (tête de la corne postérieure), la plus externe : elle affleure la surface du bulbe, où elle forme le *tubercule cendré de Rolando;* dans cette colonne prennent naissance la majorité des fibres du trijumeau.

Comme formations nouvelles bulbo-protubérantielles, nous avons mentionné, dans l'exposé de nos coupes : *l'olive, les parolives,* et le noyau arciforme dans le bulbe; — *l'olive supérieure* et des amas gris, irrégulièrement disséminés dans la protubérance.

Trajet des cordons médullaires. — Le faisceau de Turck, pyramidal direct, continue son trajet dans la partie correspondante du bulbe et la protubérance, pour se réunir au faisceau pyramidal croisé qui, après entrecroisement sur la ligne médiane, s'incline en avant et en haut. Ces deux faisceaux forment, par leur jonction, le faisceau pyramidal, moteur des muscles du tronc et des membres, et occupent successivement le plan le plus antérieur des pyramides antérieures bulbo-protubérantielles, puis la partie moyenne du pied du pédoncule cérébral. Ce faisceau est donc le plus rapproché du plan sphéno-basilaire; aussi la motilité est-elle la première atteinte dans les tumeurs de cette région.

Le *faisceau radiculaire antérieur* (cordon antérieur de quelques auteurs) s'incline d'abord en arrière, en haut et en dehors, puis s'infléchit en dedans et en avant, pour s'adosser à son homologue, sous le plancher du quatrième ventricule, interceptant ainsi avec ce dernier un anneau qui embrasse une bonne partie du cordon latéral et du cordon postérieur. Le trajet ultérieur de ce faisceau, encore appelé *commissural moteur,* est mal déterminé. On suppose que quelques-unes de ses fibres se jettent dans les noyaux moteurs du bulbe et du mésocéphale, et que les autres constituent, sous le nom de *faisceau longitudinal postérieur,* la région la plus profonde des pyramides antérieures. Mais cette région est à peine reconnaissable, dissociée qu'elle est par la *formation réticulaire* (Voy. fig. 55).

Des deux faisceaux du *cordon postérieur,* celui de Goll monte sans s'entre-croiser sur les parties postéro-latérales du bulbe, et se jette dans le noyau gris de la pyramide postérieure (noyau post-pyramidal, noyau de Goll). On dit quelquefois qu'il ne fait que traverser ces noyaux pour constituer le pédoncule cérébelleux inférieur : ce n'est là qu'une apparence, nous le dirons dans un instant.

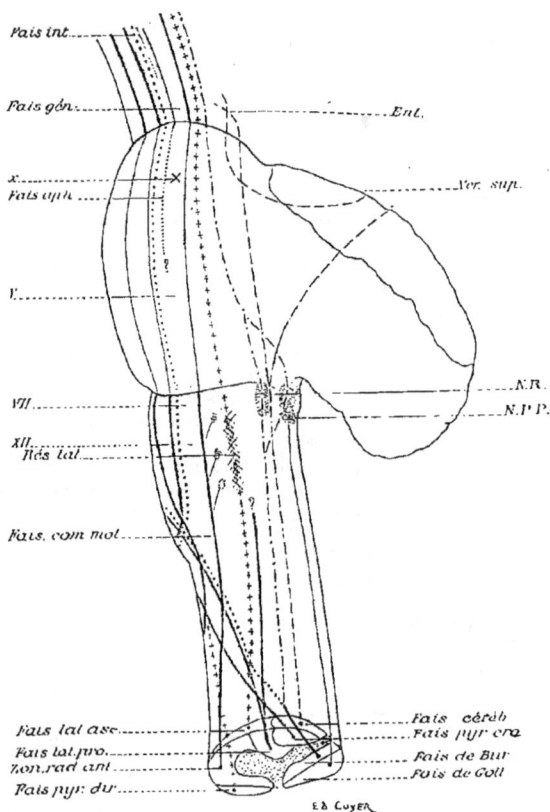

Fig. 55. — Trajet schématique : 1° des fibres médullaires à travers le bulbe et la protubérance. — 2° des faisceaux descendant de l'écorce cérébrale pour se perdre dans l'isthme de l'encéphale.

Fais. de Goll., faisceau de Goll. — *Fais. de Bur.*, faisceau de Burdach. — *Fais. pyr. cro.*, faisceau pyramidal croisé. — *Fais. céréb.*, faisceau cérébelleux direct de Flechsig. — *Fais. pyr. dir.*, faisceau pyramidal direct ou faisceau de Turck. — *Zon. rad. ant.*, zone radiculaire antérieure. — *Fais. lat. asc.*, faisceau latéral ascendant, ou de Gowers. — *Fais. lat. pro.*, faisceau latéral profond, — *Fais. com. mot.*, faisceau commissural moteur — *Rés. lat.*, réseau ou noyau latéral du bulbe de Bechterew. — *Ver. sup.*, vermis superior. — *N. R.*, noyau restiforme. — *N. P. P.*, noyau post-pyramidal. — *Ent.* En ce point nous avons voulu figurer l'entrecroisement des deux faisceaux cérébelleux directs. — *Fais. int.*, faisceau intellectuel. — *Fais. aph.*, faisceau de l'aphasie. — *Fais. gén.*, faisceau géniculé se divisant en racine motrice du trijumeau (*V*), facial inférieur (*VII*) et hypoglosse (*XII*). Ce faisceau s'entrecroise avec celui du côté opposé dans la protubérance (*X*). — Les points d'interrogation indiquent la limite connue des faisceaux qui en sont munis, et notre ignorance du trajet ultérieur de ces faisceaux.

L'autre faisceau du cordon postérieur, *celui de Burdach*, se divise en deux parties : l'une vient renforcer le gros faisceau sensitif dont nous allons parler; l'autre traverse d'abord les noyaux de Burdach et de Goll, puis remonte dans l'épaisseur de la protubérance sous le nom de *ruban de Reil*, et vient occuper la partie externe de la calotte du pédoncule cérébral. Restent les *cordons latéraux*, de beaucoup les plus compliqués. — Nous connaissons déjà le trajet du faisceau pyramidal croisé. — Quant au *faisceau latéral ascendant* ou *de Gowers*, il monte dans le faisceau latéral du bulbe, traverse le noyau latéral de Bechterew, arrive dans la protubérance et forme la partie externe du ruban de Reil. — Le *faisceau latéral profond* comprendrait deux parties : l'une accessoire, qui va directement se perdre dans le réseau gris latéral bulbo-protubérantiel ; l'autre, principale, qui se porte en avant et en dedans, s'entre-croise avec son homologue du côté opposé, et remonte sous le nom de *faisceau sensitif ou de l'hémianesthésie*, pour occuper le côté externe de l'étage inférieur du pédoncule cérébral, après avoir formé le plan moyen des pyramides antérieures bulbo-protubérantielles. — Enfin le *faisceau cérébelleux* de Flechsig gagne l'éminence vermiculaire supérieure du cervelet par un double chemin ; l'un, direct, passant par le corps restiforme ; l'autre, indirect, passant par la protubérance, le pédoncule cérébelleux supérieur et la valvule de Vieussens, au niveau de laquelle les deux faisceaux de Flechsig s'entrecroisent.

En pratiquant une coupe transversale à l'émergence protubérantielle des pédoncules (voy. fig. 56), on aperçoit en haut l'aqueduc de Sylvius entouré de sa substance grise, et au-dessus de lui, les tubercules quadrijumeaux postérieurs. Tout le reste constitue les deux étages, séparés par le locus niger. L'étage inférieur, ou pied, nous présente successivement de dehors en dedans : le faisceau sensitif, le faisceau pyramidal, que nous avons vu monter de la moelle, puis trois faisceaux dont nous n'avons pas encore parlé : le faisceau géniculé, le faisceau de l'aphasie et le faisceau psychique. Sur l'étage supérieur apparaissent, moins bien limités, à partir du canal sylvien jusqu'au locus niger : la bandelette longitudinale postérieure, les pédoncules cérébelleux supérieurs avec les noyaux de Stilling, que segmentent les fibres radiculaires du moteur oculaire commun, enfin le ruban de Reil.

CONNEXIONS DU CERVEAU.

1° **Cerveau.** — L'immense majorité des fibres du pédoncule cérébral ne se portent pas directement dans le manteau des hémisphères ; la plupart s'arrêtent dans les corps opto-striés. Au delà, réunies aux fibres qui émanent de ces noyaux, elles forment en divergeant dans le centre ovale, la *couronne rayonnante de Reil*.

Nous allons suivre de haut en bas les faisceaux qui se donnent rendez-vous dans l'étage *pédonculaire antérieur*.

1° Le *faisceau pyramidal* prend naissance au niveau de la grande zone motrice (lobule ovalaire, pariétale ascendante et moitié supérieure de la frontale ascendante) ; il occupe les deux tiers antérieurs du segment lenticulo-optique de la capsule interne.

2° Le *faisceau géniculé* bien étudié par M. Brissaud, naît du pied de la frontale ascendante et du pli de passage fronto-pariétal inférieur, passe par le genou de la capsule interne, traverse le pied du pédoncule et se place dans la protubérance en arrière et en dedans du faisceau pyramidal ; enfin, il se divise en trois faisceaux, qui se rendent au noyau masticateur du trijumeau, au noyau antérieur du facial et aux deux noyaux d'origine du grand hypoglosse.

3° Le *faisceau de l'aphasie*, ou faisceau conducteur de la parole (Raymond et Artaud), part du pied de la circonvolution de Broca, occupe le tiers postérieur du segment lenticulo-strié de la capsule interne, le pied du pédoncule, en dedans du faisceau précédent, et pénètre dans le pont de Varole. — On n'a sur son trajet ultérieur que des présomptions.

4° Le *faisceau intellectuel ou psychique* naît de la presque totalité des circonvolutions frontales. Dans la capsule interne il occupe les deux tiers antérieurs du segment lenticulo-strié ; dans le pédoncule, la partie la plus interne de l'étage inférieur ; — son trajet bulbo-protubérantiel est inconnu.

5° Le *faisceau sensitif* naît des circonvolutions occipitales, et probablement aussi des lobes temporal et pariétal. Il occupe le tiers postérieur du segment lenticulo-optique de la capsule interne ; arrivé dans le pédoncule il se subdivise : — *a)* Son faisceau principal constitue la partie externe du pied pédonculaire, et descend dans la protubérance et le bulbe, où il forme le plan moyen des pyramides antérieures. — *b)* Son faisceau accessoire est la partie essentielle du ruban de Reil. Il occupe la partie postérieure de la capsule interne, s'entre-croise avec son homologue au niveau des tubercules quadrijumeaux, avec lesquels il contracte d'intimes connexions, et descend dans la calotte pédonculaire et dans l'étage supé-

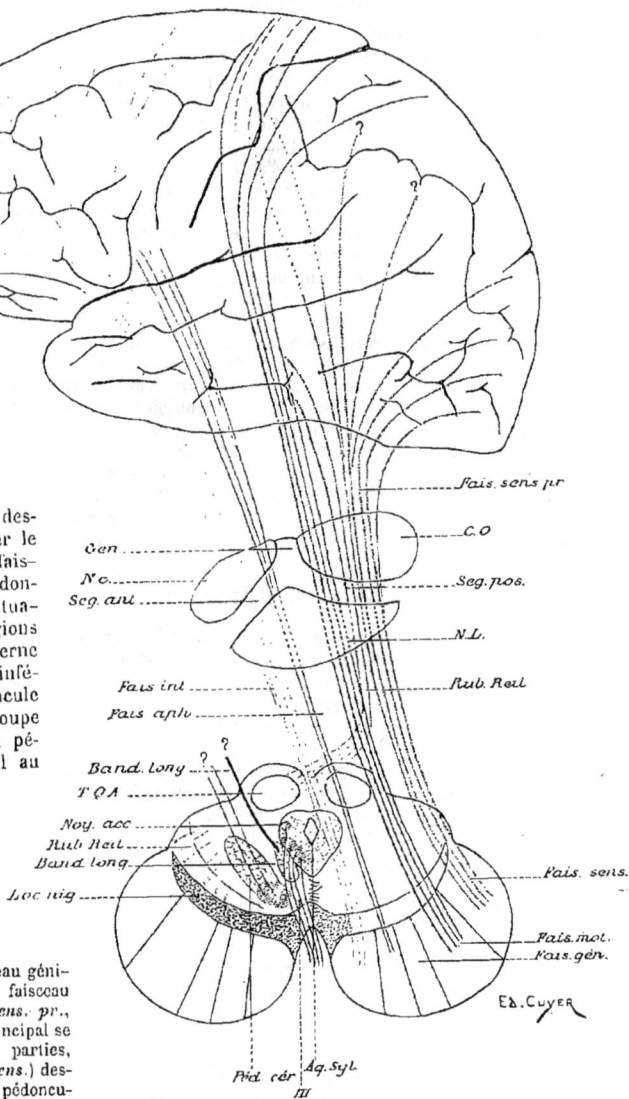

Fig. 56. — Schéma destiné à représenter le trajet des gros faisceaux cortico-pédonculaires, leur situation dans les régions de la capsule interne et dans l'étage inférieur du pédoncule cérébral. — Coupe transversale du pédoncule cérébral au niveau des tubercules quadrijumeaux antérieurs.

Fais. int., faisceau intellectuel. — Fais. aph., faisceau de l'aphasie. — Fais. gén., faisceau géniculé. — Fais. mot., faisceau moteur. — Fais. sens. pr., faisceau sensitif principal se divisant en deux parties, donc l'une (Fais. sens.) descend dans le pied pédonculaire du même côté, tandis que l'autre (Rub. Reil) descend, sous le nom de ruban de Reil, dans la calotte pédonculaire du côté opposé. — Capsule interne avec son genou (Gén.), son segment antérieur (Seg. ant.) et son segment postérieur (Seg. post.). — N. c. N. L., noyau caudé et noyau lenticulaire du corps strié. — C. O. couche optique. — Aq. Syl., aqueduc de Sylvius. — T. Q. A., tubercules quadrijumeaux antérieurs. — Band. long., bandelette longitudinale postérieure — Loc. nig., locus niger ou substance noire de Sœmmering. — Péd. cér., pédoncule cérébelleux supérieur avec le noyau rouge de la calotte de Stilling. — III. Nerf moteur oculaire commun, avec son noyau principal, et son noyau accessoire, dit noyau de Darkschewitsch (Noy. acc.).

rieur de la protubérance. Nous savons déjà qu'au delà il se continue, d'une part avec le faisceau de Gowers, d'autre part avec les cordons médullaires postérieurs, après avoir traversé les noyaux restiforme et postpyramidal.

Dans l'étage pédonculaire postérieur, moins bien limité que l'antérieur, nous pouvons cependant schématiquement distinguer quatre faisceaux en allant de dehors en dedans :

1° Le *ruban de Reil*, dont nous venons de parler.

2° Le *pédoncule cérébelleux supérieur*, qui, après avoir traversé le noyau rouge de Stilling, contourne la partie postérieure de la couche optique, se redresse et va se terminer dans un point encore inconnu de l'écorce cérébrale.

3° Le *faisceau central de la calotte*, décrit par Bechterew. Il part de la substance grise du ventricule moyen, passe en dedans du noyau de Stilling, s'entre-croise avec le faisceau du côté opposé et descend dans la protubérance et le bulbe. Il paraît s'arrêter dans les olives bulbaires.

4° Le *faisceau longitudinal postérieur*, qui paraît contourner la face inférieure du noyau lenticulaire (Meynert) et va se perdre dans un point indéterminé du manteau des hémisphères.

5° J'ajoute, que, suivant les recherches les plus récentes, on trouverait encore dans la calotte pédonculaire des fibres venues de la commissure blanche postérieure; ces fibres se perdraient dans un amas gris situé près de l'aqueduc de Sylvius. Cet amas gris constitue le noyau accessoire d'origine du moteur oculaire commun (Darkschewitsh).

2° **Cervelet.** — Le cervelet se rattache, par ses trois pédoncules, aux tubercules quadrijumeaux, au mésocéphale et au bulbe. — Les pédoncules supérieurs partent du corps dentelé intra-cérébelleux, s'entre-croisent au-devant des tubercules quadrijumeaux, pénètrent dans le noyau rouge de Stilling, et viennent occuper la calotte du pédoncule cérébral (Voy. fig. 41). — Les pédoncules inférieurs, ou corps restiformes, s'étendent des noyaux du toit et de l'écorce cérébelleuse d'un côté à l'olive bulbaire du côté opposé (fibres arciformes). Je sais qu'on essaye d'établir des relations plus complètes entre le cervelet et le bulbe; mais elles ne sont pas encore suffisamment précises. — Les pédoncules moyens partent de toute la périphérie du cervelet et forment trois groupes : les premiers se perdent dans les amas gris protubérantiels, les seconds remontent dans l'hémisphère cérébelleux opposé, les derniers s'incurvent pour remonter vers le pédoncule cérébral. — Suivant M. Pierret, le cervelet a un rôle physiologique plus important qu'on ne le pense ; organe en rapport avec la motricité, il reçoit les impressions périphériques et préside à l'équilibration du corps. Placé sur le trajet de faisceaux cérébro-médullaires, il paraît en outre exercer une influence spéciale sur les incitations volontaires venant des centres psychiques. Pour remplir ces fonctions, le cervelet est relié à l'isthme de l'encéphale par une vaste commissure dont les fibres s'étagent jusqu'au noyau rouge de Stilling et se mettent en rapport avec les fibres cérébro-médullaires centrifuges et centripètes. Cette connexion s'établit, d'une part, entre les faisceaux cérébelleux et les faisceaux pyramidaux par l'intermédiaire de cellules disséminées au milieu de leurs intrications; d'autre part, entre les faisceaux cérébelleux et des noyaux gris (olives inférieures et supérieures, corps trapézoïde) placés dans l'isthme encéphalique. Suivant M. Brosset (Lyon, 1890) auquel nous empruntons ces lignes, les faisceaux de Goll et de Flechsig ne pénètrent dans le cervelet, qu'après avoir subi une réflexion au niveau des noyaux bulbo-protubérantiels.

ÉTUDE TOPOGRAPHIQUE DU CENTRE OVALE.

On sait que la destruction des faisceaux blancs du centre ovale détermine les mêmes troubles que la destruction des cellules de l'écorce, dont ils émanent. Les localisations dans le centre ovale répondant aux localisations de l'écorce, M. Pitres a cherché à préciser le siège des lésions du centre ovale, à l'aide d'une série de coupes transversales de l'hémisphère, coupes parallèles aux circonvolutions rolandiques et passant par les régions de l'écorce les plus importantes, au point de vue physiologique.

Nous représentons les tracés et les six coupes de Pitres dont la description se trouve faite dans la légende qui les accompagne.

Dans ce court chapitre nous voulons préciser, en nous basant sur les recherches récentes, la valeur physiologique des faisceaux blancs que découvre chacune de ces coupes. — Faut-il ajouter que pour bien comprendre ce qui suit il faut tout d'abord se faire une idée précise du siège exact des centres localisés sur l'écorce (voir la fig. 76)?

Coupes de Pitres. Faisceaux du centre ovale.

Tracés des coupes de Pitres.

pr. F., coupe *préfrontale*, à 5 centimètres en avant du sillon de Rolando. — *P. F.*, *P. F.*, coupe *pédiculo-frontale*, par le pied des circonvolutions frontales. — *F. F.*, coupe *frontale*, par la circonvolution frontale ascendante. — *P. P.*, coupe *pariétale*, sur la circonvolution pariétale ascendante. — *P. P.*, *P. P.*, coupe *pédiculo-pariétale*, par les pieds des circonvolutions pariétales. — *O. O.*, coupe *occipitale*, à un centimètre en avant de la scissure perpendiculaire externe.

Fig. 57.

Fig. 58.

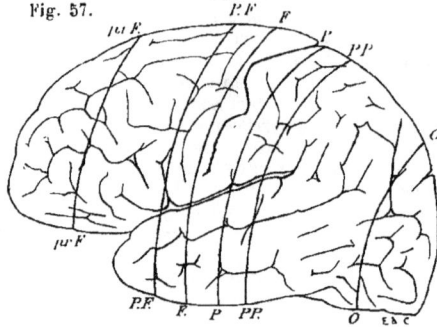

Fig. I. Coupe préfrontale, parallèle à la scissure de Rolando et passant à 5 centimètres en avant de cette scissure.

1° Les faisceaux de la *coupe préfrontale*, faisceaux préfrontaux (Pitres), sont tous psychiques ou intellectuels, comme la zone de l'écorce d'où ils émanent.

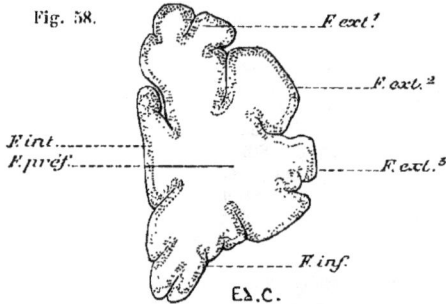

Fig. II. Coupe pédiculo-frontale, passant au niveau du pied des circonvolutions frontales.

Fig. 59.

2° Parmi les faisceaux de la *coupe pédiculo-frontale*, deux sont importants : le faisceau *pédiculo-frontal moyen*, né du pied de la deuxième frontale, centre de l'agraphie, peut être appelé *faisceau de l'agraphie*. Le faisceau *pédiculo-frontal inférieur*, né du pied de la circonvolution de Broca, contient deux ordres de fibres : les unes n'existent que du côté gauche, où elles constituent le *faisceau de l'aphasie*; les autres bilatérales, forment le *faisceau laryngé*.

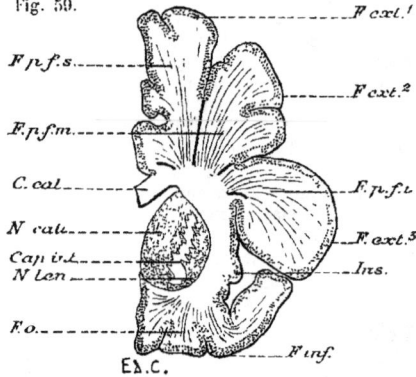

F. ext.[1], *F. ext.*[2], *F. ext.*[3]. Les trois circonvolutions frontales externes. — *F. inf.*, circonvolutions orbitaires. — *F. int.*, circonvolutions frontales internes. — *Occ.*, circonvolutions occipitales. — *Ins.*, lobe de l'insula. — *C. cal.*, corps calleux. — *N. cau.*, noyau caudé. — *Cap. int.*, capsule interne. — *N. len.*, noyau lenticulaire. — *F.*[4], circonvolution frontale ascendante. — *Temp.*, circonvolutions temporo-sphénoïdales. — *C. opt.*, couche optique. — *Cap. ext.*, capsule externe. — *Av. mur.*, avant-mur. — *P*[1], pariétale ascendante. — *P*[2], lobule pariétal supérieur. — *P*[3], lobule pariétal inférieur. — *N. amyg.*, noyau amygdalien.

F. pr., faisceaux préfrontaux. — *F. occ.*, faisceaux occipitaux du centre ovale. — *F. p. f. s.*, *F. p. f. m.*, *F. p. f. i.*, faisceaux pédiculo-frontaux supérieurs moyen et inférieur. — *F. o.*, faisceau orbitaire. — *F. f. s.*, *F. f. m.*, *F. f. i.*, faisceaux frontaux supérieur, moyen et inférieur. — *F. sph.*, faisceau sphénoïdal. — *F. p. s.*, *F. p. m.*, *F. p. i.*, faisceaux pariétaux supérieur, moyen et inférieur. — *F. p. p. s*, *F. p. p. i.*, faisceaux pédiculo-pariétaux supérieur et inférieur.

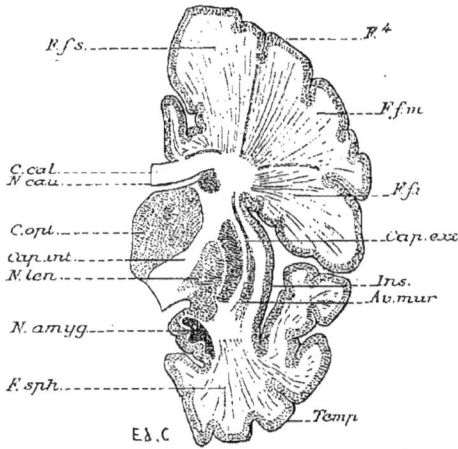

Fig. 60. — Fig. IV. Coupe frontale, passant sur la
frontale ascendante.

5° Les quatre faisceaux de la *coupe frontale* ont une grande importance. Des trois faisceaux sous-jacents à la circonvolution frontale ascendante : le faisceau *frontal supérieur*, né de l'extrémité supérieure de la circonvolution frontale ascendante, est le faisceau frontal *moteur des membres inférieurs*; le faisceau *frontal moyen*, né du milieu de la même circonvolution, est le faisceau *moteur des membres supérieurs*.

Quant au faisceau *frontal inférieur*, ou *faisceau géniculé*, né du pied de la frontale ascendante, il contient des fibres partant de plusieurs centres.

Ces fibres se réunissent en faisceaux secondaires qui sont : le faisceau *facial inférieur*, le faisceau *masticateur*, le faisceau de l'*hypoglosse*, et quelques fibres du faisceau *laryngé*.

Le faisceau *sphénoïdal*, enfin, contient quelques fibres du faisceau de la *surdité verbale*, dont la partie principale sera visible sur la coupe suivante.

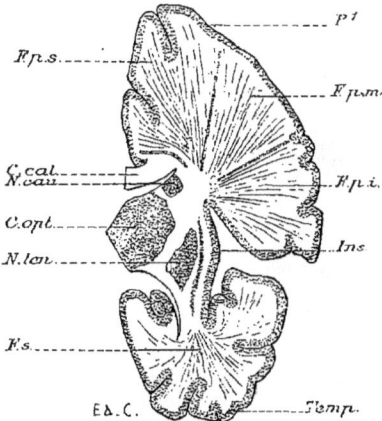

Fig. 61. — Fig. V. Coupe pariétale, passant sur
la pariétale ascendante.

4° Des faisceaux de la *coupe pariétale*, les trois qui naissent de la circonvolution pariétale ascendante (faisceaux pariétaux) sont : le supérieur, né de l'extrémité supérieure de la circonvolution; c'est le *faisceau pariétal moteur des membres inférieurs*; — le moyen, ou *faisceau pariétal moteur des membres supérieurs*. Les faisceaux moteurs frontaux et pariétaux, constituent le *faisceau pyramidal* qui va, en partie directement, en partie après entretrecroisement dans le bulbe, se terminer dans la moelle (voir le trajet des faisceaux médullaires). — Le faisceau inférieur renferme quelques fibres des faisceaux : *facial inférieur*, *masticateur*, *laryngé*, et du faisceau de l'*hypoglosse*. — Le quatrième faisceau de cette coupe ou faisceau temporo-sphénoïdal, renferme les fibres nées de la première circonvolution temporo-sphénoïdale qui constituent le *faisceau de la surdité verbale*.

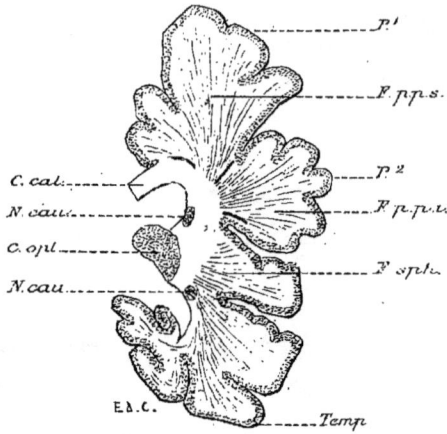

Fig. 62. — Coupe pédiculo-pariétale, passant sur le pied des lobules pariétaux. (Le tracé de ces coupes est indiqué sur la fig. 57.)

5° La coupe *pédiculo-pariétale* nous montre deux faisceaux importants : le pédiculo-pariétal supérieur ou *faisceau de l'hémi-anopsie*, et le témporo-sphénoïdal contenant une partie du *faisceau de la surdité verbale*.

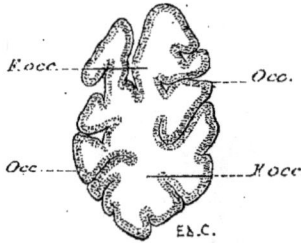

Fig. 63. — Coupe occipitale, parallèle à la scissure de Rolando et passant à 1 centimètre en avant de la scissure perpendiculaire interne.

6° Les faisceaux de la *coupe occipitale* paraissent être tous sensitifs. Je dis paraissent, parce que les localisations dans l'écorce et le centre ovale occipital sont encore assez obscures.

Pour terminer avec cette étude des localisations dans le centre ovale, nous devons dire que dans le centre ovale du segment de l'hémisphère compris entre les deux dernières coupes, nous trouvons les faisceaux de la *cécité verbale*, le *moteur de l'œil* et probablement le *facial supérieur*. — Bientôt le nombre des coupes devra être multiplié, pour se maintenir en rapport avec les nouvelles acquisitions de la physiologie pathologique.

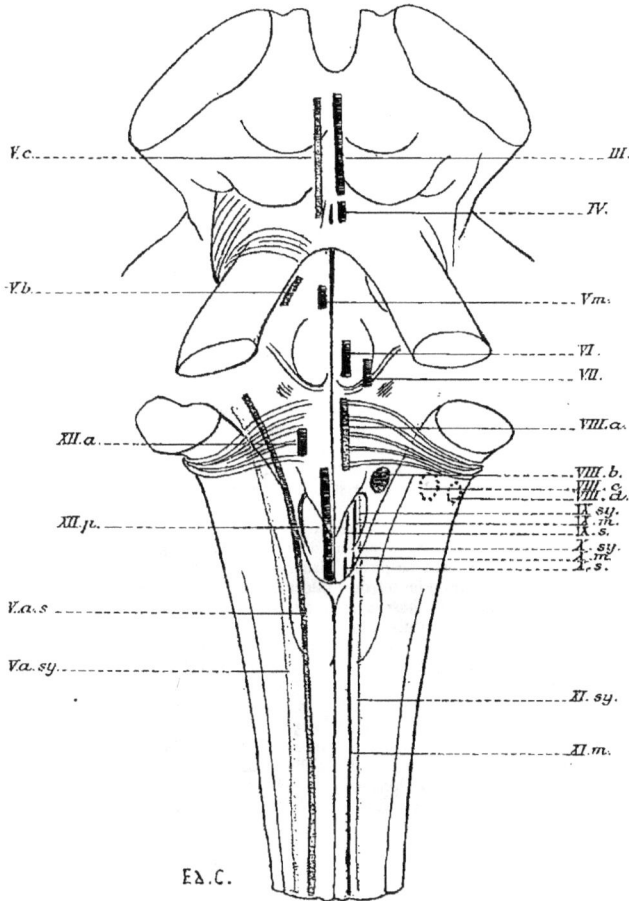

Fig. 64. — Figure schématique destinée à montrer les colonnes et les noyaux gris d'où naissent, au niveau de la moelle, du bulbe, de la protubérance et de l'isthme de l'encéphale, les racines des nerfs crâniens.

La région de l'encéphale représentée sur cette figure comprend un segment de la moelle, les faces postérieures du bulbe et de la protubérance formant le plancher du 4e ventricule, et la face postérieure de l'isthme de l'encéphale. La signification des différentes parties encéphaliques comprises dans cette figure se trouve déjà expliquée sur une autre semblable (voir fig. 41). Nous n'expliquerons ici que la signification des colonnes de substance grise, lieu d'origine des nerfs crâniens.

III. Colonne grise motrice, située sur les côtés de l'aqueduc de Sylvius, et comprenant les noyaux d'origine des racines du nerf moteur oculaire commun. — IV. Suite de la même colonne formant le noyau du nerf pathétique. — V. Les colonnes grises contenant les noyaux du trijumeau : V. a., noyau ou racine inférieure ou bulbaire : ce noyau est formé de deux colonnes grises : l'une (V. a. s.). sensitive, d'où naissent les racines sensitives du nerf ; cette colonne se prolonge jusque dans la moelle ; on l'appelle racine ascendante ou descendante. Son existence, sa nature trophique et sa formation aux dépens de la colonne sensitive antérieure ou tête de la corne postérieure décapitée, enveloppée de la substance gélatineuse de Rolando, ont été démontrées par les belles recherches ana-tomiques de M. Mathias Duval, complétées plus tard par des recherches expérimentales du même auteur faites en collaboration avec M. Laborde. — La deuxième colonne grise du même noyau infé-rieur (*V. a. sy.*), formée par le prolongement bulbaire du tractus intermedio-lateralis de la moelle, donne naissance aux racines sympathiques du nerf trijumeau. — *V. b.*, *noyau moyen ou protubé-rantiel* du trijumeau, il répond au locus cœruleus ; c'est un noyau sensitif. — *V. c.*, *noyau supérieur* du trijumeau, siège dans l'isthme de l'encéphale, est sensitif comme le précédent. — *V. m.*, *noyau moteur* du trijumeau ou *noyau masticateur*, situé dans l'épaisseur de la protubérance à 5 millimètres au-dessous du plancher du 4ᵉ ventricule, à peu près au niveau de l'émergence du trijumeau (Duval) ; ce noyau est un prolongement des cornes antérieures de la moelle ; les racines qui en naissent for-ment le *nerf masticateur*. — *VI*, *noyau du nerf moteur oculaire externe* ; ce noyau répond à l'émi-nentia teres, et est formé par le prolongement protubérantiel de la base de la corne antérieure déjà décapitée. Ce noyau est contourné par le genou du facial, et il abandonne à ce dernier nerf quelques fibres radiculaires, d'où le nom de noyau commun au facial et au moteur oculaire externe. Nous dirons dans la légende de la figure suivante qu'on conteste l'existence des racines du facial supérieur nées dans ce noyau. — *VII*, *noyau propre du facial, noyau inférieur*, ou *noyau de Mathias Duval* ; à peine entrevu avant les recherches de Mathias Duval, ce noyau, formé aux dépens de la colonne motrice antérieure, ou tête de la corne antérieure de la moelle, est le noyau du *nerf facial inférieur*, tandis que le précédent serait celui du *facial supérieur*. La distinction des deux parties du facial a son utilité : nous le dirons dans la légende de la figure 65. — *VIII*, les *quatre noyaux de l'auditif* : le *noyau innominé* (*VIII, a.*), bien décrit par Mathias Duval, situé contre le raphé, entre le noyau principal de l'hypoglosse et l'eminentia teres ; à ce noyau aboutissent les fibres de l'auditif visibles sur le plancher ventriculaire, dites barbes du calamus scriptorius. — le *noyau interne* (*VIII, b.*), occupe sur le plancher ventriculaire la saillie appelée aile blanche externe ; — le *noyau externe* (*VIII, c.*), est situé dans l'épaisseur du corps restiforme ; — le *noyau antérieur* (*VIII, d.*) est situé tout à fait sur le bord externe du corps restiforme, entre des racines mêmes du nerf auditif. — *IX*, les trois colonnes grises donnant naissance aux trois ordres de racines du *nerf glosso-pharyngien* : *IX, s.*, *noyau sensitif*, formé par la colonne sensitive postérieure du bulbe, prolongement de la base de la corne postérieure de la moelle ; à sa partie antérieure, ce noyau donne naissance aussi aux racines du nerf intermédiaire de Wrisberg, point démontré par Mathias Duval, et que nous représen-terons sur la figure 65. — *IX, m.*, *noyau moteur* du glosso-pharyngien ; la colonne grise qui le forme est le prolongement de la tête de la corne antérieure de la moelle ; — *IX, sy.*, *noyau sympathique* ou vaso-moteur du glosso-pharyngien et de l'intermédiaire de Wrisberg ; ce noyau est formé par une colonne grise et blanche dite *colonne grêle* ou *faisceau solitaire* de Stilling, qui se continue dans la moelle avec le tractus intermedio-lateralis, d'où naissent les racines spinales du système sympathique (Pierret) ; en haut ce faisceau s'arrête au niveau de l'origine du nerf intermédiaire de Wrisberg (Duval et Laborde). Nous insistons, dans la légende de la figure 65, sur ce faisceau qui contient toutes les fibres sympathiques des nerfs bulbaires venus, bien entendu, de l'épaisseur même du bulbe et non des anastomoses de ces nerfs avec le sympathique périphérique. — *X*. Les noyaux d'origine du *nerf pneumogastrique* : *X. sy.*, le *noyau sympathique*, origine des racines sympathi-ques du nerf (faisceau solitaire) ; — *X. s.*, *noyau sensitif*, prolongement de la base de la corne postérieure de la moelle ; ce noyau répond à l'aile grise du plancher du 4ᵉ ventricule, tandis que les deux autres noyaux sont plus profondément situés dans l'épaisseur du bulbe. — *XI*, les deux colonnes d'origine du *nerf spinal* : *XI. sy.*, le faisceau solitaire donnant naissance aux racines sym-pathiques du nerf ; — *XI. m*, la colonne motrice, prolongement de la tête de la corne antérieure, d'où naissent les racines motrices du spinal, tant bulbaires que médullaires (voir fig. 65) ; — *XII*, les noyaux d'origine du *nerf grand hypoglosse* : *XII. p.*, le *noyau principal ;* il répond à l'aile blanche interne du plancher du 4ᵉ ventricule ; c'est le prolongement de la base de la corne antérieure de la moelle ; — *XII, a.*, le *noyau accessoire*, situé profondément dans l'épaisseur du bulbe ; ce noyau n'est bien connu que depuis les recherches de Mathias Duval : il est la continuation de la tête de la corne antérieure de la moelle.

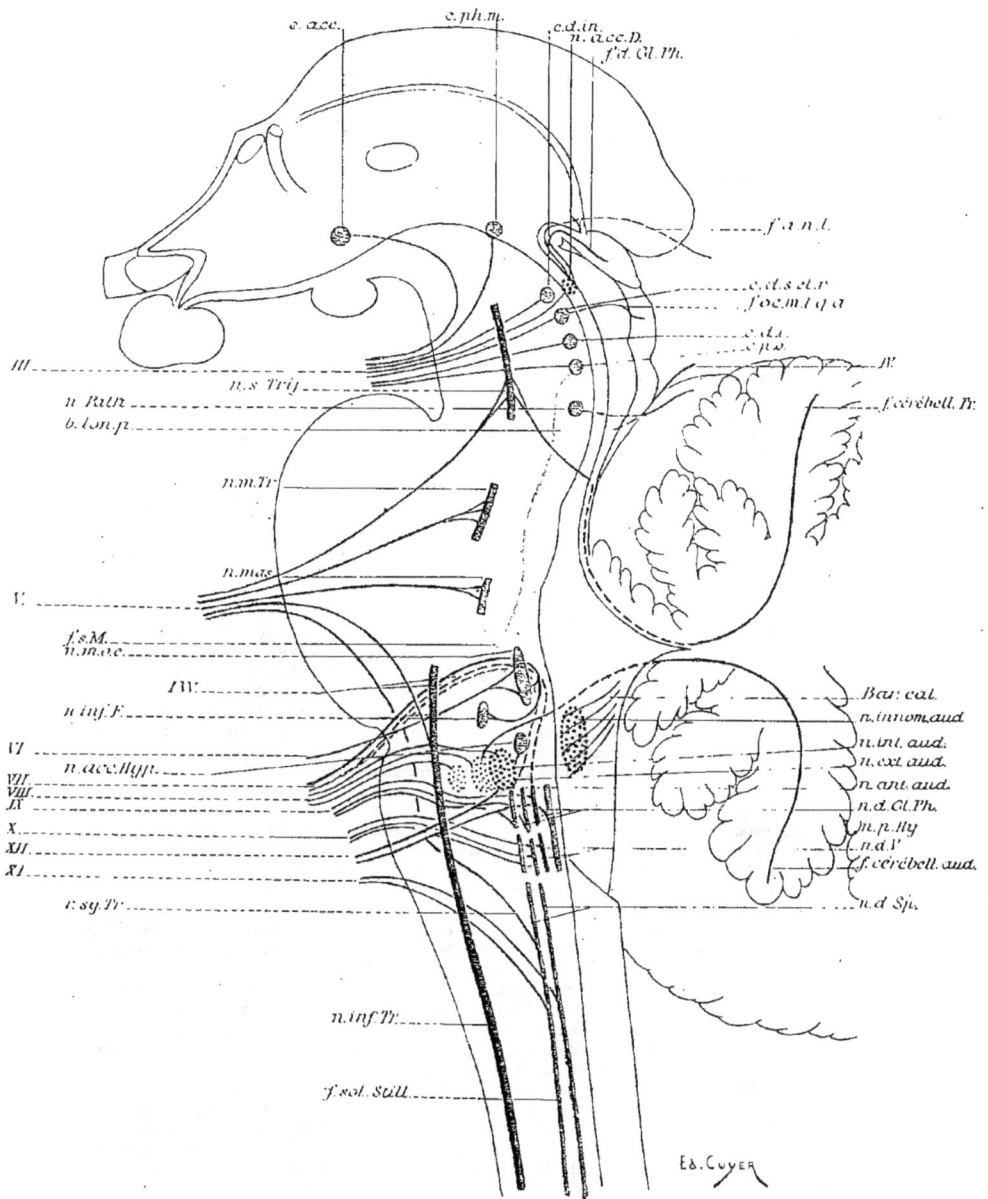

Fig. 65. — Figure schématique destinée à montrer le trajet des racines des nerfs crâniens dans l'épaisseur du tronc cérébral (bulbe, protubérance et isthme de l'encéphale), leurs noyaux d'origine, et les relations de ces noyaux entre eux ou avec les diverses parties encéphaliques.

La figure représente une coupe sagittale et médiane de l'encéphale; elle nous montre la paroi latérale du ventricule moyen, et la surface de section de l'isthme, de la protubérance, du cervelet, du bulbe rachidien et d'un petit segment de la moelle cervicale. — Les diverses parties constituantes de ces segments encéphaliques nous sont déjà connues, aussi nous allons expliquer immédiatement la signification des racines et des noyaux représentés sur la figure.

III. Les racines du nerf moteur oculaire commun. En suivant le trajet intra-encéphalique de ces racines on les voit aboutir dans sept noyaux, tous moteurs (rouges). Parmi ces noyaux, quatre sont sous-jacents à l'aqueduc de Sylvius. Les travaux de Hensen et Vœlckers ont démontré que ces derniers donnent naissance de bas en haut aux fibres suivantes de la troisième paire : 1° aux fibres destinées au muscle petit oblique de l'œil (c. p. o.); 2° aux fibres du muscle droit inférieur (c. d. i.); 3° aux fibres du droit supérieur et du releveur (c. d. s. et r.); 4° aux fibres du droit interne (c. d. in.). — Deux racines de ce nerf se portent vers la paroi latérale du ventricule moyen. Hensen et Vœlckers ont démontré qu'elles se rendent dans deux noyaux distincts : dont l'un, situé près du bord postérieur du ventricule, serait le centre des mouvements de l'iris : *centre photomoteur* (c. ph. m.), qui donne naissance aux fibres pupillaire et préside aux variations de la pupille. L'autre noyau, situé vers le sommet du ventricule, donnerait naissance aux fibres qui innervent le muscle ciliaire : c'est le *centre accommodateur* (c. acc.). — Une autre racine du même nerf aboutit à un noyau gris, situé sur les côtés de l'aqueduc de Sylvius, un peu en arrière (ou au-dessus, suivant l'expression ordinaire), des noyaux déjà décrits. Ce noyau, marqué en pointillé rouge (n. acc. D.), a été décrit par Darkschewitsch (1885) sous le nom de noyau supérieur de l'oculo-moteur; on le désigne encore sous le nom de noyau accessoire de Darkschewitsch. Ce noyau serait relié : par des fibres de la commissure postérieure du cerveau à la glande pinéale (f. d. gl. pi.), et par d'autres fibres à l'anse du noyau lenticulaire (f. a. n. l.). — Meynert a signalé des fibres partant des noyaux de la troisième paire pour se rendre dans les tubercules quadrijumeaux antérieurs (f. oc. m. t. q. a.). — Parmi les racines de ce nerf, une (jaune) présente un trajet particulier, elle appartient à un faisceau blanc de la protubérance et de l'isthme : bandelette longitudinale postérieure (b. lon. p.). Ce faisceau s'entre-croise avec son congénère du côté opposé dans la protubérance, pour aller se perdre ensuite dans le noyau du nerf moteur oculaire externe. Le trajet de ses fibres et leur signification ne sont connus que depuis les importantes recherches de MM. Duval et Laborde. Ces auteurs ont démontré que ces fibres proviennent du noyau de la VIᵉ paire; au sortir de ce noyau elles se jettent dans la bandelette longitudinale postérieure, dont elles constituent la partie interne; bientôt elles passent du côté opposé et se jettent, non pas dans un des noyaux de la IIIᵉ paire, mais au milieu des racines qui naissent de ces noyaux, pour sortir avec elles du bulbe, et aller en dernière analyse contribuer à l'innervation du muscle droit interne.

IV. Racines du pathétique. Ces racines naissent d'un noyau situé immédiatement au-dessous des noyaux de l'oculo-moteur (n. Path.); de là elles se dirigent vers la ligne médiane, et vont au-devant de la valvule de Vieussens s'entre-croiser avec celles du côté opposé, après quoi elles sortent de l'isthme de l'encéphale. Ainsi, les deux pathétiques s'entre-croisent complètement avant leur sortie de l'isthme, le nerf du côté droit prenant son origine dans le noyau gauche et inversement.

V. Racines du nerf trijumeau. En poursuivant ces racines on voit qu'elles aboutissent à cinq noyaux distincts. La racine supérieure monte dans l'isthme de l'encéphale, où elle aboutit à une colonne de substance grise : c'est le *noyau supérieur* (sensitif) du trijumeau (n. s. Trij.); de ce noyau partent aussi des fibres allant dans l'épaisseur du cervelet; ces fibres cérébelleuses aboutissent probablement dans la substance grise du cervelet (f. cérébell. Tr.). La deuxième racine (bleue) du nerf aboutit dans un noyau gris protubérantiel : c'est le *noyau moyen* (sensitif) du trijumeau (n. m.Tr.). Ce noyau répond à la région du plancher du quatrième ventricule dite *locus cœruleus*, les cellules qui le constituent sont fortement pigmentées (substantia ferruginosa). — La racine rouge du nerf appartient au nerf masticateur, ou racine motrice du trijumeau, elle se perd dans le *noyau masticateur* (n. mas.). Ce noyau formé par les prolongements de la corne antérieure de la moelle est situé un peu en arrière et en dedans du noyau moyen du trijumeau, déjà décrit, à 3 millimètres du plancher du 4ᵉ ventricule. — La dernière racine bleue ou sensitive du trijumeau se dirige en bas et aboutit dans une longue colonne de substance grise, qui se prolonge jusque dans la moelle : c'est le *noyau inférieur du trijumeau*. Bien étudié par Mathias Duval, ce noyau (dite racine dite inférieure du trijumeau) s'arrêterait en bas au niveau du tubercule cendré de Rolando, en haut au locus cœrulens; cette racine est formée par le prolongement de la tête de la corne postérieure de la moelle coiffée de la substance gélatineuse de Rolando. On appelle encore les racines naissant de ce noyau : racines ascendantes ou descendantes. Cette racine descendante ou inférieure renferme des fibres (vert) naissant non pas du noyau déjà décrit, mais du *faisceau solitaire* de Stilling : ce sont des fibres sympathiques du trijumeau (r. sy. tr.). Des expériences de MM. Duval et Laborde il ressort que la racine inférieure du trijumeau (bleue et verte) est sensitive et trophique, sa section intrabulbaire amène, en effet, du côté de la face et du globe oculaire, des troubles sensitifs et trophiques absolument identiques à ceux qui suivent la section du tronc du trijumeau entre le ganglion de Gasser et son émergence protubérantielle.

VI. Racines du nerf moteur oculaire externe. Les racines de ce nerf aboutissent dans un noyau situé de chaque côté du raphé protubérantiel au niveau de la saillie du plancher du 4ᵉ ventricule dite eminentia teres. Ce noyau, appelé aussi *noyau commun au facial et au moteur oculaire externe* (n. m. o. e.), est compris dans l'anse que forment à son niveau les racines du facial, et qu'on appelle le genou du facial. Le noyau abandonnerait même quelques racines au facial : d'où le nom de noyau supérieur du facial par opposition à un autre dont nous parlerons plus bas. Nous avons déjà parlé des fibres nerveuses qui, parties de ce noyau, se rendent dans la bandelette longitudinale postérieure (b. lon. p.) et vont par son intermédiaire, après entre-croisement, innerver le muscle droit interne du côté opposé. C'est ainsi que s'établit l'anastomose entre le nerf moteur oculaire externe d'un côté avec l'oculo-moteur commun du côté opposé. C'est grâce à ces fibres aussi qu'on peut expliquer la solidarité existante entre le muscle droit externe d'un œil et le muscle droit interne de l'œil du côté opposé, et les mouvements conjugués des yeux dans la vision binoculaire.

VII. Racines du nerf facial. — La racine rouge représente le facial proprement dit. Cette racine, après avoir contourné le noyau de la sixième paire, et avoir décrit son genou, se porte en bas et va se terminer dans un noyau, bien connu surtout depuis les recherches de M. Duval ; on le désigne sous le nom de *noyau inférieur* du facial (n. inf. F.). Nous avons dit que le noyau de la sixième paire donnait quelques fibres radiculaires au facial. Ainsi ce nerf présente deux noyaux et par conséquent deux sortes de racines : 1° le noyau supérieur commun au facial et à l'oculo-moteur externe, où naissent les racines du *facial supérieur* ; 2° un noyau inférieur, propre au facial, ou noyau de M. Duval, formé par le prolongement de la tête de la corne antérieure de la moelle et donnant naissance au *facial inférieur*. Dans certaines lésions bulbo-protubérantielles, ces noyaux peuvent être atteints séparément, d'où paralysie partielle du facial supérieur ou de l'inférieur. — Mendl (1887) a démontré expérimentalement que chez le lapin et le cobaye, le facial supérieur ne naît pas dans le noyau dit facial supérieur, mais bien dans un des noyaux de l'oculo-moteur commun. Nous avons représenté cette opinion sur notre figure par le trait (orange) unissant le facial à ce noyau (f. s. M.) — A côté du facial, et décrit même avec lui, nous trouvons un autre petit nerf, l'*intermédiaire de Wrisberg* (I. W.) (représenté par deux lignes ponctuées : une bleue, l'autre verte). L'origine de ce nerf n'est connue que depuis les recherches de Mathias Duval. Cet auteur a démontré que l'intermédiaire n'est qu'une racine erratique du nerf glosso-pharyngien ; il naît par deux racines : l'une, sensitive, part de l'extrémité antérieure du noyau sensitif de la neuvième paire (ligne ponctuée bleue) ; l'autre, sympathique, naît de l'extrémité antérieure du faisceau solitaire de Stilling (ligne ponctuée verte). Cette double origine nous montre que ce nerf est sensitif (gustatif) et vaso-moteur.

VIII. Racines du nerf auditif. — Ces racines sont de deux ordres ; les unes, *antérieures*, aboutissent dans trois ordres de noyaux situés dans l'épaisseur du bulbe ; ce sont : le *noyau interne* (n. int. aud.), sous-jacent à la saillie du plancher du quatrième ventricule dite aile blanche externe ; le *noyau externe* (n. ext. aud.) situé dans l'épaisseur du corps restiforme, et le *noyau antérieur* (n. ant. aud.), situé en avant du corps restiforme à côté de la racine principale du nerf. Les *racines postérieures* ou *ventriculaires* contournent le corps restiforme et se portent, la plupart, sur le plancher du quatrième ventricule, où elles constituent les barbes du calamus scriptorius pour aboutir à un petit noyau situé contre le raphé bulbaire, entre l'aile blanche interne et l'eminentia teres (*noyaux innominés* de Clarke), bien décrit par MM. Duval et Pierret. Huguenin décrit des fibres nerveuses partant du noyau auditif externe (n. ext. aud.) pour se rendre dans le cervelet (f. cérébell. aud.)

IX. Racines du glosso-pharyngien. — Les racines de ce nerf, comme celles des suivants, sont de trois ordres : motrices (rouges), sensitives (bleues) et sympathiques (vertes). Par leur réunion est constitué le nerf mixte. Toutes ces racines aboutissent dans trois noyaux distincts (n. d. Gl. Ph.). La racine motrice (rouge) aboutit à une colonne grise motrice, formée par le prolongement de la tête de la corne antérieure de la moelle, c'est le *noyau moteur* du glosso-pharyngien. — La racine sensitive (bleue) prend son origine dans le *noyau sensitif* du nerf, dépendant de la base de la corne postérieure de la moelle ; ce noyau répond sur le plancher du quatrième ventricule au sommet de l'aile grise. La racine sympathique (verte) naît dans l'extrémité antérieure d'un faisceau ou colonne de substance grise et blanche, dite *faisceau solitaire* de Stilling ou colonne grêle (f. sol. Still.), situé sur le côté interne du corps restiforme ; ce faisceau se rencontre dans toute la hauteur de la colonne sensitive des nerfs mixtes, pour leur donner à chacun des fibres radiculaires. En haut cette colonne se termine dans le nerf intermédiaire de Wrisberg (Duval). en bas dans le tractus intermedio-lateralis de la moelle (Pierret). Ce tractus représente au niveau de la moelle les origines intra-spinales du système sympathique. Nous avons déjà insisté sur la nature de l'intermédiaire de Wrisberg, véritable rameau erratique du glosso-pharyngien (Duval).

X. Racines du nerf pneumo-gastrique. — Les racines de ce nerf sont, comme celles du précédent, de trois ordres ; motrices (rouge), sensitives (bleu) et sympathique (vert). Elles se rendent dans les trois noyaux d'origine correspondant : *noyau moteur*, *noyau sensitif*, et *noyau sympathique* (n. d. V.). Ces noyaux ont la même signification que ceux du glosso-pharyngien : aussi, inutile d'y revenir. Nous voyons ainsi que ces deux nerfs méritent bien le nom de nerfs mixtes, car ils renferment à la fois des racines motrices, sensitives et sympathiques ou vaso-motrices. Les trois colonnes ou noyaux qui leur donnent naissance peuvent être réunies sous le nom de *colonne grise des nerfs mixtes.*

XI. Racines du nerf spinal. — Ces racines sont de deux ordres : motrices et sympathiques. Les deux variétés des racines ont une double origine : bulbaire et médullaire. Les *racines bulbaires* naissent

1° de la colonne motrice des nerfs mixtes, colonne qui représente la tête de la corne antérieure de la moelle ; 2° du faisceau solitaire. Ces deux noyaux d'origine constituent le *noyau bulbaire* ou supérieur du spinal. — Les *racines médullaires* naissent : 1° de la face latérale de la corne antérieure de la moelle (motrice) jusqu'au niveau de la cinquième paire cervicale et même plus bas ; 2° du tractus intermedio-lateralis (ou noyau postéro-externe de la même corne) qu'on appelle aussi le noyau sympathique, en continuité, avons-nous dit, avec le faisceau solitaire. Ajoutons que chez beaucoup d'animaux, le spinal est tellement fusionné avec le nerf vague ou dixième paire, qu'ils forment le *vago-spinal*. Du reste, la séparation, réelle en apparence chez l'homme, entre ces deux nerfs, n'existerait pas en réalité : malgré les belles recherches expérimentales de Cl. Bernard, qui avaient démontré l'indépendance physiologique de ces deux nerfs, on tend aujourd'hui de plus en plus à voir dans le spinal et dans le vague deux racines d'un seul et même nerf : le vago-spinal.

XII. Racines du nerf grand hypoglosse. — Ces racines purement motrices se rendent vers deux noyaux d'origine bien distincts. L'un, le *noyau principal* est situé sous le plancher du quatrième ventricule (n. p. Hy.) et répond à l'aile blanche interne. L'autre, situé plus profondément et au-dessus du premier, n'est bien connu que depuis les recherches de Mathias Duval : c'est le *noyau accessoire* (n. acc. Hyp.). Le noyau principal est formé par le prolongement de la base de la corne antérieure de la moelle, le noyau accessoire par la tête de la même corne. Dans certaines affections du bulbe, on peut trouver intact un des noyaux et une paralysie incomplète du nerf hypoglosse, malgré les lésions étendues d'un de ses noyaux.

Les noyaux moteurs bulbaires des muscles de l'œil peuvent être, d'un seul ou des deux côtés, soit isolément, soit à titre de complication d'autres maladies nerveuses (tabes par exemple), envahies par un processus morbide qui aboutit à leur destruction. Cette lésion donne lieu cliniquement au syndrome connu sous le nom d'*ophthalmoplégie externe* (paralysie des muscles moteurs du globe par opposition avec l'*ophthalmoplégie interne* ou paralysie des muscles ciliaires et iriens dont les noyaux occupent une place à part dans le bulbe). L'ophthalmoplégie externe, dont on trouvera la séméiologie étudiée tout spécialement dans une intéressante leçon de M. le professeur Charcot (*De l'ophthalmoplégie externe*, Gaz. hebd., 1890), et dans un mémoire de MM. Georges Guinon et Parmentier (même sujet, *Nouvelle Iconographie de la Salpêtrière*, 1890 et 1891), se rencontre comme symptôme plus ou moins prédominant de la maladie connue sous le nom de polyencéphalomyélite, concurremment avec l'atrophie musculaire et plus rarement la paralysie labio-glosso-laryngée. Celle-ci pourrait prendre le nom de *paralysie bulbaire inférieure*, tandis que l'ophthalmoplégie externe constituerait presque à elle seule le syndrome fondamental de la *paralysie bulbaire supérieure*. Dans ce cas, les noyaux moteurs des muscles du globe ne sont pris que comme représentants bulbaires de la grande colonne grise motrice bulbo-médullaire (cornes antérieures de la moelle, noyaux moteurs du bulbe). Dans d'autres circonstances, les noyaux moteurs oculaires du bulbe sont pris par propagation d'un processus morbide intéressant primitivement un autre système, comme dans le tabes, où la sclérose se propage des fibres des cordons postérieurs aux cellules motrices soit de la moelle (atrophie musculaire tabétique), soit du bulbe (ophthalmoplégie externe, atrophie de la langue chez les ataxiques).

CIRCULATION ARTÉRIELLE DE L'ENCÉPHALE

Les artères de l'encéphale sont fournies par quatre gros troncs : une paire antérieure, formée par les deux carotides internes, constitue le *système antérieur ou carotidien* ; une paire postérieure, formée par les deux artères vertébrales, constitue le *système vertébral ou postérieur*.

Ces artères abordent l'encéphale au niveau de sa base, où elles se divisent et s'anastomosent. La carotide interne, immédiatement après sa sortie du sinus caverneux, après avoir donné, au niveau de l'apophyse clinoïde antérieure, l'artère ophthalmique, monte très obliquement d'avant en arrière et de bas en haut vers l'espace perforé antérieur ; là, elle se divise, le plus souvent, en quatre branches divergentes : les cérébrales antérieure et moyennne, la choroïdienne antérieure, et la communicante postérieure. — Les deux artères vertébrales, après avoir pénétré dans le crâne par le trou occipital, contournent les faces latérales du bulbe rachidien, et se portent sur la face antérieure de ce dernier pour se réunir sur la ligne médiane, au niveau du sillon bulbo-protubérantiel, en un tronc unique volumineux : le tronc basilaire. Celui-ci monte entre l'apophyse basilaire et la face antérieure de la protubérance, et, arrivé au niveau du bord supérieur de cette dernière, se divise en deux branches : les deux cérébrales postérieures, que la communicante postérieure anastomose avec les carotides.

L'anastomose des deux carotides entre elles et avec les cérébrales postérieures, constitue dans l'infundibulum de la base de l'encéphale un réseau artériel : cercle, hexagone, heptagone, ou mieux polygone de Willis. Ce polygone est formé : — en avant, par les deux cérébrales antérieures, qui convergent l'une vers l'autre, et parfois se fusionnent, mais le plus souvent sont réunies par une artère transversale : la communicante antérieure ; — en arrière, par le V que forment les cérébrales postérieures ; — et latéralement par la communicante postérieure, artère très grêle, qui naît tantôt de la carotide, tantôt de la cérébrale moyenne, pour aller se jeter dans la cérébrale postérieure.

Pour compléter le réseau des artères de la base, il faut ajouter les grosses artères sous-bulbo-protubérantielles, formant dans leur ensemble un Y renversé, dont la branche unique (tronc basilaire) aborde le polygone de Willis, et dont les deux branches divergentes sont formées par les deux artères vertébrales. Du polygone de Willis et de l'Y sous-bulbo-protubérantiel naissent les artères destinées à l'irrigation de l'encéphale. Nous étudierons successivement les artères des diverses parties encéphaliques, cerveau, isthme, bulbe et cervelet.

Artères du Cerveau. — Les *artères du cerveau* naissent du polygone de Willis. Leur mode de distribution, assez complètement décrit par Haller (1761), est bien connu depuis les recherches simultanées de Duret en France et de Huebner en Allemagne (1872). On doit distinguer dans la circulation cérébrale quatre systèmes : — *le système cortical*, formé des artères se rendant aux circonvolutions ; — le *système central*, destiné aux ganglions centraux ; — *le système ventriculaire*, formé par les artères destinées à irriguer les cavités cérébrales ; — et un dernier système qu'on peut appeler *le système basal*, formé de petites branches artérielles, se rendant aux divers éléments nerveux de la base du cerveau.

Le *système cortical* est constitué par trois artères recouvrant de leurs ramifications toute la surface de l'hémisphère cérébral : chacune de ces artères irrigue un territoire limité de l'écorce ; chacun de ces territoires primaires est divisé à son tour en territoires secondaires et tertiaires, répondant aux divisions de deuxième et de troisième ordre des trois artères principales.

a. — L'*artère cérébrale antérieure*, branche de bifurcation de la carotide interne, se dirige en avant et en dedans vers la scissure interhémisphérique, se porte au-devant du bec du corps calleux, contourne le genou de ce dernier, s'applique sur la circonvolution crêtée, et va se terminer dans le lobule quadrilatère. Par ses diverses branches collatérales (trois, quatre ou même cinq), cette artère irrigue : la partie la plus interne du lobule orbitaire, les circonvolutions de la face interne de l'hémisphère jusqu'à la scissure calcarine, et, sur la face externe de l'hémisphère : la première frontale, la partie antérieure de la deuxième frontale, la partie supérieure de la frontale ascendante et une petite étendue de la partie supérieure de la pariétale ascendante. Dans ses territoires secondaires et tertiaires, cette artère comprend celui du lobule paracentral, et la région circonvoisine, siège des centres moteurs du membre inférieur.

b. — La *cérébrale moyenne* ou *sylvienne* comprend dans son territoire, ainsi que son nom l'indique, la vallée de Sylvius et ses affluents. Née de la carotide interne qu'elle semble continuer, elle se dirige en dehors, traverse l'espace perforé antérieur, et pénètre dans la scissure de Sylvius. Elle se divise d'une manière très irrégulière, pour se distribuer aux circonvolutions qui la bordent de chaque côté ; tantôt elle forme un véritable bouquet vasculaire, tantôt elle continue son trajet, émettant de chaque bord, en haut et en bas, des branches collatérales. On peut grouper ses branches en supérieures, inférieures et terminales (Biscons). Les *supérieures ou*

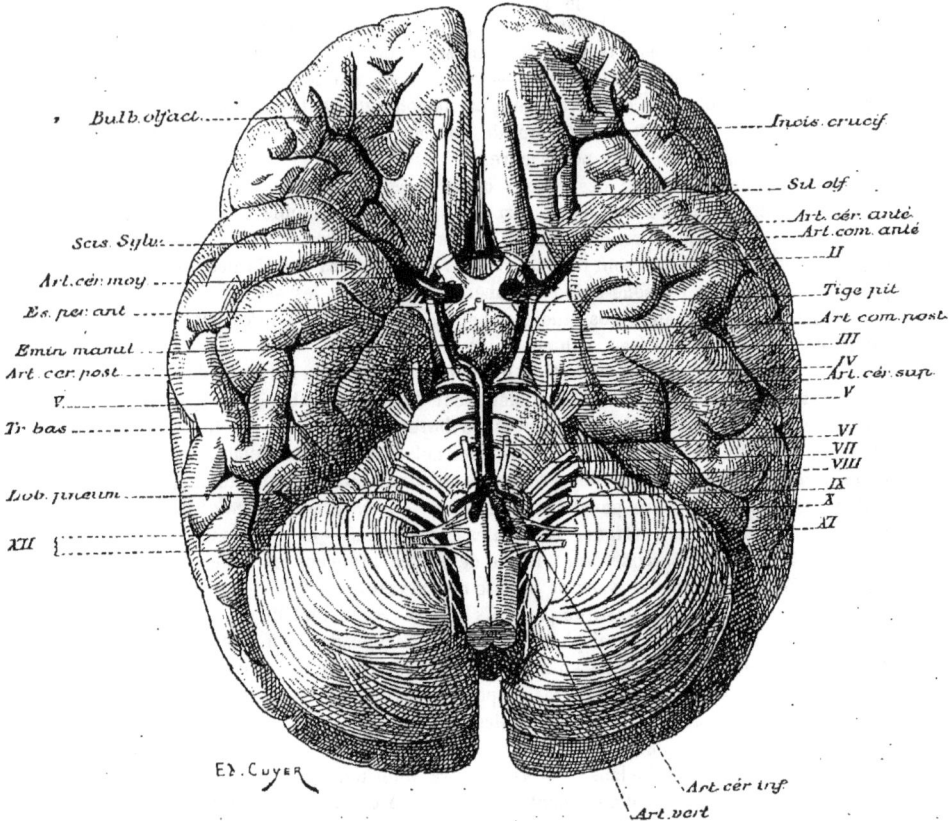

Fig. 66

antérieures se distribuent aux circonvolutions : frontale et pariétale ascendantes (deux tiers inférieurs), troisième et deuxième frontales externes. Les *inférieures* ou *postérieures* irriguent la première temporale, là où les *terminales* vont dans la pariétale inférieure et le lobule du pli courbe. — Comme on le voit, le territoire de la sylvienne comprend les régions corticales les plus importantes, celles qui paraissent être le siège des localisations fonctionnelles, motrices et sensorielles. Son domaine comprend tout *l'appareil des signes*, qui siège du côté gauche (perception visuelle et auditive des mots, expression par la parole et l'écriture, mimique). Parmi les territoires secondaires de la sylvienne, nous signalerons le pied de la troisième frontale, irrigué par une artère assez volumineuse :

artère de l'aphasie. — Je ferai remarquer que certaines branches de la sylvienne sont superficielles, au lieu d'être cachées au fond des sillons, comme le veut l'opinion classique; parmi celles-ci, il en est deux que j'ai constamment retrouvées : la première naît de la sylvienne en un point répondant à l'extrémité prolongée de la scissure de Rolando; elle passe sur le pli fronto-pariétal inférieur, ou sur le pied de la troisième frontale, pour gagner un sillon du lobe frontal; son calibre est d'environ un millimètre; on peut être sûr de la rencontrer lorsqu'on met à découvert le centre de la face. L'autre émerge de la profondeur par la queue de la scissure de Sylvius et passe sur le lobe du pli courbe et quelquefois sur ce pli. Son calibre est aussi de un millimètre. On comprend que la section de ces artères superficielles donnera lieu à des hémorrhagies qui ne céderont qu'à la ligature.

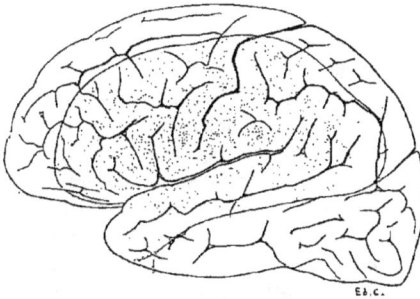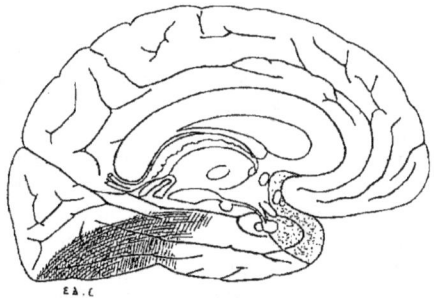

Fig. 67.   Fig. 68.

Schéma des territoires artériels de la surface du cerveau : cérébrale antérieure, jaune; — cérébrale moyenne (sylvienne), rouge; — cérébrale postérieure, bleu.

c. — L'*artère cérébrale postérieure* passe en avant de l'origine apparente des nerfs moteurs oculaires communs, se dirige en dehors, en contournant la face inférieure du pédoncule cérébral, et se porte en arrière sur la face interne du lobe occipital. Sa branche principale s'enfonce dans la scissure calcarine. Par cette dernière et ses nombreuses collatérales, cette artère irrigue un territoire formé par tout le lobe occipital et les circonvolutions temporo-occipitales, moins la première irriguée par la sylvienne.

En résumé, les trois artères cérébrales se partagent inégalement l'irrigation de l'écorce cérébrale. Les trois se distribuent sur les faces externe et inférieure de l'hémisphère : le territoire de la sylvienne l'emporte sur la face externe, et celui de la cérébrale postérieure sur la face inférieure. Deux seulement, l'antérieure et la postérieure, irriguent la face interne; le territoire de la première étant de beaucoup plus étendu que celui de la cérébrale postérieure.

Chacun de ces territoires principaux se subdivise, comme nous l'avons dit, en territoires secondaires et tertiaires, répondant aux branches des artères principales et à leurs ramifications.

Ces territoires sont-ils indépendants ou communiquent-ils entre eux? — D'après

Duret, toutes ces artères, aussi bien que leurs branches, seraient des artères terminales, c'est-à-dire qu'elles ne s'anastomoseraient pas entre elles, et les territoires
qu'elles circonscrivent seraient absolument indépendants les uns des autres. Cette
indépendance serait d'autant plus marquée que les territoires sont formés par des
branches artérielles moins volumineuses. L'occlusion d'une de ces artères amènerait la nécrobiose du territoire auquel elle se rend, la suppléance ne pouvant se
faire.

Mais les recherches de Huebner (1872), Cadiat (1876), Lucas (1879), Charpy et
Biscons (thèse de Bordeaux 1890) ont démontré l'existence de nombreuses anastomoses entre les divers territoires des artères de l'écorce. D'après Biscons, la communication se ferait, tantôt par des artérioles d'un demi-millimètre de calibre,
tantôt par un fin réseau, tantôt enfin par les deux à la fois. — Le ramollissement
cérébral n'est donc pas la conséquence nécessaire de l'oblitération d'une des artères
cérébrales, ou de leurs branches.

Hoyer (1879) a signalé des anastomoses directes dans l'épaisseur de la pie-mère,
entre les artérioles et les veinules cérébrales.

Les artères cérébrales (troncs, branches, rameaux, ramuscules, et les arborisations qui en naissent) constituent dans l'épaisseur de la méninge molle, où elles
baignent dans le liquide céphalo-rachidien, un vaste réseau, formant une couche
vasculaire continue à la surface des circonvolutions. En soulevant la pie-mère, on
voit partir de la face profonde de cette nappe vasculaire une véritable pluie de
petites artérioles qui plongent perpendiculairement dans l'épaisseur de l'écorce.
Ces artérioles sont de deux ordres : 1° les *longues*, ou *médullaires*, traversent
directement la substance grise pour se distribuer dans la substance blanche du
centre ovale, jusqu'au voisinage des noyaux centraux. Elles ne s'anastomosent nulle
part avec les vaisseaux de ces derniers, dont elles sont séparées par une zone intermédiaire mal nourrie, où se produisent fréquemment, chez les vieillards, des foyers
de ramollissement, dit foyers lacunaires; — 2° les *artères corticales*, ou *courtes*, se
résolvent en capillaires dans les différentes couches de l'écorce.

Système central. — La *circulation centrale* est alimentée par les branches qui
se détachent des trois gros troncs de la base, au voisinage du polygone de Willis.
On les divise en deux groupes.

Le groupe antérieur comprend : a) — les *artères striées antérieures*, branches de
la cérébrale antérieure et de la communicante antérieure, allant à la tête du noyau
caudé; b) — les *artères striées internes et externes*, branches de la cérébrale moyenne,
qui criblent l'espace perforé antérieur. Les *internes* irriguent les deux tiers
internes du noyau lenticulaire. Les *externes* contournent le noyau lenticulaire,
dont elles traversent le tiers externe, pour gagner la capsule interne et se terminer :
les unes, dans le noyau caudé, *artères lenticulo-caudées*; les autres, dans la couche
optique, *artères lenticulo-optiques*. Parmi les artères lenticulo-caudées, une, plus
volumineuse, serait plus souvent en cause dans l'hémorrhagie cérébrale : c'est
l'artère *de l'hémorrhagie cérébrale de Charcot*.

Les *artères du groupe postérieur* naissent de la cérébrale postérieure, péné-
trent les unes en dedans, les autres en dehors du pédoncule cérébral, pour aller
irriguer la couche optique; *artères optiques postérieures internes et externes*, et
artères optiques inférieures — La rupture de ces branches donne lieu à des hémorrhagies qui peuvent s'ouvrir dans les cavités ventriculaires, et s'accompagner de
contracture précoce.

Nous avons déjà dit que la circulation centrale est absolument indépendante de la corticale : les dernières ramifications de leurs artères se touchent presque, mais ne s'anastomosent en aucun endroit.

Système ventriculaire. — Les *ventricules cérébraux (latéraux et moyen)* sont irrigués par les artères suivantes :

a. — *L'artère choroïdienne antérieure,* branche de la carotide interne, se porte

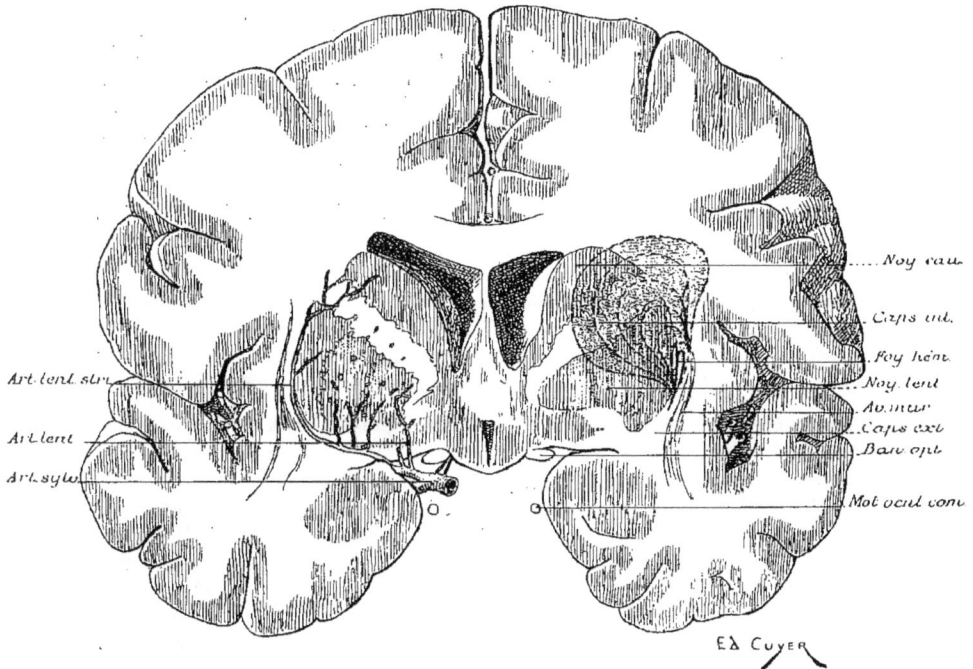

Fig. 69. — Coupe transversale des hémisphères cérébraux.

La coupe faite à un centimètre en arrière du chiasma des nerfs optiques montre : à gauche, les artères du corps strié, d'après une figure de Duret; à droite, le mode de formation et d'extension des hémorrhagies dans la capsule externe d'après une figure de Charcot.

Noy. lent., noyau lenticulaire du corps strié. — *Noy. cau.,* noyau caudé ou intra-ventriculaire du corps strié.— *Caps. int.,* la capsule interne. — *Caps. ext.,* la capsule externe. — *Av. mur.,* l'avant-mur. — *Ban. opt.,* la bandelette optique. — *Mot. ocul. com.,* moteur oculaire commun. — *Art. sylv.,* l'artère sylvienne. — *Art. lent. stri.,* les artères externes du corps strié ou lenticulo-striées.— *Art. lent.,* les artères internes du corps strié, artères lenticulaires.

en arrière, longe la bandelette optique, contourne le corps genouillé externe, et pénètre dans les plexus choroïdes par la fente de Bichat; — *b.* Les artères *choroïdiennes postérieure, latérale et moyenne* naissent de la cérébrale postérieure, là où cette artère contourne le pédoncule cérébral, pénètrent dans la toile choroïdienne et avec celle-ci dans le ventricule moyen. — Dans la toile choroïdienne, les artères donnent latéralement des artérioles transversales, qui vont se ramifier sur les faces du troisième ventricule. Dans les plexus choroïdes, les dernières ramifications artérielles forment des réseaux à capillaires flexueux, qui se recourbent en anse au sommet de chacune des houppes du plexus, pour se continuer avec des petites veinules. Les artères choroïdiennes donnent de nombreux rameaux aux parois ventriculaires.

Système basal. — La *circulation de la base du cerveau* est formée par un certain nombre de petites artérioles destinées aux organes faisant saillie à ce niveau : chiasma et bandelettes optiques, tubercules mamillaires, etc. Ces artères naissent du polygone de Willis, ou des branches qui s'en détachent.

L'isthme de l'encéphale (*pédoncules cérébraux* et *tubercules quadrijumeaux*) reçoit ses artères des cérébrales postérieures.

Toutes les autres parties encéphaliques, cervelet, protubérance et bulbe rachidien, sont irriguées par les branches des artères vertébrales et du tronc basilaire.

Le **cervelet** reçoit 6 artères, 3 de chaque côté. Sa face inférieure est irriguée par les deux *artères cérébelleuses inférieures* : la *postérieure*, branche de la vertébrale, et l'*antérieure*, qui naît de la partie moyenne du tronc basilaire. Sa face supérieure est irriguée par l'*artère cérébelleuse supérieure* qui, née près de la bifurcation du tronc basilaire, contourne le pédoncule cérébral pour atteindre la face supérieure du cervelet et s'y distribuer. — Toutes les artères cérébelleuses restent à la surface de l'organe sans pénétrer dans les sillons qui séparent les lobes, les lames et les lamelles. Elles s'anastomosent largement entre elles.

Les **artères du bulbe** et **de la protubérance** présentent la même disposition, très bien décrite par Duret (*Arch. de Physiol.* 1873). Nous les séparerons en trois groupes d'artères : médianes, radiculaires et périphériques.

a). Les artères *médianes* sont de deux ordres : antérieures et postérieures. Les *antérieures* naissent : 1° de l'artère vertébrale ou d'une de ses branches, la spinale antérieure : *artères bulbaires proprement dites*; 2° de l'origine du tronc basilaire : *artères sous-protubérantielles*; 3° du tronc basilaire dans toute son étendue : *artères médio-protubérantielles*; 4° au niveau de la bifurcation du tronc basilaire : artères *sus-protubérantielles* — Toutes ces artères, immédiatement après leur origine, pénètrent dans le sillon médian antérieur du bulbe et de la protubérance, traversent toute leur épaisseur, et se portent vers le plancher du quatrième ventricule, où elles forment des arborisations sous-épendymaires. Par leur terminaison elles irriguent les noyaux bulbo-protubérantiels : *artères des noyaux* (Duret). — Les *artères médianes postérieures* n'existent qu'au niveau de la face postérieure du bulbe; elles naissent des artères spinales postérieures.

b.) Les *artères radiculaires* naissent directement d'un gros tronc artériel (tronc basilaire, vertébral, cérébelleux); et, au niveau de la racine des nerfs, elles se divisent en deux branches : une, *ascendante*, allant vers l'origine de la racine, l'autre, *descendante*, vers la périphérie.

c) Les *artères périphériques* ou *latérales* : nées des gros troncs et de leurs branches, elles enveloppent de leurs nombreuses ramifications les différentes parties constituantes du bulbe et de la protubérance.

Signalons aussi les *artères choroïdiennes* des plexus choroïdes du quatrième ventricule, fournies par les cérébelleuses.

Duret insiste sur les différences qui existent entre l'irrigation du bulbe et de la protubérance, au point de vue de l'origine de leurs artères respectives. Tandis que le bulbe (bulbe inférieur), région des origines de l'hypoglosse, reçoit ses artères des spinales antérieures, la protubérance (bulbe supérieur), constituée par la région des noyaux des nerfs facial, moteur oculaire externe et trijumeau, reçoit ses vaisseaux du tronc basilaire.

Il existe aussi une véritable indépendance pathologique entre ces deux régions : les lésions du tronc basilaire interrompent la circulation dans la région protubérantielle et des deux côtés; les lésions de la vertébrale, au contraire, retentissent sur la région bulbaire et d'un seul côté, sauf dans les cas où il n'y a qu'une seule spinale antérieure, provenant de la vertébrale gauche.

Si nous jetons un coup d'œil d'ensemble sur la circulation artérielle de l'encéphale, nous voyons que le polygone de Willis et les branches qui en naissent irriguent toutes les parties de l'encéphale formées aux dépens des vésicules cérébrales antérieure et moyenne, c'est-à dire les hémisphères cérébraux avec leurs noyaux centraux, les ventricules cérébraux, et la portion pédonculaire de l'isthme. — L'Y sous-bulbo-protubérantiel donne les artères des parties encéphaliques qui dépendent de la vésicule cérébrale postérieure : cervelet et protubérance, d'une part (cerveau postérieur), bulbe d'autre part (arrière-cerveau).

Physiologie pathologique de la circulation artérielle de l'encéphale. — Les conditions dans lesquelles se fait la circulation artérielle de l'encéphale présentent une grande importance pour le chirurgien et pour le médecin.

La carotide droite, naissant du tronc brachio-céphalique, se trouve plus directement dans l'axe de la portion ascendante de la crosse aortique, l'impulsion cardiaque se fait sentir avec plus d'énergie du côté droit, d'où la plus grande fréquence des hémorrhagies cérébrales de ce côté.

La carotide gauche serait d'un calibre supérieur à la droite (Oglé, de Fleury), ce qui expliquerait : le volume plus considérable de l'hémisphère gauche (?) et sa prédominance fonctionnelle; le développement plus précoce du lobe antérieur gauche (Gratiolet); la température de la tête un peu plus élevée à gauche qu'à droite (Broca, Maragliano, Seppilli et P. Bert). La carotide primitive, dont l'interne n'est que la continuation directe, présente un rapport intime avec le corps thyroïde, organe éminemment vasculaire, dont la turgescence dans les efforts soutenus amène la compression du tronc artériel et diminue l'afflux sanguin dans le cerveau (Guyon). La carotide interne elle-même baigne, pendant son trajet à travers le rocher et même dans la cavité crânienne, dans le sang veineux des sinus carotidiens et caverneux. Il en est de même pour les artères vertébrales qui sont entourées d'un véritable sinus veineux pendant leur trajet dans le canal vertébral (Rüdinger, Trolard). Ces rapports nous montrent l'influence de toute ampliation de l'artère sur la marche du sang veineux crânien en l'activant, et réciproquement, la compression que l'artère doit subir du fait de l'ampliation des veines pendant l'effort. La partie spongieuse, vasculaire, du corps pituitaire jouerait vis-à-vis de la carotide interne le même rôle que le corps thyroïde vis-à-vis de la carotide primitive; turgescent et augmenté de volume pendant l'effort, il comprimerait la carotide (Trolard, 1890). Ces influences heureuses des organes veineux sur les artères afférentes de l'encéphale expliquent la rareté des accidents dans les efforts soutenus.

Enfin, la carotide présente des coudes dans son trajet intra-pétreux et intra-crânien, et les vertébrales dans leur trajet extra-crânien (entre l'axis et l'atlas, et entre l'atlas et l'occipital); ces coudes diminuent l'impulsion, la vitesse et la pression du courant sanguin artériel qui va aborder le cerveau.

Le système des artères de la base (le polygone de Willis, et l'Y sous-bulbo-protubérantiel), établit une large anastomose entre les paires carotidienne et vertébrale. Le rôle de ce réseau anastomotique est grand, car il assurerait la nutrition de l'encéphale, alors que l'une des artères afférentes serait obstruée. Mais jusqu'à quel point cette suppléance a-t-elle lieu ? La compression lente des carotides n'amène pas en général des troubles cérébraux graves, l'équilibre de la circulation ayant le temps de se rétablir. L'oblitération brusque, par ligature, d'une des carotides est en général bien supportée : sur 241 cas de ligature unilatérale de la carotide, dans 75 cas seulement on a remarqué des accidents cérébraux (Le Fort).

Quoi qu'il en soit, on peut conclure à une innocuité relative de la ligature d'une des artères afférentes de l'encéphale, ce qui a conduit les chirurgiens à y avoir recours dans le traitement de certaines affections de cet organe ; contre l'épilepsie on a préconisé la ligature des carotides (Preston), et surtout celle des vertébrales (Alexander, Gray).

On a proposé la ligature de la carotide primitive contre l'hémorrhagie cérébrale ordinaire, lenticulo-caudée. L'interruption du conduit carotidien serait efficace même dans les cas, rares il est vrai, où l'hémorrhagie provient de la sylvienne. Ces faits ont été démontrés expérimentalement sur le singe par Spencer et Horsley (*Brit. med. Journ.*, 1889, II, p. 457, et *Congrès de Berlin*, 1890).

Le bulbe est l'ultimum moriens, dans le cas d'obstruction des vaisseaux afférents de l'encéphale, grâce aux sources diverses qui alimentent sa circulation, car les artères du cervelet, de la protubérance et du bulbe s'anastomosent largement entre elles.

Les anastomoses existantes entre les artères comprises dans la méninge molle péri-cérébrale ne sont pas toujours utilisées ; il en résulte parfois l'anémie d'abord, le ramollissement ensuite, du territoire cortical irrigué par la branche artérielle obstruée. Le foyer de nécrobiose passe successivement par les phases de ramollissement rouge, jaune et blanc ; il affecte, sur l'écorce, la forme d'une pyramide à base superficielle, forme qui répond à celle du domaine de l'artère oblitérée.

Nous venons de mentionner quelques dispositions anastomotiques des artères, ayant une influence plus ou moins certaine sur l'afflux du sang dans l'encéphale. Cet afflux est réglé par le cœur et influencé par les mouvements respiratoires. A chaque systole cardiaque, le cerveau présente une véritable pulsation. Le pouls cérébral, découvert par Lamure (1752), qui le compara aux battements de tous les organes, vu par Ravina (1811) à travers une fenêtre crânienne, inscrit graphiquement par Leyden (1866), est dû à trois causes : à l'expansion de la substance nerveuse dilatée par l'afflux sanguin, au soulèvement en masse de tout l'encéphale par les grosses artères de la base, et à la pulsation des artères contenues dans la méninge molle. Pendant les mouvements respiratoires, l'encéphale présente aussi des mouvements d'expansion et de retrait (Salathé, Mosso, F. Franck). Enfin, les mouvements rhythmiques spontanés des artères détermineraient une troisième forme de mouvements du cerveau, se produisant 4, 5 ou 6 fois par minute (Schiff, Ragosin et Mendelssohn). L'influence cardiaque, de beaucoup la plus importante, peut être diminuée dans certaines lésions du cœur, et devenir la cause de troubles cérébraux graves. La dépression cardiaque dans l'insuffisance aortique, dans la dégénérescence graisseuse du cœur, se traduit par des phénomènes d'anémie cérébrale et même par des syncopes. D'autres causes peuvent provoquer cette anémie : les hémorrhagies graves, l'appel du sang sur un autre point du corps, la déplétion brusque par évacuation du liquide ascitique ou pleurétique. On peut remédier à la difficulté de la circulation encéphalique en plaçant le sujet dans la position horizontale ; c'est le remède ordinaire et logique contre la syncope.

L'insuffisance de l'afflux sanguin par troubles de la circulation générale peut aussi entraîner des troubles graves : l'épilepsie et des psychopathies. Des causes toutes locales peuvent aussi diminuer l'afflux du sang artériel : telle l'augmentation permanente de la pression intra-crânienne (par accumulation du liquide céphalo-rachidien ou stase veineuse) se manifestant par l'état de mal épileptique ou la paralysie générale ; on a pu les traiter, quelquefois avec succès, par la trépanation (Féré).

La circulation artérielle de l'encéphale est influencée dans une large mesure par le système nerveux. Anatomiquement, on a décrit des terminaisons nerveuses dans l'épaisseur de la couche musculaire de ces artères (Ordonez, Gimbert). Physiologiquement, on a précisé l'influence du sympathique cervical (Nothnagel, Donders et Callenfels, Hurtlee), du bulbe (Roy et Sherington) et des réflexes périphériques (sciatique, Roy et Sherington) sur la dilatation et le rétrécissement de ces artères. Enfin le cerveau lui-même règle, par l'intermédiaire des vaso-moteurs, la quantité de sang artériel qui afflue dans son épaisseur : la syncope émotive aurait pour substratum l'anémie cérébrale. Le rétrécissement des artères encéphaliques, sous l'influence des vaso-moteurs, serait la cause de l'anémie cérébrale pendant le sommeil naturel (Salathé, Mosso, Fr. Franck) ou chloroformique (Fr. Franck,

Roy et Sherington). La dilatation active des mêmes vaisseaux par l'intermédiaire des vaso-moteurs produirait la congestion active du cerveau, pendant le sommeil avec rêves, à l'état de veille et surtout pendant le travail de tête (Mosso), sous l'influence des excitations périphériques ou des émotions, et enfin pendant le sommeil provoqué par l'éther (Roy et Sherington). De plus, toute congestion active du cerveau se traduit par une augmentation de la température intra-crânienne, qu'on peut apprécier sur le péricrâne (Lombard, Schiff, Amidon, Broca). Disons enfin que toute diminution de l'apport sanguin à la tête provoque le sommeil (sinapismes périphériques, travail de digestion, ventouses, ligature des membres) ; aussi a-t-on cherché dans l'afflux du sang vers les membres, la cause du sommeil naturel (Mosso).

Les troubles des vaso-moteurs jouent un très grand rôle dans la pathologie encéphalique. Brown-Séquard a considéré l'épilepsie comme le résultat de troubles vaso-moteurs de la région bulbaire. La migraine reconnaîtrait pour cause soit une constriction des vaisseaux encéphaliques (Du Bois-Reymond), soit une dilatation des mêmes vaisseaux (Brunner, Mollendorff), soit les deux à la fois, d'où deux phases dans la migraine, une de vaso-constriction, l'autre de vaso-dilatation (Jaccoud). Eulenburg admet deux formes de migraine, une angio-paralytique, l'autre angio-tonique. Dans tous les cas, ces modifications de calibre des vaisseaux, dans la migraine, sont déterminées par les vaso-moteurs (sympathique cervical ou ganglion cervical inférieur). La migraine ophthalmique, avec ses troubles oculaires variés, serait aussi un phénomène d'origine cérébrale ; elle serait due à une anémie pouvant cesser par la position déclive de la tête (Dianoux) et produite par l'excitation du sympathique (Du Bois-Reymond), amenant la contraction spasmodique des vaisseaux cérébraux, et une anémie momentanée, limitée de la substance cérébrale, suivie dans certains cas d'une période de congestion (Latham).

Les vaso-moteurs interviendraient aussi dans certains faits d'aphasie transitoire amenant un trouble local de la circulation encéphalique, et l'ischémie d'un territoire limité, comparable à l'anémie des extrémités, dite asphyxie locale des extrémités de Maurice Raynaud (B. Ball).

Nous mentionnerons enfin d'autres troubles encéphaliques, expliqués par des troubles de la circulation encéphalique sous l'influence des vaso-moteurs : certaines formes de mélancolie (Ball) ; les hallucinations, qu'elles soient dues à des troubles vaso-moteurs de la couche optique (Luys) ou de l'écorce cérébrale (A. Binet et Ch. Féré). Les tics, les idées spasmodiques, les impulsions irrésistibles, pourraient être expliqués par des troubles vasculaires du même genre (Féré).

En terminant ce chapitre nous devons signaler certaines altérations des artères encéphaliques. Les grosses artères péri-encéphaliques peuvent, par leur rupture, produire des hémorrhagies méningées ; il en est de même des gros anévrysmes de ces artères qui peuvent, à part les symptômes de compression, déterminer, après leur rupture, des hémorrhagies méningées (Lebert, etc.). Les mêmes artères peuvent être envahies par l'endartérite syphilitique (Huebner), quelquefois gommeuse (Cornil).

Les artérioles intra-encéphaliques sont le siège des *anévrysmes miliaires* qui jouent un rôle prédominant dans la pathogénie de l'hémorrhagie cérébrale (Bouchard, Charcot, Liouville). Ces anévrysmes siègent le plus souvent dans les couches optiques, dans les corps striés, dans les circonvolutions cérébrales et même dans la pie-mère.

Les capillaires cérébraux, atteints de dégénérescence graisseuse, peuvent se rompre dans leur gaine lymphatique, et produire des anévrysmes de cette gaine dits anévrysmes disséquants. Si la gaine se rompt à son tour, il en résulte une petite hémorrhagie interstitielle : hémorrhagie capillaire. Par leur réunion, ces petits foyers hémorrhagiques peuvent former un grand foyer. Celui-ci, comme celui dû à la rupture d'une grosse artère, peut déchirer la substance cérébrale et faire irruption dans la cavité ventriculaire, irruption annoncée par le phénomène dit contracture précoce. Après leur guérison, ces foyers hémorrhagiques laissent leur trace sous la forme d'une cicatrice blanchâtre ou jaune rouge : foyer ocreux.

SYSTÈME VEINEUX DE L'ENCÉPHALE

Les troncs veineux, aboutissants de la circulation encéphalique, ont un volume plus considérable que les artères afférentes : ils sont disséminés sur toute la surface de l'encéphale, particulièrement sur la convexité des hémisphères cérébraux, tandis que les grosses branches artérielles se trouvent à la base; — les veines de l'encéphale ont un trajet variable et inconstant, qui contraste avec la fixité du trajet des artères; — les veines sont en général plus superficielles que les artères. — Les troncs veineux baignent dans le liquide céphalo-rachidien des confluents sous-arachnoïdiens; tous les changements de pression qui surviendront dans ce liquide retentiront sur les veines. Aussi, lorsqu'une systole cardiaque amène à l'encéphale, contenu dans une cavité à parois résistantes, une nouvelle quantité de sang, la pression augmente dans le liquide; mais cette augmentation de pression retentit aussi sur les gros troncs veineux qui baignent dans ce liquide, et le sang qu'ils contiennent reçoit une impulsion. C'est ainsi que serait expliqué *le pouls veineux des sinus*; on dit que, lorsqu'on vient à piquer un sinus ou une veine cérébrale sur l'animal vivant, le sang s'en échappe par jets correspondants aux pulsations artérielles. Je crois qu'on a exagéré un peu le phénomène : j'ai ouvert une fois le sinus longitudinal supérieur, il n'y eut pas de jet, mais un flot de sang remplit la plaie; j'ai souvent ouvert le sinus sphéno-pariétal : l'écoulement sanguin est notable, mais il ne se fait point par jet.

Les petites veines cérébrales qui se rendent dans les gros troncs superficiels, sont situées dans l'épaisseur de la pie-mère, à la surface des circonvolutions, et dans les sillons qui les séparent. On en voit fréquemment deux et même trois s'avancer parallèlement dans un même sillon.

Les veines de l'encéphale sont remarquables par les anastomoses multiples et volumineuses qu'elles échangent; — par la minceur de leurs parois, formées d'une couche de tissu conjonctif tapissé par l'endothélium, sans fibres musculaires (Eberth); — elles sont dépourvues de valvules; — toutes enfin, près de leur terminaison dans les sinus ou les trous crâniens, s'engagent dans l'épaisseur de la dure-mère et prennent ainsi sur un trajet de longueur variable le *caractère sinusien*.

Veines du cerveau. — Les veines du cerveau doivent être réparties en deux grands systèmes : — le *système cortical*, comprenant des veines externes, internes et inférieures; — et le système *central* ou *système de la grande veine de Galien*, comprenant les *veines ventriculaires* et les *veines basilaires*.

Système cortical. — *Veines de la face externe ou de la convexité des hémisphères.* — Elles rayonnent de la scissure de Sylvius vers le sinus longitudinal supérieur, le sinus latéral et les sinus de la base.

Les veines du lobe frontal forment trois ou quatre troncs qui vont s'ouvrir séparément dans la partie antérieure du sinus longitudinal supérieur; ces troncs sont plus ou moins perpendiculaires à la direction des circonvolutions frontales.

Les *veines provenant des circonvolutions rolandiques* forment deux gros troncs superficiels qui, du voisinage de la scissure de Sylvius, montent, parallèlement à ces circonvolutions, vers le sinus longitudinal supérieur. Le plus antérieur de ces troncs veineux est en général le plus gros; Cruveilhier le décrit sous le nom de

grande veine cérébrale supérieure. A son origine, cette veine s'abouche largement
avec une grosse veine sylvienne se rendant aux sinus de la base. — Il m'a paru que
cette veine occupait plus souvent le sillon pré-rolandique que la scissure rolandique
elle-même, circonstance regrettable, car elle nous fait perdre un point de repère
pour les trépanations dans la zone motrice.

Les *veines du lobe pariétal* forment, en général, deux troncs qui se rendent dans

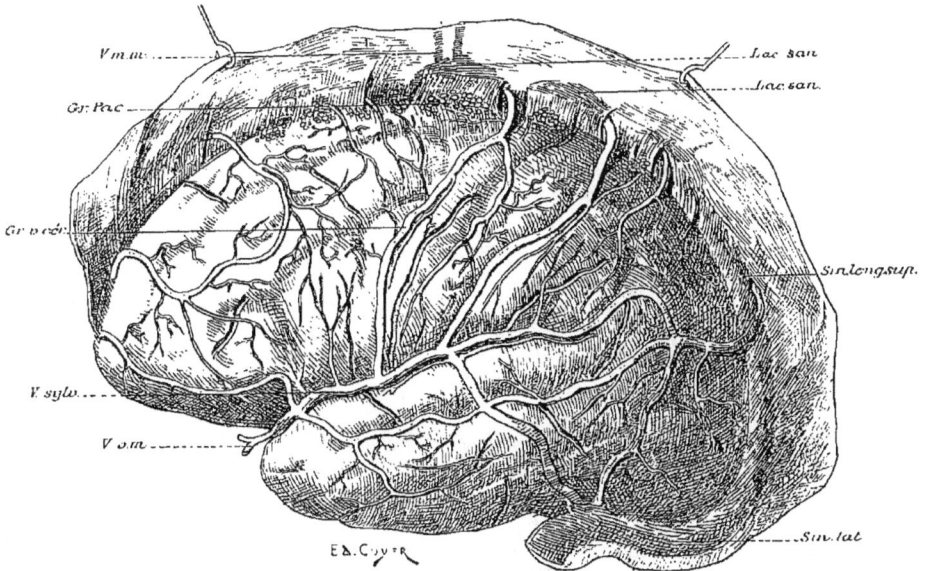

Fig. 70.— Veines et artères à la surface du cerveau.

Cette planche a été faite aussi pour démontrer comment les veines cérébrales deviennent sinusiennes
et côtoient les lacs sanguins, avant de s'ouvrir dans la cavité du sinus. Dans ce but la dure-mère a été
incisée à 2 centimètres en dehors du sinus, et relevée. — Cette figure a paru pour la première
fois dans ma brochure sur la topographie crânio-encéphalique ; je l'ai reproduite ici parce qu'elle
me paraît bonne. Une erreur, reproduite d'ailleurs par ceux qui ont imité ma figure originale, a été
corrigée : le sinus latéral n'avait point de paroi dure-mérienne et pouvait être pris pour une grosse
veine : je lui ai fait une paroi. J'ai de plus indiqué l'abouchement de la veine ophtalmo-méningée
(*V. o. m.*) dans la veine sylvienne.

le sinus longitudinal supérieur. Le plus postérieur de ces troncs répond très souvent à la scissure pariéto-occipitale et reçoit quelques veines du lobe occipital.

Les autres *veines du lobe occipital*, et celles de la partie postérieure du lobe
temporal, vont s'ouvrir dans les sinus latéraux, souvent après avoir parcouru un
certain trajet dans l'épaisseur de la tente du cervelet.

Les veines de la partie antérieure du *lobe temporal* et celles de la partie inférieure du lobe frontal se réunissent d'ordinaire pour former un gros tronc qui
suit la scissure de Sylvius : c'est la *veine* sylvienne (veine cérébrale médiane de
Browning).

Cette veine sylvienne, s'abouchant avec la grande veine cérébrale antérieure,
constitue la *grande veine anastomotique de Trolard*; arrivée sur la face inférieure

du cerveau, au niveau de la petite aile du sphénoïde, la grande anastomotique devient sinusienne, se recourbe en arrière, et, traversant toute la fosse sphéno-temporale dans l'épaisseur de la dure-mère, va se jeter dans le sinus pétreux supérieur. Telle est la description qu'en donne Trolard; mais, aussi souvent au moins, la veine sylvienne s'abouche au niveau de la petite aile avec le sinus sphéno-pariétal qui la conduit au sinus caverneux; plus rarement enfin, elle va directement s'aboucher dans le sinus caverneux.

En arrière de la grande veine anastomotique de Trolard, dans le sillon post-rolandique, on voit ordinairement une veine assez grosse, parallèle à la précédente et qui va comme elle s'aboucher dans la veine sylvienne. Labbé, ayant vu quelquefois cette veine descendre jusqu'au sinus latéral, lui a donné le nom de petite anastomotique. Il n'y a pas lieu de maintenir cette description qui ne répond qu'à des cas exceptionnels. Le plus souvent, comme le représente notre figure, c'est une grosse veine du lobe temporal qui va de la veine sylvienne au sinus latéral.

Veines de la face interne des hémisphères. — Les antérieures, qui naissent du lobe frontal, du corps calleux, du lobule paracentral et du lobule quadrilatère, se rendent dans le sinus longitudinal supérieur; quelques-unes très petites vont au sinus longitudinal inférieur.

Veines de la face inférieure des hémisphères. — Les antérieures, venant du lobule orbitaire, vont se jeter dans l'origine du sinus longitudinal supérieur. Celles qui naissent de la face inférieure du lobe temporal et du lobe occipital, s'engagent dans l'épaisseur de la tente du cervelet, et vont se jeter, par deux gros troncs, dans la partie horizontale du sinus latéral.

Hyrtl a décrit sous le nom de *veine ophthalmo-méningée* (*OEsterr. Zeitsch. f. prak. Heilk.*, Wien, 1859), une veine qui part de la scissure de Sylvius et va se jeter en avant, soit dans le sinus sphéno-pariétal, soit dans l'une ou l'autre ophthalmique. Hédon a toujours vu cette veine se rendre dans le sinus sphéno-pariétal ou dans le sinus caverneux. L'existence de cette veine est constante, parfois même on en trouve deux. — Lorsque, au début d'une autopsie du cerveau, on a relevé les lobes frontaux pour couper le chiasma, on les voit facilement sortir de chaque scissure de Sylvius et gagner le tiers interne de la petite aile du sphénoïde.

Système de la grande veine de Galien. — Il comprend des veines ventriculaires et des veines basilaires, qui sont les branches afférentes de la grande veine de Galien.

Les *veines ventriculaires* sont formées par la convergence des veinules nées dans la couronne rayonnante, le corps calleux, la capsule interne et dans les masses grises centrales; elles s'engagent dans l'épaisseur de la toile choroïdienne et se réunissent en un seul tronc, la grande veine de Galien. Celle-ci, constituée par une sorte d'ampoule ou de carrefour sur les parois duquel se trouvent disséminés les orifices d'abouchement des veines afférentes, s'ouvre dans l'extrémité antérieure du sinus droit.

Les *veines basilaires*, au nombre de deux, naissent au niveau de l'espace perforé antérieur, de veines provenant du lobe frontal et de veinules venues du corps strié. Hédon a fort justement insisté sur la disposition de ces *veines striées inférieures* qui s'anastomosent dans le corps strié avec les *veines striées supérieures*, tributaires des veines ventriculaires. — Les veines basilaires reçoivent encore des veinules issues des différents points de la base : elles s'anastomosent entre elles de façon à former *un polygone veineux, analogue au polygone artériel*; enfin elles contournent les pédoncules cérébraux pour se rendre dans la veine de Galien.

Les veines du cerveau présentent de nombreuses variétés dans leur trajet et leurs rapports; il est rare qu'une disposition identique se présente sur les deux hémisphères. — Mais, ce que le système veineux du cerveau offre de plus remarquable, c'est la multiplicité et le volume des anastomoses qui relient entre elles ses différentes parties. Tandis que les artères ne communiquent entre elles que par des ramuscules, les veines s'anastomosent largement par leurs branches et par leurs troncs. A la superficie des hémisphères, les anastomoses entre les artères sont si rares et si fines qu'on a pu diviser la surface du cerveau en départements artériels. Au contraire, les communications entre les veines sont larges et multiples, et elles s'établissent, non seulement entre les différents territoires d'un même hémisphère, mais encore entre les veines des deux hémisphères. Hédon a cherché patiemment, mais en vain, les anastomoses entre les veines des ganglions centraux et celles de l'écorce. Constatées par Ecker et admises par Duret, ces anastomoses ont été vues aussi par Testut (1889).

Veines du cervelet. — Les veines du cervelet, nées dans la profondeur de l'organe, forment des troncs supérieurs et inférieurs, dont la direction générale est perpendiculaire à celle des lames. Les *veines cérébelleuses supérieures et inférieures* forment des troncs communs qui vont se jeter dans les sinus latéraux, après un court trajet dans l'épaisseur de la tente du cervelet. Sur la face inférieure, J. Weber décrit encore une *veine azygos cérébelleuse inférieure*, qui se jette dans l'entrecroisement des sinus, au niveau de la protubérance occipitale interne.

Veines de la protubérance et du bulbe. — Hédon les a fort bien décrites. Leur disposition est analogue à celle des veines médullaires. Toutefois, il faut signaler sur la face inférieure de la protubérance annulaire, un plexus veineux très riche, qui se dégorge par de petits troncs, soit dans le sinus pétreux supérieur, soit dans les veines cérébelleuses. D'après mes recherches, le tronc qui se rend au sinus pétreux supérieur est constant, et toujours situé immédiatement en dehors du nerf trijumeau.

SYSTÈME LYMPHATIQUE DE L'ENCÉPHALE

On professe, à l'heure actuelle, que le système lymphatique est représenté, dans l'encéphale, par des espaces péri-cellulaires et des gaines péri-vasculaires, qui se continuent, à la surface de l'organe, avec des espaces lymphatiques du tissu pie-mérien. Quelques auteurs vont plus loin : ils font rentrer dans le système lymphatique l'espace sous-arachnoïdien tout entier et assimilent le liquide céphalo-rachidien à la lymphe (Voy. Liq. cép. rach.). — A côté de ces opinions exposées en termes vagues, comme il arrive lorsqu'on traite d'un sujet mal connu, je dois faire une place à part à l'opinion du professeur Sappey, qui considère le système nerveux comme dépourvu de vaisseaux lymphatiques.

Je ne saurais apporter une opinion personnelle sur les espaces et les gaines lymphatiques qui ont été décrites dans la substance de l'encéphale, par les histologistes

les plus éminents (Robin, Ilis, Obersteiner, Rosenbach, Serwald, etc.).— L'existence
de ces voies lymphatiques me paraît démontrée.

Mais, en ce qui concerne les vaisseaux lymphatiques à la surface externe de l'encéphale et dans les méninges, je me sépare absolument de ceux qui nient leur présence. — J'ai vu et injecté des vaisseaux lymphatiques, à la surface externe du cerveau, dans le tissu de la méninge molle, et dans la dure-mère.

Mascagni, Fohmann, Arnold, Breschet ont injecté des vaisseaux lymphatiques
dans le tissu sous-arachnoïdien. J'ai étudié les planches dans lesquelles ces auteurs
ont représenté les vaisseaux injectés, et je n'ai point partagé les doutes conçus sur
la nature lymphatique de ces vaisseaux par mon éminent maître Sappey à l'inspection des mêmes planches. Cependant, Mascagni nous montre, courant côte à côte
sur la dure-mère cinq vaisseaux; au centre est une branche de la méningée moyenne,
flanquée de ses deux veines, en dehors desquelles cheminent les troncs lymphatiques,
reconnaissables à leurs étranglements caractéristiques. J'ai dit ailleurs que j'avais
été assez heureux pour réussir deux fois cette injection difficile.

Mascagni et Arnold nous montrent encore des troncs lymphatiques à la surface de l'encéphale, et Breschet a figuré (le *Syst. lymph.*, 1836, pl. I, fig. 4, p. 297)
le réseau lymphatique de l'arachnoïde, injecté par insufflation. J'ai longtemps cherché
à injecter ces vaisseaux au mercure : pendant plus de quatre ans, il y a toujours
eu et il y a encore, dans mon laboratoire, des cerveaux d'âges divers, soumis à des
traitements différents ; de temps en temps, je reprends, avec l'aide de mes élèves,
des essais d'injection. Souvent j'ai cru réussir ; deux fois j'ai réussi à injecter
sur une longueur de 5 à 4 centimètres un tronc lymphatique dans l'épaisseur de la méninge molle, suivant la scissure de Sylvius. J'ai vu nettement les
valvules de ces deux troncs : elles étaient plus espacées que sur les troncs lymphatiques des membres. Le doute ne me paraît pas possible : les troncs lymphatiques
décrits par Mascagni, Fohmann et tant d'autres, existent bien réellement. Au dire
de ces auteurs ces troncs accompagnent les veines, et sortent avec elles par les trous
de la base pour se rendre dans les ganglions cervicaux profonds supérieurs.
Fohmann a aussi trouvé des vaisseaux lymphatiques dans les plexus choroïdes des
ventricules latéraux ; Arnold les a vus se réunir en un tronc, placé côte à côte des
veines de Galien.

Je pense, en raison de mes recherches personnelles, qu'il faut revenir à l'opinion
de ces maîtres anciens : ce retour en arrière sera un progrès.

Le sujet est donc à reprendre : il s'agit d'une étude fort difficile, car ces vaisseaux
sont d'une extrême délicatesse. L'injection au mercure sous faible pression, qui est,
quoi qu'on en puisse dire, le procédé de choix pour les troncs lymphatiques en général, ne convient peut-être pas aux lymphatiques cérébraux, dont la paroi est d'une minceur extrême : si faible que soit la pression, le vaisseau rompt aussitôt. L'insufflation
n'est pas assez démonstrative. Je me propose d'essayer la solution au bleu de
Prusse.

RAPPORTS DE L'ENCÉPHALE. — TOPOGRAPHIE CRANIO-ENCÉPHALIQUE

Je viens d'exposer aussi brièvement que possible les connaissances indispensables pour s'orienter à la surface et dans la profondeur de l'encéphale, et les connexions de celui-ci avec les confluents arachnoïdiens, les artères et les sinus veineux. Dans ce chapitre, je m'occuperai des rapports de l'encéphale avec la paroi crânienne. La connaissance très précise de la topographie crânio-encéphalique est, aujourd'hui, absolument nécessaire.

En effet, on ne discute plus guère sur les localisations cérébrales, et la chirurgie contemporaine, forte de son innocuité, étend chaque jour son domaine sans qu'on puisse encore le limiter.... Aussi, il importe que le chirurgien connaisse, dans tous leurs détails, les rapports de l'encéphale avec le crâne recouvert de ses parties molles : il faut aussi qu'il soit mis en possession de moyens simples et pratiques, pour arriver sûrement et par le plus court chemin, sur tous les points de l'encéphale.

La tente du cervelet divise la cavité crânienne en deux compartiments, l'un supérieur, réservé au cerveau, l'autre inféro-postérieur, destiné à recevoir le cervelet, le bulbe et la protubérance (Voy. fig. 20). Ces deux compartiments sont mis en communication par la fenêtre de la tente cérébelleuse, ou trou ovale de Pacchioni. J'étudierai successivement les rapports des organes contenus dans ces deux loges.

LOGE CRANIENNE ANTÉRO-SUPÉRIEURE.

Cette loge, cloisonnée dans ses deux tiers supérieurs par la grande faux cérébrale, est limitée en haut et latéralement par la voûte crânienne, en bas et d'avant en arrière, par les étages antérieur et moyen de la base du crâne et par la face postéro-supérieure de la tente cérébelleuse. Le cerveau remplit à peu près exactement cette grande cavité. sauf au *niveau de la partie médiane de la base.*

Rapports du cerveau. — Sur la figure 71, on voit, d'avant en arrière : l'extrémité antérieure de la scissure interhémisphérique, recevant la faux insérée à l'apophyse crista galli ; le bulbe et les nerfs olfactifs, s'étendant depuis la lame criblée de l'ethmoïde jusqu'au voisinage du trou optique. Puis viennent : le chiasma, reposant sur la gouttière optique du sphénoïde, le *tuber cinereum* et la tige du corps pituitaire placés directement au-dessus de la selle turcique, (qui abrite le corps hypophysaire. A quelques millimètres au-dessus de la selle turcique, on voit les corps mamillaires, auxquels fait suite une lame ascendante : c'est la coupe de la substance perforée postérieure ; au delà, apparaît un plan descendant formé par la face antérieure des pédoncules cérébraux.

Au niveau de la fosse centrale du sphénoïde, les organes de la base du cerveau perdent le contact avec la dure-mère ; le fait est dû à la présence du grand confluent arachnoïdien. Axel Rey et G. Retzius ont montré que l'état de réplétion ou de vacuité des ventricules encéphaliques et des confluents sous-arachnoïdiens, pouvait modifier un peu la situation et les rapports des organes de l'espace interpédonculaire, de la protubérance et de la moelle allongée. Lorsque les confluents arachnoïdiens de la base sont remplis, que les ventricules sont à peu près vides, les rapports sont tels que je viens de les décrire. Mais quand le liquide afflue de ces espaces dans les cavités ventriculaires, les éminences mamillaires se placent un peu en arrière du plan vertical passant par le dos de la selle turcique; la protubérance et le bulbe se redressent par rapport au plan incliné basilaire.

Au niveau de la partie médiane, une union assez forte se fait entre le cerveau et

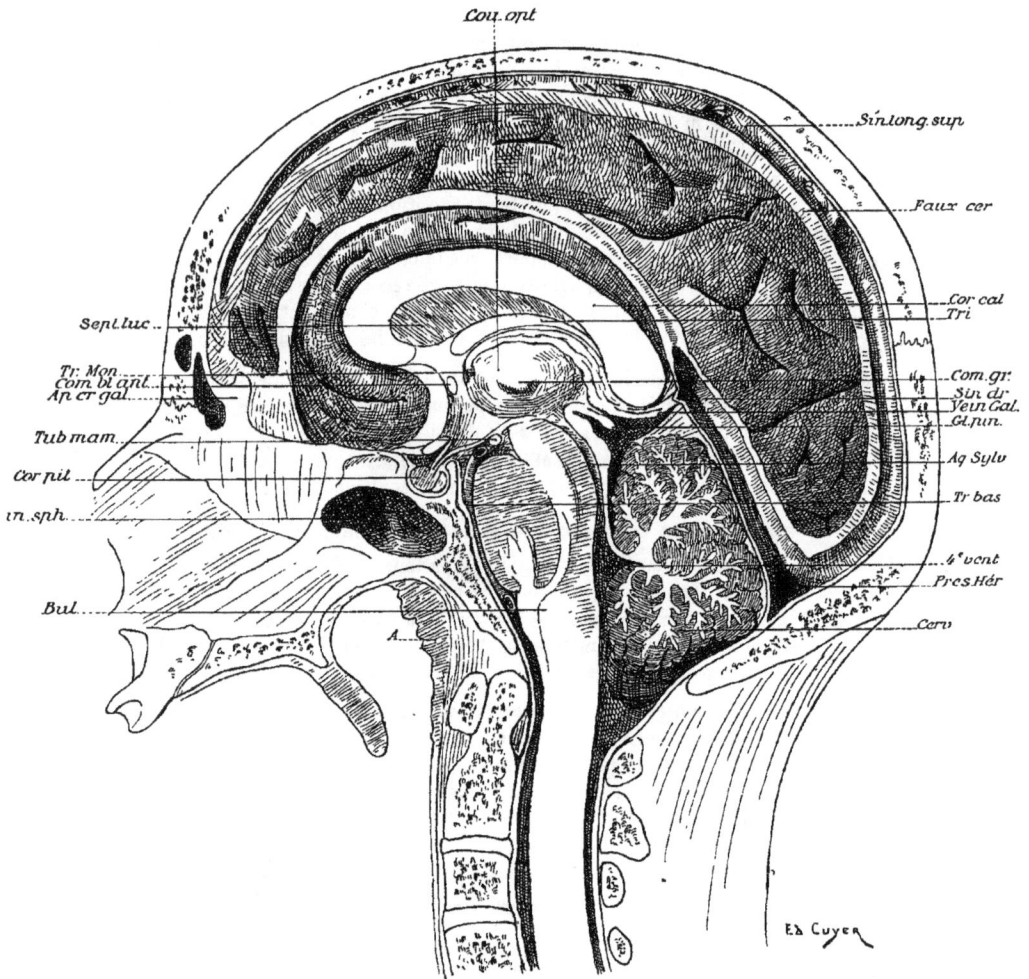

Fig. 71. — Coupe sagittale de la tête. — Comparez avec la figure 20 qui montre les loges crâniennes, et avec la figure 26 sur laquelle les espaces sous arachnoïdiens ont été injectés.

la boîte crânienne, par l'intermédiaire des grosses artères, qui pénètrent au sein de la substance encéphalique, et des nerfs qui se détachent de l'encéphale pour s'engager dans les trous de la base. Dans les autres points de l'enceinte osseuse, les moyens d'union sont représentés par des rameaux artériels insignifiants et des veines dont quelques-unes, de fort calibre, se rendent du cerveau aux sinus de la dure-mère ; les plus grosses se rendent au sinus longitudinal supérieur et à la partie horizontale des sinus latéraux.

Si l'on veut bien se rappeler d'ailleurs les étroites connexions établies par les granulations de Pacchioni entre la pie-mère et la dure-mère et même l'enveloppe

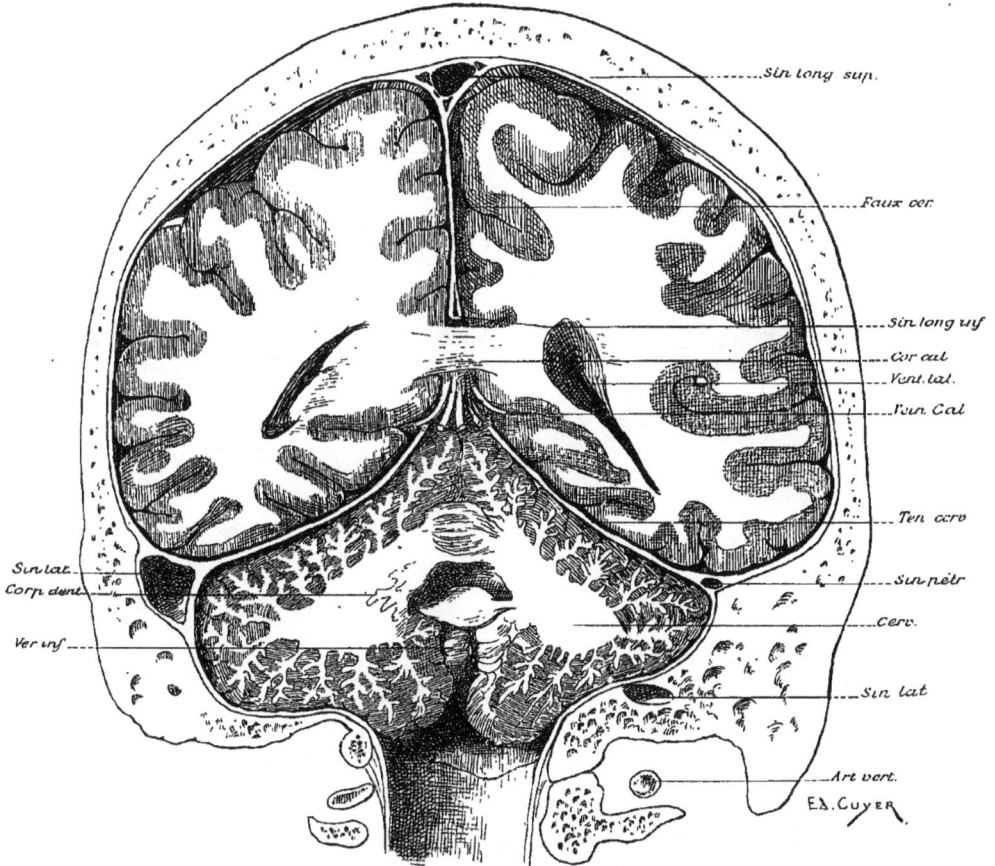

Fig. 72. Coupe frontale du crâne, l'autre côté de la coupe a été représenté fig. 42.

osseuse, sur divers points de l'encéphale, on arrive vite à cette conviction que le cerveau, ou l'encéphale, est fixé de façon à empêcher tout mouvement total, tout déplacement de la masse encéphalique.

L'ébranlement, une sorte de trépidation dans toute la masse, sont possibles ; — le déplacement en masse est impossible.

J'ai déjà signalé les rapports des faces internes des hémisphères avec la faux cérébrale et la tente cérébelleuse, et leur contact immédiat, dans les points où la dure-

mère ne vient pas s'interposer entre elles. Quant à la *face inférieure* de chaque
hémisphère, il faut étudier ses rapports au niveau des trois étages de la base.

a) La partie antérieure, qui appartient au lobe frontal (lobe orbitaire) s'élève
graduellement de dedans en dehors. Elle répond à l'étage supérieur de la base et se
trouve en rapport avec les minces bosses orbitaires, elle est très exposée aux traumatismes.

b) Dans la fosse cérébrale moyenne sont logés les lobes temporaux, dont la face

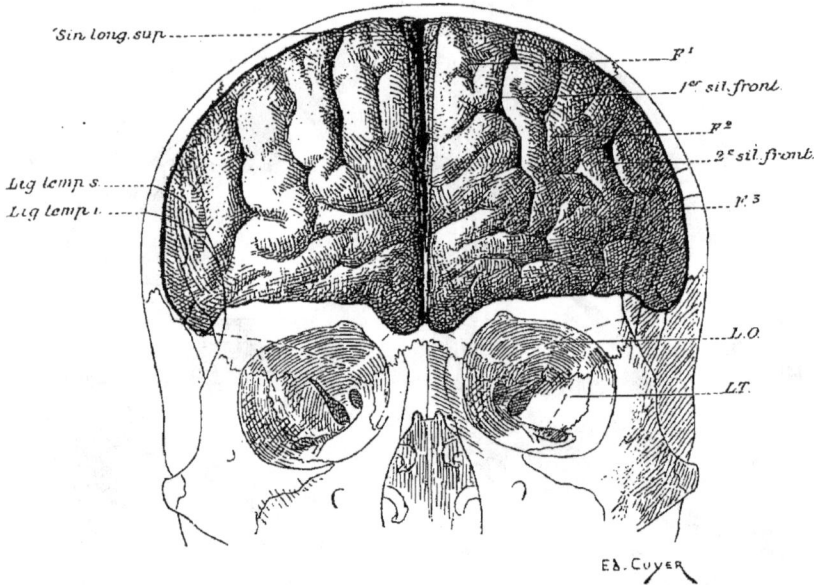

Fig. 75. — Les lignes qui traversent l'orbite indiquent : la première, LO, l'étendue des rapports
du lobule orbitaire avec la paroi supérieure de l'orbite ; la deuxième, LT, les rapports de la pointe
du lobe temporo-sphénoïdal avec le tiers postérieur de la paroi externe de l'orbite.

inférieure s'abaisse très notablement, surtout en dehors, au-dessous de la face correspondante des lobes frontaux et occipitaux. Je n'insiste pas pour le moment, sur
la topographie exacte des lobes ; j'y reviendrai dans un instant. Je rappelle seulement que cette partie du lobe temporal affecte des rapports étroits avec le fond de
la cavité glénoïde et avec la paroi supérieure de l'oreille moyenne. Elle n'est séparée
de ces deux parties, que par des lamelles osseuses d'une grande minceur. On a
cité des cas dans lesquels le condyle du maxillaire inférieur, violemment repoussé,
avait perforé la cavité glénoïde pour pénétrer dans le lobe temporal du cerveau.
On sait aussi que les otites moyennes suppurées se compliquent assez souvent
d'abcès cérébraux siégeant de préférence dans le lobe temporal. Ces abcès doivent
être ouverts en trépanant sur une ligne verticale passant par le méat auditif externe
et à trois centimètres au-dessus de ce méat. Il est facile de tracer cette ligne verticale, si on se rappelle qu'elle doit être perpendiculaire à l'arcade zygomatique. Le
chirurgien, lorsqu'il ouvre les abcès cérébraux, doit savoir deux choses : la première,

c'est que le pus est souvent très épais et jaunâtre, adhérent à la paroi qui le renferme ; la seconde, c'est qu'il n'est pas rare de rencontrer simultanément deux abcès, dont l'un, superficiel, abcès méningé, est en rapport avec l'os malade, tandis que l'autre est profondément caché au sein de la substance nerveuse.

c) La face inférieure des lobes occipitaux est fortement excavée par l'enfoncement

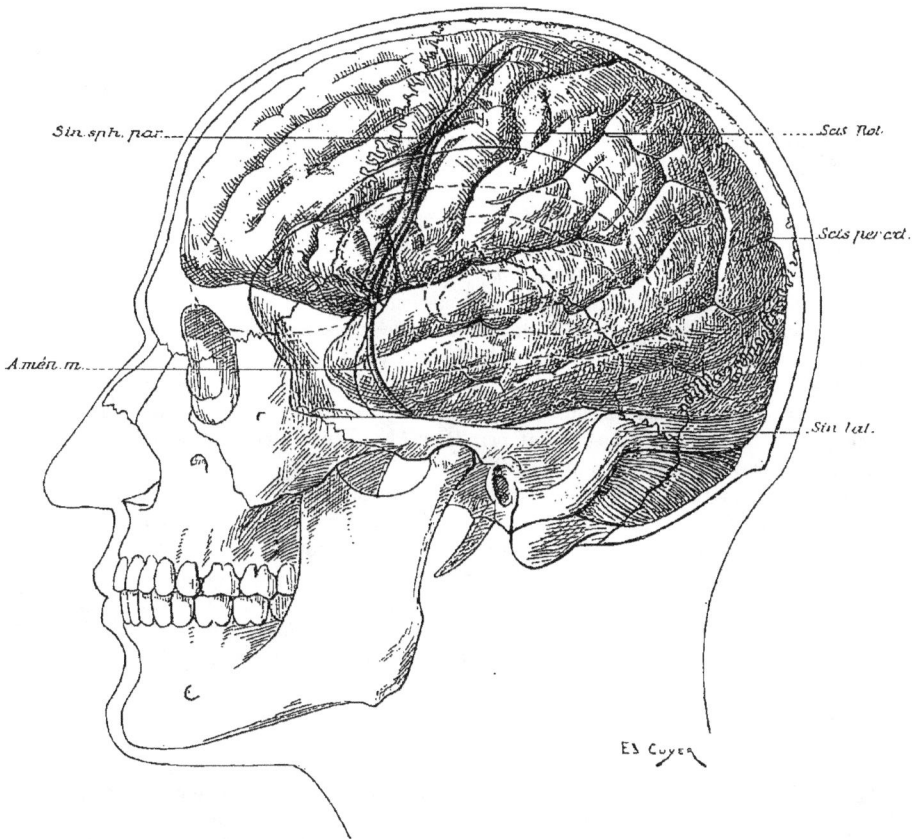

Fig. 74.

de la tente cérébelleuse. Placée au-dessus du cervelet, qu'elle coiffe en le débordant, la face inférieure du lobe occipital est efficacement protégée à la fois par la situation qu'elle occupe dans l'espace crânien supérieur, et par l'épaisseur des parois osseuses qui l'entourent.

J'arrive à la face *externe* des hémisphères, de beaucoup la plus importante au point de vue pratique. — On s'est attaché à déterminer sur le vivant les rapports précis des grandes scissures et des lobes cérébraux avec les parois crâniennes, et de nombreux travaux ont été publiés dans ces vingt dernières années sur la topographie crânio-encéphalique. Un exposé complet de cette question m'entraînerait à

des développements hors de proportion avec le cadre de cet ouvrage. Je me conten-
terai de résumer aussi succinctement que possible les recherches que j'ai publiées
sur ce sujet en 1890 (P. Poirier, *Topographie crânio-encéphalique et trépanation.*
Paris, 1891). Je renvoie à mon travail pour les détails historiques et l'exposé des
différents procédés de crânio-topographie sur le vivant.

Rapports des scissures et des sillons. — Chez l'adulte, la *scissure de Rolando* est
placée bien en arrière de la suture fronto-pariétale, et ne lui est point parallèle; son
extrémité supérieure est à 48 millimètres en arrière de cette suture, et son extrémité inférieure à 28. Chez la femme, les distances rolando-coronales, un peu
moindres, sont réduites à 45 et 27 millimètres, en moyenne. — La *scissure de Sylvius*
commence sous l'aile du sphénoïde, et se relève pour atteindre la suture temporo-
pariétale, au niveau de laquelle elle émet ses deux branches. Puis elle suit, sur une
longueur de 4 centimètres, la courbe ascendante de la suture écailleuse; au-
delà, elle abandonne celle-ci, et se porte en haut et en arrière, pour se terminer un
peu au-dessous et en arrière de la bosse pariétale. — La *scissure perpendiculaire
externe* répond à peu près au lambda, quelquefois elle est de 2 à 5 millimètres
en avant. Suivant M. R. Lefort (*Thèse Lille*, 1890), la direction de cette scissure est
donnée par une ligne allant du lambda à l'astérion.

Avec ces indications il est facile de tracer sur le crâne les lignes *rolandique et
sylvienne*, qui répondent aux scissures de Rolando et de Sylvius.

Le sillon parallèle temporal court parallèlement à la scissure sylvienne, mais, à
12 ou 15 millimètres au-dessous. — Les sillons pré- et post- rolandiques sont
faciles à déterminer, puisqu'ils sont parallèles à la ligne rolandique et placés à
20 centimètres en avant et en arrière d'elle.

Rapports des lobes cérébraux. — La détermination des lignes précédentes permet, à
un centimètre près, de dessiner sur l'exocrâne le contour des lobes cérébraux, sauf
en ce qui concerne le bord inférieur des lobes frontal, temporal et occipital. Je me
suis attaché à fixer ce dernier point. Le bord inférieur et externe du lobe frontal
s'élève de 6 à 12 millimètres au-dessus de la moitié externe de l'arcade orbitaire, il se relève un peu (8 à 15 millimètres), au niveau de l'apophyse orbitaire
externe, tandis que, en dedans, il s'abaisse et répond à peu près à la suture
fronto-nasale.

La pointe mousse du lobe temporal, logée dans l'excavation sphénoïdale, est à
15 millimètres en arrière du bord externe de l'apophyse orbitaire, et à 2 centimètres au-dessus de l'apophyse zygomatique. A partir de cette pointe, le bord
inféro-externe du lobe temporal descend en bas et en arrière vers le méat auditif,
et affleure le bord supérieur du zygoma, au droit de la cavité glénoïde; puis il se
relève légèrement, passe de 4 à 10 millimètres au-dessus du trou auditif
externe, et reste très obliquement ascendant jusqu'au bord postéro-supérieur du
rocher; à partir de ce dernier point, il devient très obliquement descendant et se
prolonge jusqu'à l'inion, sous le nom de bord inféro-externe du lobe occipital.

Les lignes sylvienne et rolandique, faciles à tracer, établissent les limites antérieure et inférieure du lobe pariétal; mais les rapports des principaux territoires de
ce dernier lobe ne peuvent être déterminés à l'aide de ces seules données. J'ai réussi
à préciser leur situation, par rapport à la boîte crânienne à l'aide d'une *ligne latérale
naso-lambdoïdienne.* Cette ligne, menée par la suture fronto-nasale et le lambda, passe
à 6 centimètres au-dessus du trou auditif externe.

En partant du lambda, on trouve sur cette ligne : à 7 centimètres en moyenne,

le pli courbe ; à dix, le lobule du pli courbe ; au-dessus du conduit auditif, la scissure de Sylvius ; au-dessus du milieu de l'apophyse zygomatique, le cap de la troisième frontale.

Cette ligne naso-lambdoïdienne, qui suit la scissure sylvienne sur une longueur

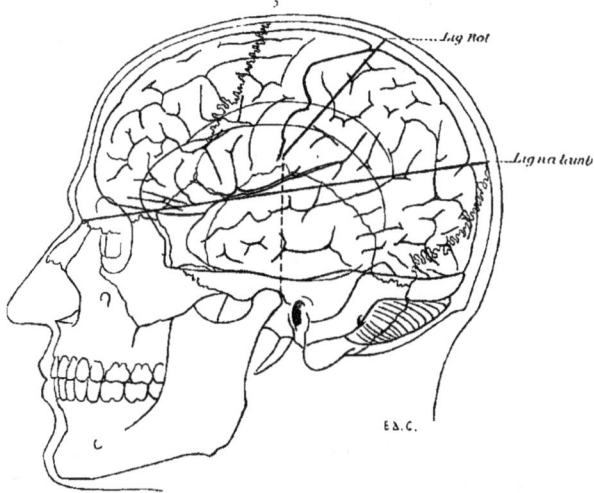

Fig. 75.

de 4 à 6 centimètres, est facile à tracer ; elle suffit, avec la ligne rolandique, pour la
détermination précise de tous les points de l'écorce.

Bosses. — Suivant Féré, une fiche enfoncée sur la bosse frontale d'un jeune
enfant pénètre en plein dans la deuxième frontale, tandis que chez l'adulte, elle
entre au voisinage du sillon frontal supérieur, et même quelquefois dans la première circonvolution frontale. Mes recherches, faites sur des nouveau-nés, sur des
enfants de six à huit ans, et sur des adultes, n'ont point confirmé l'assertion de cet
auteur. Toujours j'ai trouvé la fiche dans la deuxième circonvolution frontale, en
moyenne à l'union de son tiers interne avec ses deux tiers externes ; une seule fois
sur vingt, la fiche était dans le premier sillon frontal.

Quant à la bosse pariétale, elle répond chez l'adulte, suivant Merkel, à peu près
à la jonction du lobule pariétal inférieur et du lobule du pli courbe. Il m'a semblé
que les rapports profonds de la bosse pariétale n'étaient pas aussi fixes que le pré-
tendent Turner, Byron Bromwell et Merkel.

Les variations de la crânio-topographie suivant les individus ne dépassent jamais 2 centimètres ; aussi n'ont-elles que peu d'importance. Il n'en est pas même *des modifications qu'elle
subit chez l'enfant.*

J'ai contrôlé par de nombreuses recherches les travaux de de la Foulhouse (Th. Paris,
1870) et de Symington (*The anatomy of the child, Edinburg,* 1887) sur ce sujet. Voici les
résultats auxquels je suis arrivé : la scissure de Rolando, chez l'enfant comme chez l'adulte,

est placée très en arrière de la suture coronale ; les distances rolando-coronales sont de 33 et 11 millimètres chez le nouveau-né ; — la scissure de Sylvius ne répond plus, comme chez l'adulte, à la suture temporo-pariétale ; cette dernière descend chez l'enfant jusqu'à la deuxième circonvolution temporale, de telle sorte que la scissure de Sylvius est recouverte par la partie inférieure de l'os pariétal. — Enfin la scissure perpendiculaire est à 12 millimètres au-dessus du lambda. En partant du lambda, on trouve, sur la ligne naso-lambdoïdienne, à 6 centimètres le pli courbe, à 9 le lobule du pli courbe.

Les différences observées dans la topographie crânio-cérébrale chez l'enfant ne doivent point être attribuées à des modifications dans la forme ou le volume respectifs des lobes, elles ressortissent au développement de la boîte osseuse.

Au point de vue pratique, il faut conclure de cette quasi-identité de forme entre les cerveaux d'enfants et d'adultes, que les mêmes procédés seront applicables chez les uns et chez les autres, à cette condition que ces procédés soient basés sur des chiffres exprimant les rapports respectifs entre l'encéphale et sa boîte osseuse.

Le procédé que j'indiquerai pour trouver le point rolandique supérieur (moitié de la ligne naso-inienne plus 2 centimètres), donnera toujours d'excellents résultats, quel que soit l'âge de l'individu.

Détermination sur le vivant des principaux points de l'écorce. — On comprend sans peine que les notions précédentes resteraient lettre morte pour le chirurgien, s'il ne pouvait sur le crâne recouvert de ses parties molles, tracer à l'aide de *points de repère* précis, le siège des scissures et des lobes du cerveau, et dessiner les grandes lignes qui le guideront dans la trépanation. — Parmi les *points de repère* indiqués, tous n'ont pas une égale valeur. En effet, il en est qui cessent d'être nettement appréciables sur des crânes, dont les téguments sont altérés, infiltrés de sang, de pus, de sérosité. Il est d'autres points, dont la situation est soumise à quelques variations suivant les sujets, ou dont la saillie ne constitue pas un relief suffisamment limité. Pour ces raisons multiples, je pense que les sutures, la glabelle, l'apophyse orbitaire externe, la bosse pariétale, ne doivent figurer qu'en seconde ligne au nombre des points de repère qu'utilise la crânio-topographie. Pour moi, j'accorde une importance primordiale au trou auditif externe, à l'apophyse zygomatique, dont le relief est toujours facile à sentir, au point nasal (fond de l'angle naso-frontal), et enfin à la protubérance occipitale externe. — Ces repères devront toujours être déterminés avec le plus grand soin par le chirurgien : de même pour fixer le trajet de la ligne médiane sagittale, il ne devra jamais se fier à l'œil, mais se baser sur la mensuration de saillies symétriquement placées de chaque côté de la ligne médiane.

Les points de repère que je viens d'énumérer suffisent pour déterminer sur la tête le trajet des lignes interlobaires. Bien des procédés ont été mis en œuvre ; il en est, je le reconnais volontiers, qui sont suffisamment exacts pour être utilisés au point de vue pratique, aujourd'hui surtout que les larges résections du crâne tendent à remplacer les trépanations économiques. Je m'abstiendrai de les relater, me bornant à reproduire mes conclusions personnelles.

Détermination de la ligne rolandique. — Voici, après avoir trépané 100 crânes par des procédés divers, le procédé que je conseille pour déterminer, sur la tête entière, la *scissure de Rolando.*

Extrémité supérieure. — Mesurer avec soin la distance qui sépare le fond de l'angle naso-frontal de l'inion, en suivant bien la ligne sagittale ; prendre la moitié de cette distance, à partir du point nasal, y ajouter 2 centimètres (la largeur d'un doigt), et marquer ce point qui donne certainement à 1 centimètre près le point de la voûte répondant à l'extrémité supérieure de la scissure de Rolando.

Comme contrôle, ou bien au cas où, pour une cause quelconque, on n'aurait pu déterminer l'inion d'une façon satisfaisante : prendre sur la ligne sagittale, à partir du sillon naso-frontal, 18 centimètres sur les grosses têtes, 17 sur les petites ; le point obtenu répond encore à l'extrémité supérieure de la scissure de Rolando.

Extrémité inférieure. — Reconnaître et tracer au crayon l'arc zygomatique ; élever sur cet arc une perpendiculaire passant juste au devant du tragus, par la dépression pré-auriculaire, et compter, à partir du trou auditif, 7 centimètres sur cette perpendiculaire. Le procédé est fort simple, et, en l'employant, je n'ai jamais échoué. Il ne demande le secours d'aucun instrument, car un opérateur a toujours autour de lui la feuille de papier ou la carte de visite, taillée à angle droit, qui lui servira à élever la perpendiculaire pré-auriculaire, si, comme la prudence le veut, il ne s'en rapporte pas à l'œil quelquefois trompeur. — On peut encore prendre sur cette ligne pré-auriculaire, à partir du trou auditif, la moitié moins, un travers de doigt, de la distance auri-sagittale. Ce dernier procédé est applicable aux crânes de tout âge.

Détermination de la ligne sylvienne. — On l'obtient en traçant la ligne latérale naso-lambdoïdienne, sur laquelle j'ai insisté plus haut. Cette ligne suit, sur une longueur de 4 à 6 centimètres, la portion externe de la scissure de Sylvius. Le tracé est facile à obtenir, si l'on se rappelle que le plan (et par suite la ligne) passe à 6 centimètres au-dessus du trou auditif. Le lambda, souvent très facile à trouver, est situé à 7 centimètres au-dessus de l'inion.

Les deux lignes précédentes permettant de dessiner sur le crâne recouvert de ses parties molles le trajet des scissures rolandique et sylvienne, il devient aisé de découvrir tous les points de l'écorce cérébrale, et notamment les centres fonctionnels. — J'indique ici rapidement le *siège des centres et les règles qu'on doit suivre pour les trouver.*

Le *centre moteur du membre inférieur* occupe l'extrémité supérieure des circonvolutions rolandiques et le lobule ovalaire. — Pour le découvrir il faut trépaner sur le tiers supérieur de la ligne rolandique, en ayant soin de se tenir à 2 centimètres de la ligne médiane, pour éviter le sinus longitudinal et les lacs sanguins avoisinants.

Le *centre moteur du membre supérieur* occupe le tiers moyen de la frontale ascendante ; — il suffit, pour le découvrir, de trépaner sur le tiers moyen de la ligne rolandique, en empiétant un peu en avant.

Le *centre des mouvements de la face* peut être localisé vers la partie inférieure des deux circonvolutions ascendantes ; il paraît empiéter davantage sur la frontale. Celui des *muscles de la langue* est placé immédiatement au-dessous du précédent, tout à fait à l'extrémité inférieure de la frontale ascendante, là où la troisième frontale prend pied. — Pour découvrir ces deux centres, on trépanera au tiers inférieur de la ligne rolandique, en prenant comme point central l'extrémité même de cette ligne.

Le *centre visuel* (mouvements des yeux) occupe la région du pli courbe ; pour le découvrir, on trépanera sur la ligne sylvienne (naso-lambdoïdienne), à 7 centimètres du lambda chez l'adulte, à 6 seulement chez l'enfant.

Depuis Broca, l'aphasie a été divisée en quatre formes, grâce aux travaux de Charcot, Magnan, Vernicke, Kussmaul.

A. — *Surdité verbale.* — Le malade parle, lit, écrit, entend, mais ne comprend pas ; *il a perdu la mémoire des sons de la parole* : ce centre est placé vers la partie moyenne et postérieure de la première circonvolution temporale gauche. — Pour le découvrir, on trépanera entre la ligne sylvienne et le conduit auditif, mais en un point très rapproché de la première.

B. — *Cécité verbale.* — Le malade entend et comprend le langage parlé; il parle bien, il peut même écrire, machinalement, par habitude, mais il ne peut lire ni ce qu'il a écrit, ni l'imprimé, *ayant perdu la mémoire des formes des lettres et des mots écrits ou imprimés*; ce centre est placé vers le *tiers antérieur de la deuxième circonvolution pariétale gauche.* — Pour le découvrir, la couronne de trépan sera placée juste au-dessus de la ligne sylvienne, à 10 centimètres (adultes), à 9 (enfants) du lambda.

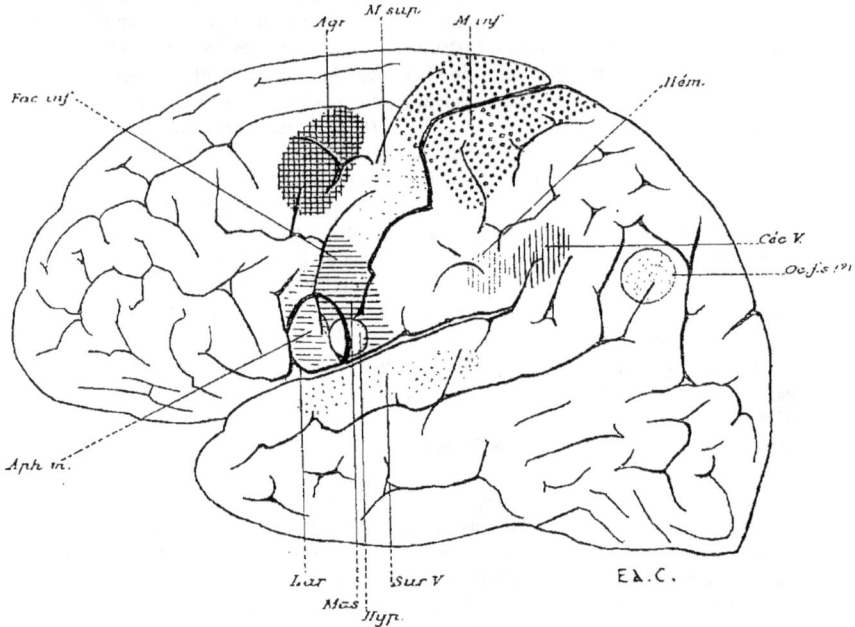

Fig. 76. — Schéma des divers centres localisés sur la convexité de l'hémisphère.

M. inf., centre des mouvements des membres inférieurs. — *M. sup.*, centre des mouvements des membres supérieurs — *Fac. inf.*, centre des mouvements des muscles de la partie inférieure de la face. — *Hyp.*, centres des mouvements de la langue (nerf hypoglosse). — *Lar.*, contour du centre des mouvements d'adduction des cordes vocales (Semon et Horsley) ou de tous les muscles du larynx (H. Krause). — *Aph. m.*, centre de l'aphasie motrice (type Bouillaud-Broca). — *Agr.*, centre de l'agraphie. — *Sur. V.*, centre de la surdité verbale. — *Céc. V.*, centre de la cécité verbale. — *Oc. f. s.* centre des mouvements des yeux et probablement aussi des orbiculaires des paupières (facial supérieur). — *Hém.*, centre de l'hémianopsie (perte unilatérale de la vision binoculaire). — *Mas*, contour du centre masticateur (racine motrice du trijumeau).

C. — *Agraphie.* — Le malade, parle, entend, lit, peut même copier un mot comme il copierait un dessin, mais il est incapable d'écrire, *ayant perdu la mémoire des mouvements de l'écriture*: le centre de l'agraphie est placé *vers le pied de la deuxième frontale gauche.* — Pour le découvrir, il suffit de trépaner immédiatement en avant du point où on trépane pour découvrir le centre moteur du membre supérieur.

D. — *Aphémie.* — Le malade comprend le langage parlé, il lit, écrit, émet quelques sons, mais il ne peut plus parler, ayant perdu la mémoire des mouvements méthodiques et coordonnés qui correspondent à la syllabe cherchée: ce centre a son siège dans le *tiers posté-*

rieur de la troisième circonvolution frontale gauche. — Pour le découvrir, on placera une couronne en avant du point où on trépane pour mettre à nu le centre moteur facio–lingual.

A côté de ces centres universellement admis, nous devons en signaler d'autres, encore discutés.

Tout d'abord, dans la région, déjà si compliquée, du pied de la troisième circonvolution frontale et de la frontale ascendante, on vient de décrire un *centre laryngé.* Ce centre occuperait le pied de la troisième frontale et le sillon qui le sépare du pied de la frontale ascendante, empiétant légèrement sur ce dernier. Démontré expérimentalement par H. Krause (1885), Semon et Horsley (1886, 89, 90), G. Masini (1888), son existence chez l'homme est bien établie par les autopsies de Garel (1886), Garel et Dor (1890), et Déjerine (1891). Pour Krause il présiderait aux mouvements de tous les muscles du larynx et du pharynx. D'après les autres auteurs, ce serait un centre vocal par excellence, il ne présiderait qu'aux mouvements d'adduction des cordes vocales.

Le centre masticateur siège au niveau du pied de la frontale ascendante, se confondant avec le centre facial inférieur. Là serait l'origine du nerf masticateur (racine motrice du trijumeau).

Horsley et Beevor sont arrivés, par des expériences nombreuses, à scinder chacun des centres moteurs de l'écorce en un certain nombre d'autres plus petits. Ainsi, dans le centre facial inférieur, ces auteurs distinguent trois centres secondaires : — celui des mouvements des joues et des commissures labiales : il siège près du pied de la deuxième frontale; — le centre des mouvements du larynx et de la gorge, à la partie antérieure de la troisième frontale; — le centre des mouvements d'ouverture et de fermeture de la bouche, de propulsion et de rétraction de la langue : dans la partie inférieure de la pariétale ascendante. Dans le lobe frontal, en avant de ces centres moteurs, Horsley et Beevor localisent les mouvements de rotation de la tête et des yeux. Les mouvements de ces derniers pourraient donc être produits par l'excitation de deux zones : l'une frontale, l'autre occipitale. La première serait beaucoup plus sensible que la seconde (Schaefer et Mott).

Ferrier, dans ses récentes lectures sur les localisations cérébrales (*The croonian lectures, Arch. de Neurol.*, n⁰⁸ 60, 61, 62, 63, 1891), nous dit que l'ablation de la région frontale (chez le singe) produit : la déviation conjuguée des yeux et de la tête, accompagnée de ptosis de la paupière supérieure, et le rétrécissement de la pupille. L'excitation du même lobe produit au contraire l'élévation de la paupière et la dilatation pupillaire.

Dans le centre des membres supérieurs, Horsley et Beevor distinguent, de haut en bas : le centre de l'épaule, le centre du coude, celui du poignet, les centres des doigts, enfin celui du pouce. Les centres des mouvements du tronc se confondent avec ceux des membres les plus proches (Horsley et Schaefer).

Dans le centre des membres inférieurs, Ferrier distingue, en avant du sillon rolandique, une région qui serait en rapport avec les mouvements associés du bras et de la jambe (grimper, nager). — D'après Séguin, la partie supérieure des circonvolutions rolandiques serait le centre des mouvements de la cuisse et de la hanche; le lobule paracentral, celui de la jambe et des orteils.

Nous avons déjà parlé du centre des mouvements des yeux situé dans le lobe pariétal; ajoutons que Landouzy a montré que la chute de la paupière supérieure (blépharoptose) est souvent liée à une lésion de la région postérieure du lobe pariétal. Démontré par quelques autopsies (Chauffard, Surmont), ce centre du releveur de la paupière est nié par Charcot, Pitres et Nothnagel.

On a décrit aussi un centre de *l'hémianopsie* ou perte unilatérale de la vision binoculaire, siégeant dans le lobule pariétal supérieur (Ch. Féré, 1882), ou dans le lobe occipital (Allen, Starr, Willbrand, Séguin).

Parmi les localisations sensorielles, avec celles déjà décrites, nous mentionnerons : le *centre visuel* sensoriel, dont la destruction amènerait la cécité complète. Ce centre occuperait, pour les uns le pli courbe (Ferrier et Yeo), pour d'autres le lobe occipital (Munk, Sanger Brown), et pour Luciani, Tamburini, Schaefer, les deux régions. — Nous ne ferons que mentionner les récentes recherches de Rechterm, qui lui ont permis de déterminer dans la région occipito-pariétale une zone, dont la destruction serait suivie d'*hémiopie homonyme*, et dans la région pariétale, une seconde zone dont la lésion aurait pour conséquence l'*amblyopie* de l'œil du côté opposé. Lannegrace, dans son remarquable travail sur le centre cortical de la vue (*Arch. de méd. expér.*, 1889), conclut que le faisceau sensitif oculaire s'irradie dans la région fronto-pariétale, surtout vers le lobe pariétal supérieur, où on trouverait deux zones visuelles : une antérieure, la zone de l'amblyopie ; l'autre postérieure, la zone de l'hémiopie.

Le centre *auditif*, malgré quelques expériences contradictoires, siège bien dans la première circonvolution temporale (Ferrier, *loc. cit.*, 1891). Ilun admet un centre double (occupant la première circonv. temp. de chaque hémisphère) pour l'audition simple, et un simple, ne siégeant qu'à gauche, pour la perception des mots (Voy. Surdité verbale). Enfin Luciani et Munk étendent la sphère auditive corticale à tout le lobe temporal.

Les centres du *goût* et de l'*odorat* paraissent avoir le même siège : le lobule de l'hippocampe, surtout son sommet (Ferrier, *loc. cit.*, 1891). Disons que l'existence de ce centre a été niée par Munk et Schaefer, et que Luciani localise le centre de l'odorat dans la corne d'Ammon.

L'existence d'un centre de la sensibilité *tactile* est très discutée. Les uns n'admettent pas de centre tactile à proprement parler, et localisent cette sensibilité dans les mêmes régions que la motilité des parties correspondantes (Charleton, Bastian). D'autres en admettent un : soit dans l'hippocampe (Ferrier), soit dans la circonvolution crêtée (Sanger Brown, Horsley et Schaefer).

On a décrit aussi un centre du *sens musculaire*, siégeant dans le lobule pariétal inférieur (Dana, Séguin).

La plupart des centres que nous venons de décrire siègent sur la face externe ou convexe de l'hémisphère; aussi à ce niveau la zone, dite latente de l'écorce, est-elle considérablement réduite. Jusqu'à ces derniers temps la face interne de l'hémisphère était considérée, sauf en ce qui concerne le lobule paracentral (siège des mouvements des membres inférieurs) et le lobule de l'hippocampe (siège des centres : olfactif, gustatif et tactile) comme dénuée d'intérêt, car elle paraissait inexcitable dans sa plus grande étendue. Les expériences récentes ont démontré le contraire. Horsley et Beevor localisent sur la circonvolution frontale interne, en avant du lobule paracentral, le centre des mouvements du tronc et de l'épaule. Les mêmes expérimentateurs ont obtenu de l'hémianopsie homonyme à la suite de la destruction du coin. — Je signalerai aussi les intéressants résultats obtenus par l'excitation de la face supérieure du corps calleux, par Mott et Schaefer (Brain, 1890). Ils ont pu déterminer ainsi des mouvements limités à la tête et aux yeux, ou à la tête, épaule et tronc, ou enfin aux membres inférieurs et supérieurs, suivant le point excité. Il y a là un intérêt pratique, car une excitation trop forte a pu déterminer des convulsions épileptiformes ; et il importe au chirurgien, qui trépane pour des troubles de ce genre, de connaître la possibilité de les voir se produire à la suite d'une lésion irritative du corps calleux.

Pour terminer avec cette vue rapide des localisations cérébrales, nous signalerons les élévations de la température pouvant se produire à la suite de lésions de certaines régions de l'écorce. Landois a obtenu (chez le chien) une grande élévation de température par l'excitation chimique des régions motrices (1888). Beaucoup de physiologistes se sont occupés de la question des centres thermiques cérébraux, et ont cherché à prouver leur existence soit dans l'écorce, soit dans les ganglions de la base (corps strié et couche optique) (Ch. Richet, Girard, Halle White, Isaac Ott, etc.).

Certains faits cliniques paraissent affirmatifs : Isaac Ott (Brain, 1889, p. 433), a pu rassembler un certain nombre de cas plaidant en faveur de l'existence de quatre centres thermiques cérébraux. Un, antérieur, siégeant au niveau de la scissure de Rolando (deux preuves cliniques). Un, inférieur, occupant la partie postérieure du lobe temporo-sphénoïdal (un fait clinique de l'age : fracture du crâne avec lésion du lobe temporo-sphénoïdal; température excessive (150° F.), trépanation, guérison). Un centre du corps strié ; le plus facile à démontrer expérimentalement, et dont l'existence serait prouvée par de nombreux faits cliniques (Bourneville, White, Bogojawlensky). Enfin les lésions des couches optiques pourraient aussi donner lieu à une grande élévation de température. Nous avons voulu mentionner ces faits car ils peuvent avoir une certaine importance clinique ; mais nous ajouterons immédiatement que l'existence des centres thermogènes n'est rien moins que démontrée.

Pour conclure nous ferons remarquer que quelques-unes de ces données sont encore trop incertaines pour pouvoir être utilisées en clinique. Les localisations motrices restent jusqu'à ce jour les seules qui puissent, dans certains cas, guider l'intervention chirurgicale.

Dans une question aussi controversée, il y a lieu, toutefois, de bien s'entendre. Il est tout aussi inexact de dire que les localisations fonctionnelles sont des guides infaillibles, que d'affirmer qu'elles ne sont d'aucun secours pour le chirurgien. Les centres moteurs ne forment pas des territoires bien isolés, ce sont des zones plus ou moins étendues, sans démarcation précise. Il faut aussi tenir compte des phénomènes de diffusion, de réflectivité, de suppléance, de l'existence des zones dites latentes ou silencieuses, capables de déterminer une réaction motrice par irritation de voisinage. Ces réactions s'observent surtout dans les lésions du lobe temporo-occipital; toutefois elles ne sont pas la règle.

D'autre part, si la connaissance des localisations est fort utile pour diagnostiquer les paralysies localisées à tel ou tel groupe de muscles, il faut savoir que des lésions du centre ovale sont capables de provoquer les mêmes accidents. — Parfois, en présence d'une hémiplégie bien nette, on est surpris de rencontrer toute la région rolandique saine, et, à l'autopsie, de trouver des lésions ayant comprimé ou détruit les faisceaux qui traversent la capsule interne.

Dans un cas récent, que j'opérais avec mon collègue Schwartz, bien que nous eussions mis très largement à nu la région rolandique, nous ne pûmes apercevoir la cause des phénomènes hémiplégiques; une exploration au bistouri dans la profondeur ne nous donna aucun résultat. A quelque temps de là, quand la malade eut succombé aux progrès de la cachexie, on trouva un gliome occupant la première circonvolution temporale et une tumeur remplissant la partie moyenne du ventricule latéral.

C'est sur des faits de ce genre qu'on s'est appuyé pour attaquer, bien à tort d'ailleurs, la doctrine des centres moteurs. — Ce qu'il faut bien savoir, c'est que l'aphasie, les troubles de la motilité volontaire, les contractions, les convulsions, etc., peuvent être produits, aussi bien par une altération des centres corticaux moteurs, que par une lésion des faisceaux fronto-pariétaux destinés à conduire les manifestations de l'activité de ces centres.

De ce que nous ne puissions pas toujours reconnaître le siège de la lésion qui provoque les accidents, il n'en résulte point que les localisations ne soient d'aucun secours pour le chirurgien. Je crois, au contraire, que l'étude de ces localisations peut lui rendre d'immenses services, pour préciser le point d'application du trépan. Je l'ai dit ailleurs, je suis grand partisan de la trépanation, même dans les lésions non traumatiques, et je crois que son domaine s'élargira de jour en jour, *à condition toutefois d'analyser rigoureusement les faits cliniques, afin de poser sainement les indications opératoires.*

Topographie des ganglions centraux et des ventricules latéraux. — Trois plans, dont deux verticaux et un horizontal, limitent la région des ganglions centraux : un plan frontal (vertico-transversal), passant à 18 millimètres en arrière de l'apophyse orbitaire externe, rase la tête du noyau intraventriculaire du corps strié; un autre plan frontal supérieur, passant par l'extrémité de la ligne rolandique, donne approximativement la limite postérieure de la couche optique; enfin un plan horizontal, passant environ à 45 millimètres au-dessous de la convexité de la tête, donne la limite supérieure des noyaux gris. — Pour déterminer la position des ganglions centraux sur une tête entière, Dana conseille d'opérer de la façon suivante : a) — tirer une ligne de l'extrémité supérieure du sillon de Rolando à l'astérion; cette ligne, qui est presque verticale, limite la couche optique en arrière; — b) élever une verticale un peu en avant de l'origine de la scissure de Sylvius; cette deuxième ligne marque la limite antérieure du corps strié. — c) enfin, mener une ligne horizontale à 45 millimètres au-dessous du vertex pour avoir la limite supérieure des ganglions centraux.

Ventricules. — Il est utile de connaître aussi la topographie des ventricules latéraux. J'ai fait, sur dix sujets, des coupes antéro-postérieures à 2 centimètres de la ligne médiane, et des coupes frontales à plusieurs niveaux ; je suis arrivé aux conclusions suivantes :

Les ventricules latéraux sont circonscrits par quatre plans, deux horizontaux et deux frontaux. Le plan horizontal supérieur passe à 5 centimètres au-dessus de l'arcade zygomatique, le plan horizontal inférieur à 2 centimètres au-dessus de

la même arcade : le premier de ces plans rase la face supérieure de la corne
frontale ; le second rase la paroi inférieure de la corne temporo-sphénoïdale. Des
deux plans frontaux, l'antérieur, mené perpendiculairement à l'apophyse zygomatique, à l'union du tiers antérieur et des deux tiers postérieurs de cette apophyse,
affleure la pointe de la corne frontale ; le postérieur qui passe à 5 centimètres en
arrière du sommet de l'apophyse mastoïde, limite la corne occipitale.

La pointe de la corne frontale du ventricule est, sur une ligne horizontale et
antéro-postérieure, à 4 centimètres de l'endocrâne, et à 5 centimètres de la peau

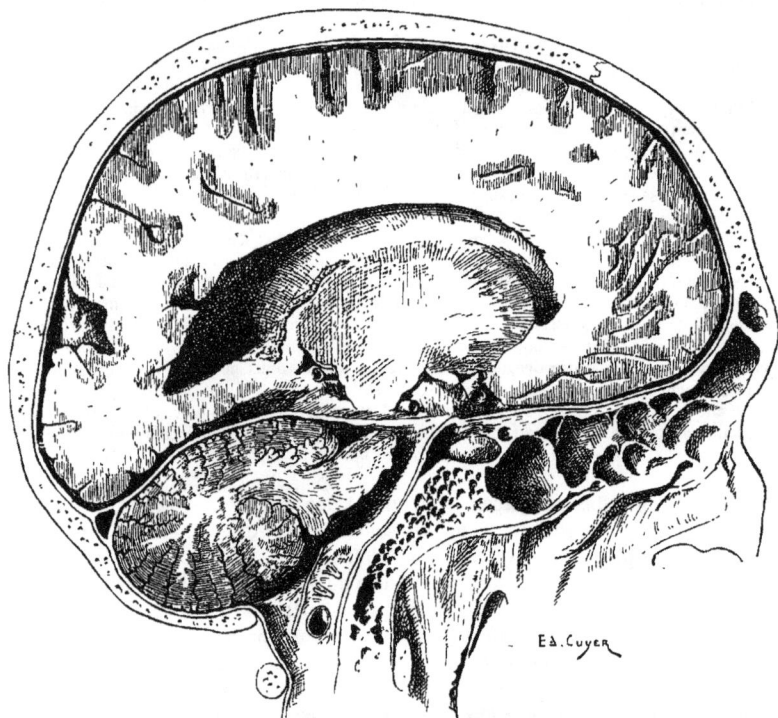

Fig. 77. — Coupe sagittale de la tête passant à 2 centimètres environ de la ligne médiane.

Cette coupe est destinée à montrer les rapports des ventricules et des ganglions centraux avec
l'extérieur.

frontale ; c'est-à-dire qu'un instrument enfoncé directement d'avant en arrière
devra pénétrer à une profondeur de 5 centimètres, pour atteindre le ventricule.
La pointe de la corne occipitale se rapproche davantage de la paroi osseuse :
elle est, en moyenne, à 3 centimètres de l'endocrâne, et à 4 de la peau.

Si nous envisageons les mêmes rapports sur des coupes frontales, nous voyons
que la portion principale de la cavité ventriculaire, ainsi que la corne frontale,
se trouvent, en moyenne, à une profondeur de 6 à 7 centimètres, tandis que les
cornes occipitale et temporale ne sont pas à plus de 4 centimètres de la peau.

La corne temporale mérite d'être étudiée spécialement, car elle constitue, à mon avis, le lieu d'élection pour la ponction ventriculaire. J'ai parlé plus haut des épanchements qui se font dans les ventricules latéraux, et j'ai dit que la ponction du crâne et le drainage des cavités ventriculaires étaient parfaitement justifiés dans les épanchements de l'hydrocéphalie. C'est ici le lieu d'indiquer les éléments principaux du manuel de ces opérations. J'y insisterai un peu, car il s'agit d'une question à l'ordre du jour, et les avis sont encore partagés relativement à la voie par laquelle il convient d'attaquer le ventricule latéral.

Le ventricule latéral est grand, surtout lorsqu'il est dilaté par un épanchement; on peut arriver dans sa cavité par tous les points de l'écorce; mais encore faut-il que la ponction soit faite par un chemin court et facile, et que le drainage soit établi en un lieu propice. Sous ces différents rapports, aucune des voies qui ont été suivies, le plus souvent par nécessité, n'est la bonne.

Si l'on étudie avec attention la forme et les rapports du ventricule latéral, on arrive aisément à déterminer la voie à suivre pour la ponction et le drainage. Commençant dans le lobe frontal, le ventricule se dirige d'abord horizontalement en arrière, traversant la région rolandique et le lobe pariétal; puis il s'incurve en arrière et en bas, pour contourner le pédoncule cérébral; enfin, il se divise en deux prolongements: l'un, postérieur, qui gagne le lobe occipital; l'autre, inférieur, qui suit d'avant en arrière le lobe temporo-sphénoïdal. Des trois prolongements ou cornes formés par le ventricule, l'une, la corne frontale, doit être rejetée, comme lieu de ponction, en raison de sa situation à la partie supérieure de la cavité. Restent les deux autres: la corne occipitale et la corne temporale. La corne temporale forme le point le plus déclive de la cavité, lorsque le sujet est dans l'attitude verticale; c'est la corne occipitale qui devient le point le plus inférieur dans le décubitus dorsal. Ces deux cornes sont d'ailleurs aussi facilement accessibles l'une que l'autre.

Ayant lu dans une observation que des convulsions survinrent après l'évacuation complète du contenu ventriculaire et qu'elles cessèrent par l'injection de quelques grammes d'eau bouillie dans la cavité du ventricule (Keen), je pense que *la corne temporale doit être regardée comme le lieu d'élection* pour la ponction ventriculaire, puisque, par cette voie, on peut évacuer le trop-plein, sans vider complètement le ventricule, le sujet étant couché le plus souvent sur le dos.

Par le procédé des tiges et épingles, je me suis assuré des rapports de la corne temporale avec l'écorce. La corne temporale, portion réfléchie du ventricule, descend obliquement de haut en bas et d'arrière en avant, suivant très exactement la direction de la deuxième circonvolution temporo-sphénoïdale, à laquelle elle répond dans toute son étendue, si bien que les tiges, enfoncées sur le trajet de cette circonvolution, pénètrent constamment dans la cavité ventriculaire.

Il faut encore savoir que la corne temporale se termine à environ 2 centimètres de la pointe du lobe temporal; que l'épaisseur de l'écorce formée par la deuxième circonvolution temporo-sphénoïdale et le tapis de Reil varie de 3 à 4 centimètres; et enfin, que la paroi interne de cette corne présente, à sa partie supérieure, l'extrémité latérale de la fente de Bichat, et au-dessous la corne d'Ammon avec le corps frangé et le corps godronné.

De ces faits, il est aisé de déduire un procédé de choix pour la ponction et le drainage des ventricules latéraux.

En appliquant une couronne de trépan à 5 centimètres au-dessus du conduit auditif externe chez l'enfant, à 4 centimètres chez l'adulte, on mettra à découvert, après incision de la dure-mère, la deuxième circonvolution temporo-sphénoïdale, en lieu propice.

Sur la partie la plus saillante de cette circonvolution, très large et séparée de la troisième par un sillon en général peu marqué, on enfoncera, à une profondeur *de 2 centimètres* d'abord, un trocart de calibre assez fin (n° 7 ou 8 de la filière Charrière) et dont le mandrin sera terminé par une extrémité arrondie. Le mandrin sera alors retiré une première fois, et, vraisemblablement, aucun liquide ne s'écoulera, car il s'en faut de 1 centimètre que l'écorce ait été traversée, si ce n'est dans les cas où la dilatation extrême du ventricule a produit le refoulement et l'amincissement de l'écorce. — Le mandrin ayant été remis en place, le trocart sera enfoncé d'un nouveau (troisième) centimètre, et une nouvelle tentative sera faite par le retrait du mandrin. — Un quatrième centimètre ayant été gagné, le liquide s'écoulera. Si l'écoulement ne se produisait pas alors, mieux vaudrait faire une seconde ponction qu'enfoncer plus avant. Mais on réussira toujours, pour peu que l'on prenne garde à ce que l'instrument soit et reste toujours *perpendiculaire à la surface de l'écorce*. Jamais on n'imprimera à l'instrument de mouvements latéraux.

Le drainage sera fait soit avec un petit tube de caoutchouc rouge, soit avec des crins de cheval. Toujours l'extrémité externe du drain sera fixée de telle sorte que celui-ci ne puisse ni s'enfoncer, ni sortir. — L'expérience semble avoir prouvé qu'il ne fallait pas évacuer à la fois de trop grandes quantités de liquide. L'opérateur prévenu apprendra à faire l'évacuation graduelle, suivant les symptômes et les cas.

LOGE CRANIENNE INFÉRIEURE.

Cette loge est limitée en arrière et latéralement par les fosses occipitales inférieures, en avant et sur les côtés par la face postérieure du rocher, en avant par le plan obliquement descendant de l'apophyse basilaire, en haut par la tente du cervelet. Cette tente représente un véritable toit dont l'arête médiane, très oblique en arrière et en bas, formant avec l'horizon un angle de 55 à 60°, est occupée par le sinus droit, et dont les *rampants* descendent en bas, en arrière et en dehors. Par suite de cette disposition, la loge inférieure empiète, par tout le sommet de la tente cérébelleuse, dans la loge supérieure, et rétrécit, au bénéfice du cervelet, l'espace réservé aux lobes occipitaux du cerveau.

Les parois de la loge crânienne inférieure sont plus lisses, plus unies que celles de la loge supérieure, disposition en rapport avec l'absence de circonvolutions à la surface du cervelet. La saillie formée par le contour du trou basilaire avec ses tubercules occipitaux, contribue à approfondir les loges cérébelleuses. La loge crânienne inférieure est ouverte en haut (trou de Pacchioni) et se continue en bas avec le canal médullaire par le trou occipital. Elle contient le cervelet, le bulbe et la protubérance ; la protubérance et le bulbe occupent le tiers antérieur et moyen ; le cervelet, plus postérieur, se loge dans les fosses cérébelleuses par sa moitié inférieure, tandis que sa moitié supérieure s'élève, sous la tente cérébelleuse, dans la cavité crânienne. Par leur face inférieure, les hémisphères cérébelleux forment une gouttière qui reçoit la partie postérieure de la protubérance et le bulbe.

La région du crâne, qui correspond au cervelet, est limitée en haut par la ligne dite du sinus latéral. Comme je l'ai démontré, cette ligne continue le bord supérieur de l'apophyse zygomatique et aboutit à la protubérance occipitale externe. On pourra donc aisément sur le vivant mettre le cervelet à nu, en trépanant au-dessous de la ligne précédente, ou mieux encore, sur le milieu d'une ligne droite unissant le sommet de l'apophyse mastoïde à la protubérance occipitale externe ; l'ouverture répondra à la partie centrale du cervelet et au point déclive de la fosse cérébelleuse. C'est là l'incision de choix pour évacuer les abcès du cervelet.

On ne se contentera pas d'enfoncer l'instrument explorateur dans le sens horizontal, sans dépasser le niveau de la ligne du sinus latéral. Pour explorer la totalité
de l'organe, le stylet explorateur devra être enfoncé en haut et en dedans, de façon
à dépasser de 2 centimètres un plan horizontal mené par la protubérance occipitale externe. Le vermis supérieur est, en effet, abrité sous l'arête ascendante du
toit figuré par la tente cérébelleuse. L'opération n'offre guère de difficultés ; toutefois il faut traverser la couche musculaire qui double la fosse occipitale (trapèze,
sterno-mastoïdien, splénius), et prévoir la blessure de l'artère occipitale, ou du
grand nerf sous-occipital. Les abcès du cervelet sont ordinairement consécutifs à
une suppuration des cellules mastoïdiennes et se traduisent parfois par des symptômes spéciaux, tels que céphalalgie occipitale, troubles de statique, vomissements.

La protubérance et le bulbe ne reposent point sur la gouttière basilaire, comme
on le dit d'ordinaire ; ils restent assez éloignés de cette gouttière, et en sont séparés
par un certain nombre d'organes. Parmi ces organes, je citerai les moteurs oculaires
externes, les deux artères vertébrales qui se réunissent dans le sillon bulbo-protubérantiel, en un tronc basilaire unique, les artères cérébelleuses, etc., contenus dans le
confluent médian inférieur de l'arachnoïde. La protubérance commence à 5 millimètres en arrière de la selle turcique et finit à la partie moyenne du plan incliné
basilaire. Le bulbe occupe la moitié inférieure de la gouttière basilaire, et le
segment antérieur du trou occipital, pour se continuer avec la moelle épinière, à
la hauteur du bord supérieur de l'arc postérieur de l'atlas. Cette situation n'est
pas tout à fait identique sur toutes les coupes sagittales du crâne ; elle est, comme
la face inférieure du cerveau, sujette à de minimes variations, dont j'ai indiqué
plus haut la raison d'être. — Les organes contenus dans la loge inférieure sont maintenus en place par leur continuité, en haut avec les pédoncules, en bas avec la
moelle. De plus, des veines se détachent de la grande circonférence du cervelet et
vont aux sinus latéraux et pétreux, constituant des moyens d'union entre l'organe et
les parois de la loge.

Le bulbe, protégé en avant par l'apophyse basilaire et l'apophyse odontoïde, peut être
comprimé dans les déplacements de la première vertèbre ; en arrière, il répond à l'espace
qui sépare le contour du trou occipital de l'arc postérieur de l'atlas ; cet espace s'élargit
dans la flexion de la tête ; par cette voie postérieure le bulbe est accessible aux instruments
vulnérants. — Le bulbe et la protubérance, débordés de tous côtés par les lobes cérébraux et
cérébelleux, protégés en avant par l'apophyse basilaire, sont rarement atteints par des traumatismes directs. Mais les grands traumatismes de la tête s'accompagnent souvent d'un
retentissement du côté du bulbe, où ils produisent des contusions indirectes. Dans quelques
autopsies de malades ayant succombé à une contusion cérébrale on a noté des lésions évi-
dentes, des foyers hémorrhagiques dans le bulbe (Waters), dans la protubérance (Boinet),
la déchirure d'un pédoncule cérébral (Waters). En général, ces contusions de la base de
l'encéphale sont très graves, et d'un pronostic fatal. Quand la mort n'est pas immédiate,
elles se traduisent par des symptômes variables : dans la contusion du bulbe, on noterait
surtout, suivant Hallopeau et Giraudeau, la paralysie des quatre membres, des convulsions
généralisées, la paralysie de plusieurs nerfs crâniens. Une contusion de la protubérance se
manifeste souvent par une paralysie alterne (Gubler, Millard), c'est-à-dire par une paralysie
faciale du côté contus et une paralysie des membres du côté opposé. Je n'ai pas besoin de
rappeler que l'albuminurie, la polyurie, la glycosurie, la respiration de Cheyne-Stokes, les
troubles circulatoires, sont autant de signes propres à attirer l'attention sur une lésion du
quatrième ventricule.

Sinus. — Je termine ce chapitre par un rapide aperçu des rapports qu'affectent
avec le crâne les sinus de la dure-mère. Je ne m'occupe bien entendu que des

sinus chirurgicaux, c'est-à-dire de ceux que l'opérateur a besoin de connaître, soit pour les éviter, soit pour chercher la source d'une hémorrhagie.

Cinq sinus sont à considérer dans leurs rapports avec l'exocrâne.

Le *sinus longitudinal supérieur* suit la ligne sagittale; on l'a vu se dévier à droite et à gauche et même se bifurquer, mais ces anomalies sont assez rares. La largeur moyenne de ce sinus est d'un gros centimètre ; mais cette largeur est triplée par la présence des lacs sanguins et des confluents veineux placés sur les côtés du sinus. Donc, les appareils de trépan devront toujours être placés, à moins d'indication spéciale, sur les côtés de la ligne médiane antéro-postérieure, *au moins à un centimètre et demi de cette ligne*.

Le *confluent des sinus*, ou pressoir d'Hérophile, répond à peu près à la protubérance occipitale externe.

Les rapports des *sinus latéraux* avec l'exocrâne sont des plus importants à retenir. Leur portion horizontale répond à la ligne courbe supérieure de l'occipital en arrière, à la suture pariéto-mastoïdienne en avant. Leur portion oblique répond en général au tiers moyen de l'apophyse mastoïde : j'insisterai sur les rapports de cette dernière portion avec l'apophyse mastoïde, en parlant de la trépanation de cette apophyse. La largeur du sinus latéral est d'un centimètre et demi (Voy. fig. 3). — Le plan naso-inien passe vers le tiers postérieur de la tête, entre le lobe occipital du cerveau et le cervelet, et en suivant la partie horizontale du sinus latéral. De plus, une ligne menée de la partie supérieure du méat auditif à la protubérance occipitale externe, suit, sur la tête, la portion horizontale de ce sinus.

Enfin, le *sinus sphéno-pariétal de Breschet*, bien qu'il ne présente pas toujours les mêmes caractères, ni la même forme, est cependant des plus importants, au point de vue particulier de la trépanation, puisqu'il est précisément en rapport avec la région rolandique, où le chirurgien a les plus fréquentes occasions d'intervenir (Voy. Région temporale).

DÉVELOPPEMENT ET ÉVOLUTION DU CRÂNE

Le crâne passe par plusieurs états successifs. Simple vésicule membraneuse d'abord, il devient bientôt chondro-membraneux par suite de la chondrification de sa base. Donc deux périodes initiales : *période membraneuse*, et période *chondro-membraneuse*. Certains auteurs (Jacobson, Kölliker) réunissent ces deux états sous le nom de *crâne primordial*. — Puis des points osseux se montrent, tant dans la partie chondrifiée (base) que dans la voûte membraneuse : période d'*ossification*. — Le processus d'ossification s'étend, la capsule crânienne devient de plus en plus osseuse ; mais, en certains points de la voûte, la membrane primitive persiste pour former les *fontanelles* : *période fontanellaire*; c'est l'état du crâne au moment de la naissance. — Après la naissance, le crâne continue à se modifier; les espaces membraneux disparaissent; les os, dont les bords se sont mis partout en contact, ne sont plus séparés que par des sutures : période *osseuse* ou *ostéo suturale*. — Enfin, à un âge variable, les sutures elles-mêmes s'oblitèrent, le crâne tend à s'ankyloser : période de *synostose crânienne*. — Dans la vieillesse le crâne se modifie encore : *période sénile*, crâne sénile.

Étudions le crâne à chacune de ces étapes de son évolution.

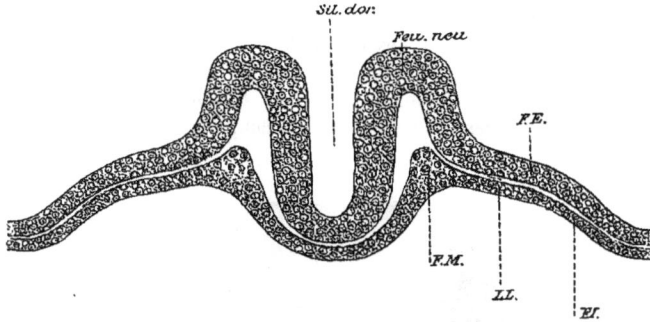

Fig. 78. — Coupe transversale de la tête d'un embryon de poulet de vingt-quatre heures, avec sillon dorsal et ligne primitive sans protovertèbres (Gross. 135, d'après Kölliker).

Sil. dor., le sillon dorsal. — *Feu. neu.*, le feuillet neural, formant une gouttière profonde, constituant le rudiment de l'encéphale. — *F. M.*, feuillet blastodermique moyen ou lames protovertébrales de la tête (lames céphaliques) constituant une lame sous le tube neural encéphalique et se continuant sur les côtés avec les lames latérales *L. L.* — *F. I.*, feuillet blastodermique interne ou intestino-glandulaire.

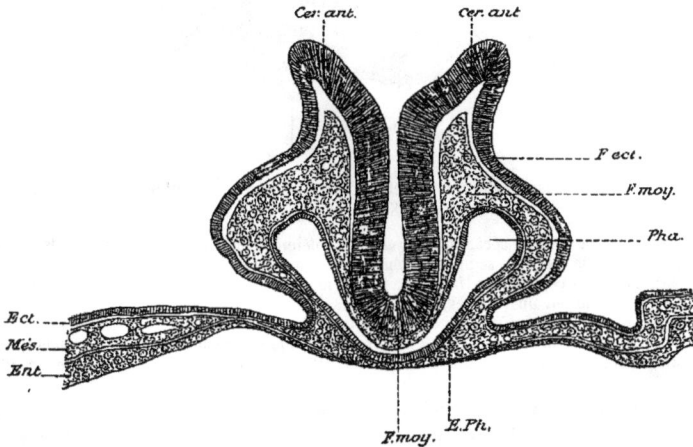

Fig. 79. — Coupe transversale d'un embryon de poulet de vingt-huit heures passant exactement par le bord de l'orifice pharyngo-buccal (Gross. 100, d'après Kölliker).

Cer. ant. bords largement distants de la vésicule cérébrale antérieure (cerveau antérieur) non encore fermée (sillon dorsal de la tête encore ouvert). — *F. Ext.*, feuillet ectodermique sur le côté de la tête. — *F. Moy.*, feuillet blastodermique moyen ou lames céphaliques (lames protovertébrales de la tête) sur le côté de la tête. — *F. Moy.*, le même feuillet sous l'encéphale au niveau de la région de la base du crâne dépourvue de chorde (portion préchordale). — *Pha.*, régions moyenne (réduite à une fente), et latérale (élargie) du pharynx. — *E. Ph.*, épithélium pharyngien. — *Ect.*, *Mes.*, *Ent.*, les trois feuillets blastodermiques (ectodermique, mésodermique et endodermique), au voisinage de la tête.

Période membraneuse. — Comme le rachis, le crâne se forme aux dépens des lames protovertébrales du mésoderme. Le segment encéphalique du névraxe tubulaire de l'embryon repose, comme la moelle épinière, par sa face ventrale, sur la corde dorsale et sur la portion adjacente du mésoderme. Mais, contrairement à ce qui existe au niveau de la moelle, le mésoderme dans la région encéphalique n'est pas divisé en segments protovertébraux, de sorte que la base du crâne est représentée par deux lames de tissu mésodermique : *lames protovertébrales de la tête*, ou *lames céphaliques*. C'est aux dépens de ces lames, qui contiennent dans leur épaisseur la

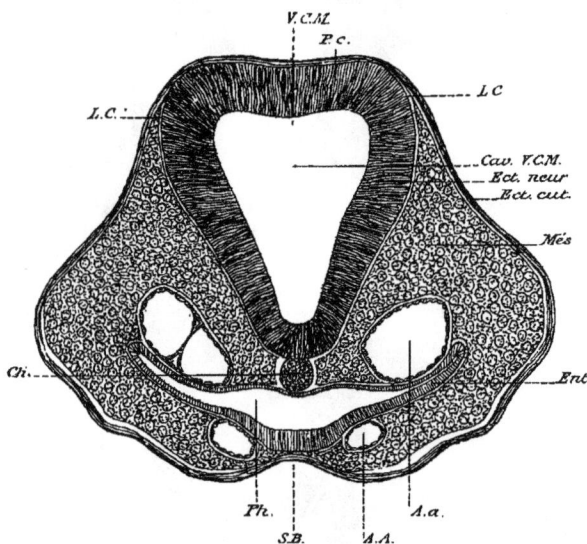

Fig. 80. — Coupe transversale de la tête d'un embryon de poulet (Gross. 101, d'après Kölliker).

V. C. M., paroi de la vésicule cérébrale moyenne complètement fermée. — *Cav. V. C. M.*, la cavité de cette même vésicule. — *Ch.*, segment céphalique de la chorde dorsale, entourée de lames protovertébrales, de lames céphaliques (*l. C.*, *L. C.*) du mésoderme (*Mes.*) encore séparées au niveau de la voûte de l'encéphale par un large espace, au niveau duquel l'ectoderme neural (*Ect. neur.*), formant la paroi des vésicules cérébrales, est en contact direct (*P. c.*) avec l'ectoderme cutané. (*Ect. cut.*) — *Ph.*, cavité du pharynx. — *Ent.*, feuillet endodermique, formant l'épithélium pharyngien. — *S. B.*, le sinus buccal. — *A. A.*, la coupe d'un arc aortique. — *A. a.*, la coupe de l'aorte ascendante.

notocorde, que va se développer le crâne de la manière suivante : réunies par leurs bords internes, les deux lames encéphaliques sont tout d'abord plates, formant un plancher sur lequel repose l'encéphale ; bientôt leurs bords externes se relèvent, et remontent graduellement vers la ligne médio-dorsale ; le plancher mésodermique devient ainsi une gouttière profonde, qui reçoit l'encéphale. Les bords de cette gouttière, épaissis en bourrelets, ne se rejoignent par-dessus l'encéphale qu'assez tardivement, de sorte que la paroi dorsale du cerveau demeure assez longtemps en contact avec la face profonde de l'épiderme. Ce contact nous explique comment des débris ectodermiques peuvent être attirés et inclus dans la cavité crânienne : l'inclusion de ces débris ectodermiques explique la formation des kystes dermoïdes intra-crâniens, dont je résume plus loin la pathogénie. La réunion des deux bourrelets des lames céphaliques se fait à l'aide d'un pont mésodermique : *membrane unissante primitive de Kölliker* (future voûte du crâne), et achève ainsi le développement de la capsule membraneuse renfermant l'encéphale : le *crâne membraneux primordial.* Quelquefois, la membrane unissante laisse persister une petite solution de continuité, origine des fistules médianes du crâne, dont on cite quelques cas.

Le tube crânien, d'abord uniforme et rectiligne, présente bientôt des modifications importantes dans sa *forme* et dans sa direction.

Les *modifications de forme* consistent dans l'apparition de renflements ampullaires, vésicules crâniennes (Le Courtois), ou cellules crâniennes (Dursy), répondant aux vésicules cérébrales qu'elles enveloppent. Séparées par des étranglements ou sillons transversaux, surtout marqués sur la voûte, les vésicules crâniennes se distinguent en trois primitives : *antérieure, moyenne* et *postérieure,* — et deux secondaires, formées par la subdivision des vésicules antérieure et postérieure primitives. Les cinq vésicules crâniennes renferment autant de vésicules cérébrales et sont disposées d'avant en arrière dans l'ordre suivant :

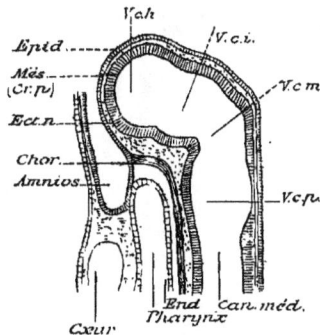

Fig. 81. — Coupe sagittale de la tête d'un embryon de lapin de 6 millim (schématique, Mihalcovies).

V. c. h., vésicule cérébrale hémisphérique. — V. c. i., vésicule intermédiaire. — V. c. m., vésicule moyenne. — V. c. p., vésicule postérieure. — A chaque vésicule cérébrale répond une vésicule crânienne. — Can. méd., le canal médullaire. — Epid., l'épiderme cutané. — Més., le mésoderme formant le crâne membraneux primordial. — Ect. n., l'ectoderme neural. — End., l'endoderme limitant la cavité du pharynx. — Chor., la chorde dorsale ou notocorde.

1° *Vésicule crânienne antérieure ou frontale primaire* : elle contient le *cerveau antérieur,* constitué principalement par la vésicule hémisphérique, qu'un sillon longitudinal va subdiviser en deux parties, destinées à former les hémisphères cérébraux avec les ventricules latéraux.

2° *Vésicule antérieure secondaire ou intermédiaire,* contenant le *cerveau intermédiaire,* dont dérivera le ventricule moyen avec les parties qui l'entourent;

5° *Vésicule crânienne moyenne,* répondant au *cerveau moyen,* destiné à former l'aqueduc de Sylvius et les tubercules quadrijumeaux.

4° *Vésicule crânienne postérieure primaire,* segment antérieur de la vésicule crânienne postérieure primitive, renferme le *cerveau postérieur* ou *vésicule cérébelleuse,* qui formera le cervelet et la protubérance.

5° *Vésicule crânienne postérieure secondaire*, qui contient l'*arrière-cerveau* ou *vésicule du bulbe*, future moelle allongée.

Ces renflements ampullaires du tube crânien ne persistent pas longtemps; les étranglements qui les séparent s'effacent bientôt, et le crâne membraneux reprend un aspect uniforme.

En même temps qu'il change de forme, le tube crânien *modifie sa direction*. Rectiligne jusqu'alors, il s'infléchit en plusieurs endroits de sorte que son axe est représenté par une ligne brisée. Le crâne subit ainsi trois inflexions : la première,

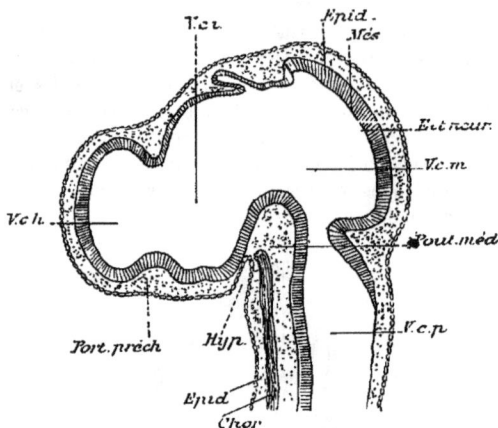

Fig. 82. — Coupe sagittale de la tête d'un embryon de poulet du 5° jour de l'incubation. (Mihalcovics).

V. c. h., vésicule cérébrale hémisphérique. — *V. c. i.*, vésicule cérébrale intermédiaire. — *V. c. m.*, vésicule cérébrale moyenne. — *V. c. p.*, vésicule cérébrale postérieure. — A chacune d'elles, répond une vésicule crânienne (mésodermique). — *Epid.*, ectoderme cutané. — *Més.*, mésoderme péri-encéphalique, ou crâne membraneux primordial. — *Ect. neur.*, ectoderme neural formant l'axe nerveux cérébro-spinal. — *Hyp.*, diverticule hypophysaire du pharynx. — *Chor.*, chorde dorsale. — *Port. préch.*, portion préchordale de la base du crâne. — *Pout. méd.*, poutrelle médiane du crâne de Ratke (poutrelle antérieure de Kölliker).

inflexion céphalique antérieure (Kölliker), due à l'accroissement notable des parties antérieures du crâne, par suite du développement énorme de la première vésicule cérébrale, se fait au niveau de la vésicule crânienne moyenne; la tête s'infléchit de plus en plus, de façon qu'à un moment donné, le point le plus élevé du crâne répond à la vésicule moyenne : *saillie du vertex*. — De cette inflexion, résulte une modification importante dans la constitution de la base du crâne membraneux : tant que la tête était droite, la notocorde s'étendait jusqu'en avant du cul-de-sac du pharynx; presque toute la *base du crâne* membraneux renfermait cette notocorde : elle était *chordale*. Mais, par suite de l'inflexion céphalique, la vésicule crânienne antérieure dépassant l'extrémité de la notocorde, la base du crâne présente deux segments : un antérieur, dépourvu de notocorde, et l'autre, postérieur, seul chordal. La partie antérieure, *préchordale*, de la base, formera plus tard le sphénoïde antérieur et la région nasale, d'où le nom de *partie sphéno-ethmoïdale* (Kölliker), ou segment prévertébral (Gegenbaur). Le segment postérieur, *chordal*, formera plus tard la portion *sphéno-basilaire* de la base du crâne. Pendant quelque temps les deux segments, chordal et préchordal, sont séparés par un *trou*, à travers lequel un prolongement de la cavité du pharynx s'étend vers le cerveau pour former l'hypophyse. Mais bientôt (8ᵉ semaine) ce trou se ferme, et les deux segments sphéno-ethmoïdal et sphéno-basilaire de la base s'unissent.

La deuxième inflexion du crâne, moins importante, *inflexion du pont de Varole* de Kölliker (parce qu'elle indique l'emplacement ultérieur de la protubérance), se produit en sens inverse de la première. La vésicule crânienne moyenne (répondant au cerveau moyen) s'incline en arrière et forme avec la vésicule crânienne postérieure secondaire (répondant à l'arrière-cerveau), un angle ouvert en arrière dans lequel

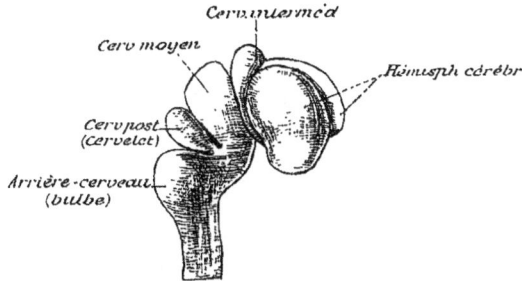

Fig. 83. — Encéphale d'un embryon humain de la septième semaine (d'après Lœwe).

Les trois vésicules encéphaliques primitives sont subdivisées en cinq vésicules secondaires ; l'encéphale présente les trois inflexions.

se trouve intercalée la vésicule crânienne postérieure primaire (répondant à la vésicule cérébelleuse).

La troisième inflexion, *inflexion de la nuque*, a lieu au point de jonction du crâne et du rachis. Comme la première, cette inflexion se fait en avant ; la vésicule crânienne postérieure secondaire (répondant à l'arrière-cerveau) s'infléchit vers la face ventrale de l'embryon ; il en résulte, dans la portion correspondante du dos, une saillie arrondie : l'*éminence de la nuque*.

Toutes ces inflexions du crâne sont nettement visibles sur un embryon humain de sept semaines.

Pendant qu'il modifie ainsi sa forme et sa direction, le crâne membraneux envoie par sa face interne des prolongements mésoblastiques, qui s'enfoncent entre les vésicules cérébrales. Ces prolongements sont de deux ordres : ceux de la base et ceux de la voûte.

La *base* envoie deux prolongements : l'antérieur, *poutrelle médiane du crâne de Rathke*, ou *poutrelle antérieure de Kölliker*, s'enfonce dans l'angle résultant de l'inflexion céphalique antérieure, au niveau de l'extrémité antérieure de la notocorde, et concourt en partie à la formation du cartilage de la selle turcique ; le reste se réduit plus tard à la gaine adventice de l'artère basilaire et à une portion de pie-mère au niveau de l'espace perforé postérieur ; — le prolongement postérieur, *poutrelle postérieure de Kölliker*, s'enfonce dans l'angle de l'inflexion de la nuque ; il contribue à former le tissu conjonctif lâche du plexus veineux qui s'étend dans la région de l'articulation occipito-atloïdienne (Dursy).

Des étranglements, qui séparent les vésicules crâniennes, au niveau de *la voûte*, partent des *prolongements* mésoblastiques, s'enfonçant dans les sillons qui séparent les vésicules cérébrales. On compte quatre saillies transversales en forme de croissants, et une longitudinale. Une seule des quatre saillies transvervales persiste : la *postérieure* : reliée par ses extrémités effilées sur les côtés à la poutrelle antérieure de la base, dans la région des apophyses clinoïdes postérieures, elle formera plus tard la tente du cervelet. — La saillie longitudinale, enfoncée entre les vésicules hémisphériques du cerveau, persiste aussi : elle forme la faux du cerveau.

En somme, le crâne membraneux primordial forme toutes les enveloppes de l'encéphale : la capsule osseuse aussi bien que les enveloppes membraneuses ou méninges. Nous y reviendrons en étudiant la structure du crâne membraneux primordial, en même temps que l'ossification de la voûte du crâne.

Période chondro-membraneuse. — Ce qui caractérise cette période, c'est l'envahissement de la base du crâne par le cartilage. Les parties du crâne qui subissent la transformation cartilagineuse sont celles qui formeront plus tard : l'occipital, les parties pétreuse et mastoïdienne du temporal, le corps du sphénoïde avec les grandes et les petites ailes, l'ethmoïde et les cartilages externes du nez. D'après Kölliker, la chondrification de la base du crâne se ferait d'une seule coulée : la base serait ainsi formée d'une seule masse cartilagineuse sans qu'on puisse y trouver des lignes de séparation correspondant aux divisions futures des os.

En somme, pendant un certain temps, le crâne primordial est formé : d'une base cartilagineuse en forme de gouttière à bords plus ou moins relevés, et d'une voûte restée membraneuse. C'est pourquoi j'ai donné à cette période le nom de *chondro-membraneuse*.

Période d'ossification. — L'ossification du chondro-crâne (base) ne présente rien de particulier : elle se fait par le processus ordinaire de l'ossification enchondrale. Les os formés aux dépens du chondro-crâne, ou os primordiaux, sont : l'occipital (sauf une petite partie), le sphénoïde (antérieur et postérieur), l'ethmoïde, le rocher et l'apophyse mastoïde.

L'ossification de la voûte du crâne membraneux primordial se fait suivant un processus spécial. Disons tout d'abord que les os formés aux dépens de la voûte, os de *recouvrement* ou de *revêtement*, sont : le segment supérieur de l'écaille de l'occipital, les pariétaux, le frontal et l'écaille du temporal. Quant à l'aile interne des apophyses ptérygoïdes, l'anneau tympanal, etc., eux aussi ne passent pas par la phase cartilagineuse, ils passent directement de l'état fibreux à l'état osseux, mais cela par le processus bien connu d'ossification dans les tissus fibreux, et non par le processus spécial de la voûte du crâne que nous décrivons ci-dessous.

Ce processus spécial a été bien étudié par un élève de M. Renaut, M. Champeil, dans un travail récent (Thèse de Paris, 1890), auquel nous empruntons une partie des détails qui suivent. Après avoir étudié la membrane dite *formation lamelleuse* qui, composée de tissu embryonnaire et de cellules fixes endothéliales, représente à l'état mou le modèle préformé des os plats de la voûte, M. Champeil montre que l'ossification débute par l'apparition, au sein de cette lame, d'une bande homogène de préossification, formée par une série de lamelles. La trame conjonctive de ces lamelles se transforme en un treillis de minuscules fibres de Sharpey ; les cellules fixes endothéliales donnent naissance aux corpuscules osseux fœtaux. Cette bande devient bientôt osseuse, et la formation lamelleuse se trouve alors scindée en trois étages : un moyen, c'est la bande osseuse définitive ; un supérieur, où la constitution lamelleuse subsiste, et qui sera plus tard le périoste externe ou péricrâne ; un inférieur, qui formera le périoste interne ou dure-mère crânienne, et qui a aussi gardé la constitution lamelleuse intacte.

Les os de revêtement du crâne, provenant de cette bande osseuse, au niveau de leur jonction avec les pièces cartilagineuses du système de la base, se poursuivent à la surface du cartilage et la prennent pour point d'appui. En somme, les os de revêtement de la voûte naissent, non du derme cutané, mais d'une différenciation du mésoderme, précédant le dégagement du derme.

Ajoutons aussi que tous les os de la voûte présentent des travées fibreuses d'ossification, qui partent d'un point comme centre pour rayonner à la périphérie de l'os (frontal, pariétal, etc.); l'ensemble de ces travées a été comparé par Béclard (*Mémoire sur l'ostéogénie et l'ossification; Nouveau Journal de médecine,* 1819) à un canevas de dentelle sans broderie. Le même auteur a distingué dans les os crâniens en voie de développement trois zones concentriques, dont l'épaisseur et la densité vont en diminuant à mesure qu'elles s'éloignent du point central d'ossification : 1° une zone centrale, ou zone compacte, qui répond au foyer primitif d'ossification; 2° une zone d'apparence réticulée, intermédiaire; 3° une zone rayonnée ou pectinée, occupant la périphérie de l'os. — A la naissance, les trois zones cessent d'être distinctes et l'os, bien formé, offre une égale consistance et un aspect homogène sur toute son étendue.

Je ne puis étudier ici l'ossification de chacun des os du crâne : je me bornerai à signaler les particularités intéressantes.

L'*Occipital* se forme en majeure partie aux dépens du chondrocrâne (base); une faible portion seulement de l'écaille est formée aux dépens de la voûte membraneuse. Le développement de cet os, et les anomalies qui s'y rattachent viennent d'être minutieusement décrits par Paul Lucy dans sa thèse inaugurale (thèse de Lyon, 1890). Je note dans les conclusions de cet auteur: l'occipital se développe par huit points d'ossification constants et un neuvième inconstant qui forme l'osselet de Kerckring sur le rebord postérieur du trou occipital. La face endocrânienne de l'écaille présente d'abord trois fossettes cérébelleuses : deux latérales, répondant aux hémisphères cérébelleux ; une médiane, *fossette vermienne* répondant au vermis; dédoublée par la crête occipitale interne, cette fossette disparaît ensuite (je l'ai trouvée deux fois sur des crânes d'adultes). Aux dépens d'une partie des deux points osseux supérieurs de l'écaille naît l'os épactal. A l'ossification de l'occipital doit être rattachée, d'après moi, l'existence du *tubercule occipital* que j'ai déjà étudié (Voy. Base du crâne).

Le *Sphénoïde* est divisé tout d'abord en deux portions : une postérieure, sphénoïde postérieur; l'autre antérieure, sphénoïde antérieur. Ces deux portions se réunissent plus tard pour former le corps du sphénoïde définitif.

L'*Ethmoïde* présente trois centres d'ossification, dans chacun desquels on compte des points multiples. Le centre médian (apophyse crista-galli et lame verticale) offre seul quelque régularité dans le nombre de ces points osseux primitifs. Les centres latéraux (lame criblée, cornets, os planum) se forment par des points très nombreux qui n'offrent rien d'absolument précis. L'ossification débute au milieu de la vie intra-utérine, pour ne s'achever que dans la cinquième ou sixième année.

Le *Frontal* s'ossifie par deux points principaux et six granules complémentaires. A la naissance, il est encore divisé en deux moitiés. Toutes les pièces accessoires sont soudées ou à peu près. — La suture médio-frontale ou métopique, trace de la division primitive des deux os, peut persister; ordinairement elle disparaît dès la deuxième année. Les sinus frontaux n'apparaissent que dans le cours de la deuxième année.

Le *Temporal* présente trois centres principaux d'ossification : l'écaille formée aux dépens de la voûte membraneuse ; le rocher auquel Rambaud et Renaut décrivent sept points principaux, et le cercle tympanal. Quant à l'apophyse styloïde, elle appartient à l'appareil hyoïdien. Formée aux dépens du squelette viscéral de la tête, elle ne se soude que tardivement au crâne.

L'ossification du *Pariétal* présente des particularités bien étudiées surtout par Broca. Au 45° jour de la vie intra-utérine, apparaît un point d'ossification au niveau des bosses pariétales. De ce point partent, en rayonnant, des fibres osseuses disposées en deux couches ou tables, une superficielle et une profonde. La table superficielle se développe plus lentement que la profonde, et elle manque en partie à la naissance. De cette inégalité de développement des deux tables, il résulte des fissures entre les travées osseuses de la table externe à la périphérie de l'os, et cela surtout vers l'obélion; car le *bourrelet marginal* (Broca), qui se forme à la rencontre des fibres externes avec les internes, apparaît là en dernier lieu. Ces fissures incomplètes des bords du pariétal, réunies quelquefois en un sillon unique, profond (*sulcus sagittalis externus* de Barkow), peuvent devenir complètes et intéresser toute l'épaisseur de l'os. La fissure, ainsi complétée, siège le plus souvent dans une région qui correspond à l'union des trois cinquièmes antérieurs avec le cinquième postérieur de la suture sagittale. Réunie avec la fissure symétrique du côté opposé, elle forme quelquefois une fontanelle : *incisure sagittale* ou *fontanelle de Gerdy* (1837). Le mode particulier d'ossification du pariétal et les nombreuses anomalies qu'il présente, ont été invoquées par Hunter, P. Dubois, Valleix, pour expliquer la production du céphalématome crânien. Féré (*Revue mensuelle*, 1879) a repris et complété la théorie formulée par ces auteurs : pour lui, toutes les petites cavités osseuses qu'on trouve sur le pariétal au niveau de l'obélion sont remplies de vaisseaux volumineux, à tel point que l'os ressemble à une éponge gorgée de sang ; chez le nouveau-né, les canaux veineux du diploé, qui plus tard protégeront les vaisseaux, ne sont pas encore formés ; sous l'influence de la moindre pression, il se produit un épanchement sanguin, soit par l'écartement de la fente, soit par une fracture prolongeant la fissure préexistante ; ainsi se forme une tumeur sanguine qui s'avance vers la bosse pariétale, grâce au facile décollement du péricrâne. De nombreuses pièces sont venues à l'appui de cette *origine fissuraire* du céphalématome.

Les anomalies d'ossification du pariétal ont aussi un intérêt obstétrical sur lequel Bonnaire (*Progrès médical*, 1891, n° 24 et 25) vient d'attirer l'attention.

Période fontanellaire. — Par les progrès de l'ossification, chaque os forme bientôt une pièce distincte ; les points où se rencontreront les angles de certains d'entre eux forment les espaces membraneux dits *fontanelles*.

Celles-ci sont de deux ordres : les unes, *normales*, au nombre de six ; d'autres, *anormales*.

Des six fontanelles normales, deux sont *supérieures* et médianes : l'*antérieure*, *grande fontanelle* ou *bregmatique*, est grande, quadrilatère, et se trouve à la réunion des pariétaux et du frontal. La *fontanelle postérieure, petite* ou *lambdatique*, est une petite lacune triangulaire, située à la rencontre des pariétaux et de l'occipital, c'est-à-dire des sutures lambdoïde et sagittale.

Les quatre autres fontanelles normales sont situées de chaque côté du crâne : fontanelles *latérales*, antérieures et postérieures. — La *fontanelle latérale antérieure* ou *ptérique*, correspond au lieu de réunion du frontal, du pariétal, du temporal et de la grande aile du sphénoïde, c'est-à-dire au ptérion ; elle a souvent disparu à la naissance. — La *fontanelle latérale postérieure* ou *astérique* correspond à l'astérion ; elle est située entre le pariétal, l'occipital et la portion mastoïdienne du temporal, qui est très rudimentaire chez le fœtus. — Une fontanelle assez constante, mais disparaissant généralement au huitième mois, existe entre le frontal, l'os planum et la petite aile du sphénoïde : *fontanelle orbitaire*.

Les progrès de l'ossification rétrécissent peu à peu les fontanelles, d'abord les latérales, puis les supérieures, qui ne disparaissent complètement que vers deux ans. Quelquefois elles peuvent persister chez l'adulte. On a rencontré chez celui-ci l'antérieure et les latérales postérieures.

Les *fontanelles anormales*, bien décrites par Hamy, sont des espaces membraneux, de formes et de dimensions très variables, qui se rencontrent dans les sutures encore imparfaites du crâne du nouveau-né. Nous avons déjà parlé de la plus importante : la fontanelle sagittale ou obélique. — La fontanelle *naso-frontale*, dite encore *fontanelle de Malgaigne*, observée par Le Courtois dans les proportions de 5 pour 100, et par Hamy de 2 pour 100, serait fréquente chez les hydrocéphales (Le Courtois). — La fontanelle *médio-frontale* de Hamy et Le Courtois ne serait qu'un prolongement dans la suture métopique de la fontanelle précédente. — La *fontanelle cérébelleuse* (Hamy, 1867) siège immédiatement au-dessus du trou occipital, entre lui et l'écaille, au lieu même où l'on trouve quelquefois l'osselet de Kerckringe, dont nous avons déjà parlé.

La connaissance exacte des fontanelles a une grande importance, tant pour l'accoucheur que pour le chirurgien. Certaines hernies du cerveau, encéphalocèles proprement dites, ou méningocèles, se forment là où se trouve une fontanelle normale ou anormale. Toutes les encéphalocèles ne peuvent pas s'expliquer de cette façon; mais il existe des cas non douteux où la hernie des méninges, accompagnée ou non de substance cérébrale, s'est produite au point faible de la capsule crânienne, c'est-à-dire au niveau des fontanelles (Reverdin, Chantreuil, Le Courtois).

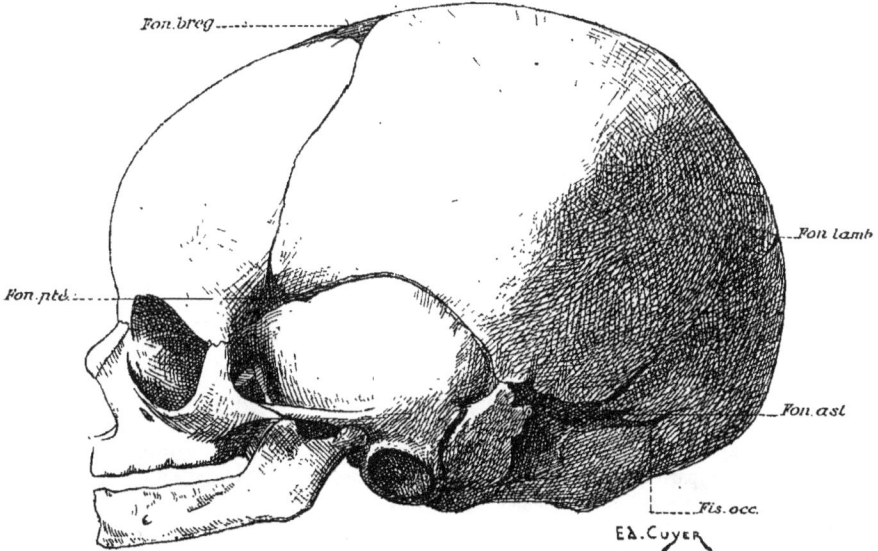

Fig. 84. — Squelette de la tête du nouveau-né.

Fon. breg., fontanelle bregmatique. — *Fon. lamb.*, fontanelle lambdatique. — *Fon. pté.*, fontanelle ptérique. — *Fon. ast.*, fontanelle astérique. — *Fis. occ.*, fissure occipitale.

Le crâne à la naissance. — D'après Gratiolet (1857), Schaafhausen et Walker (1866), le crâne présenterait à la naissance une prédominance du diamètre occipito-frontal sur le bipariétal : il serait dolichocéphale. Mais Manouvrier a montré que cette dolichocéphalie du nouveau-né est due aux déformations provoquées par l'accouchement : elle disparaît rapidement; en réalité, le crâne de l'enfant est légèrement brachycéphale. Immédiatement au-dessus des oreilles, sur les côtés, le crâne présente une protubérance répondant à la portion squameuse du temporal, et au-dessus d'elle une dépression oblique, allant de la grande aile du sphénoïde au centre d'ossification du pariétal. Cette dépression répond à la fosse sylvienne ; la saillie temporale exprime la prédominance des parties cérébrales situées au-dessous de cette fosse (lobe temporal) sur celles situées au-dessus d'elle (lobes frontal et pariétal, Gratiolet). Cette disposition, reste des formes fœtales, s'efface bientôt.

Les bords des différents os sont simplement contigus; ils sont réunis par des sutures membraneuses. Le rôle de ces sutures est de permettre aux os de se déplacer les uns sur les autres par un chevauchement léger. — Toutes les sutures ne permettent pas un jeu égal aux pièces qu'elles relient. A la naissance, les trois quarts inférieurs de la suture intercoronale ont disparu, par la synostose précoce des deux frontaux. La suture pariéto-temporale est déjà très serrée. de sorte que les deux os ne peuvent s'écarter l'un de l'autre; on ne sent donc pas d'interligne membraneux à ce niveau. Le contact, bord à bord, du pariétal et du frontal dans les trois quarts externes de leur suture, celui du pariétal et de l'occipital sur toute l'étendue de leurs connexions, sont assez lâches pour permettre un changement dans les rapports des rebords linéaires adjacents. Mais il n'existe pas d'écartement véritable, et, si l'on constate un chevauchement du pariétal sur le frontal ou sur l'occipital, on peut voir que les bords de ces os, grâce à leur souplesse, ne font que s'entre-croiser sur une très petite étendue. C'est ainsi que dans le tassement total du crâne, on sent le pariétal déborder le frontal, mais en passant mi-partie au-dessous et mi-partie au-dessus de lui. Il en est de même pour la suture occipito-pariétale, bien qu'en ce point le déplacement s'effectue presque exclusivement par l'enfoncement de la lame osseuse épactale au-dessous du pariétal (Bonnaire, *loc cit.*, p. 481). C'est au niveau de la suture sagittale, reliant les deux pariétaux, que les os jouissent de la plus grande mobilité. Aussi cet espace linéaire membraneux offre-t-il au doigt un relief plus accusé que les autres sutures; comme il est le plus aisément accessible au toucher, dans la présentation du sommet, on a pu le considérer comme l'aiguille de la boussole qui guide l'accoucheur dans le diagnostic des positions de l'extrémité céphalique fléchie (Bonnaire). Enfin, entre les deux portions écailleuse et basilaire de l'occipital, il existe à la naissance une bande de tissus alternativement fibreux et cartilagineux; c'est une véritable charnière (charnière occipitale), autour de laquelle la portion écailleuse de l'occipital tourne, pour s'avancer sous les pariétaux, et favoriser les modifications des dimensions de la tête pendant l'accouchement (Budin, Société d'anthropologie, 1876).

J'ai déjà parlé des fontanelles; je n'y reviendrai pas. — Peu de temps après la naissance, la voûte du crâne subit une expansion dans sa totalité : les sutures et les fontanelles s'élargissent à tel point que dans certains cas on pourrait croire au développement d'une hydrocéphalie. Les sutures peuvent acquérir de ce fait des dimensions très grandes; Budin a vu les fronto-pariétales (coronales) mesurer 7 millimètres et la sagittale 14 millimètres de largeur.

En somme, chez le nouveau-né, le crâne subit deux espèces de modifications : 1° les unes, au moment de l'accouchement; 2° les autres, alors que la tête a repris sa forme normale, pendant la première semaine qui suit la naissance.

Il reste à signaler quelques caractères particuliers au crâne du nouveau-né. Les bosses pariétales et frontales sont très accusées (Voy. fig. 84). La face inférieure de la base est presque plate. Les cavités glénoïdes à peu près planes, l'absence des apophyses vaginale et styloïde paraissent favoriser les luxations en arrière de la mâchoire. Les apophyses ptérygoïdes sont courtes et inclinées en dehors et en avant. Les condyles occipitaux, à peine distincts, avec leur surface articulaire plate et petite, sont placés en avant du centre de gravité, vu le peu de développement de la face à cette époque; aussi l'enfant a-t-il une certaine difficulté à tenir sa tête en équilibre. Enfin toutes les saillies et les crêtes sont rudimentaires. Les sinus ne sont pas encore apparus.

Landzert (*Petersb. med. Zeits.*, 1868) décrit dans la portion postérieure du corps du sphénoïde du nouveau-né un canal terminé en cul-de-sac. Ce canal prend naissance dans la fosse de l'hypophyse, et dans 10 pour 100 des cas il atteint la face inférieure du corps de l'os. Landzert le considère comme un rudiment de la « poche de l'hypophyse », qui, pendant la vie embryonnaire, met en communication l'arrière-gorge et la cavité crânienne.

Tel est le crâne normal à la naissance ; il faut signaler quelques *anomalies*. Elles tiennent toutes à des variations de l'ossification. Tantôt on voit naître, à plein terme, des enfants d'un volume au-dessus de la moyenne, vigoureux dans tous leurs appareils, et qui offrent un crâne mou, dépressible et sillonné d'espaces membraneux très larges. Tantôt, au contraire, les enfants, ayant tous les caractères de la débilité congénitale, présentent une voûte crânienne très compacte, presque dépourvue de sutures et de fontanelles. Dans le premier cas, il y a eu retard ; dans le second, accélération dans la marche de l'ossification normale. Ces anomalies ont été bien décrites par Bonnaire (*Progrès médical*, 1891, n°° 24 et 25).

Les anomalies d'ossification par défaut peuvent occuper toute la calotte osseuse ; mais leur siège de prédilection est le pariétal. Parmi elles se rangent la largeur des sutures et des fontanelles, l'existence de confluents membraneux qui doivent être comblés à la naissance ou les fontanelles anormales. — Ces anomalies par défaut d'ossification sont assez fréquentes ; d'après Truzzi on les rencontre dans la proportion de 1,229 pour 100. Bonnaire regarde cette proportion comme trop faible. Le même auteur rapporte un fait intéressant d'anfractuosités nombreuses, arborescentes, de la calotte crânienne, chez un nouveau-né. Parmi ces anomalies, les perforations crâniennes, bien étudiées par Parrot (Des perforations crâniennes spontanées chez les enfants du premier âge, *Rev. de méd. et de chirurg.*, t. III, 1879), ont donné lieu à de nombreuses discussions. Parrot les a divisées en congénitales et acquises : les secondes seraient en relation avec la syphilis. Les congénitales, disposées symétriquement le long des sutures sagittale et métopique, ne dépassent pas en bas les bosses pariétales et frontales : rares sur les frontaux, on les voit surtout autour du bregma et sur les pariétaux.

L'ossification prématurée fait disparaître les bandelettes membraneuses reliant les pièces osseuses entre elles, et celles-ci peuvent même se trouver entièrement engrenées à la naissance. L'excès d'ossification se traduit par l'apparition de noyaux d'ossification surnuméraires dans l'aire des fontanelles : ces noyaux donnent naissance aux os *wormiens*. D'après Manouvrier, l'apparition de points surnuméraires et d'os wormiens n'est point due à un excès d'ossification : elle se produit, au contraire, quand les points d'ossification normaux n'ont pas réussi à recouvrir suffisamment vite l'espace qu'ils devaient recouvrir.

Comme exemple d'hyperossification prématurée du crâne, je signalerai les faits figurés par Ahlfeld dans son Atlas (Leipzig, 1882, Tabl. XLII). où presque toutes les sutures étaient synostosées, et les fontanelles entièrement ossifiées. Ces faits ont une grande importance obstétricale, le crâne, transformé en un bloc irréductible, pouvant devenir une cause de dystocie.

Parmi les affections congénitales du crâne, les *kystes dermoïdes* et les *encéphalocèles* tiennent une place importante. Je tiens à dire quelque mots de leur pathogénie et de leurs particularités anatomiques, en étroite connexion avec le développement du crâne.

Les *kystes dermoïdes du crâne* siègent au niveau de la voûte ; leur formation est intimement liée au développement de cette dernière. Ils sont de deux ordres : *extra-crâniens* et *intra-crâniens*. Les premiers, de beaucoup les plus fréquents, peuvent être médians ou latéraux.

Les *kystes extra-crâniens médians* se distinguent suivant la région du crâne qu'ils occupent, en : 1° kystes du dos du nez ; 2° kystes glabellaires ou intersourciliers ; 3° kystes bregmatiques ou de la fontanelle antérieure ; 4° kystes de l'inion ou de la protubérance occipitale. — Les kystes du dos du nez appartiendraient plutôt à la face, mais Lannelongue fait observer que leur origine est bien crânienne ; ils naissent au niveau de la glabelle, par le même processus que tous les kystes dermoïdes crâniens, et sont entraînés ultérieurement de haut en bas par le développement du bourgeon nasal. Aussi, même sur le kyste occupant la pointe du nez, on trouve le stigmate de son origine crânienne sous la forme d'un prolongement intra-crânien, fistuleux, aboutissant à la glabelle. — L'existence des *kystes de l'inion*, extra-crâniens, paraît douteuse ; on ne possède qu'un seul fait de ce genre, et encore est-il discutable (Spring). — Parmi les particularités anatomiques des *kystes glabellaires* et *paraglabellaires* et des *kystes bregmatiques*, je signalerai : la fréquence des kystes pédiculés dans la première variété, les kystes bregmatiques étant au contraire toujours sessiles, et enchâssés dans une dépression osseuse entourée d'un bourrelet saillant formé par un cercle ou chaton d'hyperostose; quelquefois, la surface crânienne est perforée à leur niveau. — Les kystes *extra-crâniens latéraux* sont excessivement rares; dans les deux cas connus ils occupaient la région occipitale (Lannelongue).

Les *kystes intra-crâniens* sont médians en général et ils siègent à l'inion; très exceptionnellement on en a rencontré des latéraux (W. Turner, Picot), au niveau de l'occipital. — Les *kystes de l'inion* siègent au niveau du pressoir d'Hérophile. Ils peuvent être extra ou intra-dure-mériens; dans le dernier cas, ils s'insinuent tout d'abord entre les deux lobes du cervelet et le compriment; plus tard, la protubérance, le bulbe et la moelle cervicale pourront être aussi comprimés et même subir une atrophie prononcée. Le crâne est creusé à leur niveau d'une fossette dont le centre peut présenter une véritable perforation. Cette dernière n'est pas de formation secondaire; elle témoigne de l'origine cutanée du kyste intra-crânien, et elle est le résultat d'un défaut d'ossification autour du pédicule du kyste, pédicule qui tantôt persiste et tantôt disparaît (Lannelongue). Il faut remarquer que ces kystes restent latents avant l'époque de l'occlusion des fontanelles (deux ans).

La *pathogénie* des kystes dermoïdes du crâne est assez obscure. On leur a appliqué la théorie générale de l'inclusion (Verneuil), ou enclavement ectodermique (Lannelongue). Suffisante pour certains kystes, cette genèse laisse beaucoup à désirer pour un grand nombre. Nous avons vu que le crâne est formé par la réunion, sur la ligne médio-dorsale, des deux lames céphaliques; nous avons dit aussi que, pendant un certain temps, l'encéphale se trouve en contact immédiat avec l'ectoderme. Un îlot ectodermique, inclus dans la membrane unissante, peut se développer dans l'épaisseur de cette membrane et former un kyste intra-osseux; il peut aussi se porter vers l'extérieur, soulever le derme cutané, tout en conservant ses attaches avec l'un des éléments de la membrane unissante; il peut encore évoluer vers la cavité crânienne, se coiffer de la dure-mère, et former un kyste intra-crânien sous-dure-mérien; enfin, il peut franchir celle-ci, pour arriver en contact direct avec les vésicules encéphaliques. Ces derniers forment les kystes intra-dure-mériens, rattachés par un pédicule à leur lieu d'origine.

Cette théorie simple nous montre bien le mode de formation des kystes dermoïdes médians, mais elle ne peut nous dire pourquoi ces kystes ont des sièges de prédilection, pourquoi on ne les rencontre pas sur tous les points de la ligne médiane de la voûte crânienne; elle ne nous dit pas non plus pourquoi les kystes intra-crâniens médians ne se trouvent qu'au niveau de l'inion. Enfin, elle ne peut être applicable aux kystes latéraux intra ou extra-crâniens, car, et ceci a une grande importance, les lames proto-vertébrales de la tête, ou lames céphaliques, à l'encontre de celles du rachis, sont indivises et ne présentent pas de solution de continuité sur les côtés du crâne. Il semble donc qu'un phénomène comparable à l'enclavement ectodermique, possible au niveau de la ligne médio-dorsale du crâne, ne peut avoir lieu ici.

En somme, si la théorie de l'enclavement peut, à la rigueur, nous expliquer la formation des kystes dermoïdes médians du crâne, elle paraît inapplicable aux kystes latéraux.

Encéphalocèles. — La hernie des méninges seules (méningocèle), ou accompagnée de celle d'une partie de l'encéphale (encéphalocèle), contenant le plus souvent du liquide (hydrencéphalocèle), peut être acquise ou congénitale. La pathogénie de cette dernière variété d'encéphalocèle, de beaucoup la plus fréquente, est intimement liée au développement du crâne; à ce titre, elle doit nous arrêter un instant. D'après leur siège, les encéphalocèles sont de deux ordres : celles de la voûte et celles de la base du crâne. — Les tumeurs de la voûte, ordinairement médianes, exceptionnellement latérales, ont un lieu d'élection : la région occipitale; très rarement elles occupent les parties antérieures de la voûte. L'orifice osseux, à travers lequel la tumeur est reliée au contenu crânien, siège le plus souvent au niveau de la protubérance occipitale externe (inion), quelquefois au-dessus ou au-dessous d'elle, et même à la place de l'osselet de Kerckringe; plus rarement, il traverse la fontanelle postérieure, la suture sagittale, la fontanelle antérieure ou la glabelle. — Les tumeurs de la base traversent l'éthmoïde, la fente sphénoïdale, ou la suture ethmoïdo-sphénoïdale; elles font irruption dans les cavités de la face (orbitaire, nasale, pharyngienne, buccale), et apparaissent à l'extérieur à l'angle externe ou interne de l'œil, dans la région du sac lacrymal ou du canal nasal, à l'orifice buccal, etc. La méningocèle pure, dont l'existence est contestée (Houel), ne s'observerait qu'aux régions occipitale et frontale. — La partie encéphalique, contenue dans la tumeur, varie avec le siège de cette dernière : les cornes postérieures du cerveau (tumeur sus-occipitale), le pont de Varole, les tubercules quadrijumeaux, les pédoncules cérébraux (tumeur de l'inion), le cervelet (tumeur sous-occipitale), ou les cornes frontales du cerveau (tumeur glabellaire). Le plus souvent la partie encéphalique herniée contient une cavité, pleine de liquide, en communication par un fin canalicule avec une des cavités ventriculaires encéphaliques, dont elle est une dépendance : hydrencéphalocèle. Dans quelques cas, la masse encéphalique ectopiée présente une structure mixte ; on y trouve des éléments cellulaires de la substance grise cérébrale et cérébelleuse (Suchard et Ranvier).

La *pathogénie* de ces tumeurs a donné lieu à de nombreuses discussions. Parmi les théories émises, nous n'en discuterons qu'une, celle qui rencontre le plus de crédit en ce moment, la théorie de l'arrêt du développement du crâne membraneux. D'après cette théorie, la formation de la tumeur remonterait à la période initiale du développement du crâne membraneux. Avant que les lames céphaliques se réunissent, par l'intermédiaire de la membrane unissante, l'encéphale et les méninges présenteraient un diverticule extra-crânien ; autour du pédicule réunissant ce dernier au contenu crânien, la membrane unissante présente une solution de continuité, qui sera l'orifice osseux dont nous avons parlé. Quant à la cause même de la production de ce diverticule méningo-encéphalique, on a invoqué : les adhérences amniotiques (Geoffroy Saint-Hilaire, Cruveilhier, Lannelongue), la compression de la vésicule encéphalique par l'amnios (Dareste), une véritable hyperplasie du tissu nerveux ou encéphalôme (P. Berger). Même en acceptant une de ces causes, il n'est pas moins certain que cette théorie ne peut être appliquée qu'aux encéphalocèles médianes de la voûte ; elle est, au contraire, impuissante à nous expliquer la genèse de celles de la base et des latérales de la voûte. Aussi nous croyons qu'il faut être éclectique, et reconnaître des causes diverses à ces tumeurs. A quelques-unes (les médianes de la voûte) on peut appliquer la théorie que nous venons de développer ; mais, pour beaucoup d'autres, nous croyons plutôt à leur production tardive au niveau d'un point faible du crâne : fontanelle normale ou anormale, probablement par suite d'une tension intra-encéphalique exagérée (hydrocéphalie ventriculaire, Spring).

Période osseuse ou ostéo-suturale. — Le crâne, à cette période, est arrivé à son parfait développement ; les espaces membraneux, sutures et fontanelles, ont disparu par suite du rapprochement des os du crâne et de l'engrènement de leurs bords, pour constituer les sutures définitives. Ce crâne adulte est déjà décrit ailleurs ; aussi nous n'étudierons ici que les modifications qu'il subit avec l'âge. — On sait que les sutures sont les organes principaux de l'accroissement crânien : or, la modification la plus importante que subit le crâne adulte, c'est l'arrêt de sa croissance par suite de l'*oblitération complète des sutures* ou *synostose crânienne*. Celle-ci a une grande influence sur le développement de l'encéphale.

Très importante, tant au point de vue anthropologique que chirurgical, aujourd'hui surtout qu'on pratique la crâniectomie, pour parer aux inconvénients des synostoses prématurées, cette question a été étudiée de tout temps. Son importance et son actualité légitiment l'étendue relativement grande que nous allons donner à ce chapitre. Hunauld (mémoire présenté à l'Académie des sciences, en 1730), Bertin et Sœmmering, avaient déja étudié le mode d'oblitération des sutures. Mais il faut arriver à Gratiolet pour trouver une étude complète sur les sutures, leur rôle et leur mode d'oblitération. — Après avoir relevé les liens étroits qui existent entre la capacité du crâne et le volume de l'encéphale, Gratiolet chercha l'ordre d'oblitération des sutures ; il arriva aux conclusions suivantes : 1° la synostose est plus précoce dans les races inférieures que dans les supérieures ; 2° dans les races inférieures, l'ossification marche d'avant en arrière ; dans les supérieures, elle marche d'arrière en avant.

L'inégal développement des lobes antérieurs du cerveau dans les races inférieures et dans les supérieures, en rapport avec l'inégalité de leur intelligence, serait en rapport avec le fait exprimé dans la deuxième conclusion ou loi de Gratiolet. Dans les races supérieures, le cerveau antérieur continue à se développer, alors que le postérieur a cessé son évolution, la suture lambdoïde, dont le rôle est rempli, s'ossifie avant la coronale, chargée de fournir encore au développement du frontal. Dans les races inférieures, les choses se passent inversement. — Les recherches de Sappey, de Pommerol, de Hamy, de Zuckerkandl, ont infirmé, partiellement, la loi posée par Gratiolet.

Actuellement, grâce aux recherches de Ribbe (thèse de Paris, 1885), il est établi que l'ossification est toujours plus avancée à la table interne du crâne qu'à la table externe. À la table interne, la synostose débute, chez les Parisiens, au niveau de l'obélion, et de là se propage par continuité, ou peu s'en faut, en avant et en arrière. Les sutures du temporal sont les dernières à se fermer. Dans les deux tiers des cas, l'ordre d'oblitération des grandes sutures est le suivant : 1° sagittale; 2° coronale; 3° lambdoïde. Cette dernière est envahie avant la coronale une fois sur trois.

La marche de l'ossification est très rapide à la table interne, si ce n'est au niveau des sutures du ptérion et de la région temporale. À la table externe, la synostose apparaît, en général, dans le voisinage de l'*obélion* chez les nègres, et dans le plus grand nombre des races supérieures. Chez les Parisiens, et dans les groupes français et étrangers les plus brachycéphales, la suture lambdoïde commence à s'oblitérer avant la fronto-pariétale. Le contraire a lieu dans toutes les autres séries.

Les divisions de la sagittale sont envahies dans l'ordre qui suit : 1° obélion; 2° vertex; 3° extrémité postérieure; 4° extrémité antérieure. Dans les races où le vertex se prend d'abord, l'obélion tient toujours le second rang. Vers le ptérion, la suture sphéno-frontale se ferme toujours avant la sphéno-pariétale; l'une et l'autre sont oblitérées relativement plus tard dans les races inférieures que dans les supérieures. Les sutures écailleuse et mastoïdo-pariétale sont, chez tous les peuples, les dernières envahies par la synostose.

D'après les recherches faites par Ribbe sur 2200 crânes, l'ossification normale apparaît à la table externe, dans les races supérieures, à 20 ans au plus tôt, à 55 au plus tard, entre 40 et 45 ans dans les cas moyens. Dans les races inférieures, les sutures commencent à se fermer en moyenne à l'âge de 25 à 28 ans. En raison des variétés individuelles, il est impossible de fixer, même approximativement, la date des différentes périodes de l'oblitération. Il est illusoire de chercher à établir l'âge d'un sujet d'après la seule inspection des sutures.

Souvent la marche de la synostose est asymétrique, au niveau des sutures transversales et latérales. L'oblitération est, en général, plus avancée à droite pour la lambdoïde, à gauche pour la coronale et les sutures du ptérion. La plupart des crânes humains (moitié des cas) sont asymétriques. Le plus souvent l'occipital est plus proéminent à droite, pendant que la bosse frontale gauche l'emporte sur la bosse frontale droite; quelquefois on trouve l'inverse (50 %). Rarement le même côté du crâne est à la fois le plus développé en avant et en arrière. Cette asymétrie du crâne est due à la marche asymétrique de la synostose, qui dépend elle-même d'un inégal développement du cerveau.

Nous avons déjà vu que, une suture étant donnée, l'ossification est, en général, précoce aux endroits les plus simples. La pression réciproque des os du crâne, plus accentuée à la table interne, est la cause efficiente de la disparition des complications internes et de l'apparition précoce de la synostose à la table interne. Chez le nègre, les sutures sont moins compliquées que chez l'Européen, d'où synostose plus précoce chez le premier.

La synostose de la suture métopique ou médio-frontale est bien plus précoce que celle des autres sutures. On a beaucoup discuté sur l'époque et le mode de son oblitération. Considérée comme un apanage presque exclusif de l'homme (Vésale, Riolan), l'existence régulière de la suture métopique, dans les deux sexes, fut bientôt démontrée (Sœmmering, Fallope). Son oblitération est très précoce : commencée dès un an, elle se termine vers l'âge de deux ans, en laissant en bas une fissure verticale de 10 à 12 mm. de hauteur, qui ne disparaît qu'à la sixième ou septième année, quelquefois même plus tard. L'ossification de la suture se ferait d'après Ribbe (loc. cit., p. 124) dans l'ordre suivant ; 1° division moyenne; 2° division supérieure; 3° division inférieure. La persistance de cette suture chez l'adulte n'est pas rare : elle constitue le *crâne métopique*. La fréquence du métopisme serait de 1/10; chez les races brachycéphales. il serait plus fréquent encore (Auvergnats, 1/7 (Calmettes). Le métopisme n'a que peu d'influence sur la marche de la synostose crânienne : il favorise quelque peu l'oblitération des parties supérieures de la coronale (Ribbe, loc. cit., p. 161).

Toutes les sutures dont nous venons de parler occupent la voûte du crâne. À la base, nous trouvons la suture sphéno-occipitale, qui s'oblitère plus tard que la métopique, mais plus tôt que les autres sutures du crâne. Elle s'oblitère entre 15 et 16 ans, longtemps après la soudure des deux sphénoïdes. D'après Gratiolet, la synostose sphéno-occipitale serait retardée chez les microcéphales; cette assertion est infirmée par Vogt.

Synostose prématurée. — Pommerol a vu un cas où la synostose s'était faite pendant la vie intra-utérine. Virchow en 1851 avança le premier que la synostose prématurée avait une grande influence sur la forme du crâne et déterminait des déformations diverses. Après lui Lucae, Welcker, de Baër, Bernard Davis, étudièrent cette question, en se basant sur le fait que le crâne croît par ses sutures, comme les os longs par leurs cartilages épiphysaires.

Virchow a formulé les deux lois suivantes : 1° la croissance des os crâniens soudés entre eux par une ossification précoce s'arrête dans une direction perpendiculaire à la suture ossifiée; 2° la compensation se fait en sens inverse de l'axe de rétrécissement, et cela, grâce à la poussée cérébrale qui exagère ses effets au niveau des points où elle ne rencontre pas de résistance. L'existence d'une relation de cause à effet entre la soudure précoce et la . déformation crânienne, admise par Lucae, fut niée par Pommerol, B. Davis, Broca, qui montrèrent des synostoses précoces sans déformations crâniennes, et des cas où ces dernières se présentaient sans soudure précoce. Gudden, à la suite d'expériences nombreuses (ligature des deux carotides) pratiquées sur des lapins, peu de jours après la naissance, montra que le rétrécissement du crâne peut avoir lieu sans synostose, sous l'influence directe de l'état de la circulation artérielle. D'autres expériences prouvèrent qu'on peut produire des synostoses sans rétrécissement, en modifiant encore les conditions circulatoires (ligature des jugulaires internes et externes), chez le lapin, deux ou trois jours après la naissance.

Des expériences de Gudden, il résulterait que les sutures ne seraient pas la seule voie par laquelle se ferait l'accroissement des os, et que la croissance interstitielle joue un rôle aussi grand dans le développement du crâne. Gudden a prouvé ce fait par les expériences suivantes : au moyen d'une pointe d'acier, il pratique sur le crâne de lapins nouveau-nés de petites marques; au bout de six semaines, il sacrifie les lapins et il constate que les marques sont notablement écartées. La croissance interstitielle existe donc en tous les points du crâne; toutefois Gudden a constaté qu'elle est d'autant plus forte qu'on se rapproche plus du bord des os, ce qui laisse aux sutures leur rôle prépondérant.

Ces expériences expliquent aussi la déformation du crâne dans le torticolis, avec compression de certains troncs vasculaires du cou. Mais elles ne peuvent pas être appliquées complètement au crâne humain. Aussi faudrait-il s'en tenir à la théorie de Virchow dans l'immense majorité des cas où les faits se prêtent à son application. Dans les cas seulement où cette théorie est manifestement en défaut, on devra chercher dans la voie décrite par Gudden une explication plus plausible que celles qui ont été jusqu'ici présentées.

Quelle est la cause de la synostose prématurée? — L'ostéite? (Virchow), — un manque de toute suture (Baer), — une trop grande proximité de deux centres d'ossification (Marcelli)?

On sait quelle est l'influence de la synostose précoce sur le développement du cerveau, et par conséquent sur l'état intellectuel des sujets qui en sont atteints. On a vu là une des causes de l'idiotie. De là les tentatives de guérison par la crâniectomie (Lannelongue), destinée à permettre l'expansion du cerveau.

D'après Merkel, le développement du crâne après la naissance comprend deux périodes d'accroissement bien séparées. Une première qui va de la naissance à la septième année, une seconde qui se prolonge jusqu'à l'achèvement complet. Pendant la première année, l'accroissement du crâne est régulier; — de 2 à 6 ans, les régions occipitale et frontale se développent, en même temps que la partie faciale s'élargit; l'accroissement est moins rapide du côté de la base; — de 6 à 7 ans c'est la base qui s'allonge, tandis que les os de la voûte croissent d'une façon insignifiante; en même temps, la face se développe en hauteur et en profondeur. — *Vers la fin de la septième année, le corps de l'occipital, le trou occipital, le rocher et la lame horizontale de l'ethmoïde ont acquis leurs dimensions définitives.* — La deuxième période, qui commence avec la puberté, est marquée par le développement du frontal, l'élargissement du visage, qui croît aussi en profondeur. Le crâne entier s'élargit fortement, et poursuit son accroissement jusqu'à un âge encore indéterminé.

Au dire de Quételet, la croissance du crâne serait achevée vers 30 ans. Tenon a prétendu que le volume de la tête décroissait dans la vieillesse. Parchappe a conclu de mensurations nombreuses, mais portant sur des sujets de taille différente, que l'augmentation de volume de la tête semblait continuer jusqu'à 60 ans. Malgaigne admet que la tête augmente jusqu'à 40 ans. Il doute fort que son accroissement continue au delà de cette époque

Période sénile (état sénile ; crâne sénile ; atrophie sénile). — Les modification séniles du crâne ont été étudiées par Virchow, Sauvage, etc., etc.

Le caractère de sénilité du crâne consiste dans l'ankylose, dernier terme de la synostose. Parchappe admettait que le crâne augmentait de volume jusqu'à près de cinquante ans, pour diminuer au delà de soixante. Sauvage a infirmé cette opinion. Rien de caractéristique, soit dans l'épaisseur, soit dans le poids et la densité du crâne sénile. La structure histologique des os du crâne des vieillards présente quelques modifications : les canaux de Havers sont plus rares, les ostéoplastes plus petits, et les canalicules plus rares. Les cellules du diploé sont agrandies, et les colonnettes ou trabécules qui les séparent sont plus grêles que chez l'adulte. — Mais, parmi les stigmates des crânes séniles, les plus importants sont : l'atrophie et l'hypertrophie.

L'atrophie sénile siège au niveau des pariétaux surtout. On trouve, placé symétriquement des deux côtés, un amincissement de l'os, avec une dépression, visible sur la convexité de la calotte crânienne, et qui devient plus frappante lorsqu'on l'examine par transparence. Le siège précis de cette usure de l'os est remarquable par sa constance : ce lieu d'élection se trouve sur les pariétaux, entre les bosses pariétales et l'obélion ; la lésion est ordinairement plus marquée à droite. L'amincissement se produit aux dépens du diploé qui disparaît et de la lame externe qui s'atrophie. Aussi, tandis que la face externe est déprimée, l'interne n'est pas modifiée. L'os, épais de moins d'un millimètre, est formé de la table interne intacte, et d'une mince lamelle de table externe. L. B. Schmidt a signalé les stries blanches, plexiformes, que l'on aperçoit dans la plaque d'atrophie, en la regardant à contre-jour. Tout autour de la dépression se produit une formation nouvelle, un bourrelet, dû à l'épaississement du diploé. La plaque d'atrophie a son grand diamètre dirigé d'avant en arrière et de dehors en dedans ; elle ne dépasse jamais en dehors la ligne courbe temporale, et elle finit en dedans à un centimètre de la ligne médiane. Parfois cette plaque n'est pas régulière ; elle est serpigineuse ; rarement on a observé la perforation complète de l'os. Virchow a étudié la structure de la zone atrophiée, et Sauvage en a fait l'analyse chimique ; nous renvoyons pour les détails aux travaux déjà cités de ces auteurs.

La *pathogénie* de l'atrophie sénile du crâne est très discutée. Dans l'immense majorité des cas connus, les crânes atrophiés appartenaient à des vieillards septuagénaires ou octogénaires. Le sexe a une influence indiscutable : le sexe féminin y est beaucoup plus prédisposé. L'atrophie peut aussi siéger au niveau de la suture sagittale, sur le frontal, sur l'occipital et sur les régions pariétales, de chaque côté de la suture sagittale.

D'autres lésions du crâne sénile peuvent être rattachées au même travail d'atrophie. La déhiscence spontanée de la voûte du tympan et des cellules mastoïdiennes qui produit le pneumatocèle du crâne ; la perforation de la paroi du sinus longitudinal supérieur, qui peut donner lieu à une variété de tumeur veineuse du crâne en communication avec les sinus.

Disons enfin que cette atrophie des pariétaux, dite sénile, peut se montrer, quoique rarement, sur des crânes adultes.

Un autre caractère sénile se rencontre sur des crânes atteints d'atrophie : c'est la présence de dépôts osseux à la face interne des os du crâne, et en particulier au niveau du frontal. Virchow rapproche cette hyperostose interne des lésions d'arthrite sèche. Humphry, considérant que l'hypertrophie du crâne, chez les vieillards, peut coexister avec l'amincissement dans d'autres points de la boîte osseuse, rattache ces dystrophies à la diminution de volume du cerveau, qui a pour conséquence un abaissement de la pression intra-crânienne et des modifications de la circulation.

Je possède, dans ma collection, deux crânes qui présentent un épaississement très remarquable des os : sur l'un la paroi atteint en certains points quatre centimètres d'épaisseur ; sur l'autre, elle ne dépasse guère deux centimètres. Sur ces deux têtes, les os de la face prennent part aussi à ce processus hypertrophique. Je ne saurais dire si ces altérations doivent être rattachées au rachitisme ou à la syphilis, ou bien aux deux. Huschke (Iéna, 1856) décrit et fait représenter sous toutes ses faces un squelette de tête présentant les mêmes altérations ; il le décrit sous le nom de *crânio sclerosis totalis rachitica*.

DE L'APPAREIL AUDITIF

Envisagé dans on ensemble, l'appareil auditif comprend des parties fort différentes :

1° Une partie *principale*, l'*oreille interne* ou *labyrinthe*, essentiellement composée par des parties membraneuses supportant un épithélium sensoriel avec lequel les terminaisons du nerf auditif viennent se mettre en rapport ;

2° Des parties *accessoires* qui sont : *a* — un conduit ou canal, sorte d'entonnoir

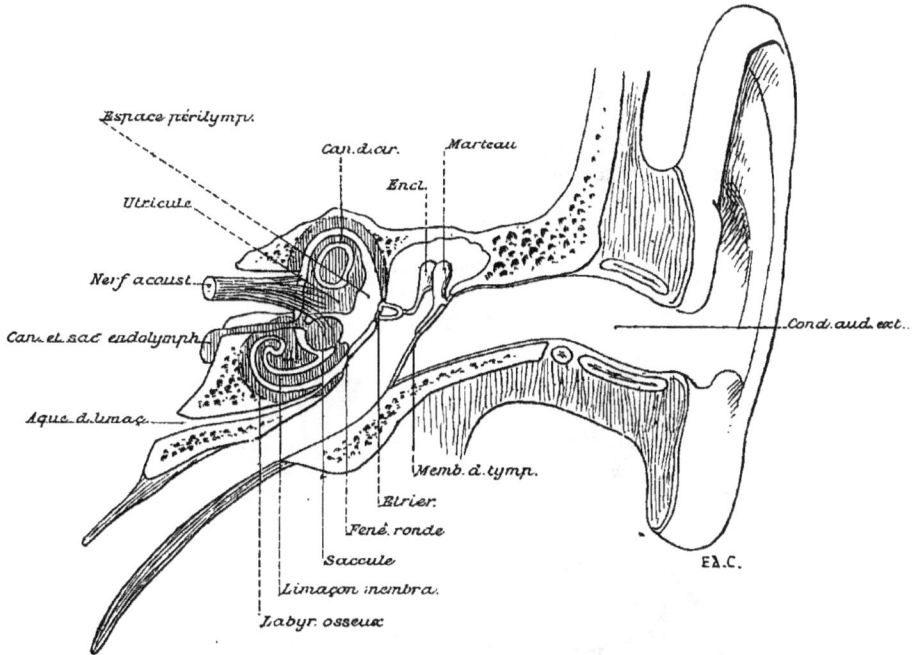

Fig. 85. — Figure demi-schématique destinée à montrer l'ensemble de l'appareil auditif.

cartilagineux, qui s'épanouit à l'extérieur en conque ou pavillon, c'est l'*oreille externe*, composee du *pavillon de l'oreille* et du *conduit auditif externe* ; — *b*) une cavité, intermédiaire au conduit auditif et à l'oreille interne, la *caisse tympanique* ou *oreille moyenne* ; séparée du conduit auditif par la *membrane du tympan*, elle contient une *chaîne d'osselets* ; l'oreille moyenne communique, d'une part, avec le pharynx nasal par un conduit tubaire, la *trompe d'Eustache*, et, d'autre part, elle se prolonge dans l'épaisseur des os voisins par des espaces ou cellules osseuses (*antre pétreux*, cellules *mastoïdiennes*) qui forment les *annexes pneumatiques de l'oreille moyenne*.

Les ondes sonores recueillies par le pavillon, dirigées vers la caisse tympanique par le conduit, rencontrent au fond de celui-ci la membrane du tympan qui entre en vibration ; la chaîne des osselets transmet ces vibrations aux liquides du labyrinthe et par leur intermédiaire à l'épithélium sensoriel dans lequel s'épanouit le nerf auditif.

Le schéma représenté figure 85 permet de saisir la situation et les rapports respectifs des diverses parties dont se compose l'appareil auditif.

L'oreille externe, l'oreille moyenne et ses annexes, l'une superficielle, l'autre encore accessible dans toutes ses parties, ont presque exclusivement attiré l'attention ; l'oreille interne est d'ordinaire fort négligée dans les ouvrages du genre de celui-ci. Je ne me conformerai pas à cette habitude ; l'étude de l'oreille interne nous permettra de mieux comprendre certains symptômes mal interprétés jusqu'ici et peut-être, après les avoir mieux compris, de les traiter plus efficacement.

La chirurgie de oreille interne est à créer : j'essayerai d'ouvrir la voie en précisant la situation topographique de ses diverses parties.

DÉVELOPPEMENT DE L'ORGANE AUDITIF

Le mode de développement de la partie principale (Oreille interne) est fort différent de celui des parties accessoires (Or. ext. et moy.).

DÉVELOPPEMENT DE L'OREILLE INTERNE

Labyrinthe membraneux. — Comme dans les autres organes des sens, la partie essentielle de l'oreille se forme aux dépens de l'ectoderme, à la surface du

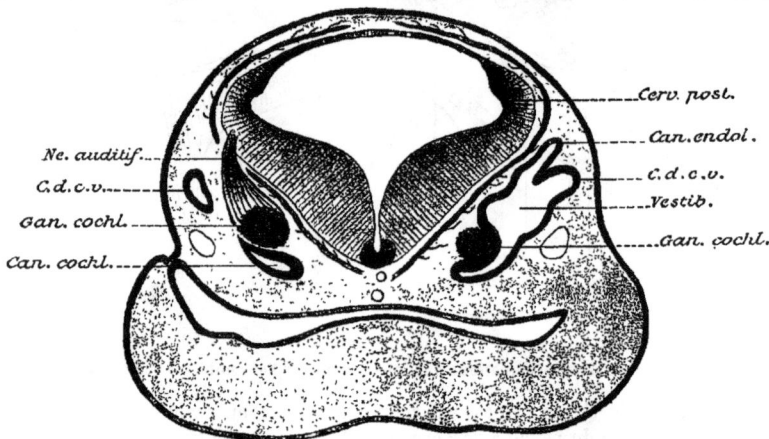

Fig. 86. — Coupe transversale de la tête d'un embryon de mouton, long de 16 millimètres dans la région de la vésicule auditive (d'après Böttcher).

La coupe, un peu oblique, passe à droite par le milieu de la vésicule auditive, tandis qu'à gauche elle passe un peu plus en avant. *Ne. aud.*, nerf auditif.

C. d c. v., canal demi-circulaire vertical. — *Gan. coch.*, ganglion cochléaire. — *Can. cochl.*, canal cochléaire. — *Vestib.*, vestibule. — *Can. end*, canal endolymphatique (recessus labyrinthis).

corps de l'embryon. — La première ébauche de l'organe est un épaississement, puis une *fossette*, dépression ou invagination de l'ectoderme, qui apparaît de chaque côté, dans la région postérieure de la tête, au niveau du cerveau postérieur, au-dessus de la première fente branchiale. (Voy. fig. 86 et fig. 87.) La paroi de cette fossette auditive est très épaisse. Bientôt la fossette se creuse; ses lèvres se rapprochent, puis se soudent; la *fossette auditive* est ainsi transformée en une *vésicule auditive*. Cette vésicule reste d'abord unie par un pédicule creux au point de la surface du corps où elle a pris naissance : plus tard elle s'en sépare complètement. Sur l'embryon de quatre semaines, la fossette auditive est encore à l'état de sac très profond, enfoncé dans les couches mésodermiques, et retenu à la surface par un pédicule; sur l'embryon d'un mois la vésicule est déjà détachée de l'épiderme et se présente sous la forme d'une vésicule arrondie, plongée dans le mésoderme, entre l'épiderme et l'arrière-cerveau.

En même temps le *nerf auditif*, né de l'arrière-cerveau par une traînée cellulaire

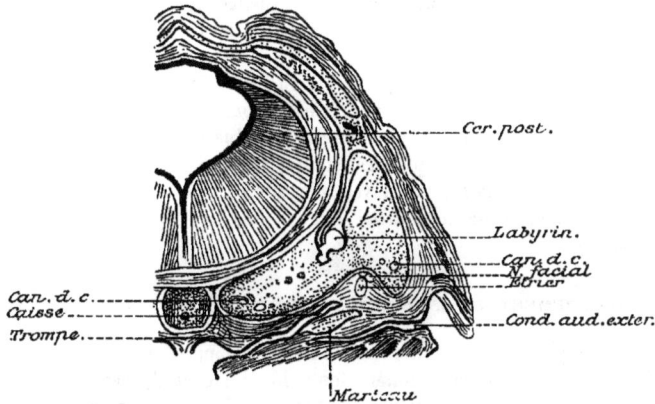

.Fig. 87.—Développement de l'oreille. — Coupe transversale d'un embryon de mouton
de 27 millimètres (d'après Kölliker).
C. d. c., coupe d'un canal demi-circulaire.

qui lui est commune avec le facial, vient se mettre en contact avec la paroi interne de la vésicule.

La vésicule auditive donne naissance aux diverses parties du labyrinthe membraneux. — Bientôt, en effet, perdant sa forme arrondie, la vésicule se plisse et s'étrangle en certains points, pour donner naissance aux formations compliquées du labyrinthe membraneux (*vestibule, canaux demi-circulaires, limaçon*). On voit sur la figure 86 son extrémité inférieure s'allonger en un prolongement conique, qui représente la première ébauche du canal cochléaire.

Pendant que la vésicule subit ces changements dans sa forme extérieure, son épithélium se modifie; certaines de ses cellules, réparties en groupes répondant aux taches et crêtes acoustiques et à la spire cochléaire, prennent les caractères des *cellules acoustiques* : l'épithélium ectodermique devient épithélium sensoriel. Le nerf auditif, primitivement simple, se divise en plusieurs branches, répondant aux diverses divisions de la vésicule (n. vestibulaire, n. cochléaire), où ses filets terminaux vont se mettre en rapport avec l'épithélium sensoriel.

Parmi les diverticules qui se détachent de la vésicule, il en est un, dirigé vers le haut, qui a reçu les noms de *recessus du labyrinthe* ou *canal endolymphatique*. Il existe dès que la vésicule s'est détachée de l'épiderme et on le considère généralement comme un reste du pédicule qui rattachait la vésicule à l'épiderme ; pour quelques auteurs, le canal endolymphatique serait formé par une évagination de la vésicule auditive. Le *recessus* ou *canal* s'allonge beaucoup vers la face dorsale et son extrémité se renfle en une petite vésicule, le *sac endolymphatique*, dont nous étudierons les rapports avec l'aqueduc du vestibule et la dure-mère. (Voy. *oreille interne*.)

Labyrinthe osseux et espaces périlymphatiques. — Nous venons de voir comment la vésicule épithéliale, ectodermique, se transforme pour devenir le labyrinthe membraneux. Le mésoderme, qui l'entoure, forme le labyrinthe osseux et la périlymphe. Pour cela, sa masse se divise en deux couches. Au voisinage immédiat de la vésicule épithéliale, la substance fondamentale du mésoderme devient plus abondante et plus molle, donnant au tissu une forme *muqueuse ou gélatineuse* ; puis les cellules se fragmentent, le tissu s'atrophie, et il s'y forme des lacunes remplies de liquide, dont la fusion aboutit à la formation d'un large espace entourant la vésicule ; c'est l'*espace périlymphatique*. Dans une couche plus externe, les cellules du mésoderme restent plus petites, plus serrées et comme soudées par une substance fondamentale plus résistante ; ce tissu prend bientôt les caractères du cartilage embryonnaire, et la vésicule auditive se trouve enveloppée par le cartilage crânien, futur *labyrinthe osseux* dont la sépare un espace, l'*espace périlymphatique*.

DÉVELOPPEMENT DE L'OREILLE MOYENNE ET DE L'OREILLE EXTERNE

L'oreille moyenne et l'oreille externe se développent aux dépens de la partie supérieure ou fond de la première fente branchiale et de ses parois. On admet généralement que la partie supéro-postérieure de la première fente branchiale persiste sous la forme d'un conduit, allant du pharynx à l'extérieur, et cloisonné vers sa partie moyenne par la membrane d'occlusion ; la partie de la première fente, canal tubo-tympanique, située en dehors de la membrane d'occlusion, forme la *trompe* et la *caisse* ; la partie située en dehors devient le conduit auditif externe ; la membrane d'occlusion est l'ébauche de la *membrane tympanique*.

La caisse est d'abord une cavité fort étroite ; aplatie latéralement, elle se présente sur une coupe (voy. fig. 87) comme une simple fente, ses parois épithéliales étant soulevées et amenées au contact par un tissu muqueux très abondant ; c'est dans ce tissu muqueux situé en dehors de la cavité de la caisse, et non dans la cavité comme on le dit encore quelquefois, que se développent les osselets et la corde du tympan, qui sont ainsi primitivement situés en dehors de la caisse. Plus tard, lorsque le tissu muqueux des parois de la caisse s'atrophie et disparaît, la muqueuse le suit et s'insinue entre les osselets, les entoure de toutes parts, et les coiffe, ainsi que la corde du tympan, si bien que ces organes paraissent libres dans la cavité tympanique. En réalité, *ils restent toujours en dehors de cette cavité* aux parois de laquelle ils sont suspendus par des replis de la muqueuse, comme les organes abdominaux enveloppés par le péritoine et rattachés à la paroi par les mésentères sont en réalité en dehors de la cavité péritonéale.

La membrane tympanique ne se forme pas seulement aux dépens de la membrane d'occlusion de la première fente branchiale; le tissu mésodermique des arcs voisins (1re ou maxillaire et 2e ou hyoïdien) pousse des prolongements dans l'épaisseur de cette membrane; c'est dans ce tissu mésodermique que se développent les osselets, le muscle du marteau et la corde du tympan, au pourtour de l'épaisse lame conjonctive qui représente alors la membrane tympanique. Plus tard, la membrane s'amincit en même temps que la cavité tympanique se dilate, son tissu se condense et elle se transforme en une lame vibrante, élastique.

Cette conception simple, adoptée par la majorité des auteurs, n'est point admise par Urbantschitch : pour cet auteur, *la première fente branchiale resterait étrangère à la formation de l'oreille moyenne et de l'oreille externe.* Ces organes se formeraient de la façon suivante : la trompe d'Eustache et la caisse proviendraient d'une invagination de la paroi pharyngienne, et le conduit auditif serait formé par une invagination de la peau; à la rencontre de ces deux invaginations subsisterait une cloison, la membrane du tympan.

Développement du pavillon.

Le conduit auditif externe et le pavillon se développent aux dépens de cette partie de la première fente branchiale qui est située en dehors de la membrane d'occlusion. Les bords et le fond de la première fente branchiale, limitée par les

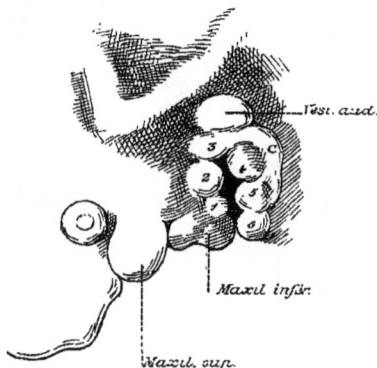

Fig. 88. — Embryon de 11 mm. (Br. I de His).

Les 6 bourgeons qui vont former le pavillon de l'oreille apparaissent nettement. Deux de ces tubercules (1 et 2) appartiennent au maxillaire inférieur; trois (4, 5, 6) appartiennent au deuxième arc; un (3) est intermédiaire, c'est le *tuberculum intermedium,* occupant le fond de la première fente branchiale. — 1, tuberculum du tragus (t. tragicum). — 2 et 3, tubercules de l'hélix. — 3 c, queue de l'hélix. — 4, tubercule de l'anthélix. — 5, tub. de l'antitragus (*tuberculum antitragicum*). — 6, tub. du lobule.

deux premiers arcs branchiaux, se hérissént de mamelons ou bourgeons qui ont été vus et figurés par Reichert, Dursy, Kollmann, Moldenhauer, etc. His a étudié le développement de ces parties sur des embryons humains; je reproduis les principales de ses figures, qui permettent de suivre les diverses phases de la formation du pavillon. Dès la fin du premier mois (fig. 88) on peut voir, sur le pourtour et le fond de la première fente branchiale, six saillies ou bourgeons. Ces bourgeons répondent à une région assez étendue de la tête de l'embryon, la *région auditive*;

ils représentent les premiers éléments du *pavillon* et sont disposés circulairement autour d'une dépression, le *conduit auditif externe* (Voy. fig. 89). Par leur union, les bourgeons forment les différentes parties du pavillon. Les bourgeons 1 et 5 forment le tragus et l'antitragus (Voy. fig. 88); 2 et 3 forment l'hélix, 4 deviendra l'anthélix. Le lobule qui se développe aux dépens du bourgeon 6 ne commence à se détacher que vers le cinquième mois; parfois, comme on sait, il reste toujours adhérent.

Sur le deuxième arc, en arrière des bourgeons 4 et 5, une saillie (c) se forme,

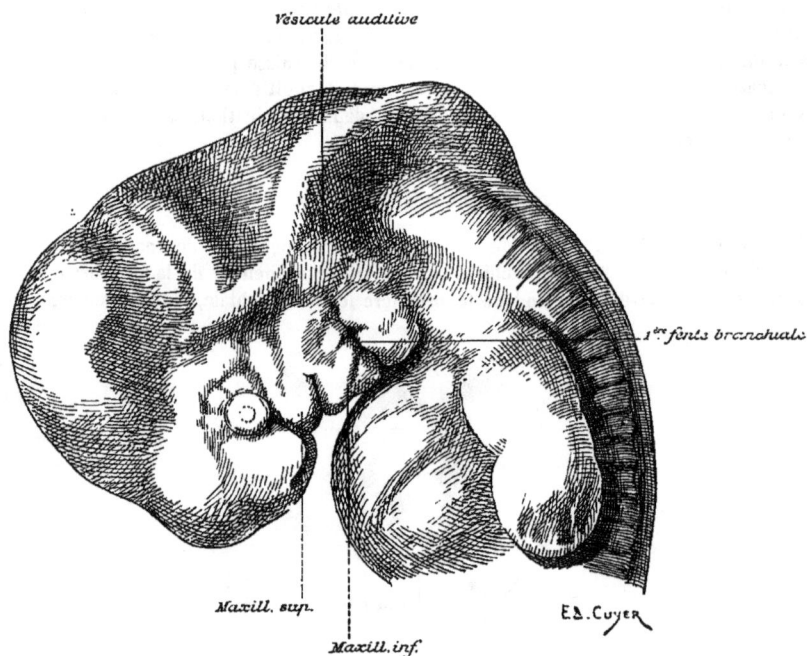

Fig. 89. — Développement du pavillon de l'oreille (d'après His).

Embryon de 7 mm. 5 (Embryo A de His). On voit, bordant la première fente branchiale, les tubercules qui formeront le pavillon de l'oreille. — *Ves. aud.*, saillie formée par la vésicule auditive. — *Max. inf.* et *max sup.*, les 2 maxillaires.

séparée des bourgeons par un sillon. His rattache cette saillie ou *cauda*, qui deviendra la queue de l'hélix, au bourgeon 5 (*intermedium*).

Bientôt le maxillaire inférieur se rapproche du bourgeon 6 et s'unit avec lui, limitant ainsi une fosse, *fossa angularis*, qui répond à la cavité de la conque. Dans cette fosse apparaît un peu plus tard une élevure, *tuberculum centrale*, qui répond au cartilage du conduit.

Sur l'embryon de la fin du deuxième mois, les parties essentielles de l'oreille sont facilement reconnaissables. Ultérieurement surviennent des modifications diverses qui amènent le pavillon à sa forme définitive; la partie postérieure du pavillon se détache de la tête et se recourbe en avant, recouvrant l'anthélix et comblant presque entièrement la *fossa angularis*. Cette plicature de la partie postérieure détermine une couture brusque à la partie supérieure de l'hélix ; l'oreille devient pointue, elle garde parfois cette forme A, comme chez certains animaux.

Parmi les modifications ultérieures, il faut signaler : la croissance du tubercule

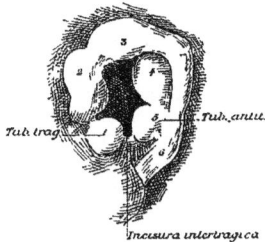

Fig. 90. — Embryon de 15 millim. (Dr. 1 de His).
Le *tuberculum tragicum* et le *tuberculum anti-tragicum* limitent l'*incisura intertragica*.

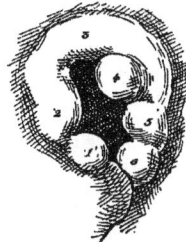

Fig. 91. — Embryon de 15 mm. 6 (Br. 2 de His).

antérieur de l'hélix qui s'avance sous la *fossa angularis* où il va s'unir au tubercule de l'anthélix et de l'antitragus ; — et la division du bourgeon du tragus en deux tubercules : le *tuberculum tragicum* et le *tuberculum supra-tragicum* (Voy. fig. 95) ; il reste souvent, chez l'adulte, des traces de cette division du tragus.

Ce sont ces formations secondaires, survenant entre le 2ᵉ et le 5ᵉ mois, qui ont le

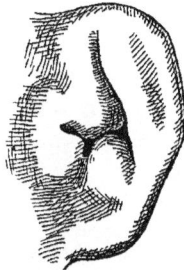

Fig. 92. — L'oreille d'un fœtus au commencement du 5ᵐᵉ mois.

plus d'importance au point de vue des malformations du pavillon. His pense que la fistule congénitale de l'oreille, dont le siège ordinaire est sur la partie antérieure de l'hélix, c'est-à-dire en un point où la fosse primitive de l'oreille ne s'étend jamais, n'a rien à faire avec la fente primaire de l'oreille. — Il convient d'ailleurs de reconnaître, qu'en ce qui concerne le développement de l'oreille, nos connaissances sont fort insuffisantes pour expliquer les vices de développement.

Gradenigo a présenté (*Centralbl. f. d. medic. Wissensch.*, 1888) d'une façon fort différente le développement du pavillon. Il prétend que les six bourgeons primitifs ne sont point destinés à former le pavillon, mais seulement cette partie du pavillon qui répond à la cavité de la conque ; le reste se développe aux dépens d'une deuxième série de bourgeons qui apparaissent en arrière des bourgeons primitifs. — Il faut aussi remarquer que la description de Kolliker ne se rapproche guère de celle donnée par His. — Je le répète, de nouvelles recherches sont nécessaires.

À la naissance, le pavillon est relativement très développé; son développement marche parallèlement à celui du crâne.

Le développement du labyrinthe est plus précoce que celui de l'oreille moyenne; les dimensions chez le nouveau-né sont à peu près les mêmes que chez l'adulte.

Le développement embryonnaire de l'oreille moyenne et de l'oreille externe dans la partie supérieure de la première fente branchiale nous explique que ces organes prennent fréquemment part aux malformations qui portent sur l'appareil branchial, et coïncident souvent avec d'autres difformités congénitales, comme le bec-de-lièvre.

Les *anomalies* ou *malformations* de la membrane tympanale sont en général liées à celles de l'oreille moyenne: la membrane peut manquer ou présenter une inclinaison exagérée. — Les faits de membrane double, signalés par quelques auteurs, concernent des fausses membranes du conduit. — Les lacunes et les perforations doivent sans doute être considérées comme lésions pathologiques et non comme arrêts de développement.

Les difformités congénitales du pavillon ne sont pas extrêmement rares: on a signalé le

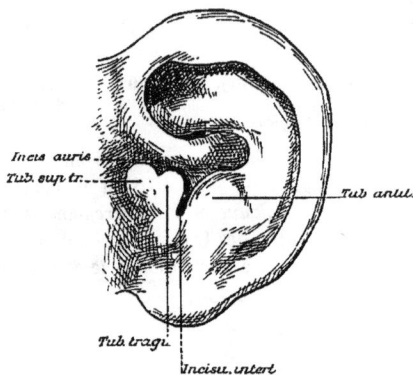

Fig. 93. — Oreille d'un fœtus de 5 mois (Ilis).

Destinée à montrer la subdivision du *tuberculum tragicum* en deux bourgeons, l'*incisura inter-tragica* et l'*incisura auris*.

développement exagéré du pavillon, portant sur l'ensemble ou sur une partie de l'organe; Boyer a excisé un lobule anormalement développé. Des excisions combinées suivies du rapprochement et de la suture des parties restantes permettront toujours de corriger une difformité monstrueuse. On a aussi observé l'absence du pavillon. Cassebohm et de Rossi mentionnent des cas de pavillons surnuméraires.

Les difformités par défaut sont plus fréquentes: tantôt le pavillon est plus ou moins replié sur lui-même; ou bien il est plus ou moins rudimentaire et représenté par une sorte de bourgeon informe, irrégulièrement mamelonné. Dans quelques cas, il paraît manquer complètement; il existe cependant, mais recouvert par la peau, sous laquelle on retrouve le cartilage avec sa conformation normale; Dubois, Hyrtl, ont rencontré de ces cas. — Le méat auditif peut être oblitéré par le rapprochement et la soudure des bourgeons qui le circonscrivent. Il peut arriver que les deux lèvres de la première fente branchiale, sur lesquelles apparaissent les bourgeons du pavillon, ne se soudent pas; le pavillon reste alors divisé en deux parties; c'est le *coloboma auris* (Loeffler). — On a vu les deux pavillons situés obliquement à la partie supérieure du cou, dans la gouttière qui sépare les régions sus- et sous-hyoïdienne, et très rapprochés de la ligne médiane; cette malformation, qui a reçu le nom d'*otocéphalie* serait due à un arrêt de développement des deux premières fentes branchiales et de l'arc maxillaire inférieur (Dareste).

Bien que l'oreille externe se développe à l'extrémité supérieure de la première fente branchiale, les kystes dermoïdes y sont rares; au dire de Lannelongue, on n'en connaît pas d'exemples. — Par contre, les kystes dermoïdes péri-auriculaires sont fréquents: on les a rencontrés sur tous les points du pourtour de l'oreille. Le professeur Lannelongue (*Affec-tions congénitales*, p. 151) en a rassemblé les principaux cas.

Il est une variété de ces kystes péri-auriculaires sur laquelle je tiens à appeler l'attention, parce que, à ma connaissance, leur pathogénie n'a point été suffisamment élucidée : je veux parler de ces kystes qui se développent en arrière du pavillon dans la région mastoïdienne. Ils ne sont point très rares; Gillette, Reclus, Steinbrugge, en ont rapporté des exemples ; ils sont superficiels ou intra-osseux. Le mode de développement de la région mastoïdienne explique leur formation. En effet, l'apophyse mastoïde est formée par la réunion de deux pièces osseuses primitivement séparées (Voy. *Apop mast.*) : l'une de ces pièces appartient à l'écaille du temporal et forme la moitié antérieure de l'apophyse ; l'autre, qui se développe aux dépens du rocher ou par un point osseux spécial forme la moitié postérieure de l'apophyse. La soudure entre ces deux moitiés se fait très tardivement, parfois même elle ne s'achève jamais : sur tous les temporaux d'adultes on peut retrouver la trace de cette soudure ; sur certains, elle est marquée par une rainure profonde et dentelée dans laquelle s'enfonce le périoste. N'est-ce pas à ces particularités de développement de l'apophyse mastoïde qu'il faut rattacher le développement des kystes dermoïdes mastoïdiens?

Parmi les *vices de conformation*, ou les *arrêts de développement*, il faut signaler l'*absence*, l'*oblitération* ou l'imperforation congénitale du conduit auditif externe, rarement observés. Les *rétrécissements congénitaux* sont plus fréquents : ils peuvent affecter les deux portions et s'étendre sur toute la longueur du conduit, ou bien ils sont *annulaires* et ne rétrécissent qu'un point du conduit. — Il faut bien distinguer ces rétrécissements congénitaux de ceux qui surviennent à la suite des inflammations du conduit.

Les fistules congénitales du pavillon de l'oreille, malformations sans gravité, sont des fis-tules borgnes externes, dont le trajet est en général très court et sous-cutané. On les ren-contre surtout vers l'extrémité antérieure de l'hélix (Voir fig. 94), et, plus rarement, sur le

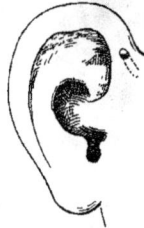

Fig. 94. — Fistule congénitale sur la partie antérieure de l'hélix, lieu d'élection (Lannelongue).

lobule. — Peut-être la première répond-elle à cet enfoncement du tubercule de l'hélix vers la conque, à l'*incisura auris*; peut-être la seconde est-elle un vestige de l'*incisura intertra-gica* qui divisait primitivement le contour inférieur du pavillon. Je ne crois pas qu'on ait expliqué la pathogénie de ces fistules ; de nouveaux travaux sont indispensables.

OREILLE EXTERNE

PAVILLON DE L'OREILLE

Le pavillon de l'oreille, implanté sur l'apophyse mastoïde, est situé sur les parties latérales et inférieures du crâne, en arrière de la face, au-dessus du cou; il présente la forme d'une conque aplatie et plissée, ou d'une coquille onduleuse, au fond de laquelle se trouve le conduit auditif externe.

Configuration extérieure. — En anatomie artistique, on répète depuis Jean Cousin, que les oreilles s'étendent en hauteur depuis la ligne des yeux jusqu'à celle du nez. La vérité est que la ligne horizontale menée par le contour inférieur du lobule passe au-dessous du nez, à peu près à mi-chemin entre la lèvre supérieure

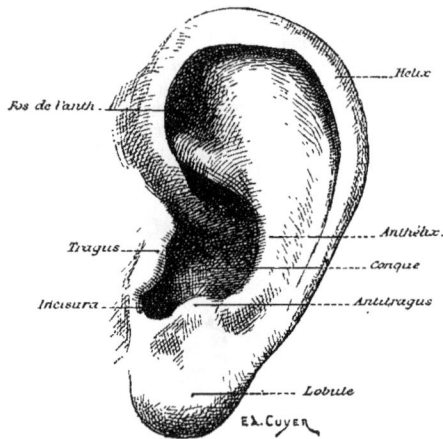

Fig. 95. — Le pavillon de l'oreille.

et la sous-cloison; et que la ligne horizontale rasant le contour supérieur atteint le point culminant de l'arcade sourcilière. L'oreille, je veux dire le pavillon, est donc en général plus longue que le nez; il y a des exceptions. — Son grand axe n'est point vertical, mais un peu incliné en haut et en arrière.

Le pavillon de l'oreille a ses caractères de beauté, de distinction ou de difformité, qui sont parmi ceux qui se transmettent le plus par hérédité (Joux). On a dit que l'oreille bien faite, aux formes harmonieuses, dénotait l'intelligence et la distinction; tandis que l'oreille massive, épaisse, était un signe de mauvais penchants ou d'appétits vulgaires.

La configuration du pavillon, ses dimensions, l'angle sous lequel il s'insère, présentent de très nombreuses variétés. Chez quelques individus le pavillon reste parallèle à la région temporo-mastoïdienne; chez d'autres, il s'en écarte plus ou moins. D'après les recherches de Buchanan, l'aplatissement et l'écartement exagérés sont également nuisibles au bon fonctionnement de l'ouïe; c'est avec une inclinaison de

25° que cet appendice produit le maximum d'effet utile. — Il n'est pas rare d'observer des différences de conformation entre les deux oreilles d'un même individu. — Des cicatrices peuvent dévier le pavillon de sa position normale et nécessiter une intervention chirurgicale.

La *coloration* du pavillon est en général rosée, diaphane; il participe aux changements de coloration de la face, dans les émotions : *on rougit jusqu'aux oreilles*.

La face externe du pavillon offre à étudier un certain nombre de saillies et de dépressions qu'il nous suffira de nommer. Le repli ou ourlet presque circulaire, qui limite en avant, en haut et en arrière la circonférence du pavillon, porte le nom d'*hélix*; il circonscrit une gouttière, très profonde en avant, la *gouttière de l'hélix*; l'hélix par son extrémité antérieure, très recourbée, vient prendre *pied* dans une cavité, la *conque*. En avant de l'hélix, plus rapprochée du conduit auditif, se trouve une deuxième saillie, curviligne et parallèle à la précédente, c'est l'*anthélix* qui circonscrit la *cavité de la conque*. A sa partie supérieure, l'anthélix se bifurque : de ses branches l'une se porte en haut, l'autre en avant, limitant ainsi une légère dépression triangulaire, la *fossette de l'anthélix* ou *fossette naviculaire*. Le *tragus* est cette saillie située immédiatement en avant du méat auditif externe, sur lequel elle s'avance en manière d'opercule : le contour du tragus est plus souvent carré qu'arrondi, et parfois même divisé en deux parties par une petite dépression : le développement du tragus explique cette particularité. (Voy. développement.) Sur l'origine de l'anthélix, en arrière et en regard du tragus, mais séparé de lui par une large échancrure (*incisura intertragica*) on voit l'*antitragus*.

Au-dessous de ces parties, le pavillon perd sa consistance élastique et devient une saillie arrondie et molle, le *lobule de l'oreille*, auquel les peuples sauvages accrochent de gros ornements ou des ustensiles de ménage, et les peuples civilisés des ornements plus petits; cela trop souvent au détriment de l'organe qui s'allonge ou se fend à la longue en deux parties : la réparation est d'ailleurs facile; il suffit d'aviver les bords et de coudre.

L'hypertrophie du lobule n'est pas très rare : Boyer raconte qu'il dut faire l'excision du lobule sur un enfant chez lequel cet appendice descendait jusqu'au cou. (L'anatomie du lobule a été exposée dans ses détails par W. His, *Arch. f. Anat. u. Phys.*, 1889.)

L'enroulement des différents replis du pavillon est plus ou moins prononcé; parfois il est nul, et l'aspect de ce pavillon plat est fort disgracieux. On rencontre quelquefois vers la partie postéro-supérieure du contour de l'hélix une saillie plus ou moins prononcée. Gratiolet a noté l'allongement en pointe de la partie supérieure de l'hélix, comme donnant au pavillon un caractère de bestialité, *oreille pointue du faune*. Darwin voit dans cette conformation un vestige de l'oreille pointue des animaux, ancêtres reculés. — Les malformations du pavillon de l'oreille sont très fréquentes : j'ai eu beaucoup de peine à trouver le sujet qui a servi de modèle, d'ailleurs imparfait, pour le dessin que je donne. — Ch. Féré et Séglas ayant étudié le pavillon sur 1233 vieillards à la Salpêtrière (*Rev. d'anthropologie*, 1886, p. 226), ont constaté que ces malformations étaient plus fréquentes chez les épileptiques, et surtout chez les idiots qui sont au bas de l'échelle des dégénérés, mais qu'elles n'étaient pas notablement plus fréquentes chez les aliénés que chez les sujets sains d'esprit. — G. Schwalbe a étudié récemment (*Arch. f. Anat. u. Phys.* 1889) les analogies entre le pavillon de l'oreille humaine et le pavillon dans la série animale.

La *face interne* du pavillon adhère aux parois du crâne par une large surface. Dans le reste de son étendue, cette face est libre et présente une configuration inverse de la face externe. — J'appelle l'attention sur la largeur de la surface d'attache du pavillon de l'oreille; en haut elle s'étend à 3 centimètres environ au-dessus du conduit auditif, sur le temporal; en arrière, elle recouvre la moitié antérieure de l'apophyse mastoïde (Voy. fig. 150), que j'appellerai bientôt *portion chirurgicale* de l'apophyse. — Toute la partie de la paroi crânienne qui répond au pavillon est dépourvue de cheveux.

Le pavillon jouit d'une certaine mobilité autour de son point de continuité avec le conduit auditif; il est surtout mobile en haut et en arrière, disposition favorable pour l'inspection du conduit et l'introduction des instruments.

Structure. — Le pavillon de l'oreille comprend dans sa structure : un fibro-cartilage, des ligaments, des muscles et une enveloppe cutanée.

Le *fibro-cartilage*, auquel le pavillon doit sa forme et son élasticité, occupe toute l'étendue du pavillon à l'exception du lobule qui est formé par un simple repli de la peau. Ce fibro-cartilage, mince au niveau de l'hélix, plus épais à l'anthélix, atteint son épaisseur maxima (2 millimètres à 2 mm. 5) au niveau de la conque. C'est un cartilage jaune ou réticulé dont la substance fondamentale contient beaucoup de tissu élastique sous la forme de fibrilles assez minces (Coyne). Ce cartilage est revêtu d'un périchondre épais qui fait corps avec lui. Parfois de petits nodules cartilagineux isolés se rencontrent surtout vers le bord libre de l'hélix.

La structure est peu homogène; Meyer, Tataroff, et tout récemment Pilliet (Soc. anat., juillet 91), ont signalé dans l'épaisseur du cartilage, surtout au niveau de l'hélix et de l'an-thélix, des nodules étendus qui ne contiennent point de fibres élastiques : au niveau de ces points on ne voit que la substance fondamentale, qui se présente sous l'aspect d'une large tache claire. C'est en ces points que débute le ramollissement du cartilage qu'on retrouve constamment chez les sujets âgés. Hartmann (Berlin) a décrit des kystes du pavillon liés à l'évolution de ces foyers de ramollissement. Pilliet a noté la pénétration du cartilage par des vaisseaux émanés du périchondre, en certains points : c'est autour de ces vaisseaux que se fait parfois une calcification de la substance fondamentale; l'ossification paraît être très rare. Ces modifications ne s'observent pas seulement chez les sujets âgés : on les voit fréquemment chez l'adulte, parfois même chez le jeune enfant; elles sont certainement en rapport avec le développement de l'othématome dont je parlerai plus loin. C'est aussi à des altérations de ce genre qu'il faut rapporter les cas de fractures ou de ruptures du cartilage observés par Jarjavay et Menière; Malgaigne et Richet ont nié la pos-sibilité de ces fractures : il est, en effet, impossible de fracturer ce cartilage très élastique, lorsqu'il a gardé sa structure normale.

Des *ligaments intrinsèques* relient entre elles les différentes parties du cartilage, comblant les incisures qui existent entre les languettes cartilagineuses, et mainte-nant la forme du pavillon. — Des *ligaments extrinsèques*, constitués simplement par un tissu conjonctif dense, unissent le pavillon au tubercule de l'apophyse zygoma-tique, et à l'aponévrose temporale en avant, à l'apophyse mastoïde en arrière. Le *ligament antérieur* est parfois très fort : je l'ai vu dédoublé par le passage de l'ar-tère temporale : son feuillet superficiel se fixe sur l'aponévrose temporale, le pro-fond va au tubercule de l'apophyse zygomatique. — Le *ligament postérieur*, sous-jacent aux muscles auriculaires, trousseau fibreux épais, mal limité, va de la conque à l'apophyse mastoïde.

Des *muscles intrinsèques* vont d'une partie du cartilage à une autre partie de ce même cartilage; destinés à modifier la courbure et la direction des saillies et sillons du pavillon, ils sont, chez l'homme, très pâles, rudimentaires, plus atrophiés encore que les *muscles extrinsèques* que nous connaissons déjà (Voy. Rég. tempor.). L'*auriculaire supérieur* est le plus développé de ceux-ci ; chez quelques individus, il a gardé assez de force pour imprimer de notables mouvements d'élévation au pavillon. — L'*auriculaire postérieur* vient se fixer à la convexité du cartilage de la conque par deux petits faisceaux horizontaux qu'on peut voir et sentir, lorsqu'on cherche à renverser le pavillon en avant. — (Duchenne de Boulogne, Yung ont admis une contraction instinctive des muscles intrinsèques sur l'individu qui écoute.)

La *peau* du pavillon de l'oreille est d'une couleur blanc rosé, unie, douce au toucher ; mince et transparente, elle laisse apercevoir le trajet des vaisseaux sanguins. Son adhérence au cartilage, très prononcée sur la face externe, surtout au niveau de la conque, explique les douleurs violentes qui accompagnent les abcès du pavillon et la forme acuminée que prennent ces abcès. L'adhérence est beaucoup moindre sur la face interne, convexe ; aussi l'œdème y est-il toujours plus appréciable? C'est ainsi que, dans l'érysipèle, le gonflement se manifeste à la face cranienne, laissant la face externe intacte, non déformée, comme le remarque Malgaigne, qui vivait au temps de l'érysipèle. — On ne rencontre sous la face profonde de la peau que de très rares lobules adipeux.

Au niveau du lobule, la peau s'adosse à elle-même, et une couche de graisse plus ou moins abondante s'interpose entre les deux feuillets cutanés ; quelquefois le cartilage de l'hélix s'avance dans le lobule (Gruber). Avec l'âge, la couche cellulo-graisseuse sous-cutanée s'épaissit souvent au niveau du tragus, du lobule et de l'hélix, dont les contours s'arrondissent ; l'anthélix et la conque conservent en général leur configuration première.

Des poils très nombreux, mais très rudimentaires, forment sur la peau du pavillon un léger duvet, extrêmement touffu au niveau du lobule ; les follicules pileux sont nombreux et très petits. Sur la face postérieure du tragus, les poils, plus gros et raides, forment chez quelques sujets un véritable bouquet ou houppe, analogue aux *vibrisses* de l'orifice externe des fosses nasales.

Les *glandes sébacées*, situées dans l'épaisseur du derme, sont surtout développées dans la cavité de la conque et la fossette de l'anthélix, où elles forment parfois de petits kystes sébacés. Leur embouchure est souvent indiquée par une petite gouttelette huileuse ou un point noir.

Les *glandes sudoripares* placées dans la couche profonde du derme sont petites et peu nombreuses : Tataroff (*Arch. f. Anat. u. Phys.*, 1887) a montré que certains points du pavillon en étaient totalement dépourvus, tandis qu'elles étaient assez abondantes en d'autres (sur la convexité de l'anthélix et le lobule).

Vaisseaux et nerfs. — Les *artères* viennent de la carotide externe par l'intermédiaire de l'auriculaire postérieure et de la temporale superficielle qui donne trois ou quatre artérioles auriculaires antérieures. Des rameaux, dits perforants, traversent le cartilage. J'ai déjà dit que les artères se ramifiaient dans le cartilage : dans certains cas, Meyer a remarqué un développement exagéré des vaisseaux, dont la paroi très mince est hérissée de petites saillies ampullaires.

Les *veines*, divisées aussi en auriculaires antérieures et postérieures, affectent un trajet assez indépendant de celui des artères dans le pavillon ; leurs troncs se rapprochent des troncs artériels : les antérieurs vont à la temporale superficielle et à la jugulaire externe; les postérieurs, plus nombreux et plus gros, vont, partie dans les veines occipitales, partie au tronc veineux qui descend sur la portion mastoïdienne du temporal.

Les *lymphatiques* forment un réseau extrêmement riche sur toute la surface du pavillon : de ce réseau partent des troncs *antérieurs* qui se rendent à un gros ganglion placé au-devant du tragus, et des *postérieurs* allant aux ganglions placés sur l'insertion supérieure du sterno-cléido-mastoïdien.

Les *nerfs sensitifs* viennent des branches auriculaire et occipitale du plexus cervical, et de l'auriculo-temporal. — La sensibilité du pavillon est *spéciale* : il supporte aisément les pressions et les piqûres, et se montre particulièrement sensible au chatouillement. — Le rameau auriculaire postérieur du facial fournit aux muscles leurs *filets moteurs*.

Il faut signaler l'abondance des *filets du grand sympathique* et des *nerfs vaso-moteurs* : la section du sympathique ou l'arrachement du ganglion cervical supérieur produisent l'hypérémie du pavillon avec élévation de température (Cl. Bernard, Schiff). On signale des altérations des tissus symptomatiques d'une affection des centres nerveux. Brown-Sequard a vu des hémorrhagies se produire sous la peau du pavillon chez des cobayes porteurs de lésions des corps restiformes (Acad. de méd.); Mathias-Duval, Laborde, Gellé (Soc. de biol. 1877-1878) ont noté l'apparition de troubles circulatoires et la production d'hémorrhagies après section de la partie inférieure du 4me ventricule. Ces faits sont intéressants pour la pathogénie mal élucidée de certaines tumeurs du pavillon.

Le pavillon de l'oreille remplit le rôle d'un cornet acoustique, concentrant par réflexion les ondes vers le fond de l'oreille. Par ce fait, il devient l'organe de recherche de la direction du son.

Si nous plaçons une montre sur une table à 40 ou 50 centimètres, juste en face, nous ne l'entendons point; mais si nous tournons de ce côté le pavillon d'une oreille, le tic tac est nettement entendu. Instinctivement nous tournons l'oreille du côté d'où vient le bruit, cherchant la position dans laquelle la sensation atteindra son maximum, pour reconnaître par la direction du son la situation du corps sonore. Ainsi le pavillon devient un organe d'orientation : il nous dit d'où vient le son. — La destruction du pavillon, tout en laissant l'ouïe intacte, entrave cette faculté d'orientation.

Les plaies et les coupures du pavillon doivent être réunies par suture, si étendues qu'elles soient. Même alors qu'un morceau du pavillon (Bonnafond, Bérenger-Féraud), ou même le pavillon tout entier (Ladreit de Lacharrière) est détaché, il faut réunir; si l'on peut intervenir aussitôt après l'accident, la réunion est *possible*. Pendant mon internat aux Enfants-Malades, j'ai recousu au fil d'argent une moitié supérieure de pavillon qui avait été détachée et ne tenait que par un lambeau de deux millimètres de largeur au niveau de la partie antérieure de l'hélix : la suture réussit, sauf en arrière, où il resta une encoche peu profonde, facile à combler si le malade l'eût voulu. Hyrtl raconte, sur la foi de Dahlmann, historien de la Révolution anglaise, qu'un membre du Parlement, ayant eu les deux oreilles coupées par le bourreau se les fit réappliquer, et put ainsi subir trois ans après, pour un délit identique (un pamphlet politique), le même supplice : mais cette fois les oreilles coupées furent confisquées.

Les engelures, résultant de l'action du froid sur un organisme entaché de scrofule, ne sont pas rares; elles siègent de préférence vers la circonférence de l'hélix. Elles laissent parfois après elles une sorte de ratatinement du pavillon. Dans des formes graves on a pu observer la chute du pavillon entier (Malfatti).

Les dépôts goutteux sont fréquents au niveau du pavillon (Garrod, Charcot); ces concrétions tophacées, composées d'urate de soude, s'observent généralement sur le bord de l'hélix ou dans sa gouttière, sous la forme de grains blanchâtres; ils semblent prendre naissance à la surface du cartilage.

La variété la plus intéressante des tumeurs du pavillon est la *tumeur sanguine* ou *othémathome*. L'othématome ayant été observé d'abord chez les aliénés, on considéra l'affection comme étant liée à des troubles cérébraux. Mais Jarjavay signala sa présence chez les lutteurs de profession et chez tous les individus dont l'oreille est exposée à des contusions répétées ou à des coups. Les anciens avaient remarqué ces déformations de l'oreille des lutteurs : on peut les observer sur les statues antiques d'athlètes, de lutteurs et de quelques demi-dieux. Toutefois, et bien que le siège de l'othématome, plus fréquent à gauche (côté des gifles) chez les aliénés, tende à faire croire que le traumatisme n'est pas toujours étranger à la production de la tumeur, on ne saurait nier sa spontanéité sous l'influence des troubles nerveux dans un certain nombre de cas. D'ordinaire le traumatisme achève ce que les dégénérescences ont préparé.

Il suffit de se rappeler combien la structure du cartilage est peu homogène (foyers dépourvus de fibres élastiques, centres de ramollissement). D'autre part, le pavillon, accolé au crâne, ne peut fuir, et rien n'amortit le choc : une pression, même légère, suffira pour écraser les vaisseaux : à mon avis, les othématomes d'origine traumatique peuvent être rapprochés des bosses sanguines du crâne. Je pense, de plus, que ces dégénérescences doivent être, en majeure partie attribuées au traumatisme, ou mieux, à la contusion et aux compressions que subit le pavillon de l'oreille dans le décubitus latéral; j'ai souvent observé chez l'enfant dont le sommeil est si profond, l'anémie et le plissement du pavillon; je n'hésite pas pour mon compte à rattacher la plupart des dégénérescences à cette contusion chronique.

La structure du pavillon rend compte du mécanisme de la formation de la tumeur. Le siège ordinaire est au niveau de la fossette de l'anthélix; de là l'othématome envahit parfois toute la conque, dédoublant en quelque sorte le pavillon. — Le traitement de ces tumeurs est l'incision large pour permettre l'évacuation des caillots, et même le grattage de la coque dont l'épanchement sanguin s'est entouré : on s'efforcera ensuite, à l'aide de tampons soutenus par un bandage compressif, de favoriser le rapprochement, toujours difficile à obtenir, des deux parois. Abandonné à lui-même l'hématome se résorbe très lentement et laisse l'oreille déformée, ratatinée, bourrée de nodosités.

L'épithélioma est assez rare.

Pour le développement et les anomalies du pavillon, voyez le chapitre consacré au développement de l'oreille.

CONDUIT AUDITIF EXTERNE

Le conduit auditif externe est un canal, en partie cartilagineux, en partie osseux, qui continue directement l'entonnoir formé par le pavillon. En fait, pavillon et conduit forment un seul et même organe, l'*oreille externe*, collecteur et conducteur des ondes sonores. — Le conduit auditif externe s'étend du fond de la conque à la membrane du tympan qui le ferme en dedans. — La démarcation entre le pavillon et le conduit auditif externe n'est point nettement tranchée : cependant, en examinant avec attention les moulages du pavillon et du conduit (Voy. fig. 96 et 97), on voit qu'à l'évasement de la conque succède un rétrécissement qui marque le commencement du conduit. Pour mes mensurations, j'ai adopté, avec la grande majorité des auteurs, comme limite antérieure le rebord saillant *semi-lunaire*, qui limite en avant, vers le conduit, la cavité de la conque. Quelques auteurs (Jarjavay, Tillaux, Bezold, Merkel, etc.) rattachent le tragus au conduit auditif externe ; ils sont ainsi amenés à donner au conduit une longueur plus grande et une forme plus sinueuse. — L'orifice du conduit est caché en partie par le tragus.

L'*axe du conduit est à peu près transversal*; il est parallèle à l'axe du conduit auditif interne, et non, comme on le dit trop souvent, à l'axe du rocher. Rien n'est plus facile que d'obtenir une coupe rectiligne transversale passant par les deux conduits, l'externe et l'interne; on constate alors que la ligne de section fait avec l'axe du rocher un angle de 25 à 30°.

Cet axe est flexueux, et ses inflexions appartiennent à des courbes de grand rayon ; elles varient suivant qu'on les étudie sur les diverses parois du conduit. Dans sa première moitié, le conduit se dirige un peu en haut et en arrière : l'axe prolongé de cette partie irait toucher la paroi supérieure à sa jonction avec la

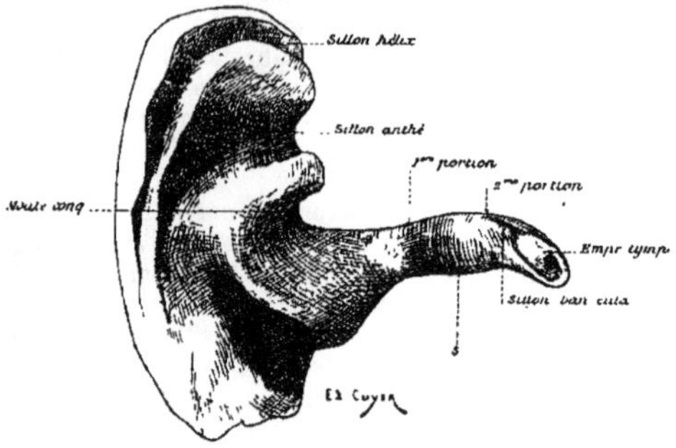

Fig. 96. — Moule du pavillon et du conduit auditif externe, vu par sa partie postérieure.

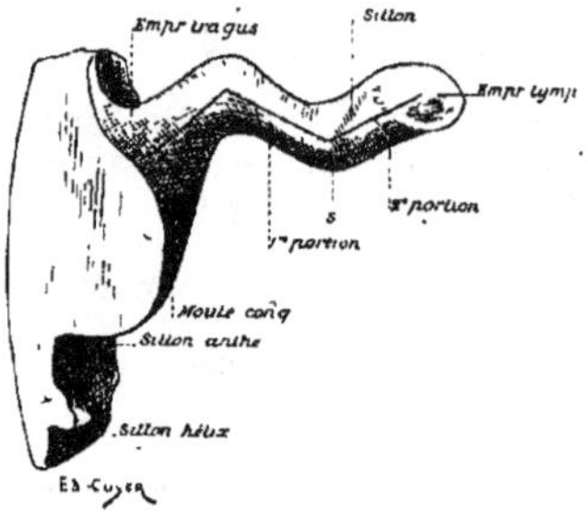

Fig. 97. — Moule du conduit auditif externe vu d'en haut.

La figure 97 montre bien la courbe à concavité antéro-inférieure, à sommet postéro-supérieur (S), formée par les deux portions du conduit. Le trait noir suit l'axe du conduit ; il permet de comprendre la forme sinueuse, en Z, que donnent au conduit les auteurs qui lui décrivent trois portions ; pour nous, la portion externe, comprise entre le tragus dont on retrouve l'empreinte (*Empr. tragus*), et la conque, appartient au pavillon ; pratiquement, le conduit auditif externe commence au bord saillant, semi-lunaire qui le sépare de la cavité de la conque ; il ne comprend que deux portions. — Sur ces deux moules, on peut voir le *sillon* répondant à cette bande cutanée épaisse (*Sillon ban. cuta*) qui s'avance le long de la paroi supérieure du conduit osseux jusqu'à la membrane du tympan ; l'empreinte de cette dernière est nettement indiquée (*Emp. tymp.*).

membrane du tympan. Dans sa seconde moitié, le conduit s'incline en bas et en avant. L'angle arrondi, suivant lequel ces deux parties s'unissent, est très obtus, ouvert en bas et un peu en avant. — On dit que le sommet de cet angle correspond à la jonction de la partie cartilagineuse et de la portion osseuse du conduit. Cette assertion ne me paraît pas d'une exactitude rigoureuse, j'ai toujours vu que le sommet de l'angle était formé par une avancée à l'intérieur du conduit de la paroi osseuse antérieure. C'est cette saillie osseuse, à peu près constante, qui masque le segment inférieur de la membrane du tympan ; lorsqu'elle est très prononcée, elle constitue un obstacle à l'examen et une difficulté pour la manœuvre des instruments. — Notons que chez l'adulte, l'orifice externe est sur un niveau un peu inférieur à l'orifice interne; le conduit n'est donc pas tout à fait horizontal; il monte vers le tympan. Chez l'enfant, c'est le contraire; le conduit descend très obliquement vers le tympan.

Comme les deux portions, cartilagineuse et osseuse, sont mobiles l'une sur l'autre il est possible de redresser partiellement le conduit en attirant le pavillon en haut et un peu en arrière : ainsi le conduit, devenu rectiligne, permet l'introduction d'instruments droits, et l'exploration de la membrane du tympan dans la plus grande partie de son étendue, même sans le secours d'un instrument.

La *forme* du conduit auditif externe est variable dans les différents points comme le montrent des coupes verticales, perpendiculaires à l'axe du conduit (Voy. fig. 98, 99, 100.). A l'entrée de la portion cartilagineuse, la coupe est ovalaire à grand

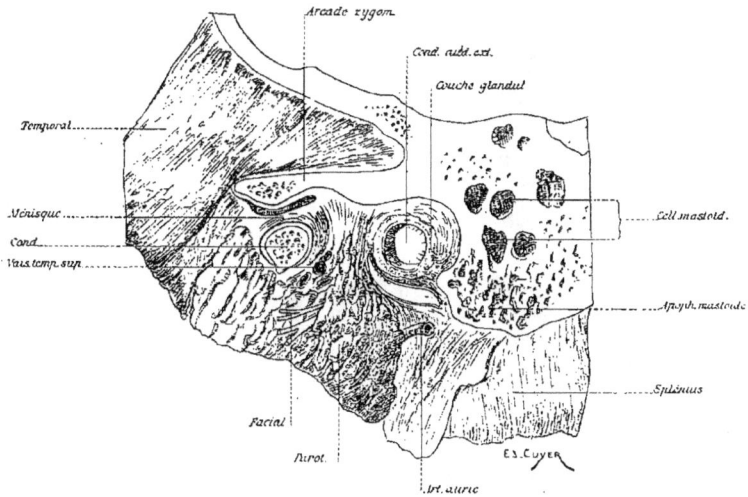

Fig. 98. — Coupe sagittale du conduit auditif externe, à l'entrée de la portion cartilagineuse (grandeur naturelle).

diamètre vertical; vers la fin de cette portion, elle est presque régulièrement circulaire; au commencement de la portion osseuse, elle devient ovalaire à grand diamètre vertical, incliné de haut en bas et d'avant en arrière; dans la portion osseuse, elle est franchement ovalaire et l'extrémité supérieure de l'ovale s'incline fortement en avant; enfin, près de la membrane du tympan, la figure de coupe change, et le conduit, tronqué très obliquement par la membrane, paraît s'élargir.

La coupe du conduit reste donc elliptique sur toute la longueur : aussi convient-il de l'explorer avec un instrument cylindrique, accommodé au plus petit diamètre de l'ellipse. — Je pense toutefois qu'un opérateur expérimenté aura avantage à se servir, pour les opérations, d'un speculum elliptique auquel il imprimera un léger mouvement de rotation en avant, au fur et à mesure qu'il l'engagera dans une partie plus profonde du conduit : le grand axe de l'ellipse, d'abord verticalement placé, devra être incliné en avant au fur et à mesure que l'instrument s'engagera plus profondément. Si l'introduction est faite dans un but opératoire, l'avantage est incontestable,

car le champ libre pour la manœuvre de l'instrument que l'œil doit suivre sera toujours plus grand.

La *longueur* du conduit, mesurée à partir du rebord saillant de la conque, au
centre de la membrane tympanique est en moyenne de deux centimètres et demi
chez l'adulte. Je l'ai mesurée sur 25 sujets adultes : les chiffres extrêmes furent 22
et 27 millimètres. Vu l'obliquité de la membrane du tympan, qui tronque très obliquement le conduit, il faut noter que la paroi supérieure ne dépasse guère deux
centimètres, tandis que la longueur de la paroi inférieure dépasse souvent deux
centimètres et demi.

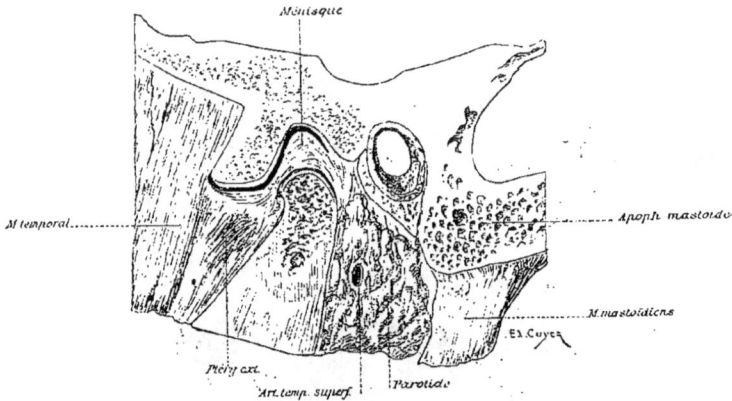

Fig. 99. — Coupe sagittale du conduit auditif externe à la fin de la portion
cartilagineuse (grandeur naturelle).

Les *diamètres* du conduit varient sur ses différents points : je les ai mesurés sur
20 têtes à l'amphithéâtre après avoir fait la coupe sagittale du conduit en plusieurs
points : — à l'entrée de la portion cartilagineuse, le diamètre vertical est en moyenne
de 10 mm., l'antéro-postérieur est de 9 ; — au milieu de la portion cartilagineuse,
le conduit tend à s'arrondir, les deux diamètres sensiblement égaux sont de 8 mm.
en moyenne ; — dans la portion osseuse, le diamètre vertical reste le même (8 mm.
environ) ; mais le diamètre antéro-postérieur se réduit à 5 mm., souvent même à
4 au niveau de la partie la plus étroite de cette portion ; — au niveau du tympan, le
conduit très obliquement tronqué a les dimensions de la membrane (voir Mem.
tym.). Il faut dire que ces dimensions varient beaucoup suivant l'âge et les individus, et parfois même entre les deux conduits, sur le même individu : Bezold nie
ces différences de forme entre les deux conduits auditifs d'un même individu ;
je puis affirmer qu'on les rencontre assez fréquemment, et parfois même très prononcées.

Comme on le voit par ces chiffres, il n'est pas exact de dire, avec la majorité
des auteurs, que la partie la plus étroite du conduit répond à la jonction des portions cartilagineuse et osseuse ; ce *détroit du conduit auditif* doit être reporté à quelques millimètres au delà, dans la portion osseuse. — L'étude des moules, repré-

sentés fig. 96 et 97, montre que l'axe du conduit, indépendamment des inflexions dont j'ai parlé, subit encore une légère *torsion* (Richet, Sappey).

Lenoir (Diss. inaug. 1855) a mis en relief le détail suivant : chez l'adulte l'orifice externe du conduit osseux est ovalaire *à grand axe vertical* ; chez l'enfant, le grand axe de l'ellipse est *presque horizontal*, et se rapproche d'autant plus de l'horizontale que le sujet est plus jeune. Ces variations, en rapport avec le développement de la boîte crânienne, sont intéressantes à connaître au point de vue des manœuvres nécessaires pour l'extraction des corps étrangers, fréquents surtout chez l'enfant.

Parois et rapports. — En somme, le cylindre auditif est légèrement aplati d'avant en arrière : on peut donc diviser son pourtour en quatre bandes ou parois :

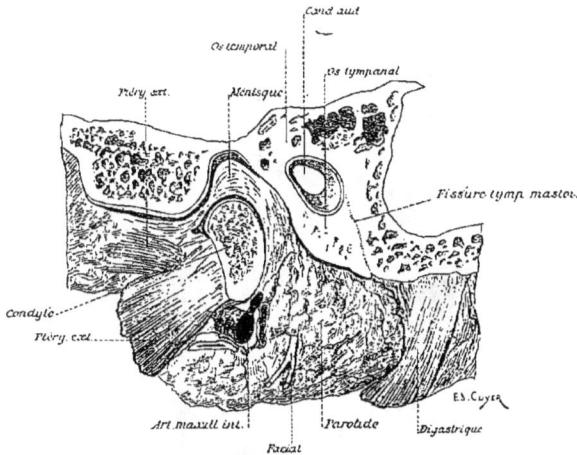

Fig. 100. — Coupe sagittale du conduit auditif externe dans la portion osseuse. (Grand. natur.)

une paroi supérieure ou cranienne, une paroi inférieure ou parotidienne, une antérieure ou glénoïdienne, une postérieure ou mastoïdienne.

La *paroi supérieure* ou *cranienne* (Voy. fig. 101), rectiligne, à peu près horizontale, parfois très légèrement concave, est moins longue que la paroi inférieure à cause de l'obliquité du tympan ; elle forme avec cette membrane un angle obtus ouvert en bas et d'autant plus obtus que le sujet examiné est plus jeune. Constituée par l'os temporal, cette paroi est épaisse dans ses deux tiers externes, mais dans son tiers interne, près de la membrane, elle devient plus mince et est creusée par de nombreuses cellules qui communiquent avec la partie supérieure de la cavité tympanique. Les rapports de cette paroi présentent la plus haute importance : ils nous font comprendre que des collections purulentes de la caisse puissent se vider dans le conduit auditif sans perforation de la membrane du tympan. Comme l'épaisseur de cette paroi est des plus variables, il peut arriver que la fosse temporo-sphénoïdale, la dure-mère qui la tapisse, et le lobe cérébral qu'elle reçoit participent aux inflammations de la paroi supérieure du conduit osseux. — Pratiquement, la paroi supérieure, courte, rectiligne, peut être dite la paroi *instrumentale* : c'est le long de cette paroi que doivent être introduits les divers instruments (pinces, crochets, seringues) utilisés dans les affections de l'oreille.

La *paroi postérieure* ou *mastoïdienne* (Voy. fig. 102) présente une très légère conca- vité antérieure Dans sa partie osseuse, elle est constituée par l'os tympanique et l'apophyse mastoïde, dont la ligne de réunion se présente sous la forme d'une fissure, qui donne passage au rameau auriculaire du pneumogastrique, la *fissure tym- pano-mastoïdienne*; de fins vaisseaux passant par cette fissure établissent d'étroites

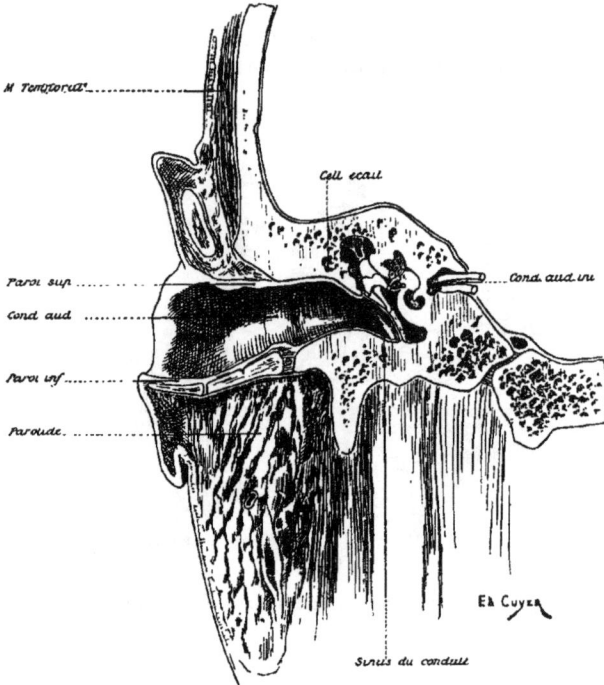

Fig. 101. — Coupe frontale du conduit auditif externe. (Grand. natur.)

connexions entre les cellules mastoïdiennes et le conduit. Cette paroi postérieure devient fort mince lorsque les cellules mastoïdiennes sont très développées. La min- ceur de cette paroi et les relations vasculaires que j'ai indiquées entre les cellules et le conduit permettent de comprendre l'extension, encore assez fréquente, d'une inflammation du conduit aux cellules mastoïdiennes, et la sortie par le conduit auditif externe de séquestres provenant de cellules mastoïdiennes. Dans son tiers externe, elle répond aux parties molles de la région mastoïdienne.

L'épaisseur de cette paroi varie suivant le développement des cellules mastoïdiennes : on peut dire qu'elle est épaisse dans sa partie externe, mince dans sa partie interne. L'épaisseur, dans la moitié externe, qui répond au bord antérieur de l'apophyse mastoïde, est telle que la plupart du temps les balles de revolver, lors des tentatives de suicide, ne perforent point cette paroi qu'elles abordent très obliquement, mais glissent sur elle et gagnent la moitié antérieure de la caisse tympanique : dans le plus grand nombre des cas, ces balles s'arrêtent au contact du canal carotidien. J'ai observé (*Arch. gén. de méd.*, 1890) deux cas remarquables dans lesquels la balle avait pénétré dans le canal carotidien, sans compromettre la vie du blessé. — Ayant fait un grand nombre d'expériences (dont quelques-unes en commun avec J. Charcot, interne des hôpitaux) sur le trajet des balles de revolver dans le conduit auditif externe et l'oreille moyenne, j'ai été amené à conclure que ces balles suivaient d'ordinaire, le trajet que je viens d'indiquer : réflexion sur la paroi postérieure, pénétration dans l'oreille (moyenne), arrêt vers le canal carotidien ; — et, pratiquement,

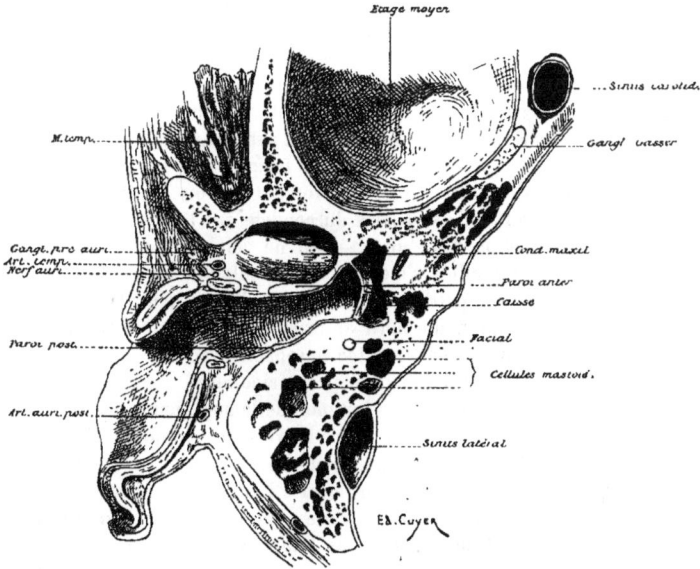

Fig. 102. — Coupe horizontale du conduit auditif externe.

que le mieux était, lorsque la balle ne se présentait pas d'elle-même, d'éviter des recherches, souvent inutiles, toujours très dangereuses. J'ai déposé au musée Dupuytren une pièce sur laquelle une balle est entrée à moitié dans le canal carotidien : le blessé survécut plusieurs années.

J'ai observé deux fois, dont une chez un malade qui avait subi la trépanation de l'apophyse mastoïde à la suite d'une otite moyenne suppurée, le fait suivant : lorsqu'on venait à pousser une injection par l'orifice mastoïdien, on voyait nettement le liquide sourdre dans le conduit auditif externe par une perforation de la paroi postérieure de ce conduit ; autour de cette perforation la peau et le périoste étaient décollés dans une assez grande étendue. — Inversement, l'ostéo-périostite du conduit peut se propager aux cellules mastoïdiennes en raison de certaines communications vasculaires.

La paroi *antérieure* ou *glénoïdienne* est très incurvée, comme repoussée par le condyle vers le centre du conduit. Sa partie interne fait à l'intérieur du conduit une saillie plus ou moins marquée : c'est à cette saillie que sont dues les principales difficultés qu'on rencontre dans l'introduction du speculum. Il faut porter en haut et en arrière le pavillon du speculum pour apercevoir le quadrant antéro-inférieur de la membrane du tympan. Cette paroi est constituée par une mince lamelle osseuse, appartenant à l'os tympanal; assez souvent cette paroi reste perforée d'un orifice ovalaire assez large, dont le processus d'ossification de l'os tympanal nous rend compte. — Cette paroi répond à la cavité glénoïde du temporal et aux deux tiers internes du condyle maxillaire inférieur. Le tiers externe de ce condyle entre en rapport avec la partie cartilagineuse de la paroi antérieure : aussi, pendant les mouvements de mastication, lorsque les mâchoires se rapprochent, la partie cartilagineuse est repoussée vers l'intérieur du conduit auditif, ainsi qu'il est facile de s'en assurer en introduisant la pulpe du petit doigt dans l'oreille. On comprend dès lors la douleur provoquée par les mouvements de mastication lorsque le conduit est enflammé. — Dans une chute ou par un choc violent sur le menton, la paroi antérieure du conduit peut être fracturée (Sourier, Le Bail); on a même vu (Baudrimont) le condyle pénétrer dans le conduit auditif. Lorsque cet enfoncement a lieu, il doit se produire vers l'extrémité interne du conduit, près de la membrane tympanique, car c'est en ce point que la paroi antérieure et le condyle sont le plus rapprochés. Le professeur Duplay a insisté sur le diagnostic de ces fractures du conduit auditif externe qui compliquent parfois les luxations de la mâchoire inférieure. Les frottements répétés du condyle sur l'os tympanal peuvent amener l'usure et la perforation de celui-ci. — On ne voit que très rarement les affections inflammatoires du conduit s'étendre à l'articulation temporo-maxillaire. La scissure de Glaser, fissure pétro-tympanique, limite en haut la paroi antérieure et marque le lieu d'union du bord antérieur de la gouttière tympanale au rocher. — En dehors, la paroi antérieure entre en rapport avec les vaisseaux temporaux, le nerf auriculo-temporal et le ganglion pré-auriculaire.

La *paroi inférieure* (Voy. fig. 101), plus longue que la supérieure, forme avec la membrane du tympan un angle très aigu. Dans le voisinage immédiat du tympan, cette paroi est fortement déprimée. Cette dépression, intéressante parce qu'elle peut loger de petits corps étrangers qui échappent ainsi à l'exploration directe, et parce que le pus peut s'y accumuler, est connue sous le nom de *sinus du conduit auditif externe*. La paroi inférieure est formée par l'os tympanal dans sa moitié interne, par le cartilage dans sa moitié externe : elle entre en rapport immédiat avec la parotide dont l'enveloppe très amincie s'unit au périchondre. Les inflammations du conduit peuvent s'étendre à la glande et réciproquement; les incisures que nous verrons sur le cartilage sont la voie ordinaire de ces propagations. — Les tumeurs de la parotide peuvent comprimer le conduit auditif.

Je répète que la coupe du conduit est ovalaire, et que le grand axe de cet ovale, d'abord vertical, s'incline fortement en avant au niveau de la partie interne qui est aussi la plus étroite. Malgaigne a insisté sur l'importance de cette notion anatomique pour l'extraction des corps étrangers, de façon à accommoder leurs diamètres à ceux du conduit.

Structure du conduit auditif externe. — La charpente du conduit auditif externe est constituée par un cylindre osseux, continué en dehors par une gouttière cartilagineuse. La portion cartilagineuse ou externe du conduit est un peu moins longue que la portion osseuse. Les deux parties reliées par un tissu fibreux intermédiaire au périchondre et au périoste sont mobiles l'une sur l'autre.

La *portion cartilagineuse* du conduit n'est autre chose que la prolongation directe du cartilage du pavillon : elle représente, non un cylindre complet, mais une gout-

tière cartilagineuse, transversalement dirigée, ouverte en haut et en arrière; le
bord antérieur de la gouttière, à peu près rectiligne, est plus élevé que le postérieur, inégalement découpé. Les deux bords de cette gouttière cartilagineuse, ainsi
ouverte en haut et en arrière, dans la partie protégée par l'apophyse mastoïde, sont
réunis par un feuillet fibreux; un cylindre fibro-cartilagineux est ainsi formé : c'est
la portion cartilagineuse du conduit auditif externe.

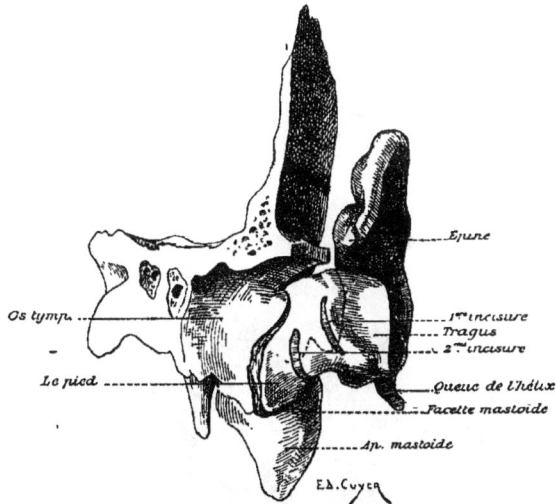

Fig. 105. — Le cartilage du pavillon et du conduit auditif.

L'*épine* ou apophyse est rattachée par la plupart des auteurs à l'hélix ; je me suis assuré que dans
un certain nombre de cas elle appartenait à l'anthélix. — Le *pied* du cartilage s'applique par une
large facette sur le bord antérieur de l'apophyse mastoïde et glisse sur cette apophyse, à laquelle
il n'est uni que par un tissu cellulaire lâche séreux. La lèvre antérieure de la gouttière cartilagineuse, très haute, masque la lèvre postérieure, indiquée par un pointillé.

Sur cette gouttière cartilagineuse, on remarque deux solutions de continuité, en
forme de fentes assez larges, les *incisures* de Duverney.

Je ne dis pas les incisures de Santorini ou de Valsalva, parce que ces fentes ont été signalées et décrites d'abord par Duverney qui les représente (fig. 1, planche III, *Traité de l'organe de l'ouïe*, 1683), et leur donne le nom d'*interruptions du conduit cartilagineux;* Valsalva
reconnaît en avoir trouvé une première mention dans Duverney (*Tractatus de aure humana*,
page 8) : « Quarum incisurarum mentionem primam vidi apud Duverney ». (*Valsalvæ
opera*, Lugduni Batavorum, 1742.)

Ces incisures sont communément au nombre de deux, quelquefois trois, comme
l'indique la planche de Duverney : la première est placée sur la paroi antérieure du
conduit, à la base du tragus; elle est à peu près perpendiculaire à l'axe du conduit;
la seconde, plus interne, moins longue, coupe obliquement la paroi inférieure.
D'ailleurs, le nombre, la forme et la direction de ces incisures sont soumis à
quelques variations. — C'est à ces incisures que le conduit est redevable en partie
de sa mobilité : le tragus ne pourrait être si facilement rabattu vers le conduit ou

vers la joue sans l'incisure qui est à sa base : de même, pour l'ensemble du conduit qu'on peut allonger et raccourcir. Ces incisures ne divisent jamais complètement le cartilage en deux ou plusieurs pièces séparées, comme pourraient le faire croire les coupes verticales ou transversales du conduit, sur lesquelles les incisures séparent des segments qui paraissent isolés. Les incisures sont remplies par un tissu fibreux qui continue le périchondre des cartilages voisins.

À son extrémité interne, le cartilage présente un prolongement, sorte d'apophyse cartilagineuse épaisse et aplatie par laquelle il repose et glisse sur la surface externe de l'os tympanal; je l'appelle *pied du cartilage auriculaire*. D'ordinaire, ce

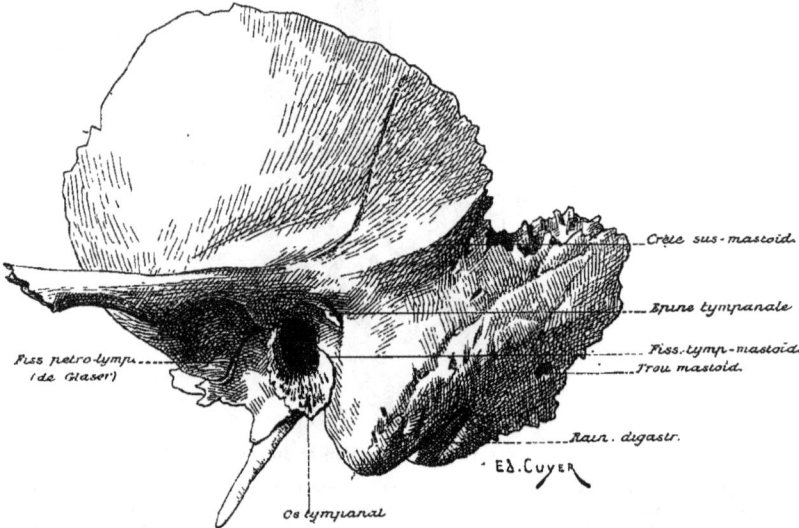

Fig. 104.

pied très large est décomposé en deux facettes, dont l'une s'unit à la surface rugueuse de l'os tympanal, tandis que l'autre s'applique sur le bord antérieur de l'apophyse mastoïde et glisse sur ce bord dans les mouvements du conduit; il y a là une sorte d'articulation. — Lorsqu'on attire en dehors ou lorsqu'on enfonce un conduit cartilagineux mis à nu par une dissection soigneuse, on voit les bandes cartilagineuses, que séparent les incisures, se rapprocher et s'imbriquer, tandis que le pied cartilagineux glisse au niveau de sa surface d'union avec l'os tympanal et le bord antérieur de l'apophyse mastoïde. — J'ai déjà dit qu'une lame fibreuse unit les deux bords de la gouttière cartilagineuse, formant avec elle la portion externe ou fibro-cartilagineuse du conduit auditif. Cette lame fibreuse va s'attacher fortement à une saillie du temporal que je vais désigner sous le nom d'*épine tympanale* : cette insertion constitue un des principaux moyens d'attache de l'oreille externe.

La *portion osseuse*, située entre la cavité glénoïde et l'apophyse mastoïde du temporal, se présente sous la forme d'un conduit cylindrique constitué chez l'adulte par un os particulier, ayant la forme d'une gouttière (g. *tympanale*), qui vient s'appliquer à la face inférieure de l'écaille, de façon à former avec celle-ci un canal osseux complet. En avant et en arrière du croissant tympanal, on aperçoit encore chez l'adulte les traces de la soudure de l'os tympanal avec l'apophyse mastoïde (fissure tympano-mastoïdienne), et avec le rocher (fissure pétro-tympanique).

J'ai étudié l'os tympanal sur un grand nombre de crânes de la Faculté et de l'École d'anthropologie. Ses dimensions sont des plus variables, et par suite la participation des parties tympanique et écailleuse à la formation du conduit auditif osseux est fort différente suivant les sujets. Tantôt l'os tympanal forme une simple gouttière qui, réunie à la face inférieure de l'écaille, constitue le conduit osseux; parfois, la gouttière osseuse tend à devenir un véritable cylindre ou tube osseux complet, tout à fait semblable à celui qu'on rencontre chez un grand nombre d'animaux.

Le plus souvent on trouve à la partie supéro-postérieure du conduit osseux, une petite éminence osseuse, qui revêt d'ordinaire l'aspect d'une lamelle curviligne, concentrique à

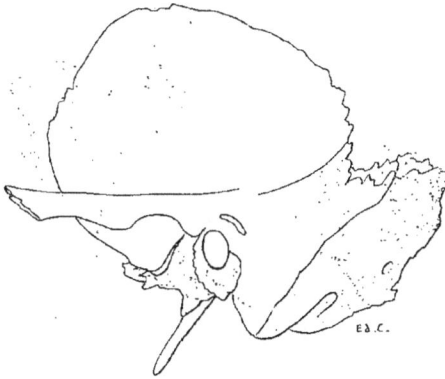

Fig. 105. — Schéma des parties constituantes de l'os temporal. L'apophyse mastoïde est formée par la réunion d'une portion rocheuse (rouge) et d'une partie écailleuse (blanche). L'os tympanal et l'épine tympanale qui en dépend sont teintés en bleu.

l'axe du conduit; la saillie et la longueur de cette lamelle sont plus ou moins grandes; sur un certain nombre de crânes, elle est en continuité directe avec l'os tympanal. Au-dessus et en arrière de cette lamelle, il existe une petite cavité. Ces détails d'ostéologie n'avaient pas échappé à Duverney, qui nous les montre dans une des planches de son ouvrage. Depuis, la lamelle osseuse a été signalée sous le nom de *spina supra meatum* par les auteurs allemands, qui se contentent de la mentionner. Ayant étudié l'os tympanal sur une centaine de crânes, et ayant souvent vu la lamelle en continuité directe avec l'os tympanal, je crois que cette formation osseuse doit être rattachée à l'os tympanal ; comme celui-ci, en effet, elle est de formation secondaire et n'existe point sur le temporal du nouveau-né; de plus elle donne insertion, comme l'os tympanal, à la portion fibreuse du conduit : je propose de lui donner le nom d'*épine tympanale*.

L'adaptation de la partie tympanique à la partie écailleuse est parfois très intime, et toute trace de soudure a disparu; tantôt au contraire les bords de la gouttière tympanique sont nettement dégagés et par suite les sutures tympano-mastoïdiennes et de Glaser sont nettement visibles.

En dedans le conduit osseux sertit la membrane du tympan; en dehors il se termine par une surface rugueuse, large et triangulaire dans sa partie inférieure, pour l'insertion des trousseaux fibreux qui réunissent les deux portions du conduit. Cette gouttière osseuse, g. tympanale, continue la gouttière cartilagineuse.

Comment les deux portions osseuse et cartilagineuse du conduit se continuent-elles? — Le bord très rugueux et large de l'os tympanal donne attache à un tissu fibreux très dense qui réunit les deux portions : telle est la description donnée par tous les auteurs. Il importe cependant de remarquer que la surface tympanale est encroûtée de cartilage : cette couche de cartilage est assez épaisse; on la voit; c'est sur ce cartilage que vient s'attacher le tissu fibreux qui réunit les deux portions. Le fait paraît avoir échappé à l'attention des anatomistes. — Dans la moitié supérieure le tissu fibreux vient se fixer solidement sur l'épine tympanale, lamelle aplatie, qui me paraît appartenir, comme je l'ai déjà dit, à l'os tympanal.

Conduit auditif du nouveau-né et de l'enfant. — La portion osseuse du

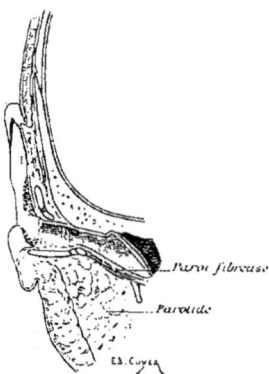

Fig. 106. — Coupe frontale du conduit auditif externe (nouveau-né).

conduit n'existe point chez le nouveau-né. Le conduit est formé chez lui par un canal fibro-cartilagineux qui se fixe à un anneau osseux, os tympanal du nouveau-né, dans lequel est enchâssée la membrane du tympan. Le conduit auditif externe du nouveau-né est donc fibreux dans sa partie interne, cartilagineux dans sa partie externe. C'est dans sa partie interne, fibreuse, continue avec le cercle tympanal, que se développe, par le processus que je vais indiquer, la portion osseuse : Symington (*The Anatom. of the Child.*, Édimbourg, 1887) désigne cette partie fibreuse sous le nom de *membranous or fibrous tympanic plate.*

Le point osseux (point tympanal) qui donne naissance à la partie osseuse du conduit auditif ne se manifeste qu'à quatre mois et demi (Sappey). A la naissance, il a la forme d'un anneau (cercle tympanal), interrompu à sa partie supérieure (segment de Rivinus) et répondant par ses deux extrémités à la portion écailleuse et à la face inférieure du rocher. La circonférence interne de cet anneau incomplet est creusée d'une rainure (*sulcus tympanicus*) dans laquelle est enchâssée la membrane du tympan. La lèvre externe de cette rainure se développe et forme seule le conduit auditif osseux. Ses parties antérieure et postérieure se développent d'abord;

puis elles se rapprochent, et se réunissent à leur extrémité, circonscrivant un large trou qui répond à la paroi inférieure du conduit. Vers 3 à 4 ans, ce trou se comble ordinairement; et la paroi inférieure, d'abord extrêmement mince à son niveau, 'épaissit progressivement. Quelquefois le développement de cette portion tympa-

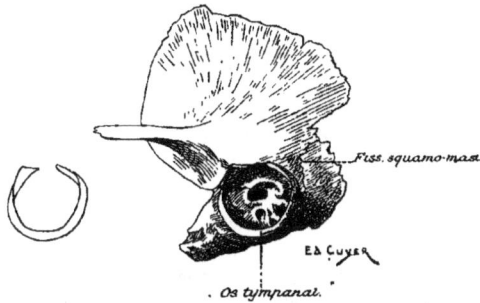

Fig. 107. — Le temporal du nouveau-né avec l'os tympanal.

nale est beaucoup plus tardif, et ne s'achève qu'à 8 ou 10 ans. Parfois même on rencontre encore sur la paroi inférieure du conduit auditif, chez l'adulte, un trou qu'il ne faut pas considérer comme le résultat d'une altération, mais comme un

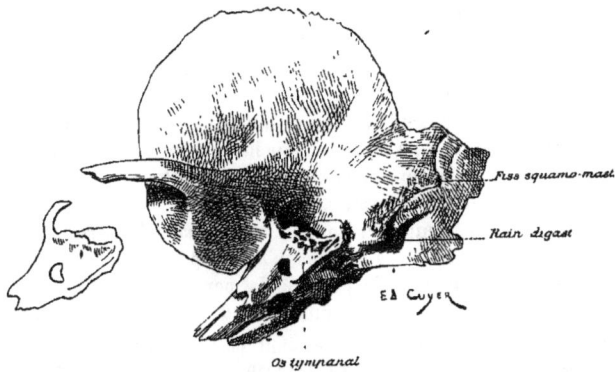

Fig. 108.

simple arrêt de développement (Sappey, Gruber). D'après Burkner, ce trou se rencontrerait dans la proportion de 19 pour 100 chez l'adulte; ce chiffre me paraît exagéré : sur 100 crânes, je ne l'ai trouvé que 5 fois.

Le conduit auditif externe chez l'enfant est plus étroit et rectiligne : sa direction doit être étudiée avec soin; on croirait, à voir la plupart des planches qui le représentent, que ce conduit est, comme celui de l'adulte, horizontal, et qu'il ne diffère de ce dernier que par un calibre plus petit. Il n'en est rien, comme le montre la coupe (fig. 106). Ce conduit est obliquement dirigé de haut en bas et de dehors en dedans. Pour apercevoir la membrane du tympan de l'adulte, il faut tirer le pavillon en haut et en arrière; au contraire, chez le nouveau-né et le très jeune enfant, il faut pincer le lobule et attirer fortement le pavillon en bas et en avant.

Le *conduit auditif externe chez le nouveau-né paraît continuer en dehors le plan de la membrane du tympan.* Au chapitre suivant, je démontrerai que les notions classiques sur la direction du plan de la membrane du tympan sont erronées et que cette membrane est loin d'être horizontale chez le nouveau-né, comme on le dit communément.

Il faut recommander les plus grandes précautions dans les manœuvres destinées à nettoyer l'oreille externe des jeunes enfants : en raison de la constitution du conduit, la moindre traction sur le pavillon retentit sur la membrane du tympan et sur la chaîne des osselets qui exécutent des mouvements de grande amplitude.

Structure. — Le revêtement du conduit auditif externe est formé par la peau qui tapisse toute l'étendue du conduit et va former la couche externe de la membrane du tympan. Dans la portion cartilagineuse, la peau est épaisse et dense, abondamment pourvue de glandes sébacées, de follicules pileux et de glandes sudoripares qui lui donnent un aspect gras et criblé; dans la portion osseuse, elle est mince, lisse, sèche, dépourvue de glandes et de poils, et intimement unie au périoste; elle présente de petites papilles jusqu'à la membrane du tympan (Kölliker).

Les glandes sébacées, annexées aux follicules pileux, occupent les couches superficielles du derme. Les glandes cérumineuses (variété de glandes sudoripares) sont situées au-dessous de la peau qui revêt les portions cartilagineuses et fibreuses; elles forment entre la peau et le cartilage ou les trousseaux fibreux qui le remplacent une couche glandulaire continue, de couleur jaune brunâtre. Ces glandes, facilement reconnaissables à leur couleur et à leur volume, forment autour du conduit une couronne dont l'épaisseur diminue au fur et à mesure qu'on s'approche de la portion osseuse; sur cette dernière portion, on ne les retrouve guère qu'au niveau d'une bande cutanée, épaisse, qui suit la paroi supérieure jusqu'à la membrane du tympan. Leur configuration et leur structure sont celles des glandes sudoripares. Chez le nouveau-né elles s'abouchent dans le follicule pileux, aux dépens duquel elles se sont développées : plus tard, elles viennent s'ouvrir isolément à la surface de la peau (Schwalbe, Alzheimer).

Il existe à la paroi supérieure du conduit auditif dans la portion osseuse, une *bande cutanée* plus épaisse, qui s'étend jusqu'au tympan; cette bande présente des glandes et de petits poils, comme la peau de la portion cartilagineuse; les furoncles qui siègent sur cette bande s'accompagnent de symptômes très violents.

Le produit de sécrétion des glandes du conduit porte le nom de cérumen : mais le cérumen n'est pas exclusivement produit par les glandes cérumineuses; on y retrouve le produit de sécrétion des glandes sébacées, des écailles épidermiques et souvent aussi des poils. La quantité de cette sécrétion est très variable suivant les constitutions. Au point de vue de la quantité, le rapport qui existe entre la sécrétion du conduit et les autres sécrétions à la surface du corps est incontestable; chez les individus à peau sèche, rugueuse, la sécrétion cérumineuse est aussi beaucoup moindre, sans que cette diminution entraîne de troubles dans les fonctions de l'organe; par contre, chez les personnes à peau grasse et brillante, à cheveux gras et luisants par production exagérée de matière sébacée, la sécrétion cérumineuse est plus abondante. En général, cette sécrétion est modérée, et le cérumen forme dans la portion cartilagineuse du conduit une mince couche dont la superficie se dessèche, se détache et s'émiette sous l'influence des mouvements que le condyle du maxillaire inférieur imprime au conduit auditif externe.

Les rapports de la sécrétion cérumineuse avec les maladies de l'oreille sont intéressants à étudier; Buchanan a appelé l'attention sur leur signification importante; d'après lui un grand nombre de surdités résulteraient d'une diminution de la sécrétion cérumineuse. En général, dans les inflammations aiguës, cette sécrétion serait augmentée, tandis qu'elle serait plutôt ralentie dans les inflammations chroniques de la caisse ou dans les cas de surdité nerveuse.

Trölsch, dont l'autorité, basée sur l'observation et sur l'expérience, est si grande en ces matières, fait remarquer « qu'on ne peut nier les sympathies probables qui existent entre le conduit auditif externe et les autres parties de l'oreille, d'autant que le ganglion otique fournit de petits rameaux aux différentes régions de l'oreille, notamment à la région de la caisse et à la muqueuse du conduit auditif externe ». Il reconnaît que dans quelques inflammations aiguës de la caisse on observe une infiltration séreuse et une augmentation de sécrétion dans le conduit auditif externe. Au contraire, dans certaines inflammations chroniques, à forme sèche, dans les scléroses, la sécrétion est manifestement ralentie, la peau du conduit se montre amincie, tendue, sèche; le conduit paraît agrandi; il ne faut pas voir dans ces altérations la cause de l'affection, mais un symptôme concomitant, lié le plus souvent à l'état général du sujet.

Lorsque la sécrétion cérumineuse est exagérée ou que l'évacuation ne se fait pas, le produit peut s'accumuler et former des bouchons qui obstruent plus ou moins la lumière du conduit. La couleur de ces bouchons de cérumen varie du jaune clair au noir foncé; très souvent le bouchon a la couleur et la consistance du bitume en pâte; lorsqu'ils sont anciens, les bouchons cérumineux se dessèchent, durcissent et présentent une surface crevassée, à facettes brillantes, dues à des cristaux de cholestérine. Ils contiennent toujours de la matière sébacée, des lamelles épidermiques et des poils. Parfois le cérumen se dépose en couche épaisse sur la membrane du tympan, et amène ainsi une diminution de l'acuité auditive.

Vaisseaux et nerfs. Artères. — Les *artères* du conduit auditif externe viennent de la carotide externe par les auriculaire, antérieures et postérieure. Une branche artérielle importante, l'auriculaire profonde, venue de la maxillaire interne, traverse la paroi antérieure et se distribue à la partie profonde du conduit ainsi qu'à la peau du tympan.

Veines. — Les veines se rendent à la jugulaire externe; d'autres, venues de la profondeur, vont aux plexus maxillaire et ptérygoïdien.

J'ai déjà insisté sur les nombreuses anastomoses qui se font, entre les vaisseaux du conduit et ceux du voisinage, par de petits rameaux vasculaires, dont certains passent par les fissures tympano-mastoïdiennes et de Glaser : j'aurai l'occasion de revenir sur ces communications qui jouent un grand rôle dans la pathologie de la région. — Un faisceau vasculaire important suit la bande cutanée que nous avons étudiée le long de la paroi supérieure du conduit auditif et passe avec elle sur la membrane du tympan, où il s'étend le long du bord postérieur du manche du marteau.

Lymphatiques. — Les lymphatiques vont aux ganglions *pré-auriculaire, mastoïdiens* et *parotidiens.*

Nerfs. — *La branche auriculaire* du plexus cervical donne quelques filets à la partie la plus externe du conduit : — le rameau *auriculaire* du *pneumogastrique*, et l'*auriculo-temporal* donnent des filets qui passent par le tissu fibreux unissant les deux portions du conduit.

Le *rameau auriculaire du pneumogastrique*, venu du ganglion supérieur de ce nerf, suit un petit canal osseux qui commence dans la fosse jugulaire et finit dans la fissure tympano-mastoïdienne; il chemine dans l'épaisseur de l'apophyse mastoïde où il se partage en plusieurs filets dont la plupart passent par la fissure tympano-mastoïdienne pour se terminer dans les téguments de la paroi antérieure du conduit auditif externe et dans la membrane du tympan.

La sensibilité du conduit auditif externe est spéciale; les abcès qui s'y développent et prennent en raison de la structure la forme acuminée que l'on sait, sont très douloureux; la présence d'un corps étranger, d'un bouchon de cérumen, déterminent parfois des douleurs d'une violence extrême; l'irritation qu'ils déterminent peut être l'origine de réflexes de forme et d'intensité variables, retentissant parfois dans toute la sphère du pneumogastrique (toux, éternuements, syncope, etc.; Sabatier, Pétrequin, Bezold ont rapporté des cas de mort).

Examen du conduit auditif externe. — La portion cartilagineuse peut être examinée à la lumière directe; mais il est bien rare qu'on puisse examiner la portion osseuse sans recourir au speculum et à la lumière réfléchie.

L'instrument que je préfère est le speculum cylindrique de Toynbee, en métal ou en caoutchouc durci. J'ai déjà dit comment il fallait redresser le conduit pour procéder à cet examen. L'instrument est tenu entre le pouce et l'index de la main droite, pendant que la main gauche pince et relève en haut et en arrière le pavillon pour redresser le conduit; le speculum est introduit progressivement par de petits mouvements spiroïdes; la main gauche le prend et laisse la droite libre pour manier la pince, la tige ouatée, la seringue ou tout autre instrument. Si des débris d'épiderme ou de cérumen obstruent le conduit, on fera au préalable une ou plusieurs injections.

Cet examen, d'ordinaire très facile, peut être rendu difficile par une susceptibilité particulière ou lorsque la muqueuse est enflammée et turgescente : alors l'introduction et le séjour d'un petit tampon de coton hydrophile trempé dans la solution de cocaïne à 2 pour 100 faciliteront la manœuvre.

Le conduit auditif externe est bouché, pendant tout le cours de la vie intra-utérine, par des amas épidermiques. Urbantschitsch s'est attaché à démontrer la manière dont ce bouchon disparaît chez le nouveau-né, d'abord aux deux extrémités, puis dans la partie moyenne du conduit. — Peut-être est-ce à une organisation plus complète de ces couches épidermiques qu'il faut attribuer ces brides ou cloisons qui ont été observées à l'entrée ou le long du conduit auditif externe; peut-être aussi faut-il faire intervenir quelque ulcération locale pendant la vie intra-utérine.

On verra d'ailleurs au chapitre du développement de l'oreille que nos connaissances sont bien insuffisantes pour expliquer les vices de conformation observés dans les diverses parties de l'organe. — Parmi les *vices de conformation*, ou les *arrêts de développement*, il faut signaler l'*absence*, l'*oblitération* ou l'imperforation congénitale du conduit auditif externe, rarement observés. Les *rétrécissements congénitaux* sont plus fréquents : ils peuvent affecter les deux portions et s'étendre sur toute la longueur du conduit, ou bien ils sont *annulaires* et ne rétrécissent qu'un point du conduit. — Il faut bien distinguer ces rétrécissements congénitaux de ceux qui surviennent à la suite des inflammations du conduit.

Membrane du tympan.

La membrane du tympan, enchâssée dans le sillon presque annulaire de l'os tympanal, forme le fond du conduit auditif, et, en même temps, la paroi externe de l'oreille moyenne ou caisse du tympan.

La M. T. est enchâssée dans la rainure de l'os tympanal, comme le verre d'une montre dans sa rainure métallique, par une bande annulaire de tissu conjonctif (anneau tendineux, bourrelet annulaire de Gerlach). Mais on sait que le cercle, ou mieux le *croissant tympanal*, est incomplet; en haut et en avant ses deux cornes restent à quelque distance l'une de l'autre : en ce point la M. T., dont l'existence est liée à celle du cercle tympanal, est continuée par une membrane plus mince, dite *membrane flaccide de Schrapnell*, qui complète l'occlusion du conduit auditif.

Forme. — La M. T. est assez exactement circulaire chez l'enfant : chez l'adulte elle s'allonge très légèrement dans le sens vertical comme la partie interne du conduit auditif; assez souvent même elle devient ovalaire; quelquefois elle est comme échancrée à sa partie supérieure et prend l'aspect cordiforme. Je ne l'ai jamais vue régulièrement circulaire.

Dimensions. — Le *diamètre vertical* est en moyenne de 9 à 10 millimètres chez l'adulte, l'horizontal de 8 à 9 (Trölsch). Sappey, mesurant des moules du conduit sur lesquels la membrane était nettement dessinée, a trouvé 10 à 11 millimètres

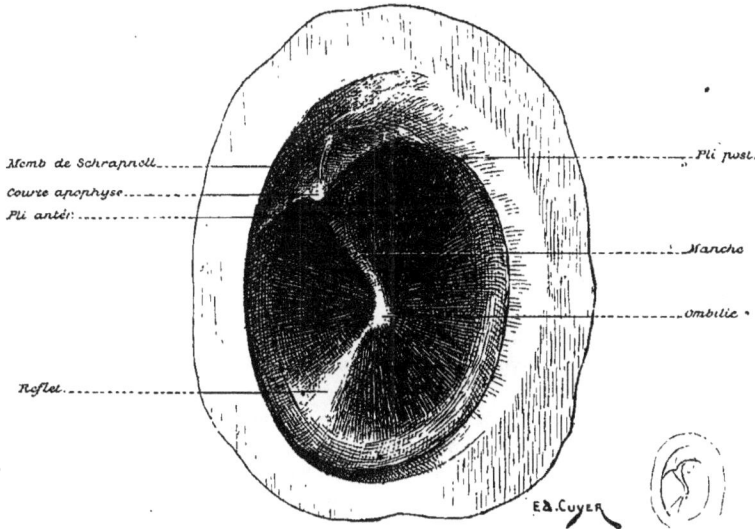

Fig. 109. — Membrane du tympan (face externe, côté gauche).

pour le grand diamètre, 10 pour le petit. J'ai souvent constaté que le diamètre horizontal était inférieur de 2 millimètres au grand diamètre qui est d'un centimètre en moyenne. Les chiffres moyens sont : 10 millimètres pour le grand diamètre (vertical), $8^{mm},5$ pour le petit (transversal). Ces dimensions sont à peu de chose près les mêmes chez le nouveau-né, car déjà le développement de la M. T. est terminé.

Remarquons que, vue par le conduit auditif, la membrane doit paraître d'autant plus grande qu'elle est moins inclinée.

L'*épaisseur* peut être évaluée en moyennne à $0^{mm},1$.

Inclinaison. — Chez l'adulte, la membrane du tympan est inclinée à environ 40 ou 45 degrés, et regarde en bas, en avant et en dehors. Son plan coupe obliquement l'axe du conduit auditif externe, de haut en bas, de dehors en dedans, et d'avant en arrière : en conséquence de cette obliquité, on remarque que la M. T. forme un angle aigu avec les parois antérieure et inférieure du conduit auditif externe, et un angle obtus avec les parois postérieure et supérieure (voyez les fig. 91, 92); l'angle très obtus formé par la M. T. avec la paroi supérieure du conduit est de 140 degrés (Trölsch), tandis que l'angle inférieur est réduit à 25 ou 30 degrés.

— C'est à cette obliquité qu'est due la longueur différente des quatre parois du conduit : les parois inférieure, et antérieure étant plus longues que les deux autres. La paroi inférieure est la plus longue ; les paroi antérieure et postérieure, très obliquement coupées par la membrane, courtes en haut, deviennent d'autant plus longues qu'elles se rapprochent davantage de la paroi inférieure. Trölsch, faisant tomber une verticale du pôle supérieur de la M. T. sur la paroi inférieure du conduit, évalue la différence de longueur entre la paroi supérieure et l'inférieure à 6 millimètres ; d'après cet auteur, elle serait de 8 à 9 millimètres chez le nouveau-né. D'après mes mensurations, la différence de longueur entre les 2 parois est à peu près égale chez l'adulte et le nouveau-né ; elle dépasse rarement 5 à 6 millimètres.

Donc un instrument introduit dans le conduit auditif externe et suivant la paroi supérieure rencontrera la membrane du tympan beaucoup plus tôt que si on lui fait suivre la paroi inférieure. C'est pourquoi les perforations traumatiques ont leur siège ordinaire dans la moitié supérieure de la M. T.

Lorsqu'on tente, comme on doit toujours l'essayer d'abord, de faire sortir un corps étranger par des injections, la canule doit être placée le long de la paroi supérieure, parce que le liquide ainsi lancé arrivera obliquement sur la membrane du tympan à laquelle il fera courir moins de risques, en même temps qu'il passera plus facilement derrière le corps étranger. On doit aussi suivre cette même paroi, lorsque l'on est obligé de se servir d'un instrument pour l'extraction d'un corps étranger.

Inclinaison de la M. T. chez le nouveau-né.

— Il est classique de dire que chez le fœtus le cercle tympanal dans lequel est enchâssée la M. T. faisant partie de la base du crâne, la M. T. est presque horizontale ; on ajoute qu'à la naissance l'obliquité est encore très prononcée, si bien que la membrane du tympan reste en contact par tout son segment inférieur avec le conduit auditif externe et semble continuer directement la paroi supérieure de ce conduit ; peu à peu, au fur et à mesure que l'os tympanal se développe, l'inclinaison de la membrane diminuerait. Henle, Trölsch, Gruber, Merkel sont d'accord sur ce point. Tillaux schématise ces inclinaisons variées suivant les âges, dans une figure d'une extrême simplicité : un trait horizontal représente la M. T. du fœtus ; sur ce trait, une ligne inclinée à 10 degrés montre l'inclinaison chez le nouveau-né ; un troisième trait, incliné à 45 degrés, figure la membrane tympanique de l'adulte.

A mon avis, rien n'est moins démontré que l'horizontalité de la membrane chez le fœtus, si ce n'est la quasi-horizontalité de la membrane tympanique du nouveau-né. Ayant mis à nu, pour la mesurer, la M. T. sur trois nouveau-nés, je remarquai avec surprise qu'elle présentait une inclinaison à peu près aussi prononcée que la M. T. de l'adulte. Désireux d'être fixé sur ce point, j'ai combiné et fait construire par M. Collin un instrument destiné à mesurer l'inclinaison de la membrane ; et j'ai procédé à des mensurations précises sur 6 nouveau-nés : il résulte de mes recherches que la M. T. du nouveau-né présente une inclinaison à peu près égale à celle que nous lui voyons chez l'adulte. — Prussak et Symington ont déjà réfuté l'erreur demeurée classique.

Au cours de mes mensurations sur l'enfant nouveau-né, j'ai vu que les plans prolongés des deux membranes tympaniques venaient se rencontrer vers la partie postérieure du voile du palais : on sait d'ailleurs que des axes élevés sur la partie centrale des plans tympaniques vont s'entre-croiser en haut et en arrière dans l'intérieur de la cavité crânienne ; donc, la M. T. *regarde en bas, en avant et en dehors* ;

donc, pour la voir de face dans toute son étendue, il faut incliner fortement la tête du sujet *sur le côté opposé et en arrière.*

L'inclinaison de la M. T. présente de grandes variétés individuelles, compatibles avec une ouïe suffisante. Bonnafont, Schwartz, Lucæ, Trölsch, Tillaux ont constaté que chez les musiciens la M. T. est presque verticale, ce qui est bien en rapport avec les expériences physiologiques de Fick. Il semble, en effet, qu'une membrane très inclinée soit plus favorable à la réflexion qu'à la transmission des sons.

On dit : étant donné que l'os tympanal se redresse à mesure que le crâne se développe, à un développement crânien incomplet doit correspondre une inclinaison considérable de la M. T. Les recherches de Trölsch et de Voltolini sur des idiots auraient confirmé sur ce point les assertions de Virchow. — Toutefois, d'après ce que j'ai dit plus haut, il est désirable que de nouvelles recherches viennent confirmer cette assertion.

Configuration extérieure. — *Face externe.* — Lorsqu'on regarde la M. T. par sa face externe, elle paraît légèrement déprimée vers sa partie centrale, comme un entonnoir très largement évasé ; elle est obliquement traversée de haut en bas, d'avant en arrière, et un peu de dehors en dedans, par une ligne blanchâtre, répondant au manche du marteau, avec lequel la membrane est unie et que l'on aperçoit par transparence. L'extrémité inférieure de ce manche descend un peu au-dessous du centre de la membrane, de telle sorte que l'ombilic de la M. T. n'est pas situé exactement au centre, mais un peu au-dessous et en arrière de celui-ci.

Sur une coupe cette concavité de la M. T. apparaît nettement. La partie centrale, très déprimée, est attirée en dedans par le manche du marteau, tandis qu'à la périphérie, surtout en haut et en bas, la M. T. est demeurée convexe. (Voyez fig. 113).

Sur la face externe on voit à l'extrémité supérieure du manche du marteau, près du cercle tympanique, une petite saillie qui répond à la courte apophyse du manche : cette saillie soulève la membrane et détermine l'apparition de deux replis qui limitent la membrane de Schrapnell : le pli antérieur est beaucoup plus court que le postérieur. Schwalbe (voir fig. 109) décrit et figure comme constant un troisième pli qui divise en deux territoires la membrane flaccide qui, moins épaisse et moins tendue que la M. T., proémine dans le conduit auditif externe (Coyne).   ·

Face interne. — La face interne de la M. T. présente des courbures inverses : convexe vers son centre, elle est concave en certains points de la périphérie : la saillie formée par le manche du marteau apparaît nettement sur cette face qui, dans son ensemble, est plus convexe que l'externe n'est concave.

Couleur. — La membrane est brillante, transparente et d'une couleur gris perle, dit Trölsch. Politzer a fort bien analysé et défini les conditions qui créent et celles qui modifient la coloration de la M. T., montrant comment « la M. T., milieu transparent, mais trouble, réfléchit une partie de la lumière qu'il reçoit et en laisse passer une autre ; et comment sa couleur est composée de sa coloration propre, de celle de la lumière qui sert à l'éclairage, et enfin de la couleur et de la quantité de lumière que renvoie le promontoire ».

D'après Tillaux, « la couleur est grise tirant un peu sur le violet ; elle est brillante, miroitante, et offre l'aspect velouté d'un fruit qui a conservé sa fleur ». On ne saurait mieux dire, bien qu'il m'ait souvent paru que l'aspect velouté faisait place à un ton sec, comme métallique, et cela en dehors de toute altération de la fonction. La couleur du conduit influe sur celle de la membrane : hypérémié, il donne à la membrane un reflet rougeâtre.

. Chez l'enfant, la M. T. est d'un gris plus sombre, et moins transparente, par suite de l'épaisseur plus grande de la couche épidermique et de la muqueuse. Chez le vieillard, la couleur est plus mate et blanchâtre.

La M. T., sur le cadavre, est terne, blanchâtre, opaque, parce que son tissu a subi une sorte de ramollissement et d'imbibition. Mais si l'on fait tomber, sous l'action d'un filet d'eau, cette couche épidermique, on obtient une préparation fort belle de la membrane sur laquelle on peut alors étudier les détails de forme, d'étendue et les jeux de la lumière.

La M. T. est, à l'état normal, revêtue d'une mince couche de matière graisseuse ; l'eau s'y dépose en gouttelettes, mais ne la mouille point ; traitée par l'acide osmique (Schwalbe), elle devient noire. Donc, à l'état normal, l'eau introduite dans le conduit ne peut mouiller ni ramollir la M. T. ; il n'en est pas de même à l'état pathologique, quand les sécrétions du conduit ont diminué ; aussi recommande-t-on, après une instillation de liquide dans l'oreille, d'incliner du côté injecté, et même d'éponger avec une boulette de coton hydrophile pour bien vider la cavité de ce conduit.

Reflet lumineux. — Dans la partie sous-ombilicale et antérieure de la membrane du tympan, on constate toujours un reflet lumineux triangulaire et brillant. Ce

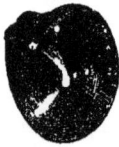

Fig. 110. — M. T., convexe.   Fig. 111. — M. T., très concave.

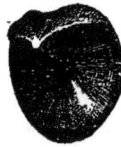

triangle ou *cône lumineux*, signalé par Wilde, commence près de l'ombilic et se dirige en s'élargissant vers la partie inférieure du cercle tympanique : il forme ainsi avec le manche du marteau un angle obtus ouvert en avant. Parfois il est réduit à un point ou à un petit faisceau dont la longueur ne dépasse point 1 millimètre. Parfois le faisceau lumineux est interrompu par une bande obscure ou bien encore il se montre décomposé, suivant la longueur, en trois faisceaux distincts. Nos figures montrent comment la forme et les dimensions du reflet changent suivant la courbure de la membrane. Helmholtz et Politzer ont montré que ce reflet était en rapport avec les angles d'incidence des rayons lumineux sur la surface courbe de la membrane du tympan. Si l'on tend uniformément une membrane animale, brillante, sur un anneau, on ne constate pas de reflet lumineux : mais si l'on vient à déprimer le centre de cette membrane, un reflet lumineux se produit aussitôt, et il devient d'autant plus étroit qu'on déprime plus profondément la membrane. De même, à l'état physiologique, on peut voir le triangle s'élargir, lorsqu'une insufflation d'air dans la caisse repousse la membrane au dehors, tandis qu'il se rétrécit lorsque, par suite de la raréfaction artificielle de l'air dans cette cavité, la membrane se porte en dedans et devient plus concave.

J'ai examiné dans des conditions d'éclairage identique des individus debout, couchés, la tête en bas, et j'ai vu la situation du reflet changer, et sa forme se modifier suivant la courbure de la membrane : c'est ainsi que le reflet s'élargit lorsqu'il se produit sur la partie postérieure de la membrane, parce que cette partie est moins concave que l'antérieure. D'ailleurs Wilde, Trölsch, Tillaux, etc., s'accordent à dire que la M. T. présente de nombreuses variétés individuelles dans son inclinaison et sa courbure, d'où des variétés infinies dans la forme du reflet, sans que l'ouïe en soit altérée. On peut donc trouver des formes très différentes du triangle lumineux chez des personnes entendant toutes également bien. D'autres reflets, moins accentués, moins nettement limités, se montrent en d'autres points de la membrane, surtout à la partie supérieure et postérieure.

Épaisseur et résistance. — La membrane du tympan est fort mince ; on peut la comparer à une feuille de baudruche ; son épaisseur est d'environ 0mm,1, un peu plus chez l'enfant, par suite du développement de la couche épidermique.

Son élasticité est assez développée ; par suite, l'extensibilité est notable. C'est ainsi que la membrane peut être repoussée jusqu'au contact de la paroi interne de la caisse par un bouchon de cérumen ou un corps étranger ; inversement on la voit parfois bomber fortement dans le conduit auditif externe sous l'influence d'un épanchement tympanique ou pendant la douche d'air. Gruber a constaté qu'une pression méthodique permet d'augmenter la surface de la membrane du tympan de 1/5 à 1/3.

Quoique mince, la membrane est fort résistante : Schmidekam et Hensen ont constaté que la résistance de la membrane du tympan est beaucoup plus considérable chez l'homme que chez la plupart des animaux : chez l'homme, elle supporte, sans se rompre, une colonne de mercure de 140 à 160 centimètres. Cependant un changement brusque dans la pression de la colonne atmosphérique en contact avec la face externe de la M. T. peut déchirer celle-ci ; une onde sonore, puissante comme celle que met en mouvement un coup de canon tiré à proximité, peut briser la membrane ; un soufflet solidement appliqué aura le même effet ; on comprend que ces dernières déchirures soient plus fréquentes du côté gauche. Dans tous ces cas, la membrane est pour ainsi dire enfoncée par la colonne d'air ; l'effet inverse se produit lorsque la membrane éclate par le fait d'une augmentation brusque de pression dans la caisse, comme il peut arriver dans un éternuement, un accès de toux violent, ou par une douche d'air poussée sans précaution. Dans les violences extrêmes on aurait observé le décollement de la M. T. de son cadre osseux.

Face externe de la M. T. ; examen de la M. T. — L'examen de la M. T. doit être fait, le malade étant assis et présentant son oreille à contre-jour ; le chirurgien, ayant rectifié la direction du conduit, par traction du pavillon en haut et en arrière, dirige vers l'intérieur les rayons convergents de son miroir frontal ; il peut alors assez souvent apercevoir la M. T. sans le secours d'aucun instrument. Pour un examen complet, le speculum est introduit avec les précautions que nous avons indiquées, et promené lentement dans toutes les directions de façon à explorer tous les points de la membrane, dont on peut alors étudier l'inclinaison, la grandeur, la forme, l'épaisseur, la courbure, le reflet et la coloration. Par suite de sa grande obliquité la membrane paraît plus petite.

Le manche du marteau apparaît dès l'abord sous l'aspect d'une ligne blanchâtre à la partie supérieure de laquelle on peut toujours distinguer une saillie conique, petite, plus lumineuse, parfois éclatante, tout près de la circonférence, un peu en avant du pôle supérieur ; elle répond à l'apophyse externe. Le manche du marteau se dirige en arrière et en bas pour se terminer un peu au delà du centre de la membrane par une extrémité arrondie ou en spatule, qui forme l'*ombilic*. A l'ombilic ou à très peu de distance commence le *reflet lumineux*, qui s'avance plus ou moins loin vers la périphérie. Si la membrane a subi une dépression, le manche du marteau, vu en raccourci, paraît moins long ; son apophyse externe qui a basculé en dehors, fait une saillie plus considérable et le reflet lumineux devient plus étroit ; c'est ainsi qu'apparaît la membrane dans l'otite scléreuse. — Lorsque la dépression est considérable, la saillie de l'apophyse externe est exagérée et les deux replis, qui limitent la membrane de Schrapnell, apparaissent nettement horizontaux, l'un en avant, l'autre en arrière. Quelquefois, lorsque la membrane est très transparente et l'éclairage bon, on aperçoit, à travers la membrane, la grande branche de l'enclume et le jambage inférieur de l'étrier, le promontoire au-dessous et en arrière duquel une tache sombre indique la niche de la fenêtre ronde. Parfois, on peut apercevoir une ligne blanchâtre traversant la membrane près du pôle supérieur à 1 millimètre au-dessous du contour : c'est la corde du tympan.

. Dans l'otite moyenne suppurée, il est quelquefois possible de voir la ligne de niveau du pus contenu dans la caisse. — Je reviendrai sur ces points en décrivant la caisse. — Lorsque, à la suite de certains états inflammatoires, la membrane vient à se relâcher, on la voit quelquefois s'appliquer sur le promontoire et les osselets, dont la saillie se dessine alors dans le conduit.

Face interne de la membrane du tympan. — La face interne de la M. T. appartient à la caisse, dont elle forme en partie la paroi externe ; elle est convexe

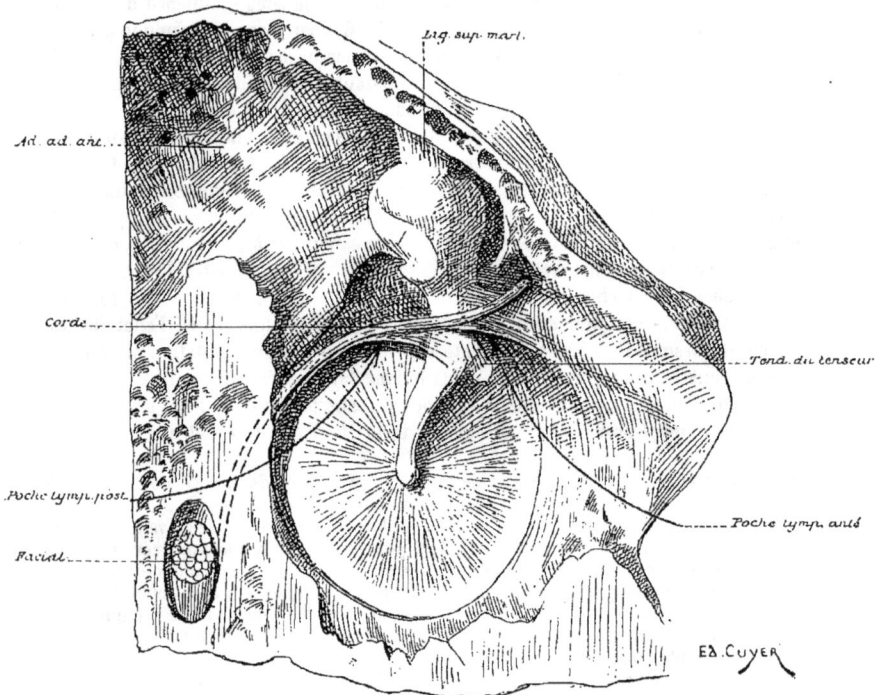

Fig. 112. — Face interne de la M. T. et paroi externe de la caisse.

vers son centre, concave à sa périphérie, surtout en avant et en bas. A sa périphérie, on peut apercevoir, sous l'aspect d'un cercle blanchâtre, l'anneau tendineux qui fixe la M. T. dans le sillon de l'os tympanal. Le manche du marteau la traverse obliquement, très saillant et comme appliqué sur la membrane.

Trölsch a décrit sur la surface interne de la M. T., à la partie la plus élevée de la moitié postérieure, deux replis valvulaires, à concavité inférieure, qui naissent derrière l'anneau osseux dans lequel est enchâssée la membrane, descendent vers l'intérieur de la caisse du tympan, dont ils soulèvent la muqueuse, et limitent avec le segment supérieur de la M. T. deux poches, les poches ou bourses de la M. T. Le repli postérieur constitué, d'après Trölsch, par des faisceaux de la M. T., représente un feuillet détaché de cette membrane : il contient dans son épaisseur la corde du tympan qui chemine près de son bord libre. Le repli antérieur n'est qu'un soulèvement de la muqueuse par la saillie du col du marteau ; dans son épaisseur chemine le ligament antérieur du marteau et l'artère tympanique. La M. T., revêtue de sa muqueuse, forme la paroi externe de ces deux poches. Les deux poches, ainsi formées, sont séparées par le col du marteau ; la postérieure est beaucoup plus grande que l'antérieure. Ces poches n'étant que des replis muqueux soulevés par les organes qu'ils enveloppent, je compléterai leur histoire en traitant de la muqueuse de la caisse.

Structure. — La M. T. est constituée par trois couches : — 1° la couche *externe* ou *cutanée* qui continue directement la peau du conduit auditif externe ; — 2° la *couche moyenne* ou *fibreuse, membrane propre ;* 3° la *couche interne* ou *muqueuse,* formée par la muqueuse de la caisse.

La *couche cutanée,* formée par la réflexion de la peau du conduit sur toute la périphérie de la membrane, présente un derme ou chorion, réduit à une mince couche de tissu celluleux, et un épiderme plus mince chez l'adulte que chez l'enfant : on n'y rencontre ni poils, ni glandes, ni papilles. La continuation de cette couche avec la peau du conduit est surtout manifeste à la partie supérieure, où l'on voit descendre, parallèlement au manche du marteau, une bande cutanée épaisse, renfermant des vaisseaux et des nerfs importants ; Késsel a même décrit une couche glandulaire et quelques papilles rudimentaires dans ce tractus épais situé en arrière du marteau. Cette bande fait suite à celle que nous avons signalée le long de la paroi supérieure du conduit auditif osseux. On lui donnait autrefois le nom de *musculus levator tympani minor*, en raison de la nature musculaire qu'on lui supposait.

La *couche moyenne* ou *membrane propre,* fibreuse, est constituée essentiellement par deux lamelles dont les fibres ont des directions variables ; les unes, radiées, partent de l'anneau cartilagineux périphérique et convergent vers le manche du marteau sur lequel elles s'insèrent ; les autres, circulaires, sont plus nombreuses à la périphérie qu'au centre. Gruber a encore décrit un système de fibres descendantes et de fibres dendritiques. — Des dépôts calcaires peuvent se produire dans la membrane du tympan. Pétrequin en a signalé un cas ; sur 24 membranes, je les ai rencontrés 3 fois : il est vrai que ces membranes appartenaient en majorité à des sujets d'âge avancé.

La *couche muqueuse* ou *interne,* formée par la muqueuse de la caisse, est constituée par une couche mince de tissu conjonctif revêtue d'une couche unique d'épithélium pavimenteux. A la périphérie de cette couche, Gerlach a observé des papilles qui, d'après Prussak, se retrouveraient sur toute la surface.

L'*anneau tendineux* ou *bourrelet annulaire* qui fixe la M. T. dans la rainure tympanale se voit nettement à la périphérie, lorsque l'on étudie la membrane par sa face interne ; il se compose d'un tissu conjonctif enchevêtré, semé de quelques petites cellules cartilagineuses. En haut, là où l'anneau tympanique est incomplet, le bourrelet annulaire abandonne l'os pour aller se fixer à la courte apophyse du marteau, formant ainsi deux petits ligaments qui limitent sur la membrane un segment, le segment de Rivinus, auquel répond la *membrane flaccide de Schrapnell.*

Celle-ci, privée de la couche fibreuse propre à la M. T., est seulement formée par l'adossement de la muqueuse à la peau : elle est peu résistante et se laisse facilement percer.

Le manche du marteau, qui garde chez l'adulte un revêtement cartilagineux, est solidement uni à la membrane par son extrémité inférieure au niveau de l'ombilic et par sa courte apophyse.

Pendant longtemps et jusque dans ces derniers temps, on a décrit sur la membrane flaccide une ouverture normale, le trou de Rivinus : ce trou n'existe pas. Déjà Valsalva (*auris descriptio*, pages 14, 15, etc.) discutait longuement l'existence de ce trou, apportant à l'appui plusieurs observations de perforations pathologiques de la M. T. La non existence de ce trou est aujourd'hui bien démontrée, et, s'il se rencontre des individus pouvant (je n'en ai jamais vu) rendre par l'oreille la fumée de leur cigarette, cela prouve seulement qu'ils ont gardé d'une otite passée une perforation.

Artères. — On trouve dans la M. T. deux systèmes vasculaires : celui de la couche dermique et celui de la couche muqueuse ; de très nombreuses anastomoses vont de l'un à l'autre.

Des artérioles de la peau du conduit passent dans la zone périphérique de la M. T. ; les principales proviennent de l'auriculaire profonde, branche de la maxillaire interne, et descendent de la paroi postéro-supérieure du conduit, tantôt en avant, plus souvent en arrière du manche du marteau, pour venir s'anastomoser autour de l'extrémité de ce manche. Lorsque l'inflammation injecte ces vaisseaux, on peut les voir descendre de la paroi supérieure, avec le prolongement cutané, et former une bande rougeâtre autour du manche du marteau.

Le réseau interne est formé par la tympanique, branche de la maxillaire interne, et par des rameaux de la stylo-mastoïdienne.

Veines. — Les veines de la couche dermique se rendent dans la veine jugulaire externe ; — celles de la couche muqueuse se rendent en majeure partie au plexus veineux situé entre la trompe et l'articulation temporo-maxillaire ; quelques-unes se rendent dans les veines de la dure-mère et par celles-ci dans les sinus.

La couche moyenne a longtemps été considérée comme privée de vaisseaux : non seulement elle contient les nombreux perforants qui vont du réseau dermique au réseau muqueux ; mais encore Kessel lui décrit des vaisseaux propres. D'après Moos, on trouve à sa périphérie un magnifique réseau veineux intermédiaire aux veines de la couche dermique et de la muqueuse.

Les vaisseaux de la M. T. sont en somme fort petits, et les blessures accidentelles ou opératoires de la membrane saignent peu ; il faut faire une exception pour les plaies et blessures situées au pôle supérieur ou vasculaire ; elles saignent abondamment, et Duplay a observé un cas grave d'hémorrhagie. Dans l'inflammation aiguë de la M. T. (myringite aiguë) des pinceaux vasculaires très abondants donnent à la membrane une couleur rougeâtre. Tous les auteurs signalent des extravasions sanguines, ponctiformes ou en tache, consécutives d'ordinaire à de violentes commotions imprimées à la membrane (plongeons, douche d'air, coup de canon).

Les plaies résultant de déchirures, d'enfoncements, d'opérations, se cicatrisent avec une extrême rapidité, en 24 ou 48 heures ; pour maintenir une perforation béante, il faut détacher un lambeau ; encore la cicatrice se fait-elle en quelques semaines ; de là la multiplicité des procédés imaginés pour maintenir béantes les perforations artificielles de la M. T.

Lymphatiques. — Kessel a décrit sur la couche muqueuse des stomates auxquels Urbantschitch attribue le rôle principal dans la résorption des liquides de la caisse. Avec Coyne, je demanderai de nouvelles recherches, car l'existence des stomates n'est pas nécessaire pour l'absorption.

Le réseau lymphatique, très fin, ne diffère point de celui des autres muqueuses.

Nerfs. — Les nerfs, très nombreux, viennent de l'auriculo-temporal et du rameau auriculaire du pneumogastrique pour la couche dermique. Les profonds sont fournis par le plexus tympanique. — La sensibilité de la M. T. est très vive; son irritation peut être l'origine de ces nombreux réflexes dont il a déjà été parlé à propos du conduit auditif.

Physiologie. — La M. T., faiblement tendue, n'a qu'une faible résonance propre. Sa fonction est de transmettre à la chaîne des osselets et à l'air contenu dans la caisse les vibrations que lui impriment les ondes sonores. Un muscle, muscle interne du marteau, règle sa tension.

La M. T. transmet ses vibrations à la chaîne des osselets par l'intermédiaire du manche du marteau qui, logé dans son épaisseur, participe à tous ses déplacements. La présence du manche du marteau dans l'épaisseur de la membrane a encore une autre conséquence : il limite la durée des vibrations, comme un doigt posé sur le bord d'un verre empêche la vibration de se prolonger; par suite, quand les sons se succèdent rapidement, la membrane est apte à vibrer dans le sens de chaque système d'ondes. — La M. T. est mobile ; l'étendue de son mouvement en dedans ne dépasse pas un dixième de millimètre (Helmholtz, Gellé) ; le mouvement en dehors est beaucoup plus étendu, comme on peut s'en assurer par l'épreuve de Valsalva, pendant l'examen au speculum.

Il faut cesser de considérer la membrane du tympan comme un organe passif, vibrant à l'unisson de l'onde sonore qui la frappe ; le tympan se tend et se détend dans l'audition active; un muscle règle cette tension et l'accommode à l'étendue et à la force de l'onde; la M. T. devient ainsi un organe d'accommodation et de protection pour les parties profondes; on pourrait, me semble-t-il, comparer son rôle à celui du cristallin dans l'organe de la vision.

OREILLE MOYENNE.

L'oreille moyenne, intermédiaire au conduit auditif externe et à l'oreille interne, comprend : *a* —, une cavité, logée dans l'épaisseur du temporal, la caisse du tympan, dans laquelle une chaîne d'osselets, allant de la membrane tympanique à l'oreille interne, transmet à cette dernière les vibrations de la membrane ; *b* —, un conduit allant de la caisse du tympan au pharynx nasal, la trompe d'Eustache ; *c* —, des *cellules* osseuses qui prolongent la cavité de la caisse dans l'apophyse mastoïde, les cellules mastoïdiennes.

Au point de vue pathologique, l'oreille moyenne est une partie très importante de l'organe auditif : les affections nombreuses de sa partie principale (caisse), et de ses annexes (trompe et cellules) se révèlent par des symptômes variés et donnent lieu à des complications parfois redoutables, en raison des rapports immédiats avec nombre d'organes importants (vaisseaux, nerfs, cerveau); les opérations qui s'y pratiquent, très délicates, exigent une connaissance approfondie de l'anatomie de la région).

CAISSE DU TY.IPAN.

Cavité intermédiaire au conduit auditif externe et au labyrinthe, la caisse du tympan est remplie par de l'air venu du pharynx nasal par la trompe d'Eustache, et

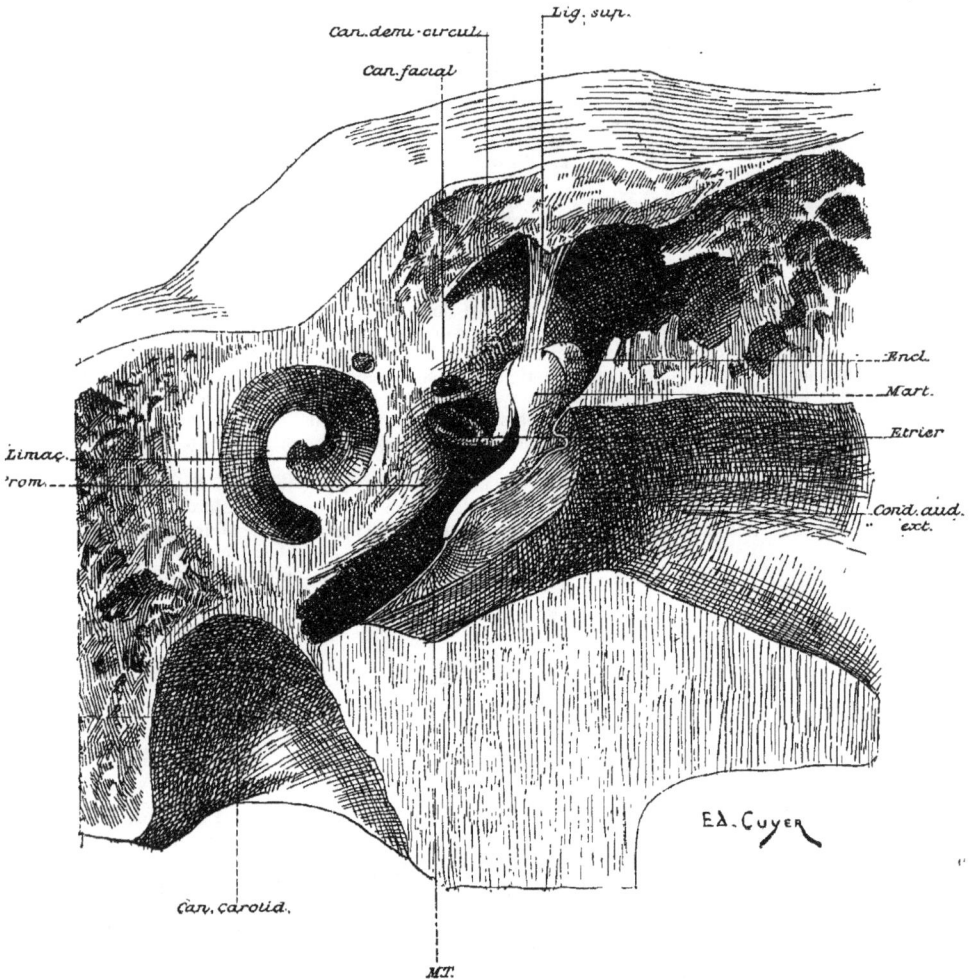

Fig. 115. — Coupe transversale de la caisse tympanique (côté gauche, partie postérieure de la coupe). (Grossie 4 fois.)

Deux détails de cette figure sont à noter : 1° le développement des cellules écailleuses sur la paroi supérieure du conduit auditif externe, et leur fusion avec la moitié supérieure de la caisse. — 2° La partie la plus déclive du tympan ne répond pas tout à fait à l'extrémité du manche du marteau, mais se trouve un peu au-dessus; il en est ainsi lorsque le manche est très incurvé.

traversée par une chaîne d'osselets qui rattachent la membrane tympanique à l'oreille interne ; — ces osselets sont maintenus entre eux et aux parois de la caisse par des ligaments et des muscles qui les meuvent ; — enfin une membrane muqueuse tapisse le tout (parois et osselets), formant des replis ou *poches* dans la partie supérieure de la cavité.

Forme. — On compare généralement la caisse du tympan à une de ces caisses plates en usage aujourd'hui dans nos musiques et si différentes de l'ancien tambour à cylindre allongé ; la comparaison deviendra bonne, si l'on ajoute que les deux bases du tambour sont courbes et déprimées vers le centre de la cavité, et que le cylindre est aplati sur 4 points ou faces. A mon avis, une lentille bi-concave, à contour quadrangulaire, donne l'idée la plus assez exacte de la forme de la caisse. Trölsch lui donne la forme d'un hexaèdre irrégulier et la compare à une tabatière plate posée sur son côté étroit. Quelques auteurs la comparent à une cavité prismatique (Henle) ou à un coin (Merkel), etc. La multiplicité de ces comparaisons prouve qu'aucune d'elles ne peint d'une façon parfaitement satisfaisante la forme très irrégulière de la caisse du tympan.

Direction. — Caisse ou lentille bi-concave, aplatie de dehors en dedans, la cavité de l'oreille moyenne n'est point située dans un plan vertical : la lentille est obliquement placée de haut en bas, d'avant en arrière, et de dehors en dedans ; son obliquité est bien représentée par l'obliquité de la membrane du tympan qui forme la paroi externe de la caisse (Voy. M. T.).

Parois. — Les parois ou faces de la caisse sont désignées d'après leurs rapports essentiels en : — 1° paroi *externe* ou *tympanique ;* — 2° paroi *interne* ou *labyrinthique ;* — 3° paroi *supérieure* (*voûte* de la caisse), ou paroi *crânienne ;* — 4° paroi *inférieure* (*plancher* de la caisse) ou paroi *jugulaire ;* — 5° paroi *antérieure* ou *tubaire* (elle reçoit l'abouchement de la trompe) ; — 6° paroi *postérieure* ou *mastoïdienne.*

(Je parlerai plus loin des dimensions de la caisse, voulant d'abord faire connaître les points que j'aurai besoin de nommer.)

Paroi externe ou **tympanique.** — Elle est formée principalement par la membrane du tympan et le marteau dont le manche est inclus dans l'épaisseur de la membrane. J'ai déjà décrit la face interne de la membrane du tympan, et il suffit de jeter un coup d'œil sur la figure 112 pour en revoir les détails. Autour de la membrane du tympan, on voit l'anneau osseux dans lequel elle est enchâssée. En bas, cet anneau forme avec le plancher de la caisse une gouttière de profondeur variable suivant les individus. Cette gouttière peut atteindre une profondeur de 4 ou 5 millimètres (Huguier) ; le pus peut parfois s'y accumuler au cours de l'otite moyenne ; on comprend aussi que les corps étrangers qui pénètrent dans la caisse par le conduit auditif, la trompe ou les parois, puissent parfois se cacher dans cette gouttière et échapper à l'examen. Au-dessus de la membrane, la paroi externe est formée par le temporal présentant une large excavation qui reçoit la tête du marteau et celle de l'enclume ; au niveau de cette excavation, la caisse s'élargit et empiète au-dessus de la paroi supérieure du conduit auditif externe. Certains auteurs séparent cette partie supérieure de la caisse du reste de la cavité tympanique et la désignent sous le nom de : *aditus ad antrum, recessus epitympanicus, sus-cavité, attique ;* la division est artificielle, car cette partie supérieure de la caisse contient la tête du marteau avec ses ligaments et la plus grosse partie de l'enclume. — L'extension de cette partie supérieure de la caisse tympanique au-dessus du conduit auditif, où elle communique avec les cellules aériennes du temporal, nous explique que des abcès de la caisse puissent aller s'ouvrir, sans traverser la membrane du tympan, sur la paroi supérieure du conduit auditif externe.

Entre le contour de la M. T. et la partie supérieure de la cavité, la scissure de Glaser vient s'ouvrir sur la paroi externe de la caisse ; elle donne passage au ligament antérieur du marteau et à une artériole (artère tympanique antérieure); la corde du tympan ne sort pas, comme on le dit trop souvent, par la scissure, mais par un orifice osseux, particulier, que je décrirai plus loin.

Paroi interne, labyrinthique. — C'est la plus importante, à cause des rapports qu'elle affecte avec le labyrinthe ; elle présente les ouvertures qui mettent en rapport les organes de transmision avec ceux de perception. Vers le centre de cette paroi, en regard de l'ombilic tympanique, on trouve le promontoire (Voir fig. 114), saillie osseuse, lisse et large d'ordinaire, parfois conique, répondant au limaçon placé derrière elle ; sur la saillie du promontoire, on remarque des sillons, des gouttières ou des canaux osseux destinés aux filets nerveux du rameau de Jacobson.

Au-dessus et un peu en arrière du promontoire, on trouve un orifice elliptique : c'est la *fenêtre ovale* ou *vestibulaire* qui reçoit la base de l'étrier et s'ouvre dans le vestibule. La fenêtre ovale a 3 à 4 millimètres de long sur $1^{mm},5$ de haut ; elle est parfois horizontale, parfois oblique d'avant en arrière et de haut en bas ; elle occupe le fond d'une fossette de profondeur variable, la *niche de la fenêtre ovale* ou *fosse ovale*. Cette fenêtre est fermée par une membrane qui n'est autre que le périoste du vestibule ; c'est sur cette membrane que vient se souder la partie moyenne de la base de l'étrier. Le contour de la fenêtre ovale a une certaine épaisseur qui répond au pourtour de la base de l'étrier. La base de l'étrier va et vient dans l'encadrement de la fenêtre ; elle adhère à la membrane de cette fenêtre et l'adhérence est assez intime pour que l'étrier reste souvent en place après qu'une longue suppuration de la caisse a entraîné les autres osselets.

En arrière et au-dessous du promontoire, on trouve un autre orifice arrondi, la *fenêtre ronde*, qui correspond à l'extrémité inférieure de la rampe tympanique du limaçon. Comme la précédente, la fenêtre ronde est située au fond d'une fossette et fermée par une membrane qui porte le nom de *tympan secondaire*. Cette membrane est recouverte par la muqueuse tympanique ; à la suite des inflammations chroniques de la caisse, la membrane de la fenêtre ronde a été trouvée épaissie, parfois même crétifiée. Bien que cette membrane n'ait dans l'audition qu'un rôle purement passif, qui consiste à permettre par son élasticité les mouvements du liquide labyrinthique, refoulé par l'étrier dans des canaux inextensibles, on comprend combien est grave et fâcheuse pour l'ouïe la diminution ou la perte de cette élasticité. Le trou de la fenêtre ronde est parfois ovalaire : ses dimensions varient entre $1^{mm},5$ et 3 millimètres.

Entre la fenêtre ovale et la fenêtre ronde, et un peu en arrière de ces ouvertures, est une fossette très profonde, le *sinus tympanicus*. Le fond de cette fossette, dont a profondeur atteint parfois 4 ou 5 millimètres, est parfois perforé et séparé seulement de la cavité du vestibule par la muqueuse tympanique et la membrane vestibulaire. En raison de sa profondeur et de ses rapports immédiats avec le vestibule, le *sinus tympanicus* offre un intérêt particulier en pathologie. Comme il est difficilement accessible, les processus inflammatoires y trouvent un refuge. Ce sinus n'est point mentionné dans la plupart des descriptions qui ont été données de l'oreille moyenne. Steinbrugge a rappelé l'attention sur lui ; mais ce sinus avait déjà été décrit par Huschke, Arnold, Merkel ; Huguier l'a bien décrit sous le nom de *cavité sous-pyramidale*, que je lui conserverai. La cavité sous-pyramidale est séparée en

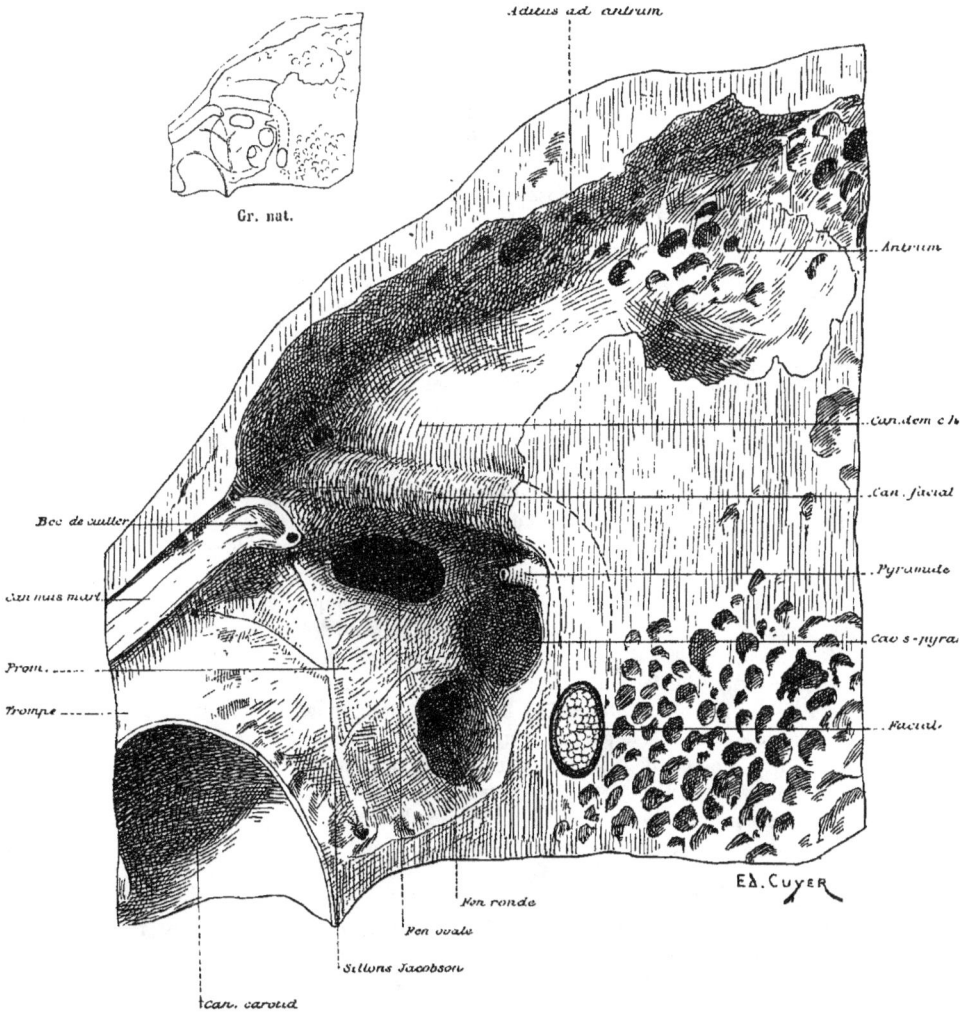

Fig. 114. — Paroi interne de la caisse.

haut de la fosse ovale par un repli muqueux ou osseux (*Ponticulus promontorii de Schwalbe*) ; en bas, une crête osseuse qui prolonge le promontoire en arrière (*Subiculum promontorii de Schwalbe*) la sépare de la fenêtre ronde. La largeur et la

profondeur de cette cavité sont des plus variables ; parfois un pont osseux ferme en
partie son entrée.

Immédiatement au-dessus et en arrière de la fenêtre ovale, apparaît une saillie
cylindrique ; c'est le relief osseux de l'*aqueduc de Fallope* qui, venu du méat auditif
interne, se coude en décrivant un arc au-dessus de la fenêtre ovale. L'aqueduc de
Fallope est formé par une lamelle osseuse, mince et transparente, parfois même
criblée de trous ou largement fenêtrée, comme chez le nouveau-né, si bien que le
nerf facial, contenu dans l'aqueduc, peut y être atteint par les inflammations de la
caisse ; d'autant que l'artère stylo-mastoïdienne qui accompagne le facial dans
l'aqueduc fournit des vaisseaux au nerf lui-même et à la muqueuse de l'oreille
moyenne. Wilde dit avoir très souvent observé chez des sourds une déviation d'un
angle de la bouche ; et Trölsch pense que bien des paralysies de la face, dites rhu-
matismales, résultent d'une affection de l'oreille.

Au-dessus et un peu en arrière du relief de l'aqueduc, encadrant la fenêtre ovale,
on voit une éminence arrondie qui répond au canal demi-circulaire antérieur ou
horizontal ; sa paroi, plus épaisse que celle de l'aqueduc, résiste plus longtemps
aux processus inflammatoires ou autres, dont l'oreille moyenne est si fréquemment
le siège ; cependant sa perforation a été observée.

En arrière de la fenêtre ovale, sous le canal de Fallope, on observe une saillie
osseuse de forme conique, tubulée, et perforée à son sommet : c'est la *pyramide*,
qui loge le muscle de l'étrier, dont le tendon est seul visible et libre dans la caisse,
tandis que le corps charnu, fort petit, est logé à l'intérieur de la pyramide. Quelques
anatomistes (Urbantschitsch) décrivent la pyramide avec la face postérieure ou mastoïdienne. On rencontre assez souvent une lamelle ou un pont osseux allant du sommet
de la pyramide au promontoire. — Le volume, la forme de la pyramide sont très variables ; parfois même elle n'existe pas ; à sa place on trouve une excavation dans
laquelle s'insère le muscle de l'étrier. Huguier a bien indiqué ces différents aspects.

Au-dessus et en avant du promontoire, on voit la *gouttière* ou le *canal osseux* qui
reçoit le *muscle interne du marteau* ou *muscle tenseur du tympan*, et dont l'extrémité se recourbe pour faire dans la cavité de la caisse une saillie conique qui a reçu
le nom de *bec de cuiller*. Dès 1834, Huguier a établi que le conduit du muscle
interne du marteau était le plus souvent formé par un canal osseux complet, indépendant de la trompe, dont le conduit osseux chemine parallèlement au-dessous du
canal osseux du muscle tenseur ; si ce canal apparaît souvent sous la forme d'une
gouttière osseuse, c'est que sa paroi externe extrêmement mince a été fracturée au
cours de la préparation nécessaire pour le mettre à nu.

Paroi crânienne, voûte du tympan. — Elle n'est point horizontale, mais
inclinée en avant, comme la face antéro-supérieure du rocher. Elle est formée
par une lamelle osseuse d'épaisseur très variable ; vue par l'intérieur du crâne, elle
est lisse et présente à sa limite externe les vestiges de la suture pétro-squameuse ;
vue par la caisse, elle se montre inégale, anfractueuse, et donne attache aux ligaments qui suspendent le marteau et l'enclume. Parfois cette voûte est si mince
qu'elle devient transparente, et même perforée. Elle est toujours perforée au niveau
de la suture pétro-squameuse par des orifices qui donnent passage à des vaisseaux
méningés. La lamelle osseuse qui forme le toit de la caisse appartient au rocher,
et la suture pétro-squameuse répond à cette partie de la cavité qui s'avance au-
dessus du conduit auditif externe. Chez l'enfant et chez les jeunes sujets, la

suture, encore large, donne passage à de nombreux vaisseaux dure-mériens qui vont s'anastomoser avec les vaisseaux de l'oreille moyenne : ces vaisseaux viennent de la méningée moyenne (Arnold, Hyrtl). (Voy. fig. 119.). Il n'est pas très rare de voir la lamelle mince qui forme le toit de la caisse manquer en partie ; de telle sorte que la dure-mère et la muqueuse de la caisse sont en contact immédiat. Hyrtl pense que cette anomalie, à laquelle il a donné le nom de *déhiscence spontanée du tympan*, est due à un arrêt de développement. Ces communications et la minceur, parfois extrême, de la voûte, font comprendre la pathogénie des méningo-encéphalites qui peuvent survenir à la suite d'otite moyenne.

Paroi inférieure, jugulaire (plancher de la caisse). — Plus étroite que la supérieure, elle est constituée par une étroite portion de la face inférieure du rocher ; cette paroi est d'une épaisseur variable. Elle répond au golfe de la veine jugulaire. La lamelle osseuse qui la constitue et la sépare de ce gros vaisseau est parfois d'une minceur extrême ; on l'a même vue présenter des lacunes au niveau desquelles la paroi de la jugulaire et la muqueuse tympanique étaient en contact direct. Ainsi s'explique la propagation parfois observée d'une inflammation de la caisse à la veine (thrombose, ulcération, hémorrhagie). J'ajoute qu'à sa partie antérieure, ce plancher est souvent soulevé par le coude du canal carotidien. La paroi inférieure, quelquefois lisse, est le plus souvent creusée d'anfractuosités ou logettes osseuses ; elle présente des trous pour le rameau de Jacobson et l'artère tympanique.

Le voisinage de la veine jugulaire et de la caisse serait la raison des bruits vasculaires qu'entendent les anémiques (Trölsch). A mon avis, ces bruits, qui se passent surtout dans les artères, sont mieux expliqués par le voisinage immédiat de la carotide avec la caisse et l'oreille interne.

Paroi antérieure, tubo-carotidienne. — Elle répond dans sa partie inférieure à la partie verticale du canal carotidien ; son tiers supérieur est occupé par la large embouchure de la trompe d'Eustache, au-dessus de laquelle est placé le canal osseux qui contient le muscle interne du marteau. Dans sa partie carotidienne, la paroi antérieure est formée par une lamelle osseuse très mince, creusée de cellules osseuses, et criblée de trous par lesquels des veines de la muqueuse tympanique vont s'aboucher dans le lacis veineux qui entoure la carotide interne dans son canal osseux (*sinus carotidien*) ; d'autres trous destinés à des filets nerveux du plexus carotidien perforent aussi cette paroi. — Les communications veineuses expliquent les phlébites du sinus observées à la suite des inflammations de l'oreille moyenne ; d'autre part, la minceur de la paroi osseuse permet de comprendre ces cas d'hémorrhagie foudroyante par ouverture de la carotide interne, observés quelquefois dans le cours d'une carie tuberculeuse de la caisse.

Paroi postérieure, mastoïdienne. — Elle présente en haut l'orifice qui fait communiquer la caisse avec les cellules mastoïdiennes, l'*aditus ad antrum* ; il convient de remarquer que cet orifice occupe la partie supérieure de la paroi mastoïdienne et se trouve placé sur le prolongement de la trompe d'Eustache, si bien qu'une sonde introduite par celle-ci va tout droit en suivant la voûte du tympan dans les cellules mastoïdiennes.

Au-dessous de cet orifice, généralement large, la paroi postérieure se montre formée de tissu spongieux, dans les aréoles duquel il n'est pas rare de rencontrer d'autres orifices, plus petits, qui conduisent aussi dans les cellules mastoïdiennes. J'ai souvent remarqué que cet orifice était fermé en partie par un repli valvulaire de la muqueuse tympanique. C'est encore sur cette paroi postérieure, vers le tiers moyen, au contact de la paroi labyrinthique, qu'on trouve le petit orifice par lequel la corde du tympan pénètre dans la caisse. Cet orifice, taillé en biseau très oblique, est situé en dehors de la pyramide sur le bord du cercle tympanal. Après avoir traversé la paroi externe en suivant la membrane du tympan, la corde va s'engager dans un petit conduit osseux percé entre la scissure de Glaser et la trompe d'Eustache. Ce conduit a été fort bien étudié par Huguier (thèse, 1854). C'est aussi à la paroi postérieure de la caisse qu'appartient la pyramide que j'ai décrite en même temps que la paroi interne. La paroi postérieure répond à la partie descendante de l'aqueduc de Fallope qui va s'ouvrir au dehors par le trou stylo-mastoïdien.

Dimensions. — La hauteur de la voûte au plancher est de 7 millimètres en avant (paroi antérieure), et de 15 en arrière ; sa longueur, mesurée de l'orifice de la trompe aux cellules mastoïdiennes, est en moyenne de 13 millimètres ; l'épaisseur ou profondeur varie sur les divers points, comme on peut s'en assurer en portant les yeux sur la coupe (fig. 113) ; elle est minima et varie entre 1 et 2 millimètres au niveau du point le plus convexe du promontoire. On dit partout que l'ombilic de la M. T. et le centre ou promontoire sont exactement en regard ; cela n'est que très approximativement exact : en général l'ombilic de la M. T. est à 2 millimètres en avant du sommet du promontoire. Parfois cette membrane arrive au contact du promontoire ; à la voûte, la largeur est de 5 à 6 millimètres ; sur le plancher, elle est de 3 à 4 seulement. Il faut bien savoir que ces dimensions de la caisse présentent des variations individuelles assez considérables.

Chaîne des osselets.

La chaîne des osselets est formée par 4 os : le *marteau*, l'*enclume*, l'*os lenticulaire* et l'*étrier*. Elle forme un appareil coudé qui va de la membrane du tympan, dans l'épaisseur de laquelle est contenu le manche du marteau, à la fenêtre ovale dans laquelle l'étrier est enchâssé. Des articulations relient entre elles ces différentes pièces osseuses, que des ligaments fixent aux parois de la caisse ; des muscles assurent leurs mouvements ; enfin la muqueuse de la caisse les recouvre. — La chaîne des osselets transmet les ondes sonores de la membrane tympanique au labyrinthe ; la moindre altération dans le jeu de ses différents segments donne lieu à des troubles fonctionnels importants.

Osselets. — Le *marteau* ressemble plus à une massue qu'à un marteau ; il offre : une *tête*, grosse, ovalaire, présentant à sa partie postérieure une surface articulaire divisée en deux plans inclinés et limitée par un bourrelet osseux, qui servira de dent d'arrêt dans les mouvements ; un *col*, aplati de dedans en dehors et tordu sur son axe ; et un *manche* dont l'extrémité inférieure s'élargit en forme de spatule. A la limite entre le col et le manche, deux apophyses se détachent du marteau : l'une, *petite ou courte apophyse*, se dirige en dehors vers la membrane du tympan à laquelle elle se fixe, et qu'elle soulève en formant les plis que nous avons étudiés ; l'autre, *apophyse longue ou grêle*, se dirige en avant vers la scissure de Glaser ; chez le nouveau-né, cette dernière est longue et s'engage dans la scissure ; chez l'adulte, elle est fort réduite, mais continuée par un ligament qui va s'engager aussi dans la scissure.

L'*enclume* est comparée, depuis Meckel, à une molaire pourvue de deux racines ; la *couronne* ou corps présente une facette répondant à la facette articulaire du marteau ; des deux *racines* (*apophyses* ou *branches*), l'une, courte, se dirige en arrière vers l'orifice mastoïdien, où elle entre en contact avec la paroi postérieure de la caisse ; l'autre, longue, descend dans la cavité de la caisse, parallèlement au manche du marteau et s'articule avec l'étrier par l'intermédiaire de l'os lenticulaire.

L'*os lenticulaire* est un osselet excessivement petit que la plupart des auteurs considèrent comme une simple épiphyse de l'enclume.

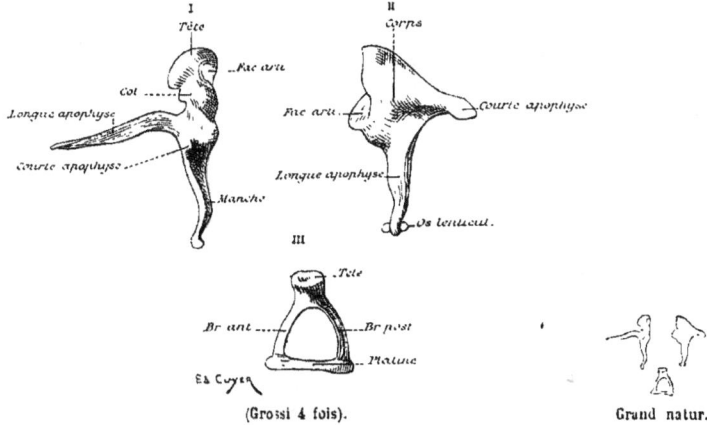

(Grossi 4 fois).   Grand natur.

Fig. 115. — Les osselets de l'ouïe.

I. Marteau ; — II. Enclume ; on ne voit que partiellement leurs facettes articulaires ; — III. Étrier ; sa branche antérieure est, comme d'ordinaire, moins incurvée et un peu moins forte que la branche postérieure.

L'*étrier*, décrit par son nom, présente : une tête, qui s'articule avec la longue apophyse de l'enclume ; deux branches, le plus souvent inégales ; et une base, plateau ou platine, dont le contour se moule exactement sur la fenêtre ovale.

Articulations. — Un ligament capsulaire réunit les surfaces articulaires du marteau et de l'enclume, revêtues d'une couche mince de cartilage ; un ménisque (Pappenheim) divise la cavité en deux chambres ; son mécanisme a été comparé par Helmholtz au système d'arrêt par dents de l'intérieur d'une clef de montre. Lorsque le manche du marteau s'enfonce, la dent d'arrêt du marteau vient heurter la dent d'arrêt de l'enclume dont le corps bascule en dehors, et dont la longue apophyse est ainsi obligée de suivre le mouvement en dedans du marteau ; — au contraire, dans le mouvement en dehors du manche, les dents d'arrêt des deux os s'éloignent : aussi l'enclume ne suit que faiblement le mouvement en dehors du marteau. — Le marteau et l'enclume ainsi unis anatomiquement et physiologiquement, le sont aussi au point de vue pathologique.

La longue apophyse de l'enclume, soudée le plus souvent avec l'os lenticulaire, oppose la face sphérique convexe de celui-ci à une surface articulaire concave de l'étrier ; un ligament capsulaire réunit les surfaces revêtues de cartilage : les mouvements de cette énarthrose sont très limités.

L'articulation de l'étrier avec le pourtour de la fenêtre ovale (art. *Stapédio-vesti-*

bulaire) se fait par des surfaces cartilagineuses (Toynbee), que réunit un ligament élastique dont les fibres rayonnent de la base de l'étrier sur le pourtour de la fenêtre ovale ; les mouvements, des plus simples, sont des mouvements de glissement en dedans ou en dehors, l'étrier se meut dans la fenêtre ovale comme un piston dans son cylindre.

J'ai déjà dit comment la courte apophyse de l'enclume reposait sur la paroi de la caisse, et comment le manche du marteau était uni à la M. T.

Notre coupe montre dans son ensemble le système doublement coudé formé par la chaîne des osselets : on voit que l'étrier et l'os lenticulaire forment une ligne horizontale ; avec la grande branche de l'enclume cette ligne devient verticale ; au niveau du corps de l'enclume et de la tête du marteau, la chaîne change de direction pour se porter en avant ; enfin avec le col et le manche du marteau elle descend verticalement.

Ligament supérieur du marteau. — Il va de la tête du marteau au toit de la caisse et se tend lorsque le manche du marteau est fortement porté en dehors.

Le *ligament antérieur du marteau* va du col du marteau à l'épine du sphénoïde, en passant par la scissure de Glaser ; chez le nouveau-né, il continue la longue apophyse : il représente un vestige du cartilage de Meckel.

Le *ligament externe du marteau* va de la tête du marteau à la paroi externe de la caisse, près de la marge du tympan ; il limite les mouvements de rotation en dehors du manche.

Les fibres postérieures du ligament externe se trouvent dans la même direction que les fibres moyennes du ligament antérieur, dont elles sont séparées par le marteau. Physiologiquement on peut dire que ces fibres se continuent et forment un ligament unique qui représente l'axe de rotation du marteau (c'est l'*axelband* d'Helmholtz) ; le marteau exécute, autour de cet axe antéro-postérieur, des mouvements de rotation en dedans ou en dehors, tendant ou relâchant la M. T.

Comme on le voit, ces ligaments appartiennent presque exclusivement au marteau ; l'enclume solidement articulée avec le marteau se meut avec lui.

Rapports topographiques de la chaîne des osselets. — L'étude de la topographie de la caisse, dans ses rapports avec la membrane du tympan, nous apprend que la saillie du promontoire ne répond pas tout à fait au centre de la M. T., mais à un point situé à 2 millimètres en avant du manche ; c'est donc le promontoire qui se présente le premier à la vue dans les cas ordinaires de perforation de cette membrane. Lorsque la membrane est complètement détruite, on peut apercevoir presque toujours l'étrier qui répond à la région postéro-supérieure de la membrane, tandis que la fenêtre ovale, enfoncée au fond de sa niche, n'est que très rarement aperçue· Il n'en est pas de même de la fenêtre ronde qui, répondant à la partie postéro-inférieure de la membrane, peut devenir visible quand le tympan est d'une grande transparence ou a été détruit.

Le col du marteau, sa petite apophyse et son manche répondent à la M. T. ; le manche est solidement fixé à la membrane ; la courte apophyse soulève la membrane et se montre à l'examen sous l'aspect d'un point lumineux éclatant. Le col du marteau répond à la périphérie de la membrane. La tête occupe avec le corps de l'enclume le compartiment supérieur de la caisse, *attique, cavité sus-tympanique ou sus-cavité*, à une distance variable du toit de la caisse ; parfois il y a presque contact entre la tête du marteau et le toit; on l'a même vue se souder à cette paroi ; dans d'autres cas, une distance de 2 millimètres les sépare.

Nous avons dit que l'enclume reposait par sa courte apophyse sur la paroi de la caisse ; cette sorte d'articulation peut être frappée d'ankylose. La longue apophyse descend dans la portion tympanique de la caisse parallèlement au manche du marteau : elle est située en général à 2 millimètres de la membrane ; quelquefois elle s'en rapproche. Avec un bon éclairage, lorsque la M. T. a gardé sa transparence, on peut apercevoir le reflet blanchâtre répondant à cette apophyse.

L'étrier est le plus important des osselets; il est situé dans la niche au fond de laquelle se trouve la fenêtre ovale. Les branches de l'étrier sont très rapprochées des parois de cette niche; aussi n'est-il pas très rare d'observer des adhérences entre les parois de la niche et les branches de l'étrier : les troubles fonctionnels sont en rapport avec les degrés de cette ankylose. La petite tête de l'étrier se trouve à 3 millimètres de la membrane du tympan. Dans certaines conditions exceptionnelles de transparence et d'éclairage on peut apercevoir la branche antérieure de l'étrier.

Muscles moteurs des osselets. (Voy. fig. 120.) — Ils sont au nombre de deux · le muscle du marteau et celui de l'étrier, contenus tous les deux dans un canal osseux, dont le sommet saillant dans la cavité de la caisse est perforé d'un orifice qui laisse passer le tendon du muscle inclus.

Le *muscle du marteau* (tenseur du tympan) occupe le canal osseux, qui surmonte la trompe d'Eustache, sur la paroi interne de la caisse; son tendon se réfléchit à angle droit, se dégage par l'orifice du bec de cuiller, et traverse la caisse pour venir s'insérer à la partie supérieure et interne du manche du marteau. Il reçoit du ganglion otique un filet moteur qui vient de la racine motrice du trijumeau. Il attire le marteau et avec lui la membrane en dedans ; il est donc tenseur de la M. T. : à l'état normal, il obéit à l'excitation réflexe, ses contractions étant éveillées par la sensation sonore.

Le *muscle de l'étrier* présente un corps charnu très petit, logé dans un canal osseux vertical, qui répond à la paroi postérieure de la caisse et est parallèle au canal du nerf facial, dont il reçoit un filet ; il finit à la pyramide; son tendon, très grêle, se dégage par le petit orifice percé au sommet de celle-ci, et se réfléchissant à angle obtus, va s'insérer entre la tête et la branche postérieure de l'étrier. Il paraît avoir pour fonction de régler l'étendue des mouvements d'entrée et de sortie de l'étrier dans la fenêtre ovale. Le muscle de l'étrier reçoit un rameau du facial. Landouzy a rapporté à la paralysie de ce muscle l'ouïe douloureuse qu'on observe dans certains cas de paralysie faciale, d'origine centrale.

La *paracentèse* ou *perforation chirurgicale du tympan*, est une opération simple, non douloureuse, sans danger : elle est indiquée particulièrement dans les otites moyennes purulentes, lorsque la M. T. résiste à une rupture spontanée ou lorsque les symptômes subjectifs atteignent une grande violence. Le manuel opératoire est des plus simples : la paracentèse se fait avec un petit ténotome à manche coudé : le lieu d'élection pour l'incision est le quart postéro-inférieur; Gellé préfère inciser en avant et au-dessous de l'ombilic, au niveau du triangle lumineux. Le mieux est de choisir, dans la moitié inférieure de la membrane, le point où elle tombe et paraît le plus tendue.

La *ténotomie* du tenseur tympanique a été faite dans certains catarrhes chroniques de la caisse : elle paraît indiquée lorsque la rétraction du muscle a déterminé l'enfoncement permanent et l'immobilité de la membrane. L'opération ne présente point de difficultés réelles pour qui connaît bien l'anatomie de la caisse : un ténotome très coudé, introduit à 1 ou 2 millimètres en avant de l'apophyse externe, arrive assez facilement à reconnaître, accrocher et couper le tendon. — Kessel et Urbantschitsch ont aussi coupé le tendon du muscle de l'étrier. — Je ne puis ici exposer en détail le manuel opératoire de ces opérations spéciales.

Remarques physiologiques. — La caisse n'est point, comme on l'a cru longtemps, un organe de résonance, un tambour : c'est un réservoir d'air qui fait constamment équilibre à la pression de l'air extérieur sur la face externe du tympan, et permet à cette membrane d'osciller librement : l'aération est assurée par le jeu de la déglutition. (Voy. Trompe d'Eustache).

La chaîne des osselets transmet à l'oreille interne les ondes sonores recueillies par la M. T. Le manche du marteau se meut et vibre avec la membrane ; du manche, les ondes sonores s'étendent sur les osselets jusqu'à la platine de l'étrier. Dans ce passage par la chaîne des osselets, les ondes perdent de leur force et de leur amplitude. On a constaté expérimentalement (Buck) que les oscillations de l'enclume sont de moitié plus faibles que celles du marteau, et que celles de l'étrier sont la moitié de celles de l'enclume (Urbantschitsch). — La chaîne des osselets n'est point un organe *passif* ; elle est dans un état permanent de tension, analogue à celui de la M. T., sous l'influence de l'action des ligaments et des muscles. Cette tension accommode et règle la transmission des ondes à l'oreille interne, continuant le rôle ébauché par la M. T. : Math. Duval a comparé à l'iris l'appareil musculaire formé par les muscles du marteau et de l'étrier.

La chaîne des osselets n'est coudée et anguleuse que pour être plus élastique et mieux se prêter à ses infinies transformations. Les moindres altérations, provenant soit de l'ankylose de l'une de ses articulations, soit de la parésie ou de la paralysie de ses muscles, sont l'origine de ces retentissements douloureux, de cette hyperacousie, que l'on rencontre dans les otites scléreuses, par exemple ; parfois ces phénomènes d'ouïe douloureuse disparaissent ou sont atténués par la disconnexion artificielle des osselets, ou par la ténotomie de leurs muscles, ou par l'électrisation.

Muqueuse de la caisse. — Elle se présente, chez l'adulte, comme une pellicule, mince, blanchâtre, intimement unie au périoste, et cependant assez facile à détacher de la paroi osseuse. Les mêmes vaisseaux se distribuent au périoste et à la muqueuse ; d'où l'assertion de Trölsch : « toute inflammation de la muqueuse est une périostite ». Ajoutons que, suivant la nature de l'inflammation, on voit survenir, soit l'épaississement de la muqueuse et de l'os, soit leur suppuration, soit leur tuberculose, etc.

L'épithélium, plat dans la plus grande étendue de la caisse, devient peu à peu cylindrique, puis cylindrique à cils vibratiles aux environs de l'embouchure de la trompe. C'est dans cette région seulement que l'on rencontre quelques rares glandules ; il n'y en a point dans le reste de la muqueuse.

La muqueuse revêt toutes les parois de la caisse, les osselets et les ligaments, formant ainsi un certain nombre de replis dont j'ai déjà parlé. En dehors de ces replis, Politzer a décrit dans la caisse des cordons de tissu connectif qui présentent des renflements ovalaires, formés de couches concentriques. Vendt, Kraüse, Kessel considèrent ces corpuscules comme des formations de tissu connectif. Politzer les regarde comme des résidus du tissu connectif gélatineux, qui remplissait (?) l'oreille moyenne pendant la vie fœtale. Mais l'existence de ce tissu n'est point établie, on trouve ces corpuscules surtout dans la partie postéro-supérieure de la caisse et dans l'antre mastoïdien.

Chez le nouveau-né la muqueuse de la caisse est extrêmement épaisse, de sorte que la cavité se trouve réduite à une fente capillaire. Au dire de tous les auteurs, la caisse du nouveau-né serait remplie d'une gelée de tissu muqueux : mais nous venons de voir que la cavité est pour ainsi dire virtuelle, et il paraît vraisemblable que ce tissu muqueux n'est autre que le tissu de la membrane (M. Duval).

Les trous, les fentes, les sutures étudiés sur les parois de la caisse sont plus larges chez l'enfant que chez l'adulte ; aussi les affections de l'oreille s'étendent-elles plus souvent aux organes voisins.

On a beaucoup écrit sur le contenu de l'oreille chez le fœtus et le nouveau-né. Wendt a trouvé dans l'oreille du nouveau-né du méconium, du liquide amniotique, des mucosités vaginales, etc. La question de savoir si l'on peut, d'après le contenu de l'oreille, affirmer qu'un fœtus a ou non respiré, est fort intéressante pour la médecine légale. On trouvera dans Gellé et dans Schwalbe (*Anat. d. Sinnes-organe*, 1887, p. 518) les renseignements les plus complets sur ce sujet qui ne peut être traité ici.

Poches muqueuses de la caisse tympanique.

Tous les organes inclus dans la cavité de la caisse, osselets, tendons, ligaments, sont primitivement situés en dehors de cette cavité ; ce n'est que plus tard, par les progrès du développement, qu'ils pénètrent dans la cavité en se coiffant de la muqueuse qui en revêt les parois (Voy. Développement). Les plis muqueux ainsi formés, analogues aux replis mésentériques, limitent avec les parois de la caisse des poches, logettes ou cellules, qui forment autant de compartiments dans la cavité générale. Ces poches présentent un intérêt pathologique indiscutable ; dans les inflammations de l'oreille moyenne, elles peuvent retenir le pus et favoriser les inflammations de l'os ou les perforations de la membrane. — Il faut bien spécifier que ces feuillets ou replis muqueux sont quelquefois incomplets, représentés par de simples travées ou filaments. Les poches ont été bien étudiées surtout par Trölsch et Prussak ; c'est dans la partie supérieure, autour des osselets et de leurs ligaments, qu'on les rencontre, ainsi étagées du haut en bas. (Voy fig. 116, 117 et 118.)

La *poche supérieure*, située comme le montre notre figure, dans la cavité sus-tympanique ; limitée en dedans par le repli muqueux qui revêt la tête du marteau, l'enclume et le ligament supérieur du marteau, en dehors par la paroi osseuse, et en bas par les ligaments qui vont du col du marteau à la marge du tympan ; elle répond en bas à la paroi supérieure du conduit auditif et un peu aussi à la membrane flaccide. Schwalbe divise cette poche en deux compartiments secondaires, l'un annexé au marteau, l'autre à l'enclume. Cette division est quelquefois réalisée ; mais, le plus souvent, les deux poches communiquent très largement. Sur les 20 oreilles qui ont servi de base à cette étude, je n'ai vu qu'une fois une cloison réaliser la séparation complète. Ces poches dont l'ouverture est dirigée en haut sont fort bien disposées pour retenir le pus dans les inflammations suppurées de la caisse.

Immédiatement au-dessous de la poche de la *cavité sus-tympanique*, sur le pourtour du tympan, et répondant à la membrane flaccide, on trouve une pochette très petite, qu'il convient d'appeler *espace de Prussak*, ou *poche de la membrane flaccide* (P, fig. 117) (Schwalbe). Elle est comprise entre le ligament externe du marteau en haut, et la courte apophyse en bas, répondant en dehors à la membrane flaccide et en dedans au col du marteau. Séparée en avant de la poche antérieure de la M. T., elle communique en arrière avec la poche postérieure ; mais l'orifice de communication étant dirigé en haut et en arrière, le pus s'accumule facilement dans ce cul-de-sac muqueux. La rétention du pus dans cette poche déterminera facilement une perforation de cette membrane si mince ; on comprend aisément que cette perforation, toujours très petite, non seulement pourra échapper à l'examen, mais encore ne donncra pas toujours lieu aux symptômes ordinaires des perforations. Politzer décrit et représente la poche de la membrane flaccide, comme formée par un système de cavités de nombre et de grandeur variables.

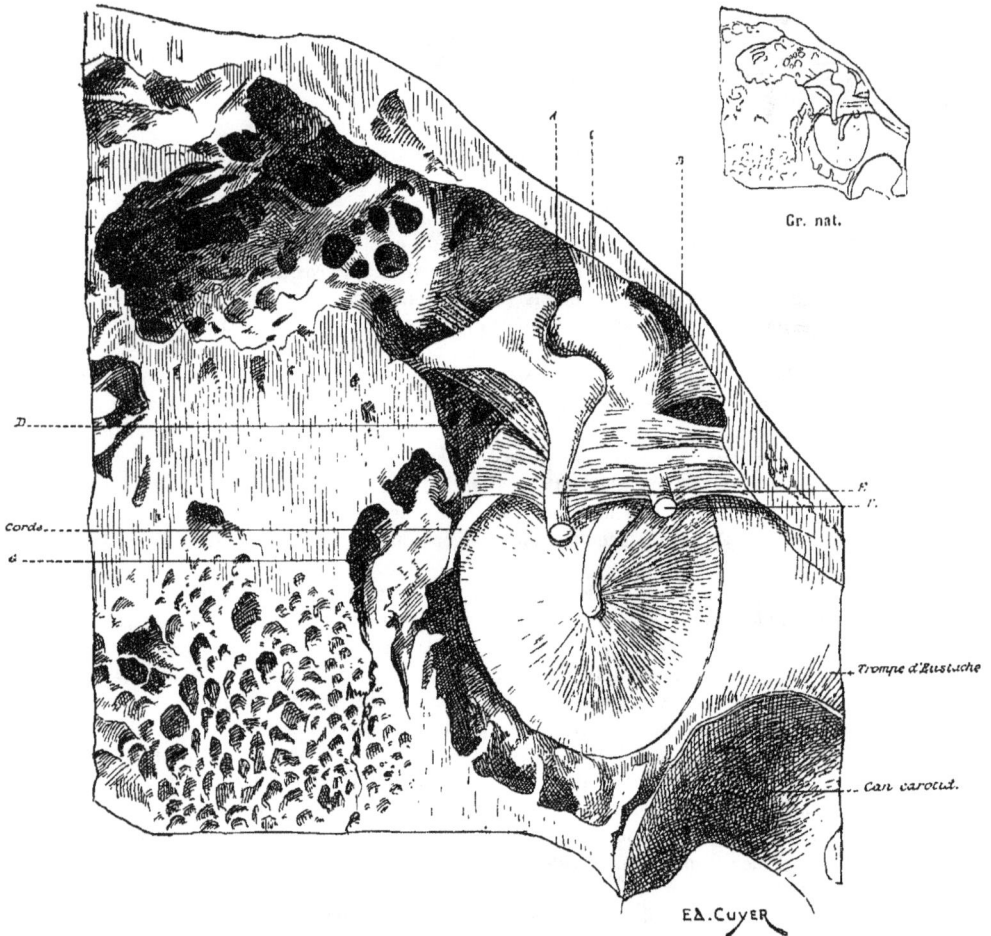

Gr. nat.

Fig. 116. — Paroi externe de la caisse, avec le marteau et l'enclume; — replis muqueux circonscrivant les poches.

A et B désignent les deux compartiments de la poche supérieure (sus-tympanique) incomplètement séparés par le repli muqueux C qui enveloppe le ligament supérieur du marteau. — D, poche postérieure de l'enclume. — E, longue apophyse de l'enclume. — F, tendon du tenseur du tympan, avec les replis muqueux qui les rattachent aux parois de la caisse. — G, le canal du facial. — Cette figure doit être étudiée en même temps que les diagrammes de la caisse.

Poches de la M. T. — Je les ai déjà signalées en étudiant la face interne de la M. T. (Voy. fig. 112.); de ces deux poches, l'*antérieure*, fort petite, représente une simple fente ; la *postérieure*, plus profonde vient communiquer en avant avec la poche de la membrane flaccide (espace de Prussak) ; à la rigueur cette dernière pourrait être considérée comme un simple prolongement de la poche postérieure. Les deux poches de la M. T. sont largement ouvertes en bas ; elles sont donc mal disposées pour retenir le pus ; en revanche, l'inflammation, en gonflant la muqueuse, peut provoquer l'adhérence partielle ou totale de leurs feuillets.

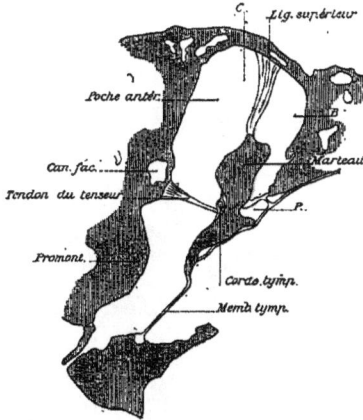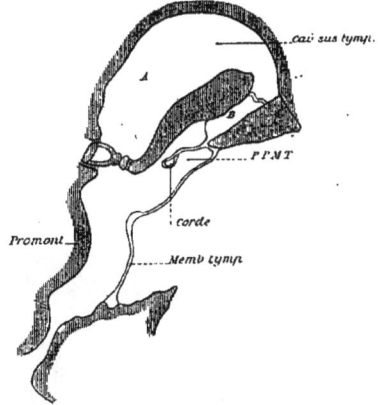

Fig. 117.   Fig. 118.

Coupes transversales de la caisse.

Diagrammes d'après de belles préparations histologiques de M. H. Chatellier.

(Grossi 3 fois environ).

Fig. 117.— Coupe passant par le tiers moyen de la caisse.

C, la cavité sus-tympanique divisée en deux compartiments ou poches A et B, par le ligament supérieur du marteau et le repli muqueux. P., la poche de Prussak ; — la corde du tympan incluse dans un repli muqueux, accolée au col du marteau, passe au-dessus de *Ten. mus. tens.*, le tendon du muscle tenseur.

Fig. 118. — Coupe passant par le tiers postérieur.

La cavité sus-tympanique est ici divisée en deux compartiments A, B. — La corde du tympan, enveloppée dans un repli muqueux (véritable mésentère), limite avec la M. T., une poche P. P. M. T., la poche postérieure de la membrane tympanique.

Schwalbe décrit encore, sous le nom de *poche postérieure de l'enclume*, un cul-de-sac muqueux qui s'enfonce entre la poche postérieure de la M. T. et le pli muqueux soulevé par la courte apophyse de l'enclume.

Il serait facile de multiplier ces poches en baptisant tous les culs-de-sac que forme la muqueuse entre les osselets, les tendons musculaires et les parois de la caisse ; je n'y vois qu'inconvénient, d'autant que les variétés sont nombreuses. Je me suis donc borné, après avoir étudié sur une vingtaine de caisses, à signaler les principales d'entre elles, celles qui, par le fait de leur dimension et de leur situation, prennent un intérêt incontestable en pathologie.

Parmi les cloisons muqueuses qui occupent la partie supérieure de la cavité tympanique, il faut encore signaler un pli muqueux qui descend du toit sur le tendon du tenseur ; il a été décrit par Meyer, Zaufal, Gruber, Prussak, etc. ;

Urbantschitsch l'a trouvé 32 fois sur 40 chez l'adulte. (Voy. les moules de la cavité tympanique, fig. 121) Gellé décrit ce repli sous le nom de *ligament suspenseur du tendon du muscle interne.*

Vaisseaux et nerfs de l'oreille moyenne. — Les *artères* naissent des deux carotides, surtout de l'externe qui donne : — *a*) le *rameau tympanique*, né de la maxillaire interne, pénètre par la scissure de Glaser ; — *b*) l'artère *stylo-mastoïdienne* donne des rameaux à la M. T. et à la partie postérieure de la caisse ; — *c*) l'*artère pharyngienne* inférieure abandonne quelques ramuscules à la paroi inférieure ; — *d*) la *méningée moyenne* donne des rameaux qui pénètrent par la suture pétro-squameuse et se répandent dans la partie supérieure de la caisse.

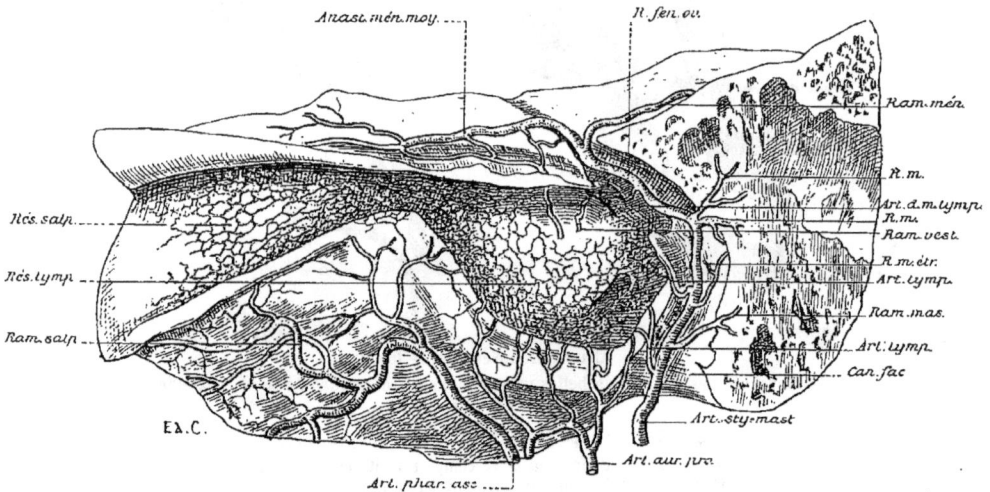

Fig. 119. — L'oreille moyenne et son système artériel chez le nouveau-né.

Ar. sty-mas., l'artère stylo-mastoïdienne donne, dans le canal du facial, *can. fac* : — *ram. mas.*, des rameaux mastoïdiens ; — *art. tymp.*, des artères tympaniques ; — *r. mus. ét.*, un rameau au muscle de l'étrier ; — *r. fen. ov.*, un rameau à la fenêtre ovale ; — *ram. mén.*, des rameaux méningiens. — *Art. d. ne. tym.*, l'artère du nerf tympanique, située sous la muqueuse. — *Art. aur. prof.*, l'artère auriculaire profonde et ses rameaux tympaniques. — *Art. pha. asce.*, l'artère pharingienne ascendante, et *ram. salp.*, ses rameaux salpingiens. — *Anast. mén. moy.*, l'anastomose de la stylo-mastoïdienne avec la méningée moyenne. — *Rés. tymp.*, et *Rés. salp.*, les réseaux de la muqueuse de la caisse et de la trompe.

La carotide interne, au niveau de la portion verticale de son canal osseux, donne de fins ramuscules à la muqueuse qui revêt la paroi antérieure de la caisse. Toutes ces artérioles s'anastomosent entre elles et forment un riche réseau commun à la muqueuse et au périoste, et même, sur certains points, à la paroi osseuse (Sappey, Braunerd, Politzer). J'ai déjà fait ressortir l'importance des rapports vasculaires entre la muqueuse et les parois osseuses de la caisse. Plus récemment Politzer a constaté que les vaisseaux de l'oreille moyenne entraient en relation avec ceux du labyrinthe, à travers la paroi osseuse qui sépare les deux parties : des faits anatomo-pathologiques et cliniques lui ont démontré la possibilité de l'extension d'une inflammation de l'oreille moyenne au labyrinthe. — Il convient de faire ressortir l'importance des communications vasculaires entre la dure-mère et l'oreille moyenne ; aussi n'est-il pas surprenant que l'otite moyenne suppurée gagne souvent les méninges et le lobe temporo-sphénoïdal sus-jacent.

Veines. — Les veines vont au plexus pharyngien, à la jugulaire interne et à la méningée moyenne.

Lymphatiques. — Des fentes ou espaces lymphatiques analogues à ceux de la M. T. ont été vus par Kessel ; j'ai dit en parlant des lymphatiques de la M. T. ce qu'il en faut penser, à mon avis.

Nerfs. — J'ai déjà signalé les filets moteurs venus de la branche motrice du trijumeau pour le muscle du marteau, du facial pour le muscle de l'étrier.

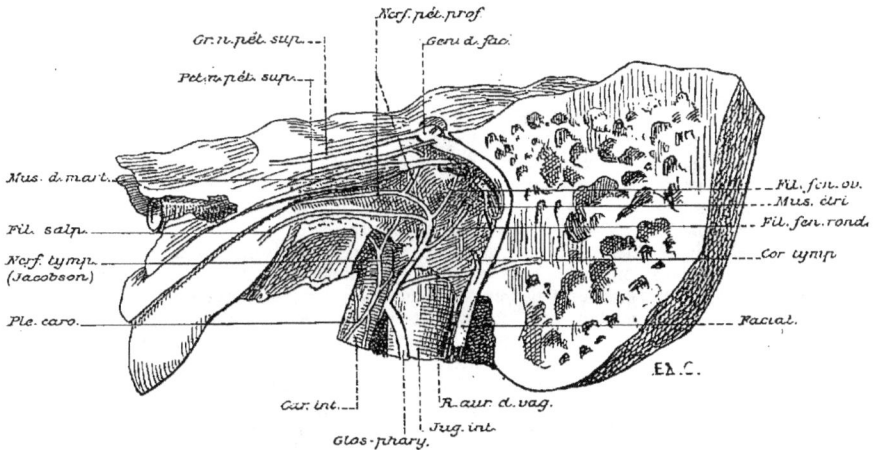

Fig. 120. — Les nerfs et muscles de l'oreille moyenne (d'après Arnold).

Facial, avec son genou ganglionnaire. — *Gen. d. fac.*, son union avec le grand nerf pétreux superficiel, *Gr. n. pét. sup.* — *Pet. n. pét. sup.*, le petit nerf pétreux superficiel, duquel se détache la racine motrice longue du ganglion otique. — *Cor. tym.*, la corde du tympan. — *Glos.-phar.*, le glosso-pharyngien, duquel se détache le nerf tympanique, *nerf tymp.*, ou rameau de Jacobson, qui donne : *fil. feu. ron.*, le filet de la fenêtre ronde ; — *fil. fen. ov.*, le filet de la fenêtre ovale ; *fil. salp.*, le filet de la trompe, anastomosé avec *f·le. caro.*, les filets sympathiques du plexus carotidien — et *ner. pét. prof.*, les nerfs pétreux profonds. — *r. aur. d. vag.*, le rameau auriculaire du vague, qui contourne le golfe de la jugulaire, passe en dedans du facial et s'engage dans un canalicule mastoïdien.

Les filets *sensitifs* viennent : *a*) du rameau de Jacobson ; *b*) d'un filet du petit pétreux superficiel. — Des *filets sympathiques* naissent du plexus qui accompagne la carotide interne dans le canal carotidien et pénètrent dans la caisse par des trous percés dans la paroi antérieure de celle-ci. La réunion de tous ces filets nerveux forme le plexus tympanique occupant les sillons creusés sur le promontoire.

Les *corps étrangers* ne sont point très rares dans la cavité de la caissse ; tantôt ils sont introduits directement, tantôt ils y sont refoulés à travers le tympan par un opérateur maladroit. Je parlerai plus loin des corps étrangers qui arrivent à la caisse par la trompe.

Les *fractures* sont fréquentes : dans les fractures de l'étage moyen de la base du crâne, la caisse est fréquemment ouverte par le trait de fracture : le symptôme ordinaire de ces fractures est l'écoulement abondant de liquide céphalo-rachidien. On a longtemps attribué cet écoulement à la rupture de la gaine arachnoïdale qui accompagne les nerfs dans le conduit auditif interne. Cette condition *exceptionnelle* ne peut expliquer les cas si fréquents d'écoulement du liquide : il résulte d'expériences que j'ai entreprises sur ce point que l'écoulement du liquide céphalo-rachidien se fait toutes les fois qu'un trait de fracture traverse la caisse tympanique ; en effet, dans ces cas, la dure-mère qui revêt le toit de la caisse est également déchirée, et la grande cavité arachnoïdienne est ainsi mise en communication avec la caisse. Si la membrane du tympan est rompue, le liquide s'écoule au dehors : si la membrane est demeurée intacte, le liquide passe par la trompe dans le pharynx. — On ne peut objecter qu'à l'état normal la grande séreuse arachnoïdienne ne contient qu'une quantité minime de liquide. Je me suis assuré que tout traumatisme assez fort pour briser la boîte crânienne détermine de nombreuses ruptures dans le feuillet viscéral de l'arachnoïde et permet ainsi l'effusion du liquide céphalo-rachidien dans la grande séreuse arachnoïdienne. (Voy. Société anat., décembre 1889.)

Au cours d'autres expériences sur *les lésions de l'oreille consécutives à des coups de feu portant sur les régions voisines*, j'ai vu que l'oreille pouvait être *lésée indirectement*, par *déplacement des os*. — J'ai retiré de la corne d'Ammon sur un enfant de 16 ans une balle de revolver tirée dans la région temporale : ayant trépané très largement à la gouge et au maillet, je pus voir et suivre dans le lobe temporo-sphénoïdal le trajet de la balle ; j'évacuai un épanchement ventriculaire notable, et explorant avec le doigt la paroi interne de la corne sphénoïdale de ce ventricule, je sentis un corps dur logé dans la corne d'Ammon, c'était la balle : il me fut facile de l'extraire. Le blessé guérit vite ; dans les jours qui suivirent l'accident, il présenta un écoulement sanguinolent puis séreux par l'oreille de ce côté : je pensai que la balle avait déprimé la paroi temporale avant de l'enfoncer et qu'une sorte de désunion s'était faite au niveau de la suture pétro-squameuse, sur le toit de la caisse ; mes expériences confirmèrent cette hypothèse.

J'ai déjà indiqué ailleurs le trajet ordinairement suivi par les balles provenant d'un coup de feu (revolver) dans l'oreille : la balle se réfléchit d'ordinaire sur la paroi mastoïdienne du conduit auditif, en l'enfonçant parfois, et pénètre dans l'oreille moyenne ; là, le plus ordinairement, elle est conduite par l'obliquité et la résistance du promontoire vers la paroi antérieure ou carotidienne de la caisse ; elle s'arrête ou pénètre dans le canal carotidien. J'ai conclu de nombreuses expériences et d'un certain nombre de faits observés qu'il ne fallait procéder qu'avec les plus grandes précautions à l'extraction des projectiles occupant la moitié antérieure de la caisse ; le danger, c'est d'ouvrir la carotide interne ou la jugulaire. — En présence d'une hémorrhagie consécutive à un coup de feu dans la caisse, je n'hésiterais pas à lier la carotide interne.

J'ai insisté, chemin faisant, sur les voies diverses par lesquelles les processus inflammatoires de l'oreille moyenne peuvent gagner les parties voisines, la cavité crânienne notamment. Les rapports des connexions vasculaires tracent la marche de ces irradiations inflammatoires. L'étude de leurs micro-organismes a été bien faite dans ces dernières années par mon collègue et ami Netter.

M. Netter a étudié d'une façon particulière les microbes de l'otite moyenne suppurée. Il a montré que ces otites peuvent être déterminées par des espèces diverses : streptocoque pyogène, pneumocoque, staphylocoque, bacille encapsulé de Friedlander. La marche et la gravité des otites dépendent de la nature des microbes qui les engendrent. Les agents infectieux contenus dans la caisse peuvent porter leur action sur des organes plus ou moins éloignés. M. Netter les a retrouvés dans le pus des suppurations mastoïdiennes, des phlébites du sinus, des méningites, des adénites suppurées. Ils peuvent même étendre plus loin encore leur action et amener une infection purulente avec abcès métastatiques.

La pathogénie même de ces otites a été singulièrement éclairée par les recherches de notre collègue. Nous savons par lui que les espèces parasitaires qui déterminent des otites peuvent être hébergées par la cavité buccopharyngienne de sujets sains. Il faut donc accepter que ces mcirobes gagnent généralement la caisse par la trompe d'Eustache. On s'explique ainsi la bilatéralité si fréquente des otites et l'existence préalable de coryza ou d'angine relevée dans un si grand nombre d'observations.

La trompe d'Eustache est un conduit, à charpente ostéo-cartilagineuse, qui va de la partie antérieure de la caisse à la paroi externe de l'arrière-cavité des fosses nasales. Ainsi étendue de la caisse au pharynx, elle permet l'accès de l'air dans la caisse ; c'est le *tuyau d'aération ou de ventilation de la caisse* ; accessoirement elle est une voie d'excrétion pour les mucosités qui prennent naissance dans la caisse. — L'importance physiologique de la trompe est considérable ; en permettant l'accès de l'air dans la caisse, elle laisse la pression atmosphérique s'exercer également sur les deux faces de la M. T., condition essentielle pour une moitié parfaite de la membrane. Lorsque la trompe vient à être obstruée, ce qui est fréquent, l'état moyen de tension du tympan est changé et l'audition est altérée.

Direction. — Le conduit auditif externe, la caisse et le conduit auditif interne sont sur une même ligne transversale ; la trompe, se détachant de la caisse pour se porter en avant, en dedans et en bas vers le pharynx, forme avec le conduit auditif externe un angle très obtus ouvert en avant et en bas, et avec le conduit auditif interne un angle aigu ouvert en avant et en dedans. Son axe forme avec l'axe transversal du conduit auditif un angle de 135 à 140 degrés, et avec l'horizontale un angle de 30 à 40 degrés ; prolongé en arrière, il irait couper l'apophyse mastoïde dans sa moitié postérieure et supérieure.

Constitution. — La trompe est d'abord constituée par un conduit osseux situé dans l'angle rentrant que forme la portion pierreuse et la portion écailleuse du temporal, c'est la *portion osseuse* ; puis un cylindre membrano-cartilagineux continue ce canal osseux jusqu'au pharynx, c'est la *portion cartilagineuse*.

La trompe naît de la caisse par un orifice, largement évasé, occupant presque toute la paroi antérieure de la caisse, *orifice tubaire* (Voy. fig. 114, 116, 119). Elle va s'aboucher d'autre part dans l'arrière-cavité des fosses nasales par un large orifice épanoui et proéminent en forme de pavillon, *orifice pharyngien*.

La *longueur* moyenne de la trompe serait en moyenne de 55 millimètres (Trölsch). Mes mensurations m'ont démontré que cette moyenne était trop peu élevée : en réunissant mes chiffres à ceux obtenus par Sappey et Bezold, je trouve que la longueur de la trompe varie entre 35 et 40 millimètres, dont un tiers environ pour la portion osseuse et deux pour la portion cartilagineuse.

Forme. — D'une façon générale, la trompe représente un conduit aplati de dedans en dehors, à parois accolées, béant à ses deux bouts ou orifices. Par suite de l'aplatissement du conduit, le diamètre vertical l'emporte partout sur le diamètre transversal. Le calibre et la forme du conduit tubaire varient d'ailleurs dans les différentes portions du conduit : le calibre est minimum à la jonction des portions osseuse et cartilagineuse, où il ne mesure guère plus de 2 millimètres de hauteur sur 1 de largeur ; encore faut-il dire que le plus souvent la largeur du conduit tubaire au niveau de l'isthme n'atteint pas 1 millimètre ; — à l'orifice tympanique le diamètre vertical est de 5 millimètres, et l'horizontal de 2 ou 3 (plus souvent 2) ; — l'orifice pharyngien mesure 8 à 9 millimètres de haut sur 5 de large. Donc la trompe, qui commence à la caisse par un orifice assez large, va en se rétrécissant jusqu'au point de jonction des portions osseuse et cartilagineuse; à partir de ce point, elle s'élargit et s'évase progressivement jusqu'à l'orifice pharyngien. Ainsi la trompe peut être comparée à deux cônes, l'un osseux ou tympanique, l'autre mem-

Moules de la trompe d'Eustache et de la caisse (d'après Bezold).

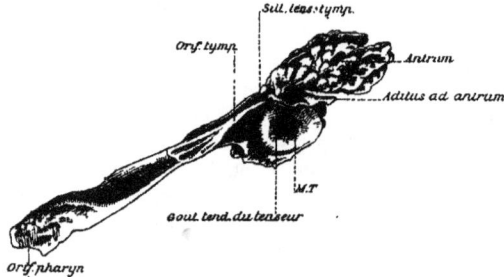

Fig. 121. — Moule vu par la partie externe.

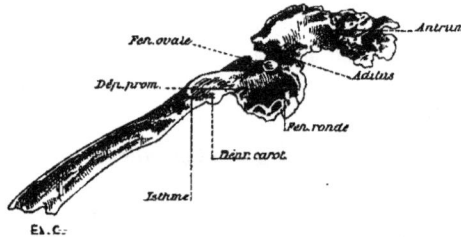

Fig. 122. — Moule vu par la partie interne.

brano-cartilagineux ou pharyngien, réunis par leur sommet tronqué : le point de jonction des deux cônes porte le nom d'*isthme*.

Au dire de Trölsch, l'isthme tubaire est moins rétréci chez l'enfant (5 millimètres de hauteur sur 1 de largeur).

L'axe de la trompe n'est pas rectiligne ; en d'autres termes l'axe du cône tympanique ne continue pas en ligne directe celui du cône pharyngien ; ils forment un angle très obtus ouvert en bas et en avant et dont le sommet répond à l'isthme.

Cette très légère incurvation n'est point un obstacle au cathétérisme complet du conduit : les sondes ou bougies semi-rigides s'accommodent assez facilement à cette déviation fort légère en somme ; l'obstacle qu'on rencontre provient plutôt du rétrécissement du conduit que de sa déviation; cependant cette légère incurvation proscrit le cathétérisme forcé, par instruments rigides, qui a été parfois conseillé.

Après avoir ainsi envisagé la trompe dans son ensemble, je vais étudier successivement ses deux portions, au point de vue de leur constitution et de leurs rapports.

Portion osseuse. — La portion osseuse de la trompe est constituée par un canal osseux, prolongement effilé de la cavité tympanique : ce canal osseux, d'une longueur de 13 à 14 millimètres, s'accole en haut au canal osseux qui loge le muscle tenseur du marteau (Voy. fig. 114) ; en bas, il suit la scissure de Glaser; en avant il répond à l'épine du sphénoïde. Dans cette portion osseuse la lumière du conduit tubaire prend une forme prismatique qui, sur les coupes, se révèle par un triangle à base supérieure.

Rapports. — Cette portion osseuse offre un rapport des plus importants : dans sa moitié interne elle répond, en arrière, à l'angle que forment les portions ascendante et horizontale du canal carotidien (Voy. fig. 114) : une très mince lamelle osseuse, tou-

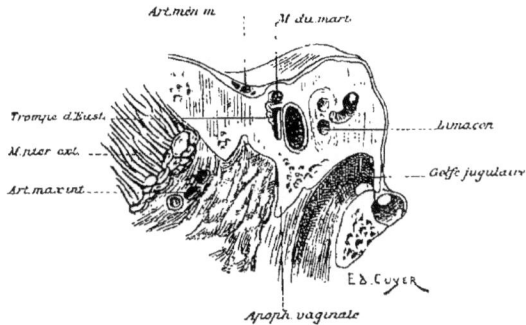

Fig. 123. — Coupe sagittale de la trompe dans la portion osseuse.

jours transparente, quelquefois perforée, sépare l'artère de la trompe : *d'où les dangers du cathétérisme forcé.* Le conduit osseux se termine en dedans par un orifice irrégulier dont le pourtour donne insertion à la deuxième portion ou portion cartilagineuse.

Portion cartilagineuse. — L'extrémité interne du conduit osseux, obliquement taillée et dentelée, se continue directement avec la charpente cartilagineuse. Le cartilage de la trompe, dont la forme a été fort bien étudiée par Rüdinger sur des coupes, peut être défini : une gouttière, à concavité inférieure, dont le bord postérieur est plus épais et descend plus bas que le bord antérieur raccourci en forme de crochet. Des coupes, pratiquées sur divers points du conduit tubaire, permettent de prendre une idée exacte de la forme du cartilage. Vers l'insertion osseuse, on voit que le crochet antérieur s'allonge et que les deux bords descendent à peu près au même niveau ; au contraire, à mesure qu'on se rapproche de l'orifice pharyngien, le crochet antérieur se raccourcit, tandis que la lame postérieure s'allonge et s'épaissit (comparez les coupes pratiquées sur divers points, fig. 123, 124, 125).

Le cartilage tubaire, fixé solidement par son bord supérieur à la base du crâne, peut être lésé dans les fractures de la base du crâne, particulièrement dans les fractures perpendiculaires à l'axe du rocher, lorsque le trait de fracture porte sur le tiers interne de cette pyramide osseuse.

Le plus ordinairement cette charpente cartilagineuse est formée d'une pièce unique, dans laquelle des fissures occupées par un tissu fibro-cartilagineux, permettent le jeu, c'est-à-dire l'ouverture et la fermeture de la gouttière. La plus constante de ces fissures se trouve à la jonction du crochet et de la lame postérieure : *c'est la charnière de cette gouttière cartilagineuse.* Quelquefois même les deux pièces sont complètement séparées, et la gouttière est formée de deux pièces reliées par du tissu conjonctif, comme cela existe normalement chez un grand nombre de mammifères. Souvent aussi on voit une sorte de crochet postérieur, qui peut aussi se présenter sous forme d'une pièce isolée. Il est encore très fréquent de rencontrer des lamelles cartilagineuses qui se détachent de la face externe ou convexe du cartilage principal pour se porter dans différentes directions.

Le cartilage tubaire appartient à la variété hyaline ; mais sa structure se modifie

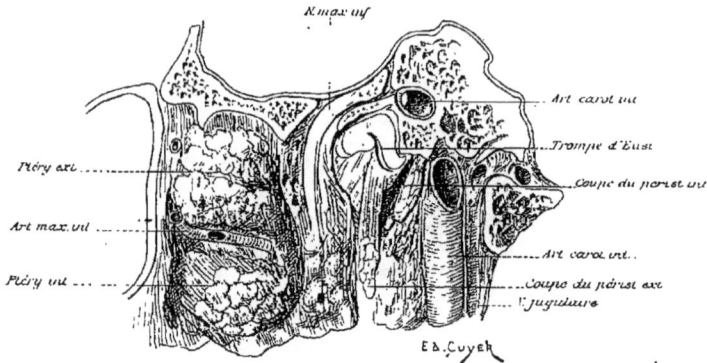

Fig. 124. — Coupe sagittale de la trompe dans la portion cartilagineuse.

avec l'âge ; la calcification est loin d'y être rare. Sur les coupes, on voit très facilement, à l'œil nu, les coupes de canaux qui contiennent des vaisseaux volumineux. Le cartilage est élastique et rappelle par sa structure le cartilage du pavillon.

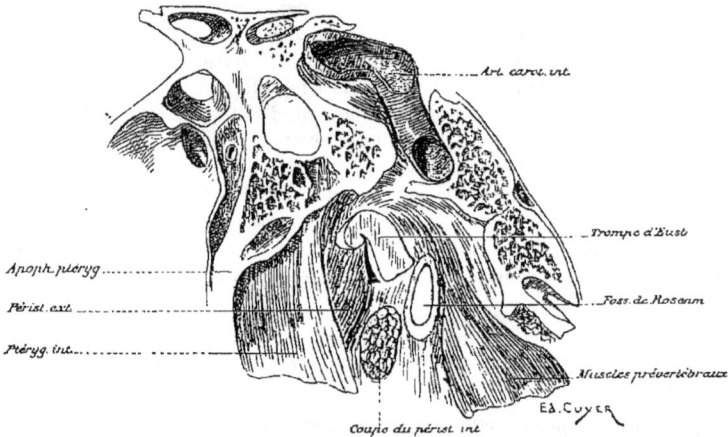

Fig. 125. — Coupe sagittale de la trompe vers l'orifice pharyngien.

Une lame fibreuse réunit les deux bords de la gouttière et achève le conduit tubaire, dont elle forme la paroi antérieure et le bord inférieur ; sa face externe adhère aux organes voisins et reçoit l'insertion du péristaphylin externe ; elle envoie un prolongement fibreux qui passe entre les muscles pérystaphylins interne et externe pour gagner le crochet ptérygoïdien et la paroi latérale du pharynx. Trölsch donne à ce prolongement le nom de fascia salpingo-pharyngien. Un autre fascia, signalé par Weber-Piel, gagne le muscle ptérygoïdien interne, dont la contraction tend ainsi à ouvrir la trompe. — Grâce à cette constitution, la portion cartilagineuse de la trompe est susceptible de s'ouvrir et de se fermer par l'écartement de ses parois résultant de contractions musculaires.

Rapports. — La portion cartilagineuse est unie à la base du crâne par le tissu fibreux qui remplit la fissure sphéno-pétreuse ; sa face antéro-externe entre en rapport d'abord avec l'épine du sphénoïde ; elle est croisée par l'artère méningée moyenne passant par le trou petit rond, et le nerf maxillaire inférieur descendant du trou ovale, avec le ganglion annexé (Voy. fig. 124) ; puis elle entre en rapport avec le muscle ptérygoïdien interne dont la sépare un plexus veineux : elle répond au péristaphylin externe qui y prend insertion, et plus en dedans au bord postérieur de l'aile interne de l'apophyse ptérygoïde : ce bord présente souvent une large échancrure au niveau du point où il est croisé par la trompe. En arrière, elle répond au péristaphylin interne auquel elle donne insertion, et tout à fait en dedans à la muqueuse pharyngienne. J'ai déjà dit comment le bord supérieur était soudé au tissu fibreux qui remplit les sutures pétro-sphénoïdale et pétro-basilaire. Le bord inférieur répond à l'interstice des muscles péristaphylins interne et externe ; le muscle pétro-staphylin le suit.

Comme on peut le voir, la lumière du conduit tubaire prend, dans la portion cartilagineuse, la forme d'une fente linéaire, les parois de la trompe, *toujours fermée à l'état de repos*, étant au contact. En deux points du conduit, vers l'orifice pharyngien et près de la portion osseuse, la fente linéaire qui répond à l'accollement des parois tubaires est surmontée d'un petit orifice, toujours béant, sorte d'amorce pour faciliter l'ouverture de la trompe et l'entrée de l'air quand les puissances musculaires entrent en jeu pour dilater le conduit tubaire toujours fermé à l'état de repos.

On crut autrefois, avec Rudinger, qu'au-dessous du crochet cartilagineux de la trompe, il existait un espace ou conduit, libre *toujours* et sur toute la longueur de la trompe, et que, par suite, il y avait *toujours* libre communication entre la cavité pharyngienne et la cavité tympanique. — Les recherches, plus récentes, de Trölsch et Politzer ont montré que la trompe était complètement fermée dans la moitié externe de sa portion cartilagineuse.

Appareil moteur de la trompe. — Deux muscles principaux sont annexés à la portion membrano-cartilagineuse de la trompe.

Le *péristaphylin externe* (sphéno-salpingo-staphylin) s'insère à la *fossette scaphoïde*, puis sur le *crochet antérieur du cartilage tubaire* et sur le *tiers supérieur de la portion membraneuse de la trompe* ; cette dernière insertion est d'une étendue variable suivant les sujets ; je l'ai souvent vue s'étendre à toute la hauteur de la portion membraneuse. De ces insertions le muscle descend, devient tendineux et se plisse pour passer sous le crochet de l'aile interne de l'apophyse ptérygoïde ; il s'insère d'une part au bord postérieur de la voûte palatine, d'autre part à l'aponévrose palatine, à la formation de laquelle il prend la plus large part.

Lorsque ce muscle se contracte il tend le voile du palais, mais en même temps il attire en bas et en avant toute la portion de la trompe sur laquelle il s'insère, c'est-à-dire la paroi antérieure du conduit tubaire. Comme ce conduit est solidement fixé à la base du crâne par sa paroi opposée, la paroi antérieure ainsi attirée se sépare de la paroi postérieure et la trompe s'ouvre largement. Ainsi que Valsalva l'a fort bien remarqué, il suffit d'exercer une très légère traction sur le muscle pour dilater la trompe. Ainsi le péristaphylin externe tend le voile du palais et ouvre la trompe d'Eustache.

Le *péristaphylin interne* (pétro-salpingo-staphylin) situé en arrière de la trompe et parallèlement à ce conduit s'attache en haut à la face inférieure du rocher sur la paroi inférieure du canal carotidien, près de l'origine de la trompe cartilagineuse et toujours aussi à la face postérieure du cartilage de la trompe. Cette dernière insertion au cartilage est peu étendue, mais constante. Son corps musculaire adhère à la face postérieure du cartilage, sous le bord inférieur duquel il s'engage au niveau de l'orifice pharyngien, devenant sous-muqueux, pour aller s'insérer à l'aponévrose palatine sur la ligne médiane.

Le péristaphylin interne élève la partie centrale du voile du palais, cela est incontestable et universellement reconnu. Son action sur la trompe est plus difficile à déterminer; on s'accorde cependant à dire qu'il rétrécit l'orifice pharyngien de la trompe ; en effet, lorsque la contraction grossit le corps charnu de ce muscle, il tend à soulever le bord inférieur ou plancher de la trompe, dont la lumière en forme de fente devient plus courte et plus large ; cette modification est surtout sensible, au niveau de l'orifice pharyngien, dont le bord inférieur est soulevé et tend à prendre une forme en fer à cheval. Il faut dire que cette modification de forme est bien légère ; ceux qui ont voulu faire du péristaphylin interne un constricteur de l'orifice pharyngien, antagoniste du péristaphylin externe, dilatateur de la trompe, ont certainement exagéré. A mon avis, le péristaphylin interne ne devrait point être considéré comme muscle annexé à la trompe, tant est minime l'action qu'il peut exercer sur elle. C'est un élévateur du voile palatin qui n'a rien à faire avec la trompe.

La trompe est formée par deux parois : l'antérieure est seule mobile, recevant sur toute sa longueur l'insertion du péristaphylin externe ; la paroi postérieure, cartilagineuse, est à peu près immobile ; si ce n'est tout à fait à son extrémité interne au niveau de l'orifice pharyngien. En ce point viennent s'insérer quelques faisceaux, plus ou moins nombreux, du pharyngo-staphylin : on leur a donné le nom de *muscle salpingo-pharyngien;* ce faisceau musculaire s'attache sur une longueur plus ou moins grande à l'extrémité pharyngienne du cartilage tubaire et va d'autre part se fixer en arrière à l'aponévrose du pharynx en confondant ses fibres avec celles du constricteur supérieur.

Son action est facile à déterminer: attirant en arrière l'extrémité interne, légèrement mobile, du cartilage, il tend à ouvrir l'orifice pharyngien. — Tous ces muscles sont enveloppés d'une couche de tissu celluleux ; la couche celluleuse qui revêt la face postérieure du péristaphylin externe forme un feuillet assez résistant, auquel Trölsch a donné le nom de *fascia salpingo-pharyngien.*

Mécanisme de l'entrée et de la circulation de l'air dans la caisse. — A l'état de repos, la trompe est, comme je l'ai dit, complètement fermée, par le simple rapprochement de ses parois: à chaque mouvement de déglutition, la trompe s'ouvre et permet à l'air de pénétrer dans la caisse. Le mécanisme de cette ouverture est facile à saisir. Au moment de la déglutition, tous les muscles du voile du palais entrent en action : le péristaphylin externe tend le voile palatin, et, d'autre part, attirant la paroi tubaire antérieure, il ouvre la trompe. Le salpingo-pharyngien, attirant en arrière le bec du cartilage, tend également à dilater l'orifice. En même temps le voile du palais est relevé par le péristaphylin interne ; enfin par la contraction du constricteur supérieur et du pharyngo-staphylin, les lèvres de la boutonnière naso-pharyngienne se rapprochent et se ferment. Dès que les parois de la trompe sont décollées, l'air tend à sortir de la caisse : en effet, si l'on regarde à ce moment précis le tympan, à l'aide d'un bon éclairage, on constate que la membrane s'enfonce très légèrement, preuve manifeste que la pression a diminué dans la caisse. Mais aussitôt on voit la membrane revenir sur elle-même et reprendre sa position normale, car l'air, venu par les fosses nasales, a trouvé accès dans la cavité. Cette oscillation rapide de la membrane, s'enfonçant d'abord, puis reprenant sa position première, se reproduit à chaque mouvement de déglutition. La succession de ces deux mouvements prouve que l'acte si rapide de la déglutition doit être décomposé en deux temps au point de vue de la circulation de l'air dans la caisse : un temps de sortie de l'air, un temps de rentrée.

Les oscillations de la membrane du tympan ont été mesurées et enregistrées par Gellé (in *Suite d'études d'otologie*) ; elles sont commandées par les muscles de la déglutition. Il ne faut pas dire avec Gellé, prenant l'effet pour la cause : « Le va-et-vient de la membrane du tympan cause et entretient le va-et-vient de l'air intra-tympanique » (*Précis des mal. de l'oreille*). C'est le contraire qui est vrai : la membrane passive traduit les changements de pression qui se font à l'intérieur de la caisse.

Si l'on pince le nez pendant la déglutition, les oscillations de la membrane sont amplifiées : elle s'enfonce davantage au premier temps, car rien ne met obstacle à la sortie de l'air contenu dans la caisse ; par contre, la rentrée de l'air ne se peut faire puisque la communication avec l'air extérieur est interrompue : la trompe reste béante et ne se ferme qu'après l'achèvement du mouvement de déglutition, quand la boutonnière du pilier postérieur s'ouvre et permet la rentrée de l'air dans le pharynx nasal. On utilise cette béance prolongée de la trompe pendant un mouvement de déglutition avec fermeture du nez pour faire pénétrer la douche d'air dans la caisse, sans recourir au cathétérisme, par une simple douche poussée dans les fosses nasales, avec la poire de caoutchouc, au moment précis de la déglutition (procédé de Politzer).

Le décollement des parois tubaires et les mouvements de la membrane du tympan donnent lieu à des bruits qui peuvent être perçus par l'auscultation. Ces deux bruits se confondent d'ordinaire : je les ai étudiés, à l'aide du microphone, avec le regretté Boudet de Pâris. Le bruit dû au décollement de la trompe et le claquement tympanique se produisent au moment de la déglutition ; ils se produisent encore artificiellement lorsqu'une douche d'air est introduite dans la caisse. Dans les états pathologiques, ces bruits s'altèrent ou disparaissent.

Tel est le mécanisme physiologique d'ouverture de la trompe sous l'influence des muscles de la déglutition. — La trompe peut encore s'ouvrir, passivement, sous l'influence d'une augmentation de pression de l'air contenu dans le pharynx nasal. Hartmann et Gellé ont démontré par leurs expériences qu'une pression de 10 à 40 milligrammes de mercure était nécessaire pour faire pénétrer l'air du pharynx dans la caisse. Si donc on vient à expirer fortement, la bouche et le nez étant fermés, on augmente brusquement la pression de l'air inclus dans la cavité naso-pharyngienne, la trompe est pour ainsi dire forcée, et l'air pénètre dans la caisse. On entend, à ce moment, un bruit particulier qui se passe dans l'oreille, c'est une espèce de sifflement, produit par le passage de l'air ; quelquefois encore, un claquement sec, le claquement tympanique. Si l'on examine le tympan, on voit qu'il vient alors bomber dans le conduit auditif externe. C'est l'expérience de Valsalva, qui nous renseigne sur la perméabilité des trompes. — Lorsque l'on se mouche avec effort, le plus souvent l'air pénètre dans la caisse ; il peut alors entraîner les mucosités ou les corps étrangers contenus dans le pharynx nasal ; Trautmann, Trölsch et Gellé ont retrouvé le tabac en poudre dans la caisse de vieux priseurs.

Parmi les *corps étrangers* de la trompe, on signale : des fragments de sonde ou de bougie ; — un ver lombric qui sortit par l'oreille, ayant passé du pharynx par la trompe (Audry) ; — des épis d'orge, d'avoine, — des débris alimentaires, etc.

Orifice tympanique. — L'*orifice tympanique* répond à la partie antérieure de la caisse ; on répète communément que cet orifice est plus rapproché de la voûte que du plancher de la caisse (Voy. fig. 114). En fait, cet orifice, très évasé, mesure 5 millimètres de haut et comme la paroi antérieure n'en compte que 7, dont 1 au moins doit être donné au canal osseux du muscle interne du marteau sus-jacent à la trompe, il en résulte que l'orifice constitue à lui seul presque toute la paroi antérieure de la caisse, avec le plancher de laquelle il se trouve presque de niveau. Il faut donc cesser de répéter que cet orifice est placé au plus mal pour l'excrétion des mucosités sécrétées par la muqueuse tympanique. En effet, j'ai déjà montré que la caisse était fortement inclinée en avant et en bas. En fait, il s'en faut de bien peu que l'orifice tubaire occupe la partie la plus déclive de la caisse, et il suffit d'une très légère inclinaison de la tête en avant pour permettre l'évacuation totale du contenu de la caisse.

L'évasement de cet orifice fait comprendre d'autre part que les sondes introduites dans la trompe par l'orifice pharyngien suivent la paroi supérieure du conduit tubaire, puis la voûte de la caisse, si bien que, passant en dedans du manche du marteau, elles se rendent directement dans les cellules mastoïdiennes.

Orifice pharyngien. — L'*orifice pharyngien* doit être particulièrement étudié dans sa forme, ses dimensions et ses rapports, au point de vue du cathétérisme de la trompe. — Il apparaît sur la paroi latérale de l'arrière-cavité des fosses nasales, au-dessus du voile du palais, en arrière du cornet inférieur, sous la forme d'un pavillon évasé et proéminent, dont le grand axe s'incline obliquement de haut en bas, et d'avant en arrière, parallèlement au voile du palais. Le bord postérieur de ce pavillon est plus proéminent que l'antérieur, si bien que l'ouverture ne regarde pas directement en dedans, mais en dedans, en avant et en bas, disposition heureuse pour le cathétérisme du conduit.

Sa *forme* et son *calibre* sont très variables (Voy. fig. 121 et 122) : tantôt il est elliptique à grand diamètre vertical ; plus souvent il se présente sous la forme d'un triangle équilatéral à base inférieure, à angles arrondis ; exceptionnellement il est circulaire. Dans la forme commune, triangulaire, le bord inférieur ou base du triangle fait saillie vers l'intérieur de l'orifice, écartant les deux autres bords, qui prennent le nom de lèvres, antérieure et postérieure. Nous avons vu plus haut que la saillie du bord inférieur répond au corps du muscle péristaphylin interne ; la lèvre postérieure, très saillante, est soulevée par le cartilage de la trompe, tandis que l'antérieure, beaucoup moins marquée, répond à la paroi membraneuse de la trompe et à un feuillet celluleux qui descend du crochet de la trompe vers le voile palatin. Le contour de l'orifice pharyngien doit être étudié avec soin : il fait saillie sur le plan pharyngien, surtout dans son contour postérieur et inférieur ; dans la moitié antéro-inférieure de ce contour, il ne dépasse pas le niveau des parties voisines. Ces détails sont très importants au point de vue du cathétérisme de la trompe.

Des *lèvres* ou *piliers* de l'orifice pharyngien descendent sur la paroi latérale du pharynx deux replis muqueux. Zaufal a donné au repli postérieur le nom de *pli* salpingo-pharyngien, à l'antérieur le nom de *pli* salpingo-palatin. Le postérieur est constant, toujours très prononcé ; on le dit formé (Zaufal, Merkel) par le faisceau du constricteur supérieur qui va s'insérer au cartilage tubaire (muscle salpingo-pharyngien) ; il est plus exact de dire qu'il résulte du soulèvement de la muqueuse par la saillie très marquée du cartilage, car il est d'autant plus prononcé que le cartilage fait une saillie plus forte à l'intérieur du pharynx ; une traînée glandulaire sous-muqueuse accentue sa saillie. Le pli salpingo-palatin est beaucoup moins marqué ; le plus souvent, il manque ; dans quelques cas cependant il se prononce davantage; au dire de Kostanecki (*Arch. f. microsc. Anat.* 1887, p. 559), il serait

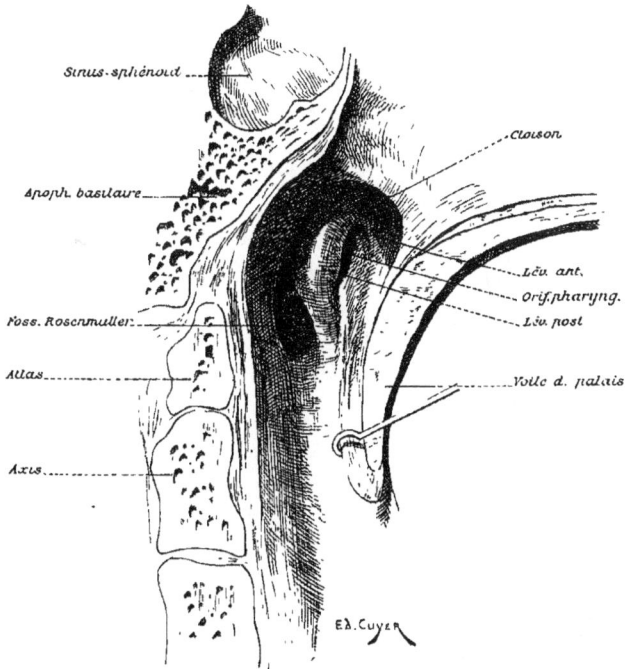

Fig. 126. — Orifice pharyngien de la trompe.

Forme ordinaire. — Rapports avec la cloison. Pour ménager la cloison la coupe a été faite un peu en dehors de la ligne médiane sagittale.

parfois assez prononcé pour faire un obstacle sérieux au passage de la sonde, et rétrécir même l'orifice postérieur des fosses nasales.

Les deux plis muqueux qui continuent les lèvres de l'orifice tubaire interceptent avec la saillie du bord inférieur deux sillons : les sillons salpingiens, antérieur et postérieur. En arrière du pli postérieur se trouve *la fossette de Rosenmüller*. En avant du pli antérieur, on voit quelquefois et l'on sent toujours une saillie très appréciable formée par le bord postérieur de l'aile interne de l'apophyse ptérygoïde qui peut être utilisé pour le cathétérisme de la trompe; en effet, si l'on suit avec un corps dur et rond la paroi externe du méat inférieur, vers l'extrémité de ce méat, on cesse de sentir l'os sous-jacent, et le corps avec lequel on explore s'enfonce directement dans l'orifice pharyngien de la trompe. C'est sur cette particularité que j'ai basé le procédé de cathétérisme que je conseillerai plus loin.

Les *dimensions* de l'orifice pharyngien sont relativement considérables : son grand diamètre mesure 8 à 9 millimètres en moyenne ; le petit en compte 4 à 5 ; lorsque l'orifice prend la forme d'un triangle arrondi (Voy. fig. 127), ce qui, je le répète, est fréquent, chacun des côtés de ce triangle mesure en moyenne 8 millimètres.

Chez les nouveau-nés, cet orifice pharyngien affecte assez souvent la forme d'une fente, ou plutôt d'un orifice elliptique, dont le grand diamètre, parallèle à celui du palais, mesure 4 millimètres environ.

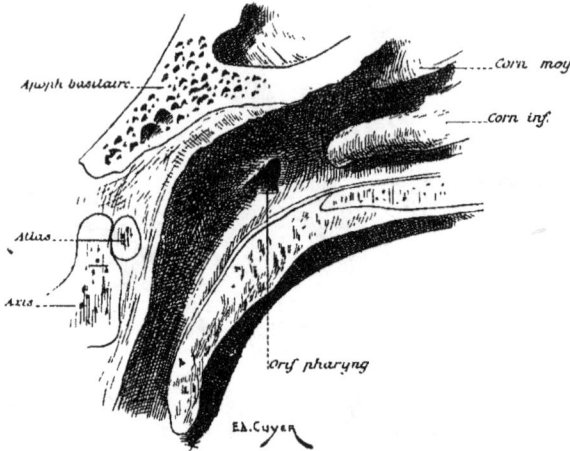

Fig. 127. — Orifice pharyngien de la trompe.

Ses rapports avec le cornet inférieur et le voile du palais. — La fossette de Rosenmüller est à peine marquée, ainsi qu'il arrive parfois. Le bord inférieur de l'orifice est légèrement soulevé par le péristaphylin interne sous-jacent.

On est surpris en présence des dimensions de l'orifice pharyngien de la petitesse du bout ovalaire des sondes employées pour ce qu'on appelle bien improprement le cathétérisme de la trompe d'Eustache, alors qu'en réalité cette introduction du bec d'une sonde métallique n'a d'autre but que de diriger dans l'orifice de la trompe soit une douche d'air, soit la très petite sonde molle avec laquelle le cathétérisme vrai peut être fait. Il semble bien difficile avec l'extrémité de ces sondes dont le diamètre ne dépasse guère 2 à 3 millimètres de fermer d'une façon suffisante le pavillon ; d'autant que le calibre de la trompe ne diminue pas brusquement après son épanouissement en pavillon, mais progressivement et régulièrement jusqu'à l'isthme.

Les déformations de l'orifice pharyngien ne sont point rares ; il peut être bouché ou comprimé par une tumeur, un polype naso-pharyngien par exemple ; — ou réduit par l'hypertrophie du tissu adénoïde de la muqueuse ; — ou déformé par des ulcérations ou des brides cicatricielles.

Le voisinage de la trompe et de l'orifice postérieur des fosses nasales permet de comprendre que, dans le tamponnement des fosses nasales, le tampon puisse comprimer l'orifice pharyngien de la trompe ou provoquer l'irruption du sang dans ce conduit. Gellé et Tillaux ont observé dans des cas de ce genre l'inflammation phlegmoneuse de la trompe et de l'oreille moyenne.

La *situation* de l'orifice pharyngien est importante à déterminer au point de vue pratique. Il n'est pas suffisamment exact de dire que l'orifice pharyngien est situé à une distance sensiblement égale de l'apophyse basilaire, du voile du palais, de la paroi postérieure du pharynx et du cornet inférieur. En effet, cet orifice est beaucoup plus rapproché de l'extrémité postérieure du cornet inférieur que de la paroi postérieure du pharynx : la distance qui le sépare du cornet est en moyenne de 8 millimètres ; celle qui le sépare de la paroi postérieure du pharynx est de 14 millimètres en moyenne. Il se rapproche aussi un peu plus du voile du palais (9 millimètres en moyenne) que de l'apophyse basilaire (11 millimètres en moyenne).

J'ai pris ces mensurations avec beaucoup de soin sur 20 sujets, et mes mesures furent prises, ainsi qu'il convient, du centre du pavillon. Le centre de l'orifice est toujours placé sur une ligne prolongeant en arrière l'insertion du cornet inférieur. On peut donc résumer ainsi ce qui a trait à la situation de l'orifice : *il est situé à un petit centimètre en arrière du cornet inférieur, sur le prolongement de la ligne d'insertion de ce cornet, et à un petit centimètre au-dessus du voile du palais.*

Chez l'enfant, la situation est autre : — lors de son apparition, l'orifice pharyn-

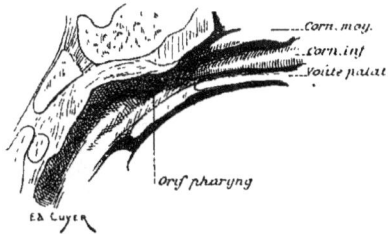

Fig. 128. — Orifice pharyngien de la trompe (nouveau-né).

gien est situé bien au-dessous de la ligne palatine ; — sur le nouveau-né, il est situé immédiatement au-dessus du voile du palais, *sur une ligne continuant en arrière de la voûte palatine* ; — il remonte peu à peu, avec les progrès de l'âge, et n'atteint sa place définitive que lorsque le développement de la face est achevé.

Kostanecki a mesuré la distance qui sépare le centre de l'orifice de l'épine nasale antérieure et il a trouvé que cette distance variait entre 55 à 75 millimètres. Au point de vue pratique, je préfère prendre comme point de repère antérieur, ainsi que je l'ai fait, le bord postérieur de l'orifice externe des narines, toujours visible pendant le cathétérisme de la trompe. J'ai mesuré cette distance sur 26 sujets : elle est en moyenne de 65 millimètres chez la femme, de 70 millimètres chez l'homme ; un peu plus longue chez les prognathes que chez les orthognathes. Il y aurait, je crois, avantage à marquer d'un trait sur la sonde, cette distance moyenne. Pour l'otologiste novice, l'indication n'est point à dédaigner. — Hartmann (de Berlin) donne 75 millimètres, comme mesure moyenne de la même distance : ce chiffre est trop élevé de 1 centimètre chez la femme, de 1/2 centimètre chez l'homme.

Gellé a remarqué que cet orifice était situé sur le même plan transversal que la racine transverse de l'apophyse zygomatique, et que la distance du tubercule zygomatique à l'épine nasale antérieure était égale à la distance qui sépare l'orifice pharyngien de la trompe de l'ouverture antérieure des narines. La remarque est vraie et son application peut être utile.

La trompe de l'enfant, moins oblique que celle de l'adulte, se rapproche davantage de l'horizontale. La portion osseuse est relativement plus longue ; la cavité du conduit, plus étroite vers l'orifice pharyngien, serait plus large au niveau de l'isthme (Trölsch).

Cathétérisme de la trompe. — Guyot, maître de poste à Versailles, fit pour la première fois, le cathétérisme de la trompe d'Eustache sur lui-même (1724) par la voie buccale, en passant derrière le voile du palais; aujourd'hui l'opération est devenue de pratique courante ; on la réussit par des procédés divers.

La voie buccale a été abandonnée ; c'est par les fosses nasales, en suivant le méat inférieur que la sonde est maintenant introduite.

Le procédé le plus employé (procédé de Kramer) comprend trois temps : — *a*, la sonde est introduite, bec en haut, en suivant la paroi inférieure des fosses nasales jusqu'au fond du pharynx : elle heurte la paroi pharyngienne et ne peut aller plus loin ; — *b*, un léger mouvement de rotation tourne son bec en dehors, et l'amène dans la fossette de Rosenmuller ; — *c*, la sonde est retirée de 15 millimètres environ ; son bec rencontre la lèvre postérieure si saillante du pavillon de la trompe, la franchit et tombe dans l'orifice pharyngien. — Dans ce procédé, le bourrelet formé par la lèvre postérieure est le repère principal.

Ce procédé a été modifié : Boyer, Tillaux poussent la sonde jusqu'au fond du pharynx, bec en bas, puis la retirent jusqu'à ce que le bec vienne rencontrer le bord postérieur de la voûte palatine : c'est alors seulement qu'un mouvement de rotation en dehors fait pénétrer le bec dans l'orifice pharyngien.

Giampietro, Löwenberg vont aussi jusqu'à la paroi postérieure du pharynx ; puis ils impriment à la sonde un mouvement de rotation en dedans et la retirent de sorte que le bec concave vienne embrasser le bord postérieur de la cloison ; alors, quand il a été pris connaissance de ce point de repère, un mouvement de rotation de 180 degrés en haut et en dehors, amène le bec dans l'orifice pharyngien, placé à peu près dans le même plan transversal que le bord postérieur de la cloison, sur la paroi opposée, à 2 centimètres en dehors de la cloison.

On réussit par tous ces moyens ; dans l'ensemble, le procédé est bon. Son défaut principal est d'avoir pour théâtre la cavité naso-pharyngienne; soit que l'on suive la paroi externe de cette cavité, soit que l'on gratte sa paroi inférieure, le contact de la sonde est des plus désagréables. La variante dans laquelle l'opérateur se guide en suivant le voile du palais (Boyer, Tillaux) est à rejeter, car le contact de la sonde avec le voile détermine souvent des efforts de déglutition et parfois des vomissements.

A côté du procédé de Kramer, ou procédé allemand, généralement adopté, il en est un autre, peut-être plus délicat, mais plus sûr, c'est le procédé français de Triquet.

Procédé de Triquet. – Nous avons vu que l'orifice pharyngien est situé sur la ligne horizontale qui continue en arrière le cornet inférieur, et à un petit centimètre de l'extrémité postérieure de ce cornet. Le bec de la sonde est placé, sous le cornet, dans le méat inférieur ; il chemine entre la face externe des fosses nasales et la face externe du cornet, dans le méat : le bec de la sonde, tourné en haut, suit la ligne d'insertion du cornet inférieur ; on le pousse doucement ; lorsqu'il arrive à l'extrémité postérieure du cornet, le bec se dégage de lui-même ; l'opérateur a conscience de ce dégagement ; il suffit alors de faire avancer d'un centimètre le bec de la sonde en suivant toujours la paroi externe pour que le bec entre de lui-même dans l'orifice pharyngien de la trompe.

Le procédé de Triquet est excellent (Duplay, Gellé, etc.) ; son grand avantage est d'éviter les manœuvres et les tâtonnements dans la cavité pharyngienne.

Aucun de ces procédés n'est applicable à tous les cas; les déviations de la cloison, les difformités des cornets, obligent à recourir tantôt à l'un, tantôt à l'autre. Quelquefois on ne peut arriver qu'en introduisant la sonde par la fosse nasale de l'autre côté.

Le cathétérisme de la trompe n'est point une opération difficile pour qui connaît bien la situation topographique de l'orifice pharyngien. Je me rappelle être arrivé à le pratiquer facilement, en très peu de jours, lorsque je faisais la consultation des maladies d'oreilles, étant l'interne du professeur Duplay.

Muqueuse. — La muqueuse de la trompe continue la muqueuse naso-pharyngée : elle est d'abord épaisse, mamelonnée par les nombreuses glandes qui s'enfoncent jusqu'au contact du périchondre; elle renferme, surtout chez les jeunes sujets, un tissu adénoïde qui continue celui de la cavité naso-pharyngienne (Teutleben, Gerlach : *amygdale de la trompe*).

Vers la portion osseuse, la muqueuse s'amincit peu à peu, perdant les caractères de la muqueuse pharyngée pour prendre ceux de la muqueuse tympanique : le tissu adénoïde disparaît, les glandes se réduisent à de simples utricules.

Dans la portion osseuse, la muqueuse est lisse et intimement réunie au périoste. Dans la portion cartilagineuse, la muqueuse, épaisse, présente des plis longitudinaux, très marqués pendant l'occlusion de la trompe; elle adhère peu aux parties sous-jacentes, auxquelles elle est réunie par un tissu celluleux lâche, dans lequel les liquides et les gaz s'infiltrent facilement.

L'emphysème de la trompe est souvent le résultat d'un cathétérisme brutal, il est d'ordinaire sous-muqueux et peut envahir le pharynx, jusqu'à l'orifice du larynx. — Le tissu cellulo-adipeux qui double la paroi membraneuse de la trompe se continue en bas avec le tissu sous-muqueux de la face inférieure du voile palatin, et en dehors avec la couche épaisse qui revêt la face postérieure du ptérygoïdien interne : ce sont des voies tracées pour les fusées purulentes. De même, l'emphysème qui succède à une déchirure faite sur la paroi membraneuse peut aller, par cette voie, apparaître sous l'angle de la mâchoire, sur les côtés du cou. Le plus souvent l'inflammation de la trompe est liée à une inflammation nasale ou pharyngée. Dans les affections aiguës du nez et de la gorge (coryza, angine), le gonflement de la muqueuse amène l'oblitération de la trompe et une surdité passagère. — Dans l'otite moyenne aiguë le gonflement inflammatoire de la muqueuse produit l'oblitération de la trompe au voisinage de l'isthme; ainsi la caisse est isolée et le pus doit se frayer une voie au-dehors, le plus souvent en perforant la membrane du tympan; dans les cas de ce genre, la perforation chirurgicale (paracentèse de la M. T.) rend les plus grands services et évite les graves complications qui pourraient résulter de l'envahissement des cavités voisines par la suppuration. Cette petite opération si utile est à la portée de tous; j'en ai donné le manuel opératoire.

L'épithélium est formé de cellules cylindriques munies de cils vibratiles.

Artères (Voy. fig. 119). — Des rameaux de la pharyngienne ascendante et de la maxillaire interne (artères vidienne, palatine), se distribuent à la trompe cartilagineuse; de fins ramuscules, venus de la carotide interne, se rendent à la portion osseuse.

Veines. — Les veines, très abondantes dans la muqueuse du conduit se rendent en majeure partie au plexus veineux ptérygoïdien dont j'ai déjà parlé.

Nerfs. — Les nerfs de la trompe émanent du ganglion sphéno-palatin; des rameaux du nerf ptérygo-palatin donnent au pavillon une sensibilité fort vive : cette sensibilité présente de grandes différences individuelles; elle est à peine marquée chez quelques individus, tandis que, chez d'autres, le moindre attouchement avec la sonde, dans le cathétérisme, donne lieu à une douleur locale et à des phénomènes réflexes dans toute la sphère du trijumeau (larmoiement, efforts de déglutition, accès spasmodique de toux, etc.). Un filet tubaire, venu du plexus tympanique, se rend dans la muqueuse de la portion osseuse (Voy. fig. 120).

OREILLE INTERNE

L'oreille interne, appareil de perception du son, est logée dans l'épaisseur du rocher; elle comprend : — un système de cavités à parois osseuses, le *labyrinthe osseux*, enfermant un système membraneux, le *labyrinthe membraneux*, grossièrement moulé sur le premier; — un liquide, *l'endolymphe*, remplissant la cavité du labyrinthe membraneux, séparé lui-même des parois du labyrinthe osseux par un autre liquide la *périlymphe*. Ces liquides sont aussi désignés sous le nom de liquide de Cotugno.

Schématiquement, on peut dire que l'oreille interne se compose d'une sphère osseuse, *labyrinthe osseux*, enfermant une vessie (labyrinthe membraneux), remplie de liquide (l'endolymphe) et séparée de la sphère osseuse par un autre liquide (la périlymphe). La sphère osseuse est percée de trous ou fenêtres grâce auxquelles les ondes sonores sont transmises, par l'intermédiaire des liquides, à un nerf (nerf auditif) qui épanouit ses terminaisons sur les parois de la vessie ou labyrinthe membraneux.

Tel est le schéma anatomique et physiologique de l'oreille interne, organe complexe. J'en donnerai une description fort succincte, comme il convient dans un ouvrage du genre de celui-ci.

LABYRINTHE OSSEUX

Système de cavités à parois osseuses, *le labyrinthe osseux* comprend trois parties : 1° *le vestibule;* 2° *les canaux demi-circulaires;* 3° *le limaçon.*

Vestibule. — Le *vestibule*, partie moyenne du labyrinthe osseux, est la cavité

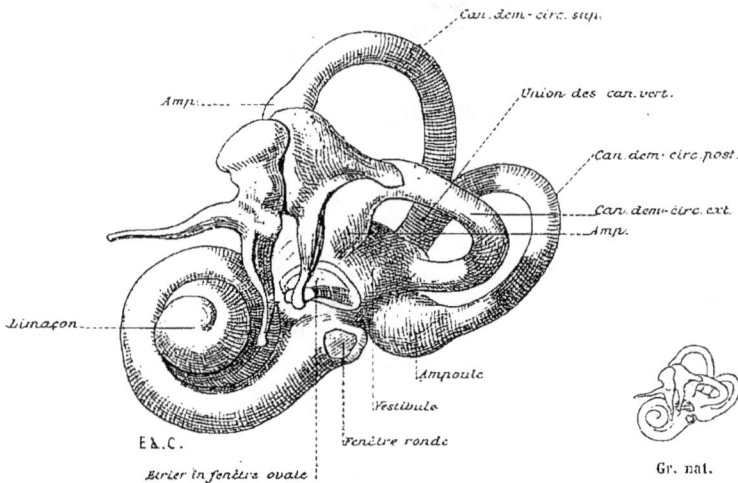

Fig. 12d. — Labyrinthe osseux avec la chaîne des osselets. (Grossi 4 fois.)
Le labyrinthe a été isolé du tissu spongieux du rocher par dissection avec la gouge et le grattoir.

centrale à laquelle viennent aboutir les deux autres parties du labyrinthe osseux : cavité elliptique, irrégulière, il présente : une paroi externe, répondant à la caisse, et sur laquelle on remarque la fenêtre ovale, qui reçoit la base de l'étrier; — une paroi interne, qui répond au conduit auditif interne, c'est-à-dire à l'entrée du nerf auditif; elle est subdivisée par une crête, la *crête du vestibule*, en deux fossettes, ou dépressions : l'une, petite, hémisphérique, reçoit le *saccule*, tandis que l'autre, plus grande, demi-ovoïde, loge *l'utricule :* utricule et saccule sont deux divisions du labyrinthe membraneux. — Cette paroi interne est percée d'un grand nombre d'orifices, très petits, réunis par groupes, et formant les *taches criblées ;* par ces cribles passent les filets de l'auditif qui vont au saccule et à l'utricule. Enfin, de la partie postéro-inférieure du vestibule part un canal, qui traverse la paroi osseuse pour aller s'ouvrir à la face postérieure du rocher; c'est l'*aqueduc du vestibule* : j'y reviendrai longuement. — Par sa partie antéro-inférieure, le vestibule est en rapport avec le limaçon, et présente l'orifice d'entrée dans la rampe vestibulaire du limaçon. — Par sa partie postéro-supérieure, le vestibule répond aux canaux demi-circulaires; on y voit les cinq orifices qui mettent le vestibule en communication avec les canaux demi-circulaires.

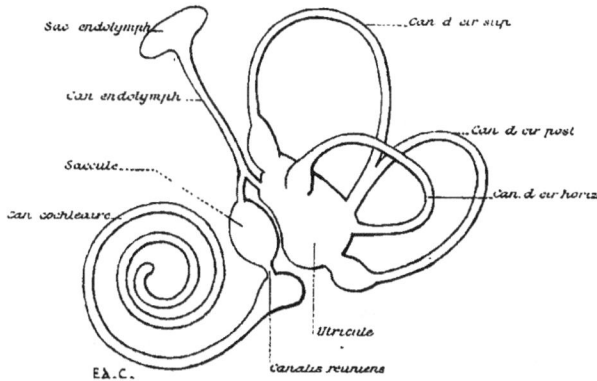

Fig. 130 — Labyrinthe membraneux.

Le *vestibule membraneux* offre une configuration répondant à celle de son enveloppe osseuse : deux petits sacs : le saccule en avant, l'utricule en arrière, répondent aux fossettes précitées. — Aux taches criblées du vestibule osseux, qui laissent passer les filets vestibulaires de l'acoustique, répondent les *taches acoustiques* du vestibule membraneux. Au niveau de ces taches, on peut voir de petites concrétions calcaires, *les otolithes*, nageant dans l'endolymphe qui remplit le vestibule membraneux.

Canaux demi-circulaires. — Les *canaux demi-circulaires osseux* sont au nombre de trois: deux verticaux et un horizontal, placés à angle droit les uns par rapport aux autres. Le canal horizontal ou externe se porte en dehors et détermine sur la paroi interne de l'oreille moyenne une saillie qui surmonte le canal du facial. Des deux canaux verticaux, l'un vient faire une saillie très appréciable dans l'intérieur du crâne à la face supérieure du rocher; l'autre, postérieur, affleure la surface postérieure du rocher. Chacun de ces canaux se dilate en ampoule à l'un de ses bouts, là où il vient s'ouvrir dans le vestibule. J'ai déjà dit que les trois canaux demi-circulaires s'ouvraient à leurs deux extrémités dans le vestibule par cinq orifices; trois de ces orifices répondent aux extrémités ampullaires et sont dits *orifices ampullaires*, les autres, plus petits, sont réduits à deux, car les deux canaux verticaux se réunissent en un seul à leur entrée vestibulaire.

Chaque canal osseux contient un *canal demi-circulaire membraneux*, également dilaté en ampoule à une de ses extrémités. Les canaux membraneux sont de calibre plus petit que les canaux osseux, dont ils sont séparés par la périlymphe. Au niveau de leurs ampoules ils présentent des tractus qui répondent à l'entrée des rameaux nerveux ampullaires de l'acoustique.

Le temporal du nouveau-né est très favorable pour l'étude du labyrinthe; je ne connais pas d'os dont la dissection soit plus intéressante.

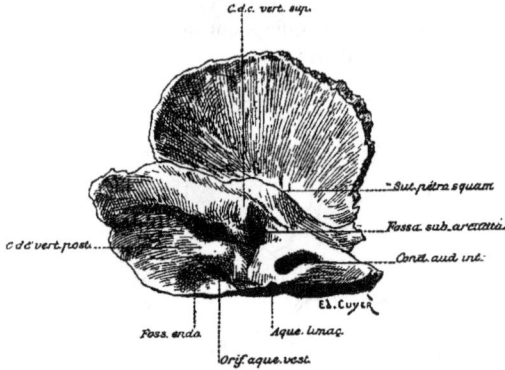

Fig. 151. — Le temporal du nouveau-né.

La partie spongieuse du rocher est encore peu développée ; aussi, le conduit auditif interne est peu profond, et le labyrinthe osseux, déjà développé, apparaît en plusieurs points. Les canaux demi-circulaires sont visibles, surtout les verticaux : au-dessous du canal supérieur (*c. d. vert. sup.*) on voit un trou, la *fossa sub-arcuata*, qui donne passage à un gros faisceau fibreux, prolongement de la dure-mère, avec de nombreux vaisseaux destinés à la nutrition du temporal ; on peut facilement suivre ces vaisseaux jusque dans la portion mastoïdienne. — Par les progrès de l'ossification, l'énorme *fossa sub-arcuata* se comble ; chez l'adulte, elle n'est plus représentée que par une fente très étroite, sur le bord supérieur du rocher, un peu en dedans de la saillie du canal demi-circulaire. — De même en arrière et au-dessus de la saillie du canal demi-circulaire vertical postérieur (*c. d. c. vert. post.*) on peut voir une fosse, qui n'a point été signalée et dont l'importance est égale à la précédente ; en effet, si l'on étudie des temporaux à la naissance on trouve souvent cette fossette aussi nettement indiquée que la *fossa sub-arcuata* et donnant, comme elle passage à de nombreux vaisseaux ; je ne lui donnerai pas de nom, mais je tiens à signaler sa présence pour qu'on ne la confonde pas avec l'orifice si large de l'aqueduc du vestibule (*orif. aque. vest.*) qui s'ouvre dans une excavation qu'il convient d'appeler *fosse endolymphatique*, parce qu'elle répond au sac endolymphatique.

Limaçon. — *Le limaçon osseux* est un canal cylindrique, long de 30 millimètres, enroulé deux fois et demie autour d'un axe : ses spires superposées donnent à l'extérieur la forme conique d'une coquille de limaçon ou d'hélix ; en dedans, les parois du cylindre soudées entre elles forment une colonne centrale, *la columelle*, axe du limaçon.

De la columelle se détache une mince lamelle osseuse qui monte spiralement comme le canal osseux, dans l'intérieur duquel elle fait saillie. Le bord libre de cette *lame spirale osseuse* atteint à peu près le milieu de la largeur du canal spiral du limaçon : elle est continuée par une membrane, la *lame spirale membraneuse*, ou *membrane basilaire*, qui va rejoindre la paroi opposée. Ainsi, le canal spiral du limaçon est divisé par les lames spirales (osseuse et membraneuse) en deux canaux parallèles ou *rampes ;* le canal supérieur vient s'ouvrir dans le vestibule et prend le nom de *rampe vestibulaire ;* l'inférieur se termine au niveau de la fenêtre ronde :

c'est la *rampe tympanique*. Les deux rampes, nettement séparées sur toute la longueur du canal spiral, communiquent à l'extrémité de ce canal, sous la pointe
ou coupole du limaçon, par un carrefour que Breschet a nommé *l'hélicotrème*.

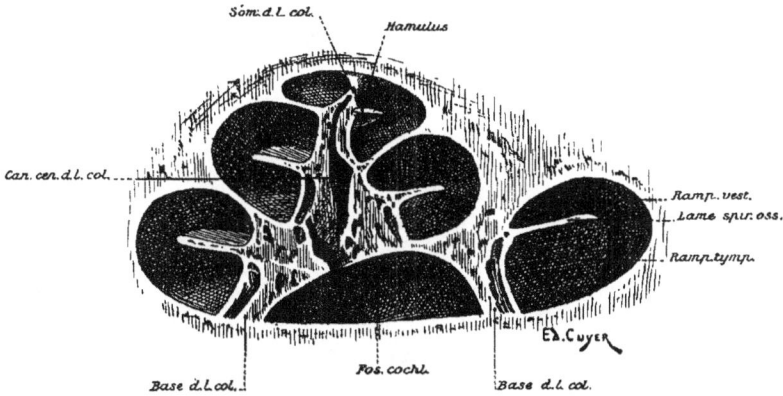

Fig. — 152. Coupe horizontale du limaçon osseux.

La coupe passe par l'axe de la columelle. — *Base d. la col.*, base de la columelle. — *Fos. cochl.*,
fossette cochléenne. — *Can. cen.*, canal central de la columelle. — *Som.*, sommet de la columelle
— *Lame spir.*, la lame spirale osseuse ; *hamulus*, le crochet qui la termine. — *Ramp. vest.* et
Ramp. tymp., rampe vestibulaire et rampe tympanique.

Canal cochléaire. — En plus de ces deux rampes, le limaçon membraneux présente un troisième canal, subdivision de la rampe vestibulaire. — En effet, de la
lame spirale osseuse part une membrane délicate, la *membrane de Reissner*, qui se
porte obliquement à travers la rampe vestibulaire, pour aller s'insérer à la paroi
externe du limaçon, formant ainsi un troisième canal, le *canal cochléaire*. La coupe
de ce canal, triangulaire, nous le montre limité en haut, par la membrane de
Reissner qui le sépare de la rampe vestibulaire, en bas par la lame spirale membraneuse ou membrane basilaire, en dehors par la paroi externe du limaçon. —
Relié en bas au saccule par le *canalis reuniens*, le canal cochléaire monte en
spirale comme les rampes jusque sous la coupole du limaçon où il se termine en
cul-de-sac : il est rempli par *l'endolymphe*, tandis que les deux rampes renferment de
la *périlymphe*. Intermédiaire aux deux rampes, il constitue le *limaçon membraneux*.

Le *canal cochléaire* renferme les extrémités terminales du nerf cochléaire qui lui
arrive par les canaux dont est creusée la columelle. Sa paroi tympanique, formée
par la membrane basilaire, porte *l'appareil nerveux terminal* ou mieux, *l'appareil
terminal nervo-épithélial*. — Le bord libre de la lame spirale osseuse, qui fait partie
du canal cochléaire, est divisé en deux lèvres par un sillon, le *sillon spiral*. La
lèvre inférieure ou tympanique, plus saillante que la lèvre supérieure ou vestibulaire, est perforée de nombreux orifices par lesquels passent les faisceaux du nerf
cochléaire : de là ses noms, *labium perforatum*, ou *habenula perforata*. La lèvre
vestibulaire présente un épaississement, ou *crête spirale*, à la surface duquel sont
de petites saillies, séparées par des sillons (*labium sulcatum* ou *habenula sulcata*) :
ces saillies sont les *dents auditives*. Une membrane, la *membrane de Corti*, prolonge

la lèvre vestibulaire à l'intérieur du canal cochléaire, recouvrant l'appareil de Corti, d'où son nom de *membrana tectoria*.

La lèvre tympanique, prolongée par la membrane basilaire, porte l'*organe de Corti*. Celui-ci, différentiation importante de l'épithélium du canal cochléaire, est

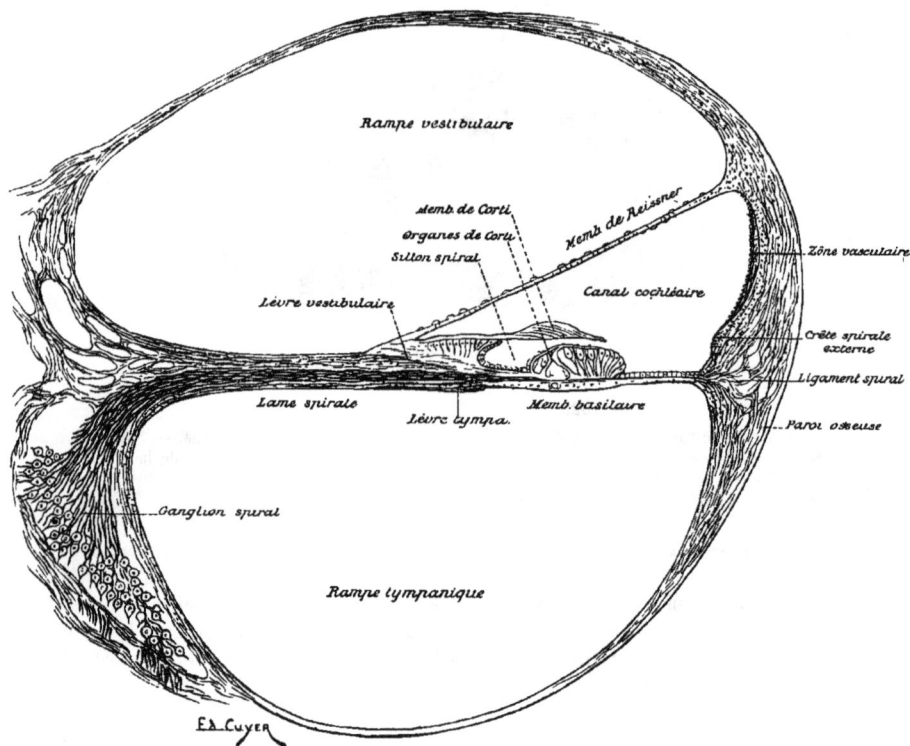

Fig. 155. — Le limaçon membraneux.

formé de cellules épithéliales allongées; il forme sur la membrane basilaire un bourrelet, le *bourrelet épithélial*.

Les cellules de la partie interne de l'organe de Corti reposent sur le *labium perforatum* et sont dirigées obliquement en dehors; — au contraire, les cellules de l'organe qui reposent sur la membrane basilaire sont dirigées obliquement en dedans. Ces cellules, externes et internes, inversement inclinées, arrivent au contact et circonscrivent ainsi, avec la membrane basilaire un canal prismatique, le *canal de Corti*. Le plancher de ce canal est formé par la membrane basilaire; ses parois latérales sont constituées par les *fibres de Corti*. Ces fibres sont distinguées en *internes* et *externes;* ce sont des éléments cellulaires allongés, qui reposent par un pied élargi sur la membrane basilaire, tandis que leur tête, renflée, entre en contact avec la fibre opposée. On les appelle encore *piliers de Corti*, et leur réunion forme l'*arc de Corti*.

En dedans des fibres internes, on trouve une rangée de cellules longues dont la surface libre est plane et porte de fins cils : ce sont les *cellules acoustiques internes*. En dehors des *fibres* externes, on trouve trois ou quatre rangées de cellules semblables, les *cellules acoustiques externes*. — Ces cellules acoustiques alternent avec des cellules fusiformes, les *cellules de Deiters*. — En dedans et en dehors des cellules acoustiques, on trouve des cellules indifférentes, qui deviennent de moins en moins hautes et se continuent peu à peu avec l'épithélium simple du canal cochléaire.

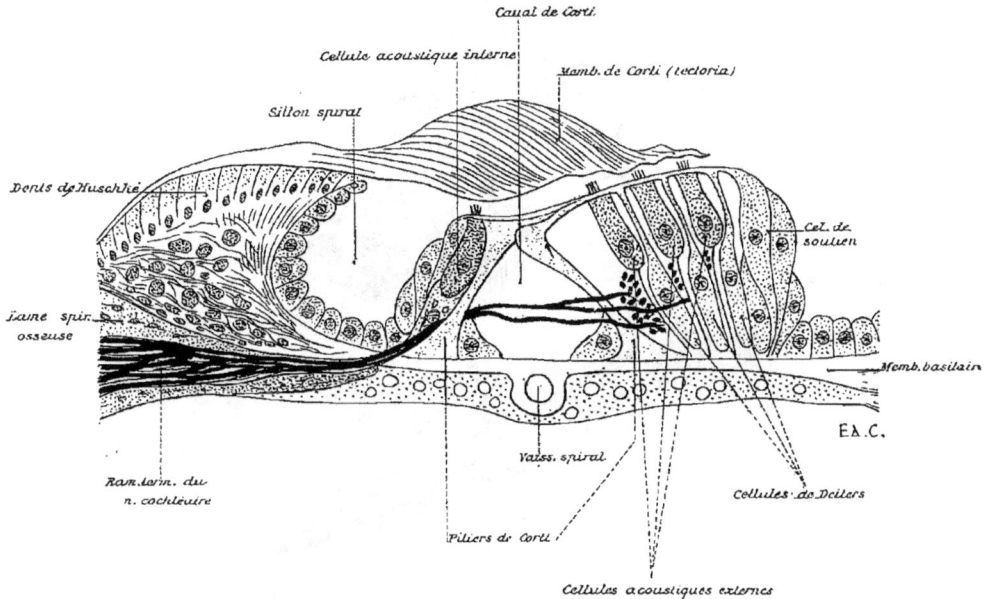

Fig. 154. — L'appareil terminal nervo-épithélial.

La *membrane de Corti*, née de la crête vestibulaire, flotte au-dessus de l'organe de Corti.

Le nerf cochléaire monte jusqu'au sommet du limaçon dans le canal de la columelle de cet axe, les filets nerveux irradient en éventail dans la lame spirale osseuse pour s'enchevêtrer en un plexus ou zone ganglionnaire dans le *canal spiral* creusé à la base de cette lame. De là, ils abandonnent la lame osseuse, pénètrent par les trous de la zone perforée dans le canal cochléaire et vont se terminer dans les organes de Corti, par des fibres extrêmement ténues, qui suivent un trajet spiral entre les cellules acoustiques internes et externes.

J'ajoute que les parois des rampes vestibulaire et tympanique sont tapissées d'un périoste mince; au niveau de l'insertion de la membrane basilaire, ce périoste épaissi devient le *ligament spiral;* — entre la membrane basilaire et la membrane de Reissner, il est épais et parcouru par un réseau vasculaire abondant : c'est la *zone vasculaire*.

Artères. — L'artère auditive interne, née de la basilaire, est l'artère principale du labyrinthe; elle pénètre avec le nerf auditif dans le méat auditif interne, sur le plancher duquel elle se divise en artère cochléaire et artère vestibulaire; elle se divise, comme le nerf, dont elle suit le tronc et les branches. Elle offre une analogie frappante avec l'artère centrale du nerf optique et de la rétine, et l'on comprend que l'obstruction de cette artère puisse donner lieu à une surdité

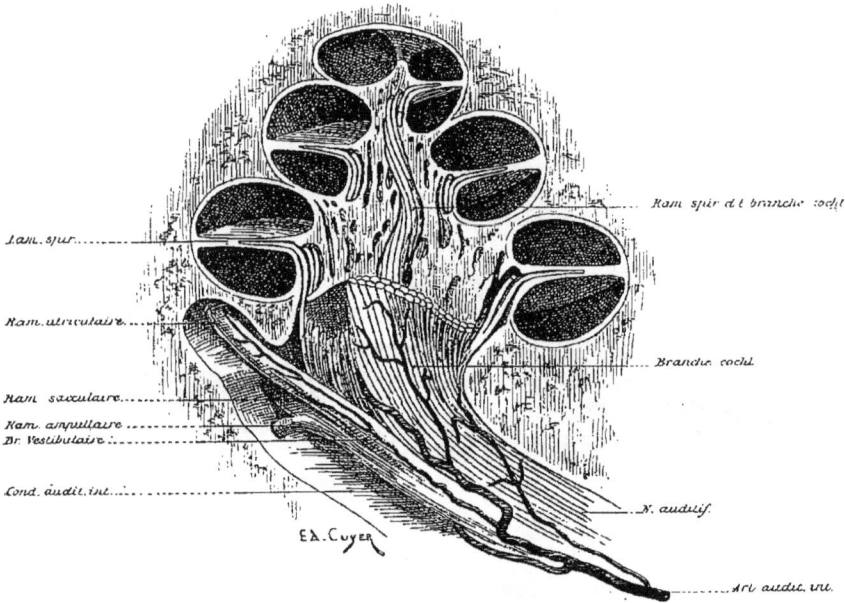

Fig. 155. — Coupe du limaçon, destinée à montrer la disposition du nerf auditif
et de l'artère auditive interne.

Le nerf auditif se divise, dans le conduit auditif interne, en deux branches, la *br. cochléaire*, et la *br. vestibulaire*. La première monte, spiralée, dans le canal central de la columelle; la seconde le divise en trois rameaux; *utriculaire, sacculaire* et *ampullaire*. — *Art. aud. inf.*, se divisant en : *branche cochléaire* et *branche vestibulaire*.

Lam. spir. — La lame spirale osseuse, complétée par la lame spirale membraneuse, divise le canal du limaçon en deux rampes, vestibulaire et tympanique; on voit des rameaux cochléaires pénétrer dans cette lame, aux différents étages.

immédiate. — Dans le labyrinthe osseux, on trouve encore des artérioles venues de la méningée moyenne, de la stylo-mastoïdienne et de cette artériole si développée chez le nouveau-né et l'enfant qui pénètre par la fossa subarcuata. — D'après Hyrtl, l'artère auditive ne s'anastomoserait point avec les autres artères du labyrinthe osseux. — J'ai dit ailleurs que j'avais souvent rencontré deux et même trois artères auditives internes.

Veines. — Une veine auditive accompagne l'artère de même nom; elle se rend au sinus pétreux supérieur. D'autres veinules sortent par l'aqueduc du vestibule et par l'aqueduc du limaçon pour se rendre dans le sinus pétreux supérieur ou dans le sinus latéral. — Les veinules du labyrinthe osseux s'anastomosent avec les veines de la dure-mère et de la caisse tympanique. — J'ai déjà fait ressortir l'importance au point de vue pathologique de ces connexions vasculaires.

Lymphatiques. — On ne les connaît pas. La plupart des auteurs masquent notre ignorance sur ce point en parlant des *voies lymphatiques* de l'oreille interne. Ce

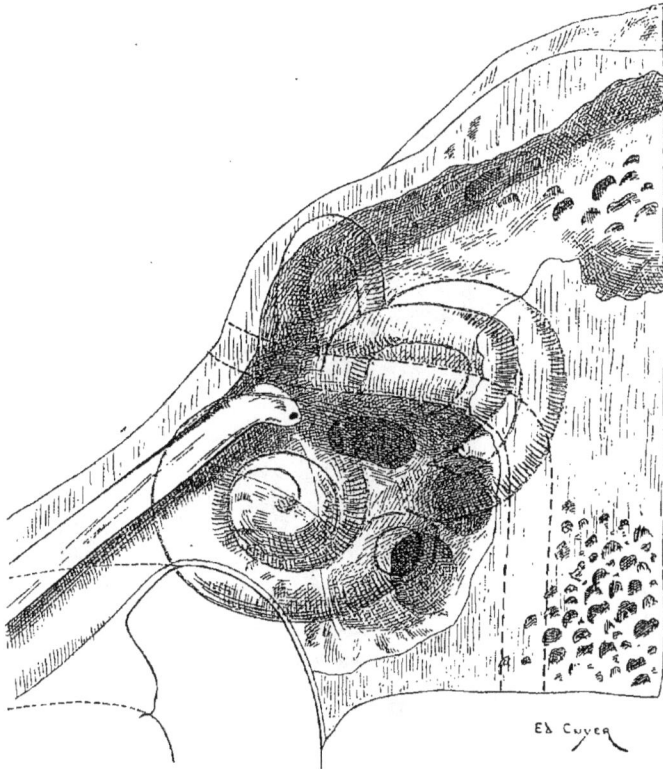

Fig. 156. — Topographie du labyrinthe.

qu'ils décrivent sous ce nom n'a rien à faire avec le système des vaisseaux lymphatiques de l'oreille interne, qui est encore à décrire.

Topographie du labyrinthe. — La planche 156 montre les rapports des diverses parties du labyrinthe avec la paroi interne de la caisse, la carotide et le nerf facial. — J'ajoute que le labyrinthe, protégé contre les blessures directes par sa situation profonde et l'épaisseur de sa paroi osseuse, est rarement atteint; par contre, il l'est assez fréquemment dans les fractures du crâne. Il faut encore remarquer le voisinage immédiat de la carotide interne et du limaçon; cependant la paroi osseuse qui les sépare est beaucoup plus épaisse et plus résistante que la

mince lamelle interposée entre le vaisseau et la caisse du tympan. — Je dois aussi
rappeler les rapports entre le labyrinthe et la cavité crânienne : on connaît la
saillie, parfois si prononcée que fait le canal demi-circulaire supérieur dans l'étage
moyen, sur la face supérieure du rocher ; d'autre part, le canal demi-circulaire
postérieur vient souvent proéminer dans la fosse cérébelleuse, sur la face postérieure du rocher. Enfin, les trous de la lame criblée, qui ferme si mal le conduit
auditif interne, sont une voie pour les processus inflammatoires allant de l'oreille
interne vers la cavité encéphalique, et réciproquement. — J'insisterai plus loin
sur les connexions étroites qui existent entre les espaces de l'oreille interne et les
enveloppes de l'encéphale.

Des liquides de l'oreille interne et de leur communication avec la cavité crânienne et les enveloppes de l'encéphale.

Aqueduc du vestibule; canal et sac endolymphatique. — L'ancienne cavité
de la vésicule auditive (Voy. dévelop.) subdivisée pour former les diverses parties

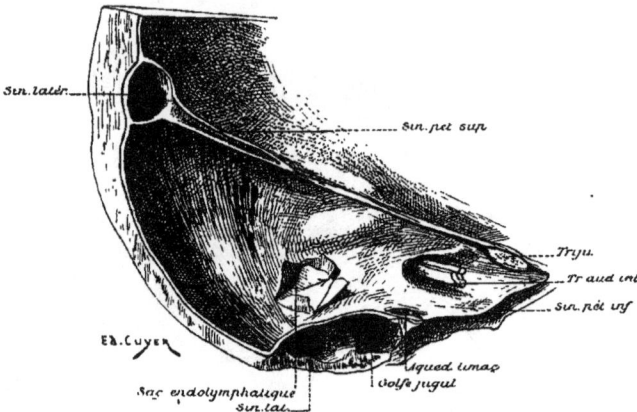

Fig. 137. — Le sac endolymphatique.

du labyrinthe membraneux, est remplie par un liquide, l'*endolymphe*. Du saccule et
de l'utricule se détachent deux petits canaux, dont la réunion forme un canal
unique, qui chemine par l'aqueduc du vestibule et va se terminer en cul-de-sac sur
la face postérieure du rocher, entre les feuillets de la dure-mère, formant ainsi le
canal et *le sac endolymphatique*.

Le canal et le sac endolymphatique étaient bien connus de Cotugno qui les étudia
chez le nouveau-né et chez l'adulte. Le sac endolymphatique que Cotugno appelait
cavité membraneuse de l'aqueduc du vestibule offre un développement très variable ;
il occupe la fossette creusée sur la face postérieure du rocher entre la fente qui
représente l'orifice osseux de l'aqueduc du vestibule et la gouttière du sinus latéral.
Sa forme est le plus souvent ovalaire ; il mesure environ dix millimètres dans son
grand diamètre, cinq dans le petit ; son épaisseur, difficile à apprécier, varie suivant

que le sac est vide ou rempli de liquide. Pour le voir il suffit d'inciser crucialement la dure-mère qui tapisse la fossette et de relever avec des pinces la pointe des lambeaux ; la cavité du sac apparaît alors, lisse, brillante. — Lorsqu'on étudie sur une base du crâne, on aperçoit quelquefois, avant toute incision, la cavité du sac lymphatique dans l'épaisseur de la dure-mère desséchée et devenue transparente. Le sac endolymphatique se prolonge parfois par de fins canalicules dans l'épaisseur de la dure-mère : quelques-uns de ces canalicules vont s'ouvrir dans le sinus latéral. Par une de ses extrémités, il s'effile dans l'aqueduc du vestibule pour s'y continuer avec le canal endolymphatique, lequel naît, comme je l'ai dit, de l'utricule et du saccule. Le sac endolymphatique logé dans un dédoublement de la dure-mère est formé par une couche celluleuse propre, tapissée par un épithélium polygonal.

Böttcher, qui a rappelé l'attention sur le sac et le canal de l'aqueduc du vestibule, les rattache au recessus du labyrinthe, vestige du pédicule de la vésicule acciditive primitive.

Aqueduc du limaçon. — D'autre part, l'*espace périlymphatique*, et par suite le liquide qu'il contient, est mis en communication avec l'intérieur de la cavité crânienne par l'aqueduc du limaçon.

L'aqueduc du limaçon, bien décrit par Duverney, commence près de la fenêtre ronde, à l'origine de la rampe tympanique, pour aller s'ouvrir sur le bord postérieur du rocher, tout près du trou déchiré postérieur. Cet orifice crânien, qui revêt la forme d'une fossette pyramidale et triangulaire, ne peut être bien vu que sur un rocher désarticulé. L'aqueduc du limaçon est tapissé par la dure-mère qui se continue ainsi avec le périoste du limaçon. Il donne passage à une branche artérielle, à une veinule, et à un canal qui fait communiquer l'espace périlymphatique avec la cavité arachnoïdienne.

Les faits que je viens de rappeler, longtemps négligés ou oubliés, ont repris dans ces derniers temps la place qu'ils méritent d'occuper dans l'anatomie et la physiologie, tant normale que pathologique, de l'oreille.

Le point le plus intéressant est sans contredit celui qui a trait aux communications établies par l'intermédiaire de ces canaux entre l'oreille interne d'une part, les espaces et les liquides céphalo-rachidiens d'autre part. Les expériences de Weber-Liel (Arch. de Virchow, 1879), fort bien conduites par un procédé d'aspiration, spécial à l'auteur, me paraissent avoir mis hors de doute quelques faits tour à tour admis et contestés, et d'une importance réelle.

En ce qui concerne le *canal et le sac endolymphatique*, le doute n'est plus permis : une injection poussée à l'aide d'une fine canule par le sac endolymphatique distend d'abord ce sac, puis pénètre dans les cavités du labyrinthe membraneux par le canal endolymphatique,

L'expérience ne réussit pas toujours (Key et Retzius) ; je l'ai réussie deux fois. — Pour répondre à cette objection que l'injection ainsi poussée peut créer par effraction une voie qui n'existe pas à l'état normal, Weber-Liel a procédé par aspiration: ayant abouché un tube dans le canal demi-circulaire supérieur, il a exercé par ce tube une aspiration légère, et il a vu le liquide colorant répandu sur la face postérieure du rocher, au niveau du sac préalablement incisé, pénétrer et colorer l'ensemble du labyrinthe membraneux.

La communication du sac avec le labyrinthe est donc libre et facile. J'ai répété l'expérience sous une autre forme : ayant rempli par aspiration tout le labyrinthe, j'ai vu le liquide présenter de légères oscillations toutes les fois qu'avec la pulpe d'un doigt je pressais le liquide contenu dans le sac endolymphatique. On peut donc conclure, avec certitude, que tous les changements de pression qui surviennent dans la cavité crânienne retentissent dans l'oreille interne.

Il est également aisé de démontrer les communications des espaces périlymphatiques avec la cavité crânienne par l'aqueduc du limaçon. Déjà Cotugno avait injecté ces espaces en poussant du mercure par l'aqueduc du limaçon. Harre, Weber-Liel, Key et Retzius ont repris et réussi les mêmes injections. Soit que l'on procède par aspiration (Weber-Liel), soit que l'on pousse directement du liquide par un trou

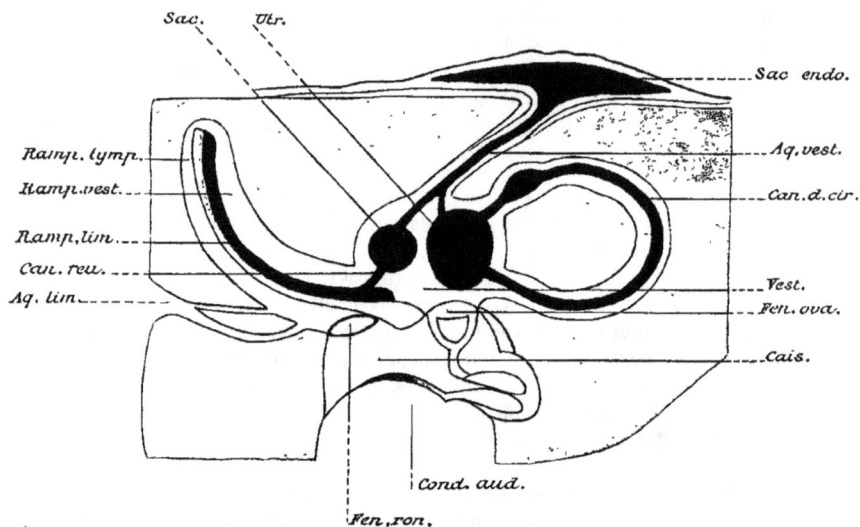

Fig. 138. — Schema des espaces périlymphatiques et endolymphatiques (d'après Weber-Liel).

pratiqué sur la convexité du canal demi-circulaire postéro-supérieur, on s'assure très facilement que le canal du limaçon s'ouvre d'une part dans la cavité arachnoïdienne, et de l'autre dans l'espace périlymphatique.

La communication de l'oreille interne avec la cavité arachnoïdienne et les espaces sous-arachnoïdiens se fait aussi par l'intermédiaire des gaines piales du nerf auditif. Cette deuxième voie de communication paraît être moins importante que celle qui se fait par l'aqueduc du limaçon.

Pour expliquer les écoulements de liquide céphalo-rachidien qui surviennent dans les fractures du rocher, on invoque la rupture de la gaine arachnoïdienne du nerf auditif ; deux ou trois fois, en effet, on est arrivé à constater cette déchirure. Or, l'écoulement du liquide céphalo-rachidien est un phénomène à peu près constant dans les fractures du rocher et la lésion de l'os au pourtour du conduit auditif interne est en somme assez rare. — Pourquoi chercher si loin ce qui est si près ; puisque normalement l'oreille interne communique avec la cavité arachnoïdienne, toutes les fois qu'un trait de fracture passera par l'oreille interne, la voie sera largement ouverte au liquide céphalo-rachidien. Je sais bien qu'à l'état normal le liquide céphalo-rachidien n'est point contenu dans la cavité arachnoïdienne, mais bien dans les espaces sous-arachnoïdiens (dans ce tissu physiologiquement hydropique de la méninge molle), mais je ne crois pas qu'une fracture du crâne soit possible, sans déchirure du mince feuillet de l'arachnoïde viscérale, si bien que le liquide céphalo-rachidien se répand dans la cavité arachnoïdienne. Je ne sais si Duret a noté le fait dans ses belles expériences sur le choc céphalo-rachidien ; j'ai constaté souvent ces déchirures dans les autopsies ; je les ai reproduites expérimentalement : pour les mettre en évidence après avoir brisé le crâne en le précipitant d'une grande hauteur, j'injectais lentement un liquide coloré dans le tissu sous-arachnoïdien et je le voyais sourdre par les déchirures de l'arachnoïde, déchirures qui se rencontraient surtout à l'émergence des nerfs crâniens ; le liquide se répandait dans la grande cavité arachnoïdienne.

Dans ces conditions les voies de sortie sont multiples : sans parler de l'aqueduc du limaçon, voie normale, il faut penser que tout trait de fracture passant par la caisse ou le conduit auditif externe met la cavité arachnoïdienne en communication avec l'extérieur, pour peu que le trait de fracture soit large, ce qui ne se peut faire sans déchirure de la dure-mère et du feuillet pariétal de l'arachnoïde. Je crois même, étant donnée l'abondance de l'écoulement que nous observons chez certains malades, que les traits de fracture sont la voie de sortie véritable et ordinaire. Une filtration, par la gaine déchirée de l'auditif, ou par l'aqueduc du limaçon, ou par le sac et le canal endolymphatiques déchirés, ne saurait fournir une telle quantité de liquide. — Ces points de la pathologie cérébrale sont à reviser.

Les connexions anatomiques entre les espaces périlymphatiques et la cavité arachnoïdienne d'une part, l'irrigation sanguine commune à l'encéphale et à l'oreille interne, font comprendre que tout changement de pression dans la cavité crânienne doit forcément retentir sur l'oreille interne.

Remarques physiologiques.—Nous avons déjà vu comment les ondes sonores sont transmises de la membrane du tympan au labyrinthe par la chaîne des osselets (transmission osseuse), et par l'air de la caisse agissant sur la fenêtre ronde (transmission aérienne).

Les trois divisions de l'oreille interne communiquent entre elles par l'intermédiaire du liquide qui les remplit ; la moindre pression exercée sur l'une des deux fenêtres est transmise à toute la surface intérieure du labyrinthe, sur laquelle viennent s'épanouir les terminaisons du nerf auditif. C'est donc par les vibrations des liquides labyrinthiques que les vibrations du dehors sont transmises aux fibres acoustiques distribuées dans les appareils terminaux des trois parties du labyrinthe (taches auditives, organes de Corti).

La fonction particulière des différentes parties du labyrinthe n'est pas encore établie d'une façon certaine.

Vestibule. — On admettait, il y a peu de temps encore, avec Helmholtz que les nerfs vestibulaires qui se distribuent dans l'utricule et le saccule président à la perception des *bruits* tandis que le limaçon serait l'organe de perception des ondes sonores rhythmées, des *sons*. — Mais, depuis les observations de Ranke et de Hensen, qui ont vu les cils auditifs des taches acoustiques et les otolithes se mouvoir sous l'action des sons, cette distinction n'est plus admise. Les expériences de Gellé (Soc. de biologie, 1878) ont établi que l'utricule et le saccule possédaient une capacité auditive entière. — Les *otolithes*, mis en mouvement par le liquide labyrinthique, condensent peut-être les vibrations et amortissent les chocs sur les cils auditifs.

Canaux demi-circulaires. — On sait, depuis les remarquables expériences de Flourens, que *les canaux demi-circulaires* doivent être considérés comme organes de l'équilibre : leur section produit des mouvements rapides de la tête, et des mouvements de rotation du corps de son axe vertical ; chaque canal paraît agir sur un ordre de mouvements, et sa section détermine une impulsion dans une direction spéciale. — Ces phénomènes ne sont pas dus à une action exercée sur l'ouïe ; en effet, chez les animaux mutilés en expérience, l'ouïe reste intacte : Vulpian, Brown-Séquard, Lœwenberg admettent que ces mouvements sont de nature réflexe, l'impression sensorielle se répercutant sur les organes centraux de la coordination (cervelet). J'ai décrit ailleurs les origines multiples du nerf auditif, qui contient des fibres de fonctions bien différentes. — Les maladies de ces canaux déterminent des troubles des mouvements, des sensations spéciales de déséquilibration, de vertige, etc.

Limaçon. — Le limaçon paraît devoir être considéré comme l'organe de l'audition.

D'après l'hypothèse d'Helmholtz, la membrane basilaire doit être considérée comme un système de cordes juxtaposées qui entrent en vibration sous l'influence de certains sons suivant leur longueur ou leur tension. — Or, la membrane basilaire présente sa plus grande étroitesse à son origine, vers le vestibule, et elle s'élargit progressivement, en remontant.

jusqu'à la coupole du limaçon : les fibres inférieures les plus courtes vibreraient sous l'influence des sons aigus ; les fibres supérieures, plus longues, seraient en rapport avec la perception des sons graves. — Cette hypothèse d'un limaçon piano ou harpe est fort séduisante. — Les cellules vibratiles de Corti (cellules ciliées externes et internes), en relation directe avec les filets terminaux du nerf cochléaire, représentent l'appareil terminal proprement dit du limaçon.

Les maladies du labyrinthe sont encore fort mal connues. Leurs symptômes consistent en anomalies de l'audition, en sensations sonores subjectives, en troubles de l'équilibre et quelquefois en nausées ou vomissements. L'apparition simultanée des troubles de l'ouïe, de l'équilibre et des nausées, peut se faire brusquement sous une *forme apoplectique*, de telle sorte que l'on a tendance à rattacher cet ensemble symptomatique à une affection du cerveau ou de ses enveloppes.

C'est à Ménière que revient l'honneur d'avoir montré les relations de ce syndrome avec une affection du labyrinthe. Voici sous quel tableau se présente d'ordinaire le *syndrome* ou l'*attaque de Ménière* : tout d'un coup, sans cause appréciable, à table souvent, un individu entend un sifflement violent dans une oreille ; aussitôt il est pris de vertige ; tout tourne autour de lui ; il se sent emporté et tombe comme foudroyé, sans perdre cependant connaissance. Souvent des nausées et des vomissements surviennent. Après l'attaque, qui ne dure guère au delà de quelques minutes, le sujet se relève, incertain, gardant un trouble marqué de l'équilibre ; et il s'aperçoit qu'il est sourd, le plus souvent d'un seul côté. — L'attaque peut être précédée d'un bourdonnement ou sifflement constituant une espèce d'*aura* (Charcot). Parfois, des crises successives se produisent et, dans leur intervalle, il existe un état vertigineux constant. La surdité augmente à chaque accès et peut devenir définitive.

Les causes du syndrome de Ménière sont l'augmentation de la tension intra-labyrinthique et la compression du nerf auditif ; mais il s'en faut qu'elles soient toujours sous la dépendance d'une affection primitive du labyrinthe ; la lésion est tantôt auriculaire, tantôt extra-auriculaire. Les affections de l'oreille moyenne, les épanchements brusques dans la caisse, les lésions de l'étrier ou de la fenêtre ronde, peuvent provoquer le vertige de Ménière en augmentant la pression intra-labyrinthique. Le vertige peut parfois être provoqué expérimentalement, soit par des pressions directes sur l'une des fenêtres (Gellé), soit par les douches d'air brusquement introduites dans la caisse. Des caries du rocher provoquant une congestion de voisinage, des irritations du conduit auditif externe, la lésion du ganglion cervical supérieur (Woaker) peuvent aussi donner lieu, par action réflexe, aux symptômes du vertige *ab aure læsa*. — Le pronostic varie avec la cause, comme l'intensité des symptômes est variable suivant l'état nerveux du sujet.

REGION MASTOIDIENNE

ANNEXES PNEUMATIQUES DE L'OREILLE MOYENNE

La caisse tympanique entre en communication avec un certain nombre de cavités osseuses creusées dans les os qui forment ses parois. C'est en arrière, dans la base du rocher et dans l'épaisseur de l'apophyse mastoïde, que se rencontrent les principales de ces cavités osseuses, dites *annexes pneumatiques de l'oreille moyenne*. Les unes, normales, se présentent sur tous les sujets ; les autres offrent un développement très variable suivant l'âge et le sujet.

Comme les cavités principales répondent à la région de l'apophyse mastoïde, et comme c'est par la voie mastoïdienne que le chirurgien peut le plus aisément y accéder, je décrirai les annexes pneumatiques avec la région mastoïdienne, bien qu'elles n'appartiennent pas exclusivement à l'apophyse, comme on l'enseigne d'ordinaire.

Ces annexes pneumatiques, prolongements de la cavité tympanique dans l'épaisseur des os voisins, sont assez fréquemment envahies par les processus morbides de la caisse : dans l'otite moyenne suppurée, leur inflammation constitue une complication redoutable, en raison des connexions vasculaires et des rapports de voisinage avec les organes voisins, sinus veineux, méninges, encéphale.... L'ouverture par trépanation de ces foyers osseux peut seule mettre fin à des accidents qui, abandonnés à eux-mêmes, deviennent rapidement mortels.

Or, les descriptions classiques, fort succinctes en général, n'ont pas l'exactitude nécessaire pour guider infailliblement le chirurgien. C'est pourquoi je m'attacherai à décrire avec précision les annexes pneumatiques et leur situation topographique afin de pouvoir fixer d'une manière non moins précise les règles de leur trépanation. La trépanation de l'apophyse mastoïde m'apparaît comme une des opérations les plus délicates de la chirurgie : suivant que l'opérateur connaît ou ne connaît pas en ses moindres détails l'anatomie de la région, cette trépanation est une opération efficace et peu dangereuse, ou reste, au contraire, une intervention incomplète mettant inutilement la vie en danger.

Des travaux récents, nombreux et excellents pour la plupart nous ont appris à mieux connaître l'anatomie de cette région. J'aurai, chemin faisant, l'occasion de les citer

RÉGION MASTOIDIENNE

La région mastoïdienne a pour limites *les limites mêmes de l'apophyse mastoïde*. Il importe de noter que ce que nous voyons de cette région ne répond pas à sa totalité : en effet, la région paraît limitée en avant par le sillon auriculaire postérieur, répondant à l'insertion du pavillon de l'oreille : or, elle s'avance comme l'apophyse mastoïde, jusqu'à la paroi postérieure du conduit auditif. Je dois même dire, dès maintenant, que la partie de la mastoïde recouverte par l'insertion du pavillon, est la partie importante, la partie chirurgicale. — En haut, la région mastoïdienne est limitée par une crête osseuse qui continue la racine postérieure de l'apophyse zygomatique, et se relève en arrière pour limiter la fosse temporale : cette saillie osseuse, toujours facilement appréciable par le toucher porte le nom de *crête sus-mastoïdienne* (Voy. fig. 104) : elle constitue un point de repère important dans les opérations qui se pratiquent sur l'apophyse mastoïde. Les bords postérieur et antérieur de l'apophyse mastoïde, toujours sensibles, souvent visibles, limitent la région en avant et en arrière.

Dans la profondeur, les limites de la région sont plus difficiles à déterminer. Dans le tiers antérieur, elle répond au rocher, dans lequel les cellules osseuses s'avancent plus ou moins loin — puis à la gouttière qui loge le sinus latéral, et tout à fait en arrière à la fosse cérébelleuse.

Le sommet de l'apophyse, lisse, coiffé par l'insertion du sterno-cléido-mastoïdien, répond par sa face interne à la rainure digastrique. En dedans, il répond aux tubercules de l'apophyse transverse de l'atlas faciles à reconnaître par la palpation.

Conformation extérieure. — La conformation extérieure est connue : la saillie que fait l'apophyse, immédiatement en arrière de l'oreille, varie beaucoup suivant les âges et les individus : elle varie encore suivant l'état d'embonpoint et de maigreur : chez les sujets gras, l'apophyse ne fait aucune saillie et la palpation seule peut révéler sa forme et son étendue ; sur un sujet émacié, elle proémine fortement. Indépendamment de ces circonstances extérieures, le *volume* même de l'apophyse mastoïde présente des *variations individuelles et sexuelles très notables*; en général, elle est plus petite chez la femme que chez l'homme.

Peau : La peau, protégée contre les contacts immédiats par le pavillon, est fine, lisse et dépourvue de cheveux dans la plus grande étendue de la région ; assez mobile dans la moitié inférieure de la région, elle devient un peu plus adhérente dans la moitié supérieure.

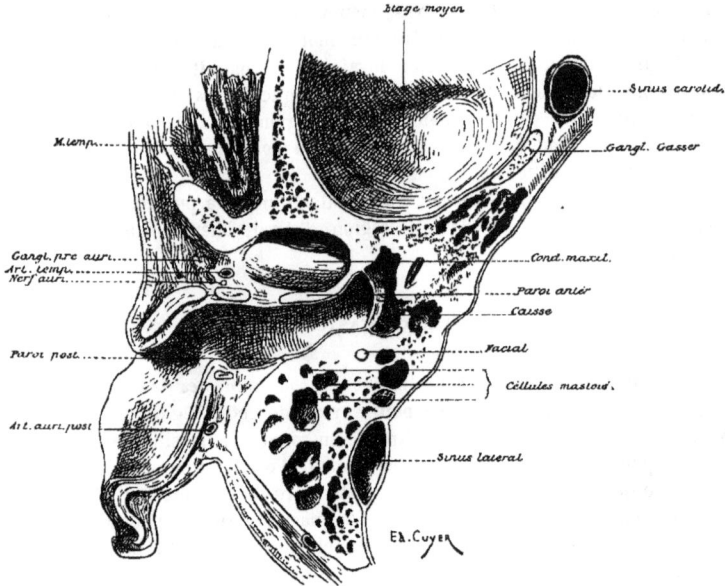

Fig. — 139.

La *couche sous-dermique* reproduit en partie la disposition qu'elle affecte au cuir chevelu. L'*aponévrose épicrânienne* devenue très mince, est réunie à la peau par des tractus celluleux, limitant les aréoles dans lesquelles sont logés des lobules graisseux très aplatis.

Sur l'aponévrose on trouve les deux petits corps charnus du muscle auriculaire postérieur. L'aponévrose épicrânienne est unie au périoste par un tissu celluleux assez lâche, parfois dense et très adhérent au niveau de la suture squamo-mastoïdienne quand cette suture a persisté. C'est sous l'aponévrose épicrânienne qu'on rencontre, comme l'a bien montré Sappey, 4 ou 5 petits ganglions lymphatiques, recevant les vaisseaux venus du cuir chevelu ; ces ganglions répondent à la moitié inférieure de la région et sont placés sur la face externe de l'insertion du muscle sternocléido-mastoïdien. — J'ai injecté les lymphatiques du cuir chevelu sur un certain nombre de sujets et j'ai remarqué que ces ganglions mastoïdiens ne sont pas constants : dans la moitié des cas environ, les vaisseaux lymphatiques passent au nombre de 8 ou 10 sur la région mastoïdienne et vont se rendre dans les ganglions cervicaux supérieurs. étagés le long du bord postérieur du muscle sterno-cléido-mastoïdien.

Les *vaisseaux et nerfs superficiels* de la région sont : l'*artère auriculaire postérieure* qui suit le sillon auriculo-mastoïdien donnant de petits rameaux transversaux ; — la *veine mastoïdienne*, parfois très grosse qui va perforer l'apophyse pour se rendre dans le sinus latéral. (Voy. vaisseaux de la *région épicrânienne* ; fig. 7) ; — la *branche auriculaire du plexus cervical superficiel*, qui donne la sensibilité à la peau de la région.

Apophyse mastoïde. — Considérée en elle-même l'apophyse mastoïde se présente sous l'aspect d'une éminence osseuse à sommet inférieur, dont le bord antérieur arrondi est vertical, tandis que le bord postérieur monte très obliquement vers la ligne courbe supérieure de l'occipital.

Il faut distinguer dans l'apophyse mastoïde deux parties, nettement distinctes, une portion antérieure ou *écailleuse*, une portion postérieure ou *pétreuse*. J'ai déjà indiqué ce point particulier au chapitre du développement (Voy. fig. 105) : je dois revenir ici sur ce sujet, sous peine de n'être point compris dans la description que je donnerai des cavités mastoïdiennes. Si l'on étudie sur un certain nombre de temporaux la face externe de l'apophyse mastoïde, on constatera sur la plupart d'entre eux que cette apophyse est plus ou moins nettement divisée en deux parties par un sillon presque vertical : parfois cette division est à peine visible ; dans d'autres cas, elle est très accentuée et marquée par un sillon plus ou moins profond, prenant l'aspect d'une suture qui réunit les deux parties de l'apophyse mastoïde. L'aspect de ces deux parties est d'ailleurs fort différent, l'antérieure ou écailleuse est lisse, la postérieure ou pétreuse est rendue rugueuse par les insertions du sterno-cléido-mastoïdien.

L'étude d'apophyses mastoïdes appartenant à des sujets jeunes montre que primitivement ces deux portions sont séparées par un cartilage, que l'antérieure appartient à la portion écailleuse du temporal, et que la postérieure appartient à la portion pétreuse.

L'étude de ces particularités anatomiques sur la conformation extérieure et le développement de l'apophyse mastoïde m'a permis de donner une pathogénie, que je crois exacte, de certains kystes de la région mastoïdienne. (Voy. Develop.)

ANNEXES PNEUMATIQUES DE L'OREILLE

L'apophyse mastoïde, l'écaille et le rocher sont creusés de cavités comprises sous la dénomination générale de cellules mastoïdiennes. A première vue, la disposition de ces cellules présente une grande diversité ; elles se montrent variables dans leur disposition, leur forme, leur développement, non seulement d'un sujet à l'autre, mais encore d'une apophyse à l'autre chez le même sujet. — Cependant il n'est pas exact de dire qu'elles échappent à toute description régulière : si le développement est variable, la disposition présente une certaine régularité. — Grâce aux travaux déjà anciens de Murray. Toynbee, Délaissement, et aux recherches récentes de Hartmann, Gruber, Bezold, Politzer, Zuckerland, Duplay, Ricard, nous sommes en mesure de décrire la disposition ordinaire des cellules pneumatiques et leurs principales variétés ; nous pouvons par suite tracer la voie à suivre dans la trépanation de l'apophyse.

Il importe dès l'abord, pour ne point s'égarer dans la description de ces cavités et des types divers qu'elles peuvent affecter, de reconnaître et de séparer nettement dans l'ensemble des cavités mastoïdiennes deux ordres ou systèmes de cavités très différents : — l'un, constant, presque invariable dans sa forme, ses dimensions, sa situation, a pour centre et partie principale l'*antre* dit mastoïdien ; — l'autre, à

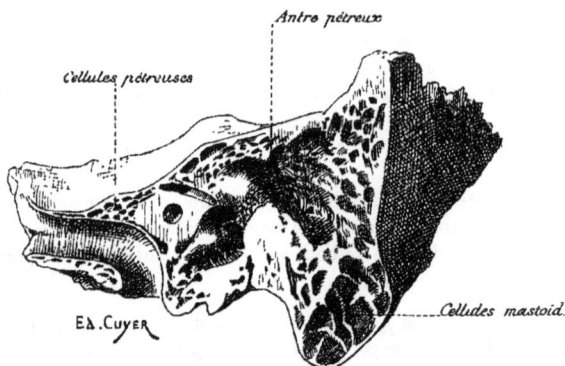

Fig. 140. — Coupes sagittales légèrement obliques de l'apophyse mastoïde de l'antre, et de la caisse.

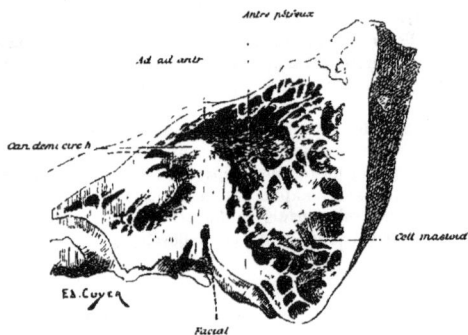

Fig. — 141.

développement très variable, à type multiple comprend *les cellules mastoïdiennes, squameuses, rocheuses.*

Antre pétreux dit à tort antre mastoïdien.

Une cavité mastoïdienne est constante, c'est l'*antre mastoïdien*, qu'il est mieux d'appeler *antre pétreux*, car il est développé dans *la portion pétreuse* du *rocher*, et n'a rien à faire avec l'apophyse mastoïde ; l'*antre pétreux* existe sur le nouveau-né, avec des dimensions presque égales à celles qu'on lui voit chez l'adulte et le nouveau-né n'a pas d'apophyse mastoïde.

Donc, quel que soit mon regret de changer quelque chose aux dénominations adoptées par tous, je ne puis continuer d'appeler antre mastoïdien une cavité développée dans la portion pétreuse du rocher et absolument indépendante de l'apophyse mastoïde puisqu'elle existe, bien développée, longtemps avant le développement de l'apophyse mastoïde.

L'*antre pétreux* est la continuation directe de la cavité tympanique : j'ai déjà décrit son abouchement large dans cette cavité, l'*aditus ad antrum* sur la paroi postérieure de la caisse. Il continue en arrière la cavité épitympanique ou suscavité, n'étant qu'un prolongement de cette dernière dans le tissu du rocher.

J'ai déjà décrit l'*aditus* sur la paroi interne duquel on remarque la saillie du canal demi-circulaire **horizontal**. Que dirai-je de la forme de l'antre? Je préfère à une comparaison bâtarde des **représentations** aussi exactes que possible.

Donc, étudiez-le sur les figures, vous le verrez prolongeant en arrière la cavité sus-tympanique avec laquelle il se confond. La paroi supérieure, très mince en

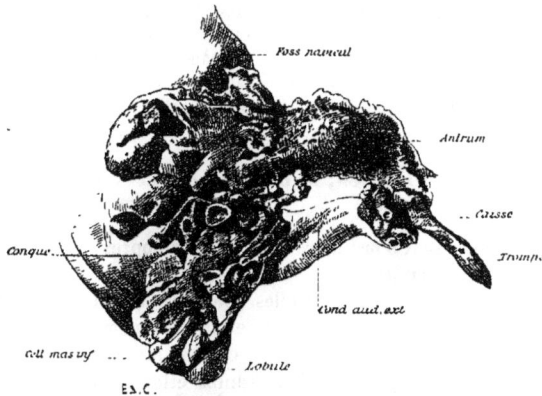

Fig. 142. — Moule de la caisse, de l'antre mastoïdien et des cellules mastoïdiennes
(d'après Bezold).

général, est formée par cette portion du rocher qui forme le toit de la caisse, *tegmem tympani*.

Souvent, lorsque l'antre est très developpé et haut situé, il soulève cette paroi supérieure en une saillie qui apparaît sur la face supérieure du rocher, immédiatement en dehors de la saillie formée par le canal demi-circulaire supérieur. Parfois cette paroi est perforée : dans des cas de ce genre l'extension d'une suppuration de l'antre à la méninge paraît fatale. — La paroi interne, creusée de petites cellules, répond à la face postérieure du rocher et à la portion descendante du sinus latéral ; — la paroi externe *très épaisse et compacte* est formée par cette partie de l'*écaille* qui vient former le tiers antérieur de l'apophyse mastoïde. Il faut étudier l'*antre* chez le nouveau-né, sur lequel un coup de bistouri suffit pour abraser cette lamelle écailleuse et ouvrir la cavité de l'antre.

Chez l'adulte, cette paroi s'est étrangement épaissie : elle a acquis une épaisseur de deux centimètres environ, mais elle s'est creusée de cellules au travers desquelles on peut arriver jusqu'à l'antre.

Chez l'adulte l'antre est moins nettement limité que chez l'enfant : en effet, au fur et à mesure que se développent les diverses parties du temporal, des espaces se creusent dans leur épaisseur, formant des cellules plus ou moins grandes, plus ou moins nombreuses, qui viennent s'ouvrir dans la grande cavité de l'antre. Suivant la portion du temporal dans laquelle elles se sont développées, rocher, écaille ou mastoïde, ces cellules sont dites *pétreuses*, *squameuses* ou *mastoïdiennes*.

Quelques auteurs réunissent la cavité épitympanique et l'antre en une seule cavité, surmontant la caisse et se prolongeant dans le rocher ; Bezold compare cette cavité unique à un haricot dont le hile répond à la marge supérieure du tympan et dont les deux extrémités s'avancent en avant et en arrière de l'oreille moyenne ; Ricard confirme cette façon de voir en montrant sur de bonnes coupes ce *système* de cavités disposées en fer à cheval sur la moitié supérieure de la caisse. Notre figure schématique, imitée de celle de Bezold, montrant l'antre pétreux à cheval sur le conduit auditif, aide à comprendre et à accepter ces comparaisons inattendues pour qui n'a pas étudié, pièces en mains, ce point d'anatomie.

Cependant, l'indépendance entre l'antre pétreux et la cavité sus-tympanique, me paraît résulter de ce fait qu'une cloison muqueuse, non décrite, je crois, placée au niveau de l'aditus, établit une séparation souvent complète, entre les deux cavités. Sur l'adulte, cette cloison manque souvent ; elle est constante chez le nouveau-né ; toujours très mince et transparente, elle paraît témoigner que les deux cavités se sont développées à part. Le fait n'est d'ailleurs pas d'importance.

Cellules mastoïdiennes, squameuses, pétreuses.

Les cellules mastoïdiennes sont d'ordinaire les plus développées ; cependant, elles se présentent sous des types bien divers.

Tantôt leur développement est extrême ; elles sont grandes et s'étendent dans toute la mastoïde réduite à une mince coque osseuse ; parfois même la paroi osseuse est résorbée, la cellule s'ouvre sous le périoste et ces cas font comprendre l'apparition possible d'un pneumatocèle mastoïdien. Tantôt elles existent à peine, la mastoïde étant tout entière formée par un diploé dense. Entre ces deux extrêmes sont des états moyens dans lesquels des cellules plus ou moins grandes prolongent jusqu'à la moitié ou jusqu'aux deux tiers de l'apophyse mastoïde la grande cavité centrale de l'antre pétreux. De là des types divers d'apophyses que l'on qualifie *apophyses pneumatiques*, *diploïques*, *scléreuses* suivant le développement très marqué, moyen ou nul des cellules. Nos figures représentent ces types divers.

J'ai souvent remarqué que les cloisons intercellulaires paraissent irradier en courbes curvilignes d'un centre répondant à l'antre. — Pour peu que l'on coupe un certain nombre d'apophyses mastoïdes, on rencontrera sur quelques-unes des vestiges nets de la suture squamo-mastoïdienne, sous la forme d'une cloison plus ou moins complète. — Je répète encore que dans ces cellules dites mastoïdiennes, il faut distinguer les cellules creusées dans le tiers antérieur, qui appartiennent à l'écaille, des cellules creusées dans la partie postérieure, mastoïdiennes proprement dites.

Les *cellules écailleuses* se développent surtout dans cette partie de l'écaille qui forme la paroi supérieure du conduit auditif externe ; parfois et le plus souvent elles n'existent que dans la moitié interne de cette paroi, parfois elles l'envahissent tout entière, elles peuvent s'étendre en avant dans la racine de l'apophyse zygomatique, et en arrière le long de la crête sus-mastoïdienne.

Les *cellules pétreuses* présentent un développement variable suivant les sujets ; en général elles occupent la base de la pyramide, s'avançant en avant jusqu'au canal du facial, en bas jusqu'au golfe de la jugulaire.

Peut-on d'après les caractères extérieurs de l'apophyse prévoir sa constitution? Je ne le crois pas. Les statistiques permettent-elles d'établir une probabilité? Voici celle de

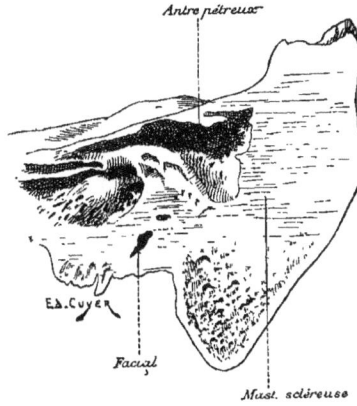

Fig. 143. — L'apophyse mastoïde, *type-scléreux*; coupe sagittale, légèrement oblique, traversant l'apophyse mastoïde, l'antre pétreux et la caisse.

Zuckerkandl : sur 250 temporaux, 36, 8 pour 100 avaient des apophyses pneumatiques; 43, 2 pour 100 étaient en partie pneumatiques, en partie diploïques; 20 pour 100 avaient des apophyses entièrement diploïques ou scléreuses.

Rapports de l'apophyse mastoïde dans la profondeur. — Les rapports de la

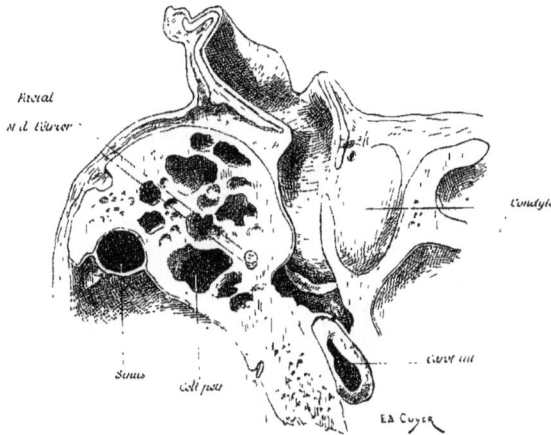

Fig. 144. — Coupe horizontale de la région mastoïdienne.

région mastoïdienne avec les parties profondes présentent une extrême importance. J'ai l'habitude de les formuler de la façon suivante : le tiers antérieur de l'apophyse est *petreux*; — le tiers moyen est *veineux*; — le tiers postérieur est *cérébelleux*. Je pense que cette formule répond à la très grande majorité des cas.

Si l'on jette les yeux sur les coupes horizontales de l'apophyse, on reconnaît que son tiers antérieur reçoit l'implantation de la base du rocher, et apparaît creusé de cellules : les unes, pétreuses, les autres mastoïdiennes. Dans la partie interne, à 2 millimètres environ en arrière de la paroi postérieure de la caisse, on trouve le facial dans son canal osseux; immédiatement à côté et en dedans le muscle de l'étrier également logé dans un canal osseux. Le facial est à environ 15 millimètres de la surface de l'os; il peut donc être blessé au cours d'une trépanation; Hartmann (Berlin), et Bezold recommandent de ne pas dépasser une profondeur de 10 à 15 mil-

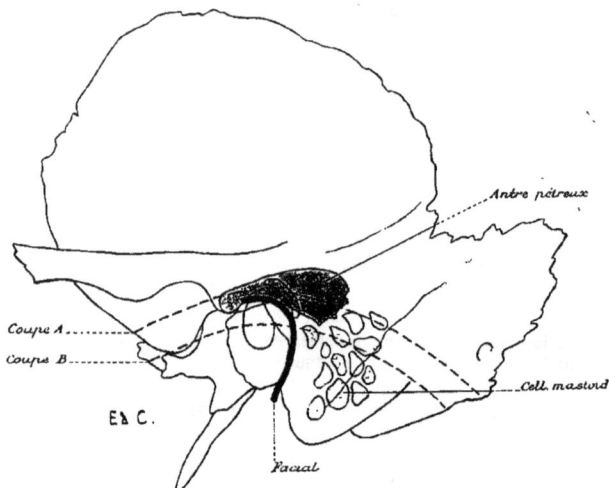

Fig. 145.

limètres; je dis qu'il faut distinguer : comme le montre notre figure, le facial décrit sa courbe au-dessous de l'antre pétreux; et une trépanation au niveau de la région de l'antre n'expose point à sa blessure, si profonde qu'elle soit : le tout est de savoir son anatomie.

Quand la coupe a été faite par la paroi supérieure du conduit auditif, elle montre l'antre pétreux; lorsqu'elle passe un peu plus bas, elle laisse au-dessus d'elle l'antre pétreux et n'ouvre que les cellules osseuses. Voyez à la page suivante les figures 146 et 147 qui représentent les coupes A et B faites suivant les tracés indiqués sur la fig. 145.

Rapports avec le sinus latéral. — D'après Tillaux, il répondrait « à la face interne et surtout au bord antérieur de l'apophyse mastoïde ». Ricard prétend « démontrer que c'est la moitié postérieure et non la moitié antérieure de l'apophyse qui est en rapport avec le sinus ».

La vérité me paraît être entre ces deux opinions, dans la formule que j'ai basée sur l'examen d'un très grand nombre de coupes faites à des niveaux différents : *le sinus répond en général au tiers moyen de l'apophyse*. Je dis « en général », car les

anomalies de situation sont assez fréquentes ; il est des cas dans lesquels la gouttière veineuse, traverse obliquement la région, et répond à des points différents
suivant le niveau de la coupe.

Il est également intéressant de déterminer à quelle profondeur est situé le canal
veineux, c'est-à-dire quelle est l'épaisseur d'os qu'il faut traverser pour arriver à
la paroi du canal veineux. Cette épaisseur est, elle aussi, extrêmement variable,
elle varie suivant le volume de la mastoïde, le développement des cellules, la situation du sinus. On peut cependant dire, d'une façon générale, que le sinus est
d'autant plus profond qu'on se rapproche davantage du sommet de l'apophyse ; en

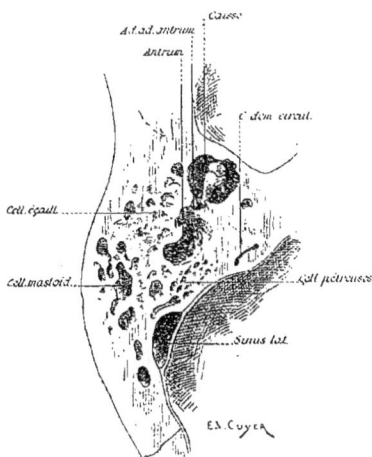

Fig. 146. — Coupe A.

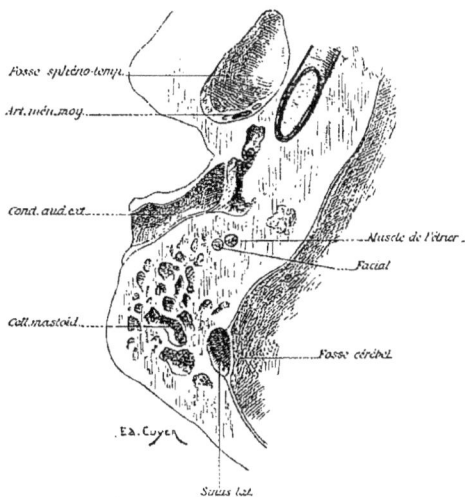

Fig. 147. — Coupe B.

effet, le sinus se dirige obliquement en avant et en dedans pour atteindre le trou
déchiré postérieur : dans la partie supérieure de la région, il répond à la suture
pariéto-mastoïdienne, au niveau de laquelle la paroi osseuse n'a pas plus de 3 à
5 millimètres d'épaisseur ; puis, à partir de ce point, il s'éloigne progressivement
de la surface pour gagner le trou déchiré postérieur situé à 2 ou 3 centimètres de
la surface mastoïdienne. Je ne pense pas, en raison de ces faits, que l'on puisse
dire avec Bezold et Merkel que le sinus est à une profondeur variant entre 2 et
17 millimètres, et en moyenne à 7 millim. 6. Ce dernier chiffre, trop élevé lorsqu'on
agit dans la moitié supérieure de l'apophyse, est trop faible lorsque l'instrument est
porté sur la moitié inférieure. Les anomalies de situation du sinus sont telles qu'on
ne doit point essayer de préciser au delà de la formule générale que j'ai donnée.

Le canal demi-circulaire horizontal, parallèle et sus-jacent au facial, peut aussi
être atteint par un instrument imprudemment dirigé.

J'ai dit que le sommet de l'apophyse mastoïde était, pour ainsi dire, coiffé par l'insertion
supérieure du muscle sterno-cléido-mastoïdien ; j'ai dit aussi et on peut le voir dans nos
figures, que sur certaines apophyses *pneumatiques* (Voy. fig. 132), le sommet de l'apophyse
était creusé de grandes cellules à parois minces. Lorsque la suppuration envahit ces

cellules il n'est point très rare de voir une collection purulente s'ouvrir au sommet de l'apophyse, et fusant dans la gaine du muscle, descendre plus ou moins bas dans le cou.

Vers le sommet, la face de l'apophyse répond à la rainure digastrique ; un abcès mastoïdien s'ouvrant en ce point pourra fuser vers le pharynx et gagner le tissu cellulaire rétro-pharyngien : dans un cas que j'ai eu l'occasion d'observer avec le docteur Plateau, l'abcès ayant passé derrière le pharynx, était venu s'ouvrir dans la région sus-hyoïdienne de l'*autre côté* ; à chaque injection le liquide injecté reprenait la même voie : poussé par l'orifice mastoïdien gauche, il venait sourdre par la plaie située dans la région sus-hyoïdienne droite.

Annexes pneumatiques chez l'enfant

Le nouveau-né n'a pas d'apophyse mastoïde : il possède par contre un *antre pétreux* parfaitement développé et dont les dimensions sont à peu de chose près ce

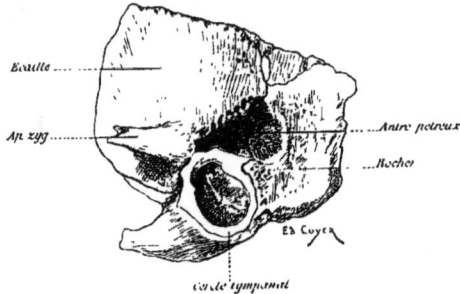

Fig. 148. — L'antre pétreux du nouveau-né (grandeur naturelle).

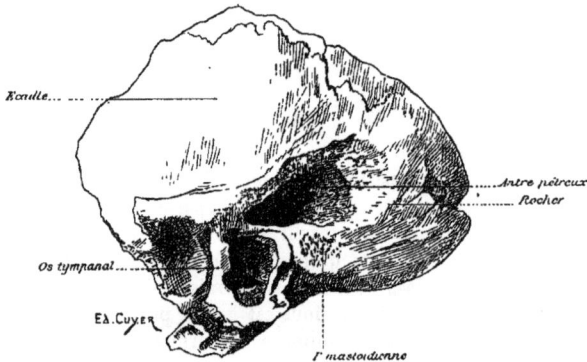

Fig. 149. — L'antre pétreux chez l'enfant de deux ans ; déjà l'apophyse mastoïde commence à apparaître (grandeur naturelle).

qu'elles seront chez l'adulte ; cet antre pétreux communique déjà avec la caisse par un conduit très large qui représente l'*aditus ad antrum*. J'ai déjà dit avoir souvent rencontré une fine membrane, sorte de diaphragme intermédiaire à la caisse et à l'antre ; à la naissance ce diaphragme est déjà perforé ; plus tard, chez l'adulte, on retrouve toujours des traces de cette cloison.

L'écaille et le rocher sont formés d'un tissu spongieux ordinaire, et n'offrent point trace de cellules aérifères. Il ne peut être question de cellules mastoïdiennes puisque cette apophyse n'existe pas alors.

Dans le cours de la première année, le tissu spongieux commence à être résorbé et quelques cellules aérifères apparaissent dans la base du rocher et dans cette partie de l'écaille qui confine à la cavité tympanique. — Vers deux ans, l'apophyse commence à se dessiner et devient aussitôt le siège d'un processus de résorption qui porte sur le tissu spongieux et aboutit à la formation de cellules mastoïdiennes. Ce n'est que plus tard, à une époque variable suivant les sujets, de 3 à 5 ans en général, que ces cellules entrent en communication avec l'antre pétreux et les cellules creusées dans l'écaille et le rocher.

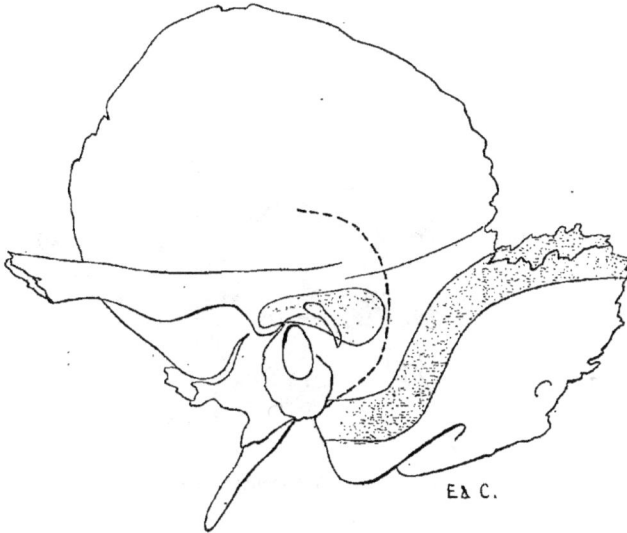

E. à C.

Fig. 150.

(La ligne pointillée circonscrit l'insertion du pavillon de l'oreille.)

La suture squamo-mastoïdienne reste visible jusqu'à un âge avancé, puisqu'on en retrouve des traces sur la plupart des crânes d'adultes; chez l'enfant, elle est largement ouverte; c'est sans doute la raison pour laquelle les suppurations de l'apophyse vont s'ouvrir sous la peau plus fréquemment que chez l'adulte.

DE LA TRÉPANATION DE L'APOPHYSE MASTOÏDE. — Il me reste bien peu de chose à dire sur le manuel de cette opération; je me suis efforcé de préciser la situation topographique de l'antre pétreux, des cellules mastoïdiennes, du sinus, du nerf facial et du canal demi-circulaire horizontal : il suffit de jeter les yeux sur les figures pour comprendre que le point de l'apophyse sur lequel doit porter l'instrument pour arriver à l'antre pétreux par une voie *directe* et *sûre*, répond au quadrant antéro-supérieur de l'apophyse; notre figure imitée de celles de Politzer et de Ricard montre l'orifice de trépanation placé en bon lieu.

Cette partie antéro-supérieure de l'apophyse est recouverte par l'insertion du pavillon de l'oreille ; le premier temps de l'opération doit consister dans le décollement du pavillon. Ce décollement s'obtient facilement par une incision curviligne suivant le sillon d'insertion du pavillon sur une longueur de 4 à 6 centimètres ; comme cette incision coupera presque toujours l'artère auriculaire postérieure ou ses branches, l'hémostase sera faite par ligature ou par quelques pinces hémostatiques. Avec le bistouri grattant l'os, le pavillon sera décollé et *rabattu en avant* jusqu'à sa continuité avec le conduit auditif osseux. La moitié antérieure de l'apophyse, ayant été ainsi mise à nu, on entamera l'os avec la gouge et le ciseau

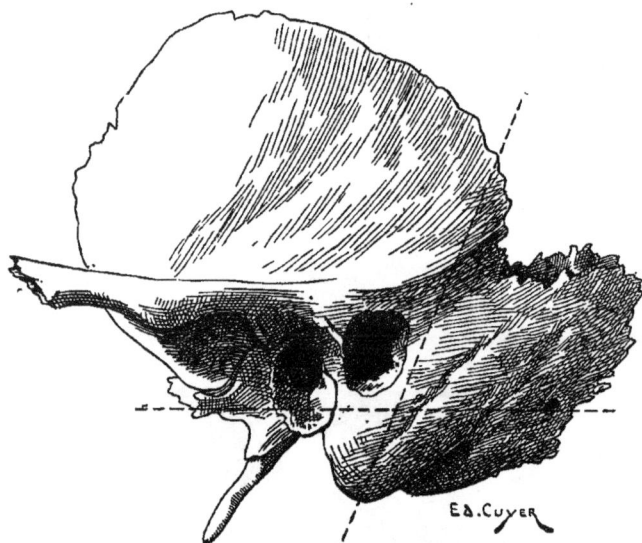

Fig. 151. — Trépanation de l'apophyse mastoïde.

au niveau du conduit auditif externe, immédiatement en arrière de ce conduit, immédiatement au-dessous de la crête temporale sus-mastoïdienne : après avoir détaché une lamelle compacte plus ou moins épaisse, l'opérateur rencontrera bientôt les cellules qui avoisinent la paroi postérieure du conduit auditif, et cheminant toujours directement en dedans, parallèlement à la paroi postérieure du conduit auditif, il arrivera jusqu'à l'antre pétreux.

Jusqu'à quelle profondeur peut-on s'avancer sans danger ? Dans la moitié inférieure de l'orifice ainsi pratiqué il ne faut point creuser au delà de 12 millimètres sous peine de léser le facial et le canal demi-circulaire horizontal. Dans la moitié supérieure, immédiatement au-dessous de la crête sus-mastoïdienne on peut aller hardiment jusqu'à 2 centimètres. En aucun cas on ne dépassera en haut cette crête sus-mastoïdienne qui *marque extérieurement le niveau du plancher de l'étage moyen du crâne.*

Relativement au sinus, j'ai déjà dit que l'on ne pouvait donner des points de repère infaillibles, des chiffres absolument précis, mettant à l'abri de tout accident. Hartmann (de Berlin), ayant étudié, au point de vue opératoire, les cellules pneumatiques de l'apophyse

mastoïde sur cent sujets, a trouvé que par suite de la position variable du sinus parfois
très reporté en avant, et du rapprochement possible de l'étage moyen, une trépanation
très prudente, scrupuleusement conforme aux règles données, aurait atteint deux fois le
sinus transverse et huit fois la cavité crânienne. — La conclusion est, me semble-t-il,
aisée à tirer : *ne point trépaner à l'aveuglette avec un instrument perforant (tréfine, trépan),*
mais opérer de telle sorte que l'œil précède toujours l'instrument : j'entends qu'il faut
opérer au grand jour, pratiquer en dédolant l'os couche par couche, une large excavation
au fond de laquelle l'œil puisse plonger précédant l'instrument. Il m'est arrivé de voir la
paroi du sinus, très distinctement, au cours d'une trépanation faite pour une fistule
mastoïdienne très ancienne; si j'avais trépané sur la foi d'une règle précise, j'aurais certainement ouvert ce sinus; tandis qu'il me fut facile de l'éviter, et de passer en avan.
de lui.

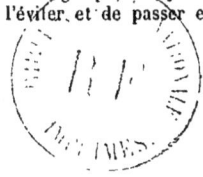

25182. — PARIS, IMPRIMERIE A. LAHURE

9, Rue de Fleurus, 9

A LA MÊME LIBRAIRIE

23182. — Paris. Imprimerie Lahure, rue de Fleurus, 9.

www.ingramcontent.com/pod-product-compliance
Lightning Source LLC
Chambersburg PA
CBHW060427200326

41518CB00009B/1520